"十二五"普通高等教育本科国家级规划教材
"十三五"高等医学院校规划教材
住院医师规范化培训辅导教材

供基础、临床、护理、预防、中医、口腔、药学、医学技术类等专业用

皮肤病学与性病学

Dermatology and Venereology

（第4版）

主　　编　李若瑜　陆前进

主　　审　朱学骏　连　石

副 主 编　刘全忠　张春雷　何焱玲　骆志成　段昕所

编委秘书　王明悦　龙　海

编　　委（按姓名汉语拼音排序）

邓列华（暨南大学附属第一医院）
段昕所（承德医学院附属医院）
高顺强（河北医科大学第四医院）
何焱玲（首都医科大学附属北京朝阳医院）
黄　熙（桂林医学院附属医院）
江　勇（天津医科大学第二医院）
李福秋（吉林大学第二医院）
李　航（北京大学第一医院）
李若瑜（北京大学第一医院）
栗玉珍（哈尔滨医科大学附属第二医院）
刘国艳（潍坊医学院附属医院）
刘全忠（天津医科大学总医院）
刘姝萍（长治医学院附属和平医院）
龙　海（中南大学湘雅二医院）
陆前进（中南大学湘雅二医院）
骆志成（兰州大学第二医院）
宋智琦（大连医科大学附属第一医院）
孙　青（山东大学齐鲁医院）
汪　宇（贵州医科大学附属医院）
王媚媚（内蒙古医科大学附属医院）
王明悦（北京大学第一医院）
肖　嵘（中南大学湘雅二医院）
燕华玲（青海大学附属医院）
叶俊儒（成都医学院第一附属医院）
于建斌（郑州大学第一附属医院）
喻　楠（宁夏医科大学总医院）
张春雷（北京大学第三医院）

北京大学医学出版社

PIFUBINGXUE YU XINGBINGXUE

图书在版编目（CIP）数据

皮肤病学与性病学 / 李若瑜，陆前进主编 .—4 版
.—北京：北京大学医学出版社，2019.7（2024.1 重印）
ISBN 978-7-5659-1933-6

Ⅰ. ①皮… Ⅱ. ①李… ②陆… Ⅲ. ①皮肤病学 – 医学院校 – 教材 ②性病学 – 医学院校 – 教材 Ⅳ. ① R75

中国版本图书馆 CIP 数据核字（2019）第 001493 号

皮肤病学与性病学（第 4 版）

主　　编：李若瑜　陆前进
出版发行：北京大学医学出版社
地　　址：（100191）北京市海淀区学院路 38 号　北京大学医学部院内
电　　话：发行部 010-82802230；图书邮购 010-82802495
网　　址：http: //www.pumpress.com.cn
E-mail：booksale@bjmu.edu.cn
印　　刷：北京金康利印刷有限公司
经　　销：新华书店
责任编辑：刘云涛　袁帅军　　**责任校对**：靳新强　　**责任印制**：李　啸
开　　本：850 mm × 1168 mm　1/16　　**印张**：18.75　　**字数**：536 千字
版　　次：2019 年 7 月第 4 版　2024 年 1 月第 3 次印刷
书　　号：ISBN 978-7-5659-1933-6
定　　价：65.00 元

修订说明

国务院办公厅颁布《关于深化医教协同进一步推进医学教育改革与发展的意见》、以“5+3”为主体的临床医学人才培养体系改革、教育部本科临床医学专业认证等一系列重要举措，对新时期高等医学教育人才培养提出了新的要求，也为教材建设指明了方向。

北京大学医学出版社出版的临床医学专业本科教材，从2001年开始，历经3轮修订、17年的锤炼，各轮次教材都高比例入选了教育部“十五”“十一五”“十二五”国家级规划教材。为了顺应医教协同和医学教育改革与发展的要求，北京大学医学出版社在教育部、国家卫生健康委员会和中国高等教育学会医学教育专业委员会指导下，经过前期的广泛调研、综合论证，启动了第4轮教材的修订再版。

本轮教材基于学科制课程体系，在院校申报和作者遴选、编写指导思想、临床能力培养、教材体系架构、知识内容更新、数字资源建设等方面做了优化和创新。共启动46种教材，其中包含新增的《基础医学概论》《临床医学概论》《诊断学》《医患沟通艺术》4种。《基础医学概论》和《临床医学概论》虽然主要用于非临床医学类专业学生的学习，但须依托于临床医学的优秀师资才能高质量完成，故一并纳入本轮教材中。《诊断学》与《物理诊断学》和《实验诊断学》教材并存，以满足不同院校课程设置差异。第4轮教材修订的主要特点如下：

1．为更好地服务于全国高等院校的医学教育改革，对参与院校和作者的遴选精益求精。教材建设的骨干院校结合了研究型与教学型院校，并注重不同地区的院校代表性；由各学科的委员会主任委员或理事长和知名专家等担纲主编，由教学经验丰富的专家教授担任编委，为教材内容的权威性、院校普适性奠定了坚实基础。

2．以“符合人才培养需求、体现教育改革成果、教材形式新颖创新”为指导思想，以深化岗位胜任力培养为导向，坚持“三基、五性、三特定”原则，密切结合国家执业医师资格考试、全国硕士研究生入学考试大纲。

3．部分教材加入了联系临床的基础科学案例、临床实践应用案例，使教材更贴近基于案例的学习、以问题为导向的学习等启发式和研讨式教学模式，着力提升医学生的临床思维能力和解决临床实际问题的能力；适当加入知识拓展，引导学生自学。

4．为体现教育信息化对医学教育的促进作用，将纸质教材与二维码技术、网络教学平台相结合，教材与微课、案例、习题、知识拓展、图片、临床影像资料等融为一体，实现了以纸质教材为核心、配套数字教学资源的融媒体教材建设。

在本轮教材修订编写时，各院校对教材建设提出了很好的修订建议，为第4轮教材建设的顶层设计和编写理念提供了翔实可信的数据储备。第3轮教材的部分主编由于年事已高，此次不再担任主编，但他们对改版工作提出了很多宝贵的意见。前3轮教材的作者为本轮教材的日臻完善打下了坚实的基础。对他们的贡献，我们一并表示衷心的感谢。

尽管本轮教材的编委都是多年工作在教学一线的教师，但囿于现有水平，书中难免有不当之处。欢迎广大师生多提宝贵意见，反馈使用信息，以臻完善教材的内容，提高教材的质量。

“十三五”高等医学院校
本科规划教材评审委员会

序

国务院办公厅《关于深化医教协同进一步推进医学教育改革与发展的意见》（以下简称《意见》）指出，医教协同推进医学教育改革与发展，加强医学人才培养，是提高医疗卫生服务水平的基础工程，是深化医药卫生体制改革的重要任务，是推进健康中国建设的重要保障。《意见》明确要求加快构建标准化、规范化医学人才培养体系，全面提升人才培养质量。要求夯实5年制临床医学教育的基础地位，推动基础与临床融合、临床与预防融合，提升医学生解决临床实际问题的能力，推进信息技术与医学教育融合。从国家高度就推动医学教育改革发展作出了部署、明确了方向。

高质量的医学教材是满足医学教育改革、培养优秀医学人才的核心要素，与医学教育改革相辅相成。北京大学医学出版社出版的临床医学专业本科教材，立足于岗位胜任力的培养，促进自主学习能力建设，成为临床医学专业本科教学的精品教材，为全国高等医学院校教育教学与人才培养工作发挥了重要作用。

在医教协同的大背景下，北京大学医学出版社启动了第4轮教材的修订再版工作。全国医学院校一大批活跃在教学一线的专家教授，以无私奉献的敬业精神和严谨治学的科学态度，积极参与到本轮教材的修订和建设工作当中。相信在全国高等医学院校的大力支持下，有广大专家教授的热情奉献，新一轮教材的出版将为我国高等医学院校人才培养质量的提高和医学教育改革的发展发挥积极的推动作用。

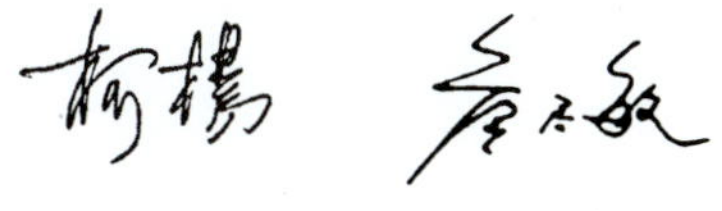

前　言

《皮肤病学与性病学》于 2003 年出版以来，分别于 2009 和 2013 年进行了两次修订，顺利入选“十二五”规划教材和中国高等教育学会医学教育专业委员会规划教材。今年在各位副主编和编委们的共同努力下，又顺利完成了第 4 版修订工作。

本教材定位于高等医学院校五年制本科生使用教材，修订工作仍遵从第 1 版教材的编写原则，既围绕“三基”，又结合现代进展，突出“简捷、明了、重点突出”的风格，内容详略得当。为使本教材更具竞争力，本书以知识性、新颖性、启发性和先进性为特色，既要介绍皮肤病学与性病学的基本知识，又要反映国际上近年来已成定论的最新进展，充分调动同学们学习的主动性。在编写内容上尽可能做到少而精、条理清晰、要点突出。皮肤病学与性病学是一门形态学较强的学科，为了使同学们增加更多的感性认识，本书尽可能做到图文并茂，用精致的图表来反映疾病的临床特点，有助于更好地理解和记忆。为充分发挥教育信息化的作用，本版教材在编写中尝试将纸质教材与二维码技术相结合，对于数字教学资源的建设是一个积极的探索。

本教材在修订过程中注重顺应对医教协同和人才培养的需求，以培养具有较强岗位胜任力的皮肤科优秀临床人才作为原则，注重满足住院医师规范化培养和硕士研究生入学考试的需求。除了对每章节的文字图表进行必要的更新和修订外，我们有意识地增加了临床研究和循证医学的介绍，并对近年皮肤科的新兴领域，如皮肤影像学和人工智能辅助诊断、皮肤外科、皮肤美容与生理知识做了重点的更新和补充。

在编写团队的组成上，既考虑到先进性又兼顾代表性，在吸引国家级学科带头人加盟的同时也纳入了来自地方医学院校活跃在医教一线的专家。这些专家们以极大的热情投入到修订工作中，圆满完成了任务。正是各位专家丰富的临床知识和教学经验，确保了本书的优质性、严谨性和实用性。同时我们也向因种种原因无法继续担任编委的教授们致敬，感谢他们前期的重要贡献，为第 4 版教材修订奠定了坚实基础！

衷心感谢王明悦和龙海两位副教授作为编写秘书为本书修订所做出的无私奉献。衷心感谢北京大学医学出版社刘云涛和袁帅军两位责任编辑为稿件的汇总和审阅所做的十分专业的工作。最后，还要衷心感谢我们的前辈和师长：朱学骏教授和连石教授，他们冒着酷暑对本书再版进行了认真、严谨的审阅，两位专家的热情支持对我们是一种极大的激励。

由于时间仓促和水平所限，本书难免存在疏漏和缺陷，敬请各位同道和读者不吝赐教。

主　编　李若瑜　陆前进

2019 年 7 月

二维码资源索引

资源名称	资源类型	页码
病例分析：毛囊炎	下载资源	59
思考题	下载资源	66
病例分析：疥疮	下载资源	83
蜱虫叮咬	视频	84
思考题	下载资源	113
斑贴试验	视频	116
知识拓展：瘙痒与疾病	下载资源	138
病例分析：慢性单纯性苔藓	下载资源	140
病例分析：银屑病	下载资源	147
病例分析：扁平苔藓	下载资源	156
病例分析：Stevens-Johnson综合征	下载资源	157
病例分析：红皮病	下载资源	159
病例分析：日晒伤	下载资源	161
病例分析：多形性日光疹	下载资源	163
病例分析：白痱	下载资源	163
病例分析：冻疮	下载资源	164
病例分析：手足皲裂	下载资源	165
病例分析：过敏性紫癜	下载资源	169
知识拓展：过敏性紫癜	下载资源	169
思考题	下载资源	201
病例分析：寻常型天疱疮	下载资源	207
知识拓展：单基因遗传病	下载资源	229
知识拓展：掌跖角化病	下载资源	234
知识拓展：弥漫性松解性掌跖角化病	下载资源	234
知识拓展：汗孔角化病	下载资源	235
思考题	下载资源	236
思考题	下载资源	241
二氧化碳超脉冲激光治疗睑黄瘤	视频	242
知识拓展：皮肤镜检查	下载资源	262
病例分析：基底细胞癌	下载资源	262
皮肤美容基本知识小结	下载资源	269

目　录

第 1 章　皮肤疾病概述……………………1

第一节　皮肤病学与性病学总论　……1

第二节　皮肤的基本结构和功能　……3

第三节　皮肤病的症状　……………13

第四节　皮肤组织病理学　…………18

第五节　皮肤病与性病的诊断　………23

第六节　皮肤病与性病的治疗　………32

第 2 章　感染性皮肤病……………………48

第一节　病毒性皮肤病　……………48

第二节　细菌性皮肤病　……………57

第三节　真菌性皮肤病　……………67

第四节　寄生虫及昆虫皮肤病　………81

第 3 章　性传播疾病………………………87

第一节　梅　毒　…………………87

第二节　淋　病　…………………97

第三节　生殖道沙眼衣原体感染　……101

第四节　尖锐湿疣　………………103

第五节　生殖器疱疹　……………106

第六节　艾滋病　…………………109

第 4 章　皮炎、湿疹………………………114

第一节　接触性皮炎　……………114

第二节　湿疹　……………………116

第三节　特应性皮炎　……………119

第四节　自身敏感性皮炎　…………122

第五节　淤积性皮炎　……………123

第 5 章　药疹和荨麻疹类皮肤病…………124

第一节　药疹　……………………124

第二节　荨麻疹　…………………130

第三节　血管性水肿　……………135

第四节　丘疹性荨麻疹　……………136

第 6 章　瘙痒性皮肤病……………………138

第一节　瘙痒症　…………………138

第二节　慢性单纯性苔藓　…………140

第三节　痒疹　……………………141

第 7 章　红斑鳞屑性皮肤病………………143

第一节　银屑病　…………………143

第二节　毛发红糠疹　……………151

第三节　玫瑰糠疹　………………153

第四节　扁平苔藓　………………154

第五节　多形红斑　………………156

第六节　红皮病　…………………158

第 8 章　物理性皮肤病……………………160

第一节　光线性皮肤病　……………160

第二节　其他物理性皮肤病　…………163

第 9 章　皮肤血管炎………………………166

第一节　过敏性紫癜　……………169

第二节　变应性皮肤血管炎　…………171

第三节　白塞综合征　……………172

第四节　结节性红斑　……………174

第五节　结节性血管炎　……………175

第六节　色素性紫癜性皮肤病　………177

第 10 章　结缔组织病　…………………178

第一节　红斑狼疮　………………178

第二节　皮肌炎　…………………186

第三节　硬皮病　…………………191

第四节　干燥综合征　……………196

第 11 章　大疱性皮肤病　………………202

第一节　天疱疮　…………………202

第二节　大疱性类天疱疮　…………207

第三节　线状 IgA 大疱性皮病　………209

第四节　疱疹样皮炎　……………211

第 12 章 皮肤附属器病 ……………………213
第一节 寻常痤疮 ……………………213
第二节 玫瑰痤疮 ……………………215
第三节 斑秃 …………………………216
第四节 雄激素性秃发 ………………217
第五节 甲病 …………………………218

第 13 章 色素障碍性皮肤病 ……………221
第一节 白癜风 ………………………221
第二节 黄褐斑 ………………………224
第三节 雀斑 …………………………226
第四节 黑变病 ………………………227

第 14 章 遗传性皮肤病 …………………229
第一节 鱼鳞病 ………………………229
第二节 先天性大疱性表皮松解症 …231
第三节 掌跖角化病 …………………234
第四节 汗孔角化病 …………………235

第 15 章 营养与代谢性皮肤病 …………237
第一节 维生素缺乏症 ………………237
第二节 原发性皮肤淀粉样变病 ……239
第三节 黄瘤病 ………………………241
第四节 皮肤卟啉病 …………………242

第 16 章 皮肤肿瘤 ………………………244
第一节 皮肤良性肿瘤 ………………244
第二节 皮肤癌前病变 ………………252
第三节 皮肤恶性肿瘤 ………………255

第 17 章 皮肤美容相关知识 ……………263
第一节 皮肤结构与皮肤美容 ………263
第二节 皮肤类型 ……………………263
第三节 皮肤美容技术 ………………264
第四节 皮肤美容与保健 ……………269

第 18 章 皮肤外科 ………………………270
第一节 皮肤外科的发展历史与范畴 ……………………………270
第二节 皮肤外科手术基本原则与技术 ……………………………271
第三节 Mohs 显微描记手术 …………273
第四节 恶性黑素瘤的处置原则 ……273
第五节 毛发移植 ……………………274
第六节 腋臭治疗 ……………………275

中英文专业名词索引…………………………277

参考文献…………………………………………285

第1章 皮肤疾病概述

第一节　皮肤病学与性病学总论

一、皮肤病学与性病学概述

皮肤性病学（dermatovenereology）是一门形态性较强、涉及面甚广的临床二级学科。其主要内容包括皮肤病学（dermatology）、性病学（venereology）及皮肤美容学（cosmetic dermatology）三个部分。皮肤病学主要研究正常皮肤、黏膜及附属器的结构与功能，与之相关疾病的病因、发病机制、临床表现、诊断方法、治疗手段及预防措施等。性病学则主要研究性传播疾病的流行病学、致病微生物、发病机制、临床表现、诊断方法及防治策略等。皮肤美容学主要研究皮肤美容的基础理论、皮肤保健与美容、化妆品皮肤科学、激光与光子美容治疗技术、美容应用技术、皮肤外科学及常见损容性皮肤病的临床诊断与防治方法等。有些皮肤损害是皮肤疾病所致，而有些则是系统性疾病的皮肤表现。因此，皮肤性病学不是一门完全独立的二级学科，它与其他临床二级学科间存在广泛而密切的联系，共同肩负起“预防和治疗各种疾病、保护和增进人类健康”的神圣使命。

二、皮肤病学与性病学的历史和现状

（一）世界皮肤病学与性病学发展史

皮肤性病学这门学科历史悠久。早在公元前1600—1550年间，古埃及医学文献中就有了关于皮肤疾病防治的文字记载，这被认为是世界医学史上最早的关于皮肤病学起源的文字记录。在18世纪中叶以前，一般由外科医生兼顾皮肤病诊疗，有关皮肤病学的知识仅包含于外科学教科书中。20世纪初，多数皮肤科医生开始从事性传播疾病的诊治工作，因此性病学被纳入皮肤病学的范畴，合并命名为皮肤病学与性病学。

20世纪上半叶，由于生命基础科学发展的限制，皮肤病学与性病学经历了颇为缓慢的发展阶段。在这一时期，皮肤科学工作者主要对各种皮肤病和性病进行了描述、命名及分类，而缺乏对皮肤疾病本质方面的探索。皮肤疾病治疗手段多为经验性治疗，缺乏显著疗效。进入20世纪下半叶，由于遗传学、免疫学、分子生物学，尤其是基因工程和克隆技术的突飞猛进，生命的奥秘不断被揭示，皮肤病学与性病学也随之进入快速发展期。在此阶段，人们揭开了朗格汉斯细胞的神秘面纱，认识了蕈样霉菌病为T细胞淋巴瘤的本质，发现了艾滋病的病原体——人类免疫缺陷病毒（human immunodeficiency virus，HIV）。

近年来，随着生活水平的提高和对生命价值认识的深入，人们对于健康的要求不仅仅满足于对疾病的诊治，而是逐步扩展到对皮肤的美学要求。由此促进了皮肤美容学、皮肤外科学、光生物医学、皮肤心理学等分支学科的形成与发展，使得皮肤病学与性病学逐渐发展成为一门知识内容丰富、研究领域宽广、技术手段先进、发展潜力巨大的临床专业学科。

（二）我国皮肤病学与性病学发展史

皮肤病学与性病学在我国的发展可谓历史悠久。早在公元前14世纪殷商时代的甲骨文中

就有“疥”“疕”“癣”“疣”等病名的文字记载。先秦时期的《五十二病方》则是迄今所发现的第一部载有多种皮肤病症和治法内容的方书，突出地显示了诊断与治疗方法的进步。战国时期《黄帝内经》中记载了多种皮肤病名。明代陈司成的《霉疮秘录》和沈之问的《解围元薮》则分别为我国现存最早的梅毒学专著和麻风专著。进入 20 世纪 50 年代，由于遗传学、免疫学、分子生物学等诸多基础学科的迅猛发展与交叉渗透，生命科学研究踏上快速发展的征程。我国皮肤病学与性病学在皮肤免疫学、皮肤遗传学、皮肤表观遗传学、皮肤病理学、皮肤病原生物学、皮肤性病临床诊断、药物及物理治疗和性传播疾病等领域均取得了显著的进展。

（三）我国皮肤病学与性病学发展现状

随着我国经济的高速发展和人民生活水平的不断提高，人们对健康的要求已由基本的“疾病诊治”发展到现代的“美学追求”，我国皮肤病学与性病学也正经历从“经典皮肤性病学”向“现代皮肤性病学”的转变。“经典皮肤性病学”主要基于疾病的形态学描述，服务对象主要是皮肤病、性病患者，治疗手段主要依靠药物治疗；而“现代皮肤性病学”借助更多的现代化医疗手段，服务对象已扩大到以“防病”为目的的亚健康患者和以“美容”为目的的健康人群，治疗手段除药物治疗之外，还可选择皮肤外科、皮肤美容、皮肤理疗，如激光、光疗、光动力疗法等。服务范围的扩大化、服务手段的多样化，促使我国皮肤病学与性病学在近二十年间取得飞速发展，学术水平和学术地位迅速提升。

1. 基础研究水平赶超国际一流 近几十年来，我国学者在基础科学研究方面成绩斐然，部分研究成果已迈入世界先进行列。在遗传学研究方面，我国皮肤病学专家在国际上首次命名了一种新的遗传性疾病——PLACK 综合征，并探明其致病基因为编码钙蛋白酶抑制蛋白的 *CAST* 基因；在国际上首次发现了汗孔角化症、Marie Unna 型遗传性少毛症、点状掌跖角化症、逆向性痤疮、家族性多发性毛发上皮瘤和红斑肢痛症等单基因遗传病的致病基因，此外还发现了银屑病、系统性红斑狼疮、白癜风、特应性皮炎、重型痤疮、麻风及氨苯砜综合征等多种复杂皮肤病的 60 多个易感基因 / 位点。在表观遗传学研究方面，在国际上较全面、深入地揭示了系统性红斑狼疮的表观遗传发病机制，首次揭示了女性易患红斑狼疮的全新机制。皮肤免疫学方面，在国际上首次证实了朗格汉斯细胞在免疫排斥中的重要功能；阐明了副肿瘤天疱疮的发病机制——所伴随肿瘤产生的自身抗体导致皮肤黏膜发生病变。此外，我国专家发现真皮 γδT 细胞是炎症性皮肤病中 IL-17 的主要产生细胞；发现宿主特定免疫基因缺陷与深部真菌病的发生密切相关。我国皮肤病学与性病学取得的一系列原创性研究成果获得国际学术界的高度肯定。

2. 新型诊疗技术层出不穷 近年来，一系列新型设备和技术得以应用于临床。在诊断方面，皮肤镜、三维皮肤 CT 等在临床的推广与普及，为色素性皮肤病、皮肤肿瘤等提供了直观动态、无创无痛的快速诊断方法。在治疗方面，窄谱中波紫外线、光动力疗法及免疫吸附技术等在临床逐步得以开展和普及。窄谱中波紫外线治疗主要通过特定波长的紫外线（311 ~ 313 nm）照射皮损，产生光化学反应或调节免疫反应等作用，从而达到治疗银屑病、白癜风等顽固性皮肤病的目的。光动力疗法是近几年迅速发展起来的一种针对（血管）增生性病变组织的选择性治疗新技术。免疫吸附疗法是在血浆置换的基础上发展起来的新技术，利用抗原 – 抗体免疫反应除去血浆中的致病因子，或利用吸附材料除去血浆中与免疫有关的致病因子，达到治疗重症免疫性疾病的目的。

3. 皮肤分支学科稳步快速发展 皮肤外科学和皮肤美容科学是现阶段我国发展速度最快的两大皮肤分支学科。皮肤外科学是皮肤科固有亚专业，20 世纪 60 年代以来发展极其迅速。在我国“皮肤外科学”概念的提出是在 20 世纪 80 年代中期。近年来，由于越来越多的皮肤科医生热衷于皮肤外科工作，使皮肤外科学得以稳步、快速发展。目前，我国皮肤外科学开展项目极其丰富，其内涵也在不断延伸。除传统的皮肤手术外科（包括诊断性手术、治疗性手术、美容成形手术等)，已延伸至激光外科、电外科、化学外科、冷冻外科、注射外科等非手术领域，有时可以完全达到甚至超越手术治疗的效果。在皮肤美容科学领域，各种新型激光美容仪器（如强脉冲激光嫩肤、射频紧肤、红外紧肤以及激光非剥蚀性技术等）和新型美容技术（如肉毒素除皱、果酸嫩肤等）不断涌现，高速发展的美容科学技术正不断满足人们对美的追求。

三、皮肤病学与性病学学科特点及学习策略

皮肤疾病病种繁多，目前皮肤病专著记载的病种多达2000余种。而且皮肤病分类较为复杂，各种分类标准共存，如按病因分类（如感染性、药物性、物理性、化学性皮肤病等)、按解剖部位分类（如毛发疾病、甲疾病等)、按病理特征分类（如角化性皮肤病等)、按皮损特征分类（如红斑鳞屑性、大疱性皮肤病等）等。皮肤是机体与外界环境接触的屏障，皮肤疾病的发生往往可导致机体内环境紊乱，甚至导致系统性疾病的发生；反之，机体系统性疾病亦可有相关的皮肤表现。因此，皮肤与机体各系统存在广泛的联系、密不可分，要想较好地学习、掌握皮肤病学与性病学，还必须树立整体观。

（一）重视基础知识，构建知识框架

基础知识是临床实践的根基，是了解疾病发病过程与机制、认识疾病特征和本质的门槛。对基础知识的熟悉程度直接影响疾病的临床诊断、治疗方案的制订和疾病的预后。皮肤病学与性病学这门临床学科与遗传学、免疫学、病原微生物学、病理学、生理学、药理学、分子生物学等基础学科密不可分。掌握这些相关基础学科的基础知识，对于学好皮肤病学与性病学至关重要。此外，皮肤疾病病因复杂、病种繁多，与系统性疾病广泛联系，正确诊断和治疗皮肤病与性病需要扎实的其他相关临床学科知识，特别是内科学知识。因此，我们应在掌握本专业基本知识的基础上，首先构建本专业较完备的知识框架，同时了解和掌握与之相关学科的必备知识和联系，进而在后续的学习过程中进一步完善自己的知识体系。

（二）培养感性认识，提高理性思维

皮肤病学与性病学是一门形态学较强的学科，皮肤疾病表现绝大部分位于体表。因此，要想学好皮肤病学与性病学，首先大量的感性认识必不可少。在皮肤病学与性病学的学习过程中，应结合大量的皮肤病与性病图像进行学习。图像资源一方面可以来自于临床实践，注重对基本皮损的认识，认真仔细观察、分析皮损；另一方面可借助于图谱、网络图库等诸多电子资源。只有以大量的、重复的感性认识为基础，才能在大脑中形成稳定的、可复现的疾病形态，达到理性认识状态，并进一步培养和提高理性的诊疗思维。

（三）有效利用资源，不断更新完善

当今社会电子信息日益发达，互联网的普及给人们的生活、工作和学习带来了极大的便利。人们足不出户便可通过互联网获取海量最新资讯信息。我们在学习皮肤病学与性病学的过程中，应充分利用互联网的便利性，及时通过各种中外文数据库、网站获取皮肤病学与性病学的最新进展和成果，通过学习更新和完善自身知识储备，进一步优化知识结构体系。

（陆前进）

第二节　皮肤的基本结构和功能

皮肤由表皮（epidermis)、真皮（dermis）和皮下组织（subcutaneous tissue）三部分构成。它是人体最大的器官，约占人体总重量的16%。成人皮肤的面积为1.5 ~ 2.0 m^2。

表皮位于皮肤的最外层，直接与外界环境接触。表皮主要由砖墙样排列的角质形成细胞（keratinocyte）组成，这些细胞主要合成丝状的角蛋白（keratin），除具有保护作用外，还是毛发和甲的结构蛋白。真皮位于中间，主要由纤维状结构的胶原蛋白组成。皮下组织主要由脂肪细胞小叶组成。皮肤的厚度为 0.5 ~ 4 mm，不同部位厚度不等，掌跖处最厚，约为 1.5 mm，眼睑处较薄，约为 0.1 mm。背部的真皮最厚，为其上覆盖表皮的 30 ~ 40 倍。皮下脂肪更因部位和个体不同，厚度有很大差异（图 1-2-1）。

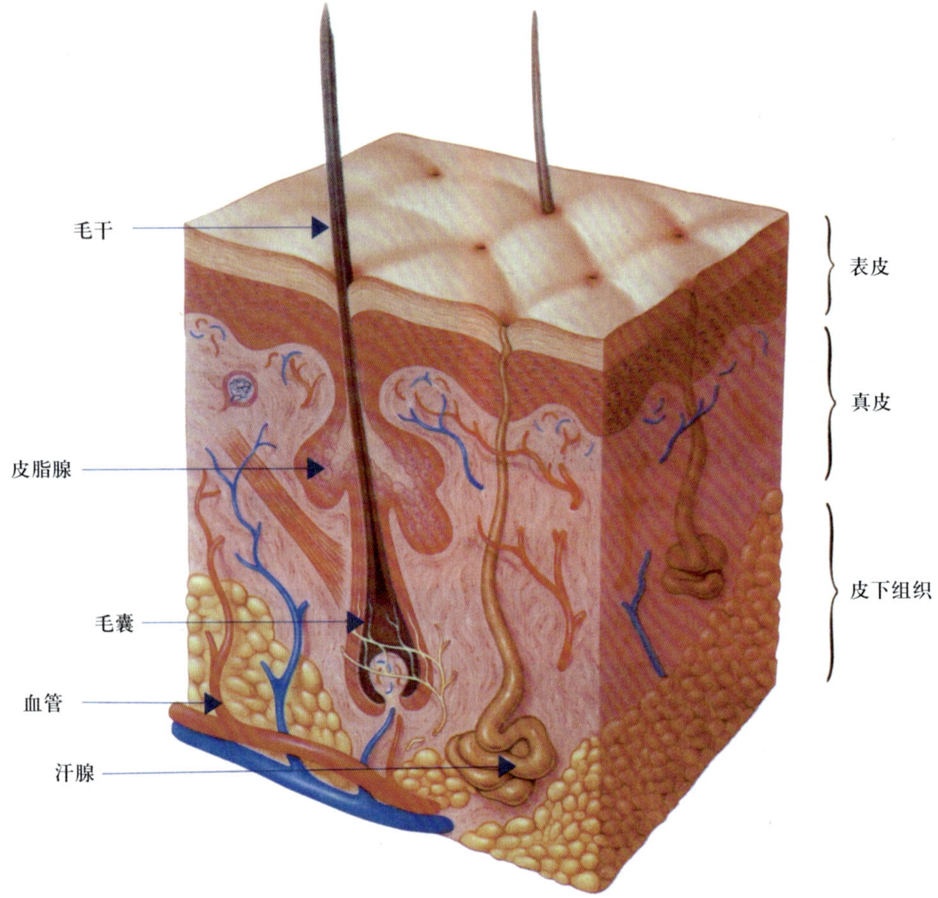

图 1-2-1 皮肤的基本结构

皮肤表面有许多纤细的皮沟（groove of skin），将皮肤划分为较长、较平行、略隆起的皮嵴（dermal ridge），有些较深的皮沟将皮肤表面划分为三角形或多边形小型区域，称为皮野（skin field）。指纹即由皮沟和皮嵴所组成，因受遗传因素决定，其形状人人不同。皮肤颜色的深浅因人种、年龄、性别、部位及营养状况不同而异。

掌跖、唇红、乳头、龟头及阴蒂等处无毛发，称为无毛皮肤，被囊神经末梢较多。其他部位被覆长毛或短毛，称为有毛皮肤，被囊神经末梢较少。指（趾）末端伸侧有指（趾）甲。皮脂分泌可使皮肤柔润。汗腺能排泄水分及一些电解质，对调节体温有重要作用。皮肤中有丰富的血管、淋巴管。皮肤中的神经可接受和传导各种物理性的、机械性的和其他一些刺激，使皮肤成为一个灵敏的感觉器官。皮肤的神经可控制皮肤的血管、汗腺和立毛肌的功能。皮肤参与机体的免疫作用，故它是机体的一个重要的防御器官，并且还可反映机体免疫功能的变化。皮肤的功能和组织结构不仅与健康状况有密切联系，而且颜面部皮肤还可以反映一个人的精神和情绪状态，因此了解皮肤的基本结构和功能是理解皮肤病发生和进一步防治的基础。

一、表皮

成人表皮（epidermis）主要由三种细胞构成，除角质形成细胞外，还包括黑素细胞（melanocyte）和朗格汉斯细胞（Langerhans cell）。此外，在某些部位还存在默克尔细胞（Merkel cell）。

1. 角质形成细胞　是一种不断分化的复层鳞状上皮细胞，其分化的最终阶段是形成角蛋白。目前已鉴定出多种角蛋白基因，主要包括酸性和碱性两大类角蛋白基因。根据角质形成细胞的发展阶段和特点，从内向外可将其分为五层。①基底细胞层（basal cell layer）又称生发层，为单层长柱状或立方形，位于表皮最下层，正常情况下大约有 30% 的基底细胞进入分裂象，产生新的表皮细胞。②棘细胞层（prickle cell layer）一般由 4 ~ 8 层多角形、带棘突的细胞组成。下部的棘细胞也有分裂功能，可参与创伤愈合。上部的棘细胞渐趋扁平，与颗粒层细胞相连。棘细胞胞浆内的张力微丝（tonofilament）较基底细胞的多，是向角化发展的过程。③颗粒层（stratum granulosum）一般为 2 ~ 4 层梭形细胞，是进一步向角质层分化的细胞。角质层增厚时颗粒层也相应增厚。这些细胞中有较多大小不等、形状不规则、嗜碱性的透明角质颗粒（keratohyaline granules）。细胞核和细胞器在颗粒层中溶解。④透明层（stratum lucidum）仅见于手掌和足跖表皮，是角质层的前期，为 2 ~ 3 层扁平、边界不清、无核、紧密相连的细胞。⑤角质层（stratum corneum）是由 4 ~ 8 层已经死亡的扁平、无核细胞所组成的保护层。其细胞器已经溶解，水分丢失，细胞膜变厚，细胞中充满了由透明角质颗粒分解而产生的含硫基质与张力微丝相融合而成的软纤维性蛋白，即角蛋白（图 1-2-2）。

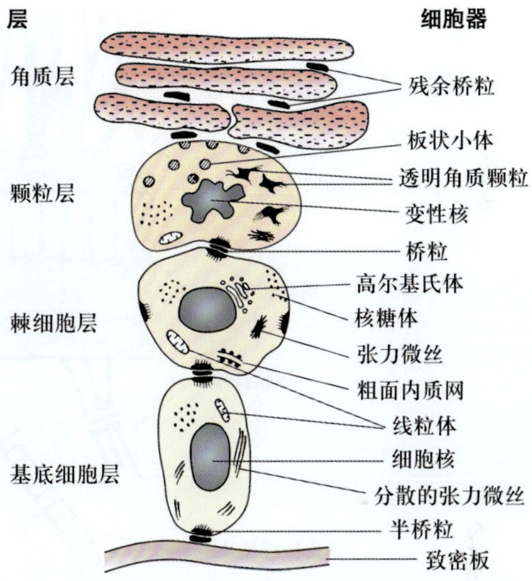

图 1-2-2　表皮各层细胞

2. 表皮通过时间（epidermal transit time）和表皮更替时间（epidermal turnover time）　角质形成细胞的分化成熟表现为从基底层向角质层的逐渐移行。在这一移行过程中，角质形成细胞的形状和功能也逐渐发生着变化，从柱状的基底层到扁平的、细胞核消失的角质层。新生的基底细胞进入棘细胞层，然后上移到颗粒层的最上层约需 14 天，再通过角质层而脱落又需 14 天，共 28 天，称为表皮通过时间。如果加上基底细胞的分裂周期 13 ~ 19 天，共 41 ~ 47 天，称为表皮更替时间。了解角质形成细胞的细胞动力学特性对理解某些皮肤疾病的发病机制十分重要。在银屑病患者，基底细胞分裂周期缩短为 37.5 小时，表皮通过时间也缩短到 3 ~ 4 天，细胞不能正常成熟，因此形成角化不全，临床表现为大量鳞屑。

3. 桥粒（desmosome）　角质形成细胞之间借助桥粒互相连接，光镜下的桥粒呈棘刺状，电镜下可见中央层（central stratum）和附着斑（attachment plaque），其上有张力微丝附着。桥粒主要由桥粒芯（desmosomal core）和桥粒斑（desmosomal plaque）两类蛋白组成，前者包括桥粒黏蛋白［桥粒芯糖蛋白（desmoglein）］和桥粒胶蛋白［桥黏素（desmocollin）］，后者包括多种斑蛋白。新生的角质形成细胞自基底层向上移行，故有人认为桥粒可以分开并重新形成。张力微丝是角蛋白的前身，它对保持细胞的形态起重要作用，也是形成角蛋白的重要成分。桥粒的作用是维持细胞间的连接，一旦桥粒受到破坏，则会引起角质形成细胞的松解而出现表皮内水疱，如天疱疮。

4. 基底膜带（basement membrane zone, BMZ）　表皮与真皮之间的连接由向真皮伸入的表皮脚（epidermal ridges or pegs）和向表皮伸入的真皮乳头（dermal papilla）呈波浪状互相镶嵌而成。用过碘酸希夫（periodic acid-Schiff, PAS）染色，在表皮与真皮交界处可见含有糖蛋白的红染带，称为基底膜带。电镜下该带分为四层：①基底细胞膜。基底细胞底部的细胞膜上只有半个桥粒状结构，称为半桥粒（hemidesmosome）。许多纤细的纤维将半桥粒与其下的真皮胶原纤维结合起来，故正常表皮与真皮间的链接是比较牢固的（图 1-2-3）。②透明板（lamina lucida），为 30 ~ 40 nm 厚的电子透明带。③致密板（lamina densa），为 35 ~ 45 μm 厚的电子致密带，系光镜下的基底膜，主要由Ⅳ型胶原和层粘连蛋白 332 组成。④致密板下带，主要由胶原纤维（collagen fiber）和锚状纤维（anchoring fibril）组成，后者的主要成分是Ⅶ型胶原。了解表皮下基底膜带的结构将有助于理解先天性和后天性大疱性皮肤病的发病机制。

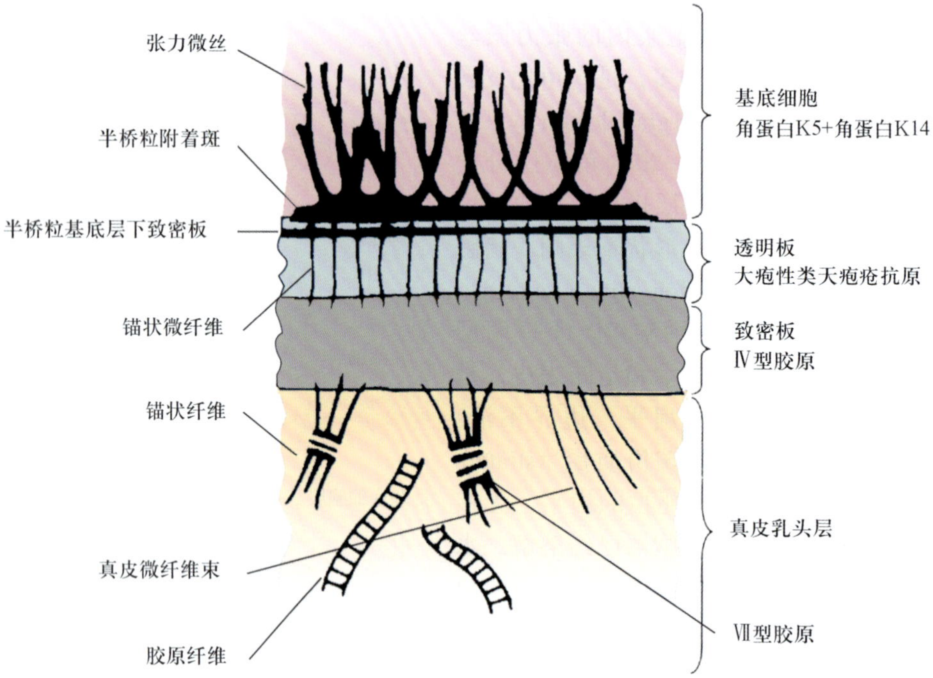

图 1-2-3 表皮真皮连接

5. 角化过程（keratinization） 角蛋白是角质形成细胞分化后的最终产物，其功能主要是抵抗机械性、理化因素和微生物的侵袭，对机体起到防护作用。角蛋白是一个大家族，有 50 余种，按其基因可以分为两大类：碱性的Ⅰ型角蛋白和酸性的Ⅱ型角蛋白。角蛋白一般成对存在，分别包含Ⅰ型和Ⅱ型各一种角蛋白。在基底细胞和棘细胞中主要是角蛋白 K5 和 K14，随着细胞向上逐渐分化，到颗粒层和角质层则被角蛋白 K1 和 K10 替代。在银屑病等表皮增生过度性疾病中则可见到角蛋白 K6 和 K16。单纯型大疱性表皮松解症和大疱性先天性鱼鳞病样红皮病均与角蛋白基因突变有关。

6. 黑素细胞（melanocyte） 位于基底层中，约占基底层细胞的 10%。其主要作用是产生黑素（melanin）。黑素细胞借助其较多的树枝状突起，向邻近的一些基底细胞和棘细胞输送黑素颗粒。每个黑素细胞借助树枝状突起可与 30 ~ 40 个角质形成细胞接触，形成表皮黑素单元（epidermal melanin unit）（图 1-2-4）。用银染色及多巴染色可显示其细胞质及树枝状突起中有黑素小体（melanosome），其中富含酪氨酸酶，黑素即在此小体中合成。角质形成细胞吞噬经黑素细胞树突输送来的黑素颗粒，后者在基底层细胞核上方聚集较多，起到吸收紫外线的作用，减少光热对细胞核及深层组织的损伤。肤色的差异主要与黑素细胞产生黑素的数量有关，而与黑素细胞的数目无关。黑素细胞在面部、乳晕、腋窝、生殖器及会阴部等处较多。

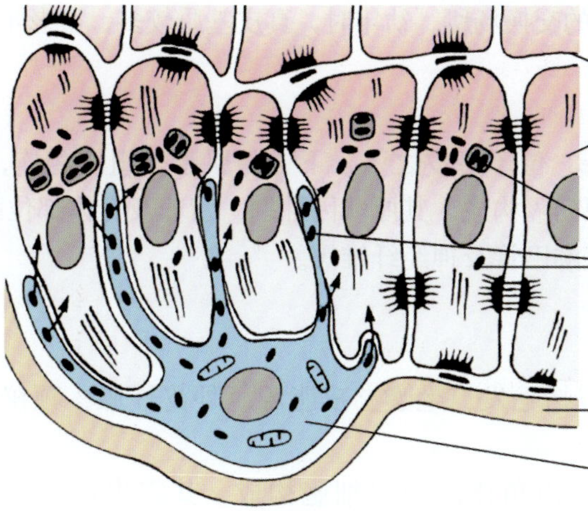

图 1-2-4　表皮黑素单元

7. 朗格汉斯细胞（Langerhans cell） 为一种树枝状细胞，主要分布于棘细胞间，占表皮细胞的 3%~5%。氯化金染色可见树枝状突起，S100、CD1 及 ATP 酶染色阳性，多巴染色阴性，无桥粒。电子显微镜下可见其细胞质中有呈网球拍状的 Birbeck 颗粒（Birbeck granule）。其表面具有 C3b 和 IgG、IgE 的 Fc 受体，携带 HLA-DR、-DP 和 -DQ 抗原。现已证实它起源于骨髓而进入表皮，属于单核 - 吞噬细胞系统，它与移植排斥、原发性接触致敏和免疫监视等许多免疫反应密切相关，是一种重要的、有吞噬作用并能加工及递呈抗原的免疫活性细胞。

8. 默克尔细胞（Merkel cell） 接近基底层，不分枝，与角质形成细胞之间有桥粒相连。细胞质中有一些椭圆形颗粒，颗粒中含有神经介质。这种细胞多见于掌跖、指趾、口唇、生殖器及毛囊等部位，推测其功能与皮肤的精细触觉有关。

二、真皮

真皮（dermis）主要由成纤维细胞（fibroblasts）及其产生的胶原纤维、弹力纤维（elastic fiber）、网状纤维（reticulum fiber）与基质（ground substance）等构成。此外，真皮中还有少数淋巴细胞、肥大细胞、巨噬细胞、朗格汉斯细胞、噬色素细胞等细胞成分。真皮可分为上部较薄的乳头层（papillary layer）及下部较厚的网状层（reticular layer）两层。乳头层和网状层间没有明确的界限。真皮乳头与表皮突间呈波浪状相互交叉，乳头层中有毛细血管、淋巴管盲端和感觉神经末梢。后者在指（趾）端、乳头、外生殖器等处较多。网状层较厚，含有较大的血管、淋巴管、神经及皮肤附属器等。

1. 胶原纤维 是真皮结缔组织的主要成分。乳头层的胶原纤维较细、不结成束，而网状层的胶原纤维较粗并结成束状，纵横交错形成网状。真皮中部以下的胶原纤维常与皮肤表面平行。胶原纤维能抗拉，但缺乏弹性。真皮中胶原纤维的化学成分主要为Ⅰ型和Ⅲ型胶原蛋白。

2. 网状纤维 是较幼稚的胶原纤维，常见于胚胎皮肤，也可见于愈合的创伤及某些肉芽肿，如结核病及肉瘤样损害。因银染色时呈黑色，又称嗜银纤维。常见于毛囊、皮脂腺、小汗腺、神经、血管及皮下脂肪细胞周围。

3. 弹力纤维 在网状层下部较多、较粗，与胶原纤维交织在一起，有较好的伸缩弹性，使胶原纤维网经牵拉后恢复原状。弹力纤维常环绕于汗腺、皮脂腺、毛囊和神经末梢周围。可被间苯二酚 - 品红（resorcin-fuchsin）染为紫色。

4. 基质 充填于真皮的各种纤维、血管、神经及皮肤附属器之间。其主要成分是蛋白多糖，是由成纤维细胞产生的含有硫酸软骨素及透明质酸等黏多糖和蛋白质的复合物。它有亲水性，是水溶性物质、电解质等代谢物质的交换场所。幼年时，真皮基质较多，至老年时则减少。

三、皮下组织

皮下组织（subcutaneous tissue）位于真皮之下，下方与肌膜等组织相连，又称皮下脂肪层，系由脂肪小叶和疏松结缔组织间隔构成，其厚薄因性别、营养及身体部位的不同而异。皮下组织中含有汗腺、毛发、血管、淋巴管及神经纤维等。

四、皮肤附属器

皮肤附属器（appendages）包括毛发、毛囊、皮脂腺、外泌汗腺、顶泌汗腺及指（趾）甲等。

1. 毛发与毛囊 毛发（hair）由角化的表皮细胞构成，其露出皮面部分为毛干（hair shaft），在毛囊内的部分称为毛根（hair root），毛根下端略膨大，称为毛球（hair bulb）。毛乳头（papilla）位于毛球下方向内凹入部分，含有结缔组织、血管及神经末梢，为毛球提供营养（图 1-2-5）。毛球下层与毛乳头相对的部分为毛母质（matrix），是毛发及毛囊的生发区，相当于表皮的基层及棘细胞层，并有黑素细胞。毛发分为长毛、短毛及毳毛。头发、胡须、阴毛及腋毛等属于长毛。眉毛、睫毛、鼻毛及外耳道毛属于短毛。毳毛（vellus）为分布于面部、颈、躯干及四肢等处的细小毛发。指（趾）末节的伸侧及掌跖、唇红、龟头及阴蒂等处无毛。

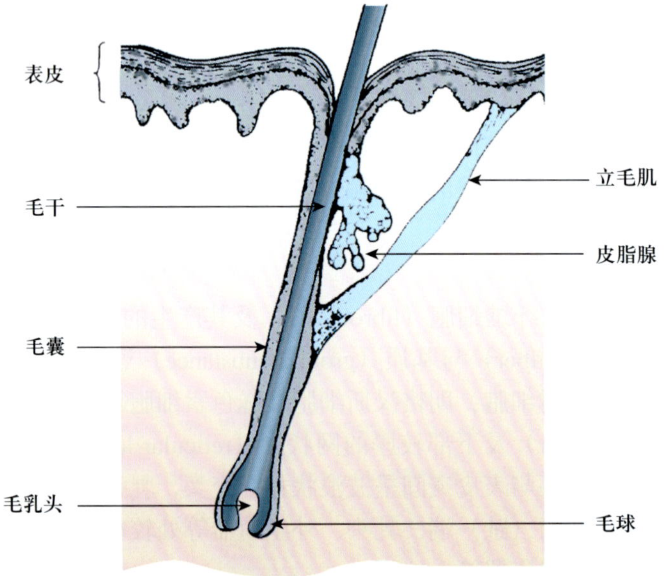

图 1-2-5 毛囊结构

毛发在组织学上可分三层：中心为髓质（medulla），是部分角化的多角形细胞，并含有色素，毛发末端和毳毛无髓质；其外为皮质（cortex），系几层梭形角化的表皮细胞，无细胞核，细胞质中有黑素颗粒；最外层称为毛小皮（cuticle），为角化的扁平细胞，如瓦状互相重叠排列，游离缘向上。

毛囊由表皮下陷而成，包裹着毛根，包括内毛根鞘（internal root sheath）、外毛根鞘（external root sheath）及最外层的结缔组织鞘（connective tissue sheath）三部分。自毛囊口至皮脂腺开口称为漏斗部（infundibulum），自皮脂腺开口部至立毛肌（arrector pili muscle）附着处称为峡部（isthmus）。

毛发呈周期性生长，分为生长期（anagen）、退行期（catagen）和休止期（telogen）。不同部位毛发各期长短不同，因而其毛发长度存在差异。如头发每日生长 0.27 ~ 0.4 mm，其生长期为 3 ~ 4 年，可生长至 50 ~ 60 cm，退行期为 2 ~ 3 周，休止期为 3 ~ 4 个月。人的头发约有 10 万根，它们在不同时期分散地脱落和再生。正常人每日可脱落约 100 根头发，同时也有相等的发量再生。而眉毛的生长期仅 2 个月，休止期可长达 8 ~ 9 个月，故长度较短。

毛发的生长受到复杂的神经及内分泌调节和控制，了解其调控机制对于毛发疾病的治疗具有重要意义（图 1-2-6）。

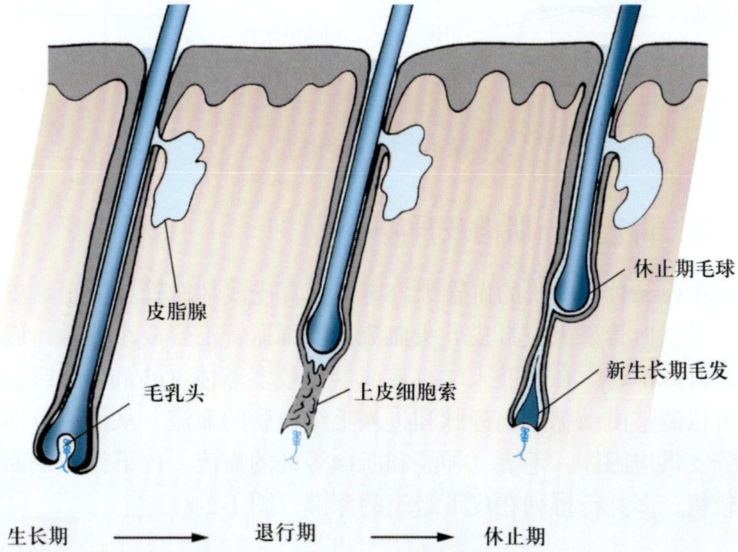

图 1-2-6　毛发周期

2. 皮脂腺（sebaceous gland） 属全浆分泌腺（holocrine gland）。除掌跖和指（趾）屈侧外，绝大多数皮肤及唇红区、阴蒂和龟头等处均有皮脂腺。其中，头、面及躯干上部等处皮脂腺较多，故称为皮脂溢出部位。皮脂腺多开口于毛囊上部，也可直接开口于皮肤。其主要功能是分泌含有三酰甘油（甘油三酯）、角鲨烯和蜡质的皮脂（sebum），除对皮肤有润滑保护作用外，还可形成含有游离脂肪酸的保护膜，具有缓冲和杀菌作用。皮脂腺的发育和分泌受内分泌系统的控制，其中雄激素和糖皮质激素的作用最为突出，如青春期易发生痤疮即与雄激素分泌旺盛有关。

3. 外泌汗腺（eccrine sweat gland） 又称小汗腺，除唇红、包皮内侧、龟头、小阴唇及阴蒂处外，小汗腺遍布于掌、跖、躯干及四肢等处。腺体位于真皮深层及皮下组织中，由单层细胞排列成管状，腺体细胞分为明细胞（clear cell）和暗细胞（dark cell）两种。汗管由两层立方形细胞组成，穿过真皮，自表皮突下端进入表皮，在表皮中呈螺旋状上升并开口于皮肤表面。通过汗液蒸发带走热量可以调节体温，称为温度性排汗（thermal sweating），是小汗腺的主要功能。当情绪突然激动时，可使掌、跖、面颈、躯干等处出汗增多，称为精神性排汗（emotional sweating）。食辛辣食物时的出汗增多称为味觉性排汗（gustatory sweating）。小汗腺的分泌是受交感神经支配的。

4. 顶泌汗腺（apocrine sweat gland） 曾称为大汗腺，是大管状腺，其分泌部分在皮下脂肪层中，有一层分泌细胞。导管开口于毛囊的皮脂腺开口之上，少数直接开口于表皮。在分泌时排泄细胞远端破碎，排出细胞质内物质，故名顶泌汗腺。顶泌汗腺主要分布于腋窝、乳晕、肛门、脐窝及外生殖器等处。青春期后顶泌汗腺分泌活动增加，排出无臭的乳状液，可被细菌分解，产生臭味。其发育受性激素影响。

5. 甲（nail） 是由致密坚硬的角蛋白构成的板状结构，分为甲板（nail plate）和甲根（nail root）。覆盖甲板周围的皮肤称为甲郭或甲皱襞（nail fold）。深入近端皮肤中的部分称为甲根，甲根之下的组织为甲母质（nail matrix），是甲的生长区。甲的近端有一弧形淡色区，称为甲半月（nail lunula）。甲板之下为甲床（nail bed）。甲的生长呈持续性，一般指甲生长速度为每日约 0.1 mm，趾甲的生长速度为指甲的 1/3 ~ 1/2。正常甲除具有保护支持作用外，还可帮助完成一些精细动作，亦具有美容作用。疾病、营养状况、环境及生活习惯的改变均可使甲的颜色、形状和生长速度受到影响（图 1-2-7）。

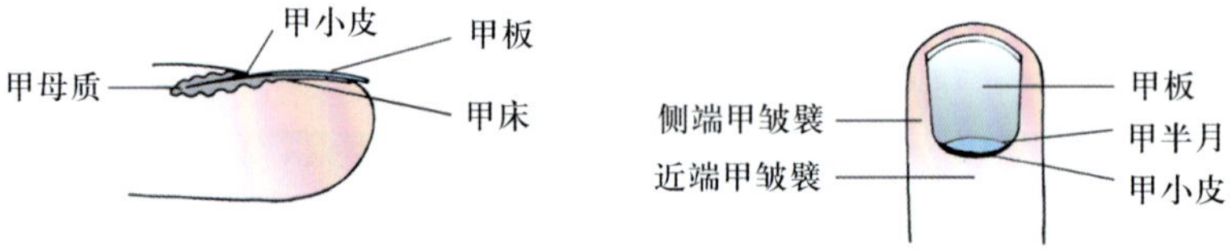

图 1-2-7 甲的结构

五、皮肤血管、淋巴管、肌肉及神经

1. 血管（blood vessel） 皮肤的血管十分丰富。真皮浅部血管丛位于真皮乳头层及网状层交界处，由此分出毛细血管来供应真皮乳头血流。毛细血管汇合成小静脉，逐渐扩大，与真皮及皮下组织深部的静脉汇合。在四肢末端真皮浅层有较多球体（glomus）或称动静脉吻合。球体的扩张或收缩可以调整由动脉流向静脉和进入毛细血管的血流，从而调节体温。真皮深部血管丛的动、静脉分支供应腺体、毛囊、神经和肌肉等处的血流。皮下组织下面还有较大的血管丛，其动、静脉较粗，多并行排列在皮下组织的深部（图 1-2-8）。

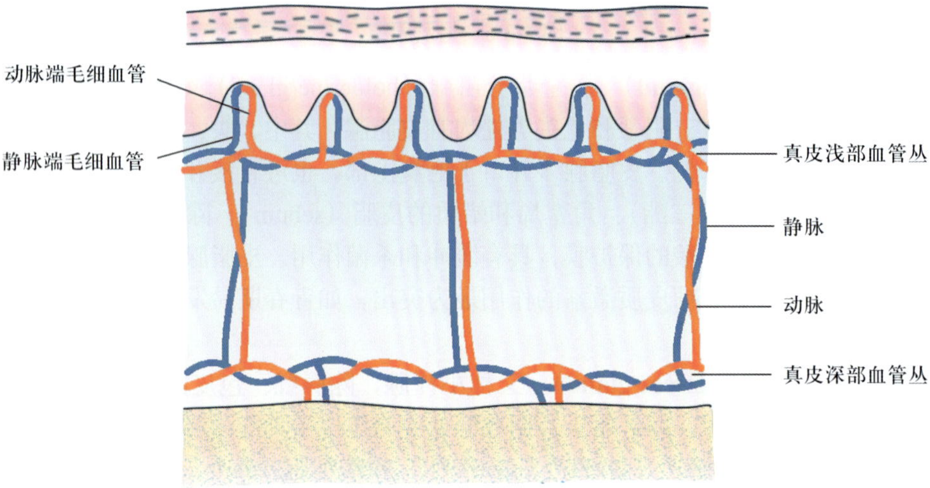

图 1-2-8 皮肤的血管

2. 淋巴管（lymphatic vessel） 毛细淋巴管的盲端起源于真皮乳头的结缔组织间隙，其壁由一层内皮细胞及少量的网状纤维构成。在乳头下层及真皮深部各汇成浅、深淋巴网。经由毛细淋巴液，游走细胞、皮肤病理反应的一些产物或侵入皮肤的细菌等均可进入淋巴管而到达淋巴结，在淋巴结内被滤去或被消灭。抗原性物质进入淋巴结后可引起免疫反应。故淋巴系统有辅助血液循环及参与免疫的重要作用。

3. 肌肉（muscle） 主要是平滑肌，除立毛肌外，还有阴囊、乳晕和血管壁中的平滑肌。面部有骨骼肌（横纹肌）。

4. 神经纤维（nerve） 分为感觉神经及运动神经。可以产生各种感觉，如触觉（touch）、痛觉（pain）、温觉（thermal）、冷觉（cold）及压觉（pressure）等。还可支配运动及各种反射，使机体适应体内外的各种变化，维持机体的正常功能。皮肤的感觉神经末梢可分为三类：①末端变细的游离神经末梢（tapering free nerve endings），分布于皮肤浅层及毛囊周围。②末端膨大的游离神经末梢（expanded tip free nerve endings），如与默克尔细胞接触的神经盘及鲁菲尼小体（Ruffini corpuscles）等。③被囊神经末梢（encapsulated nerve endings），如触觉小体（Meissner's corpuscles）、环层小体（Vater-Pacinian corpuscles）、克劳泽小体（Krause corpuscles）等。触觉小体在手指远端最多，默克尔感受器在表皮下部，它们主要传导触觉；唇红、舌、齿龈、眼睑、龟头、阴蒂及肛门部等处的克劳泽小体与冷觉传导有关；手指、外阴、乳房、腹后壁等处的环层小体与压觉传导有关；鲁菲尼小体与热觉传导有关；痛觉由游离神经末梢传导。

神经的粗细、有无髓鞘、传导速度等与神经传导的性能有一定关系。皮肤的运动神经控制横纹肌，如面神经控制面部横纹肌；皮肤中的交感神经控制皮肤的腺体、血管、立毛肌等的功能。交感神经中肾上腺素能纤维可使血管、立毛肌、球体及汗腺的肌上皮细胞收缩。

六、皮肤的免疫系统

皮肤免疫系统（skin immune system，SIS）的概念是 1986 年由 Bos 提出的。目前已普遍认可皮肤是一个具有免疫活性的器官。皮肤最重要的功能就是防止人体体液和电解质丢失，同时防止外来有害物质的侵入。这种正常的反应对人体是有益的保护，但一旦超出了正常范围，则可能给机体带来伤害，如过敏反应。皮肤免疫系统主要由功能单位、细胞成分和分子成分组成（表 1-2-1）。

表1-2-1　皮肤的免疫系统

功能单位	表皮、真皮、血管、淋巴管和局部淋巴结
细胞成分	角质形成细胞、朗格汉斯细胞、淋巴细胞、单核 / 巨噬细胞、粒细胞和肥大细胞
分子成分	抗原和半抗原、抗体、补体、细胞因子、黏附分子、组织相容性抗原

（一）皮肤免疫系统的主要细胞成分

1. 角质形成细胞　角质形成细胞的主要作用是产生许多细胞因子，如白细胞介素（interleukin，IL）-1、IL-6、IL-8、IL-10、肿瘤坏死因子（tumor necrosis factor，TNF）-α 等，参与局部免疫反应。角质形成细胞分泌的 IL-10 和 IL-12 在皮肤免疫应答中起重要作用。IL-12 促进 Th1 细胞发育成熟，而 IL-10 通过干扰抗原提呈细胞（antigen presenting cell，APC）抑制 Th1 细胞发育。角质形成细胞通过选择性分泌 IL-12 或 IL-10 使皮肤局部 Th1 细胞或 Th2 细胞占优势，Th1 细胞与 Th2 细胞的平衡失调导致病理改变，如特应性皮炎（Th2 细胞占优势）或银屑病（Th1 细胞占优势）。角质形成细胞能表达 MHC- Ⅱ类抗原，在 T 淋巴细胞介导的免疫反应中起辅助效应。此外，角质形成细胞有吞噬功能，能粗加工抗原物质，有利于朗格汉斯细胞摄取和提呈抗原。

2. 朗格汉斯细胞　是表皮内最主要的抗原提呈细胞。在表皮内能摄取、处理和提呈抗原，并分泌许多 T 淋巴细胞反应过程中所需要的细胞因子，如 IL-1 等，并能控制 T 淋巴细胞迁移。此外，它还参与免疫调节、免疫监视、免疫耐受、皮肤移植物排斥反应和接触性超敏反应等。

3. 淋巴细胞　皮肤内的淋巴细胞主要为 $CD4^+$ T 淋巴细胞，其次为 $CD8^+$ T 淋巴细胞。T 淋巴细胞具有亲表皮特性且能再循环，可在血液循环和皮肤器官间进行交换，传递不同的信息。T 淋巴细胞在皮肤中，通过角质形成细胞产生的 IL-1 等作用，分化成熟，并介导免疫反应。按照 $CD4^+$ T 淋巴细胞（Th 细胞）分泌的细胞因子不同，可将其分为四个亚型：Th1 型主要产生 IL-2、干扰素（interferon，IFN）-γ 及 TNF-α，Th2 型主要产生 IL-4、IL-5、IL-6 及 IL-10，Th17 型产生 IL-17、IL-6 及 TNF-α，调节性 T 淋巴细胞则产生 IL-4、IL-10 和转化生长因子（transforming growth factor，TGF）-β。

4. 巨噬细胞 巨噬细胞主要位于真皮浅层，参与免疫反应，处理、调节和提呈抗原，产生和分泌 IL-1、IFN、各种酶、补体、花生四烯酸及其他产物。巨噬细胞对外来微生物可产生非特异性和特异性免疫反应，在炎症创伤修复中发挥核心作用。

5. 肥大细胞 表面有 IgE Fc 受体，能与 IgE 结合，与Ⅰ型超敏反应关系密切。通过免疫和非免疫机制活化后的肥大细胞可产生和释放多种生物活性介质，如血管活性物质、趋化因子、活性酶和结构糖蛋白等，参与机体的生理或病理过程。肥大细胞不仅参与Ⅰ型超敏反应，还参与Ⅳ型超敏反应。

6. 真皮成纤维细胞 真皮成纤维细胞在初级细胞因子刺激下可产生大量次级细胞因子，成纤维细胞还是产生角质形成细胞生长因子的主要细胞之一，在创伤修复及 IL-1 存在的情况下，其产生的角质形成细胞生长因子明显增加。中波紫外线（ultraviolet B，UVB）照射后，皮肤中大部分 TNF-α 由成纤维细胞产生。因此，成纤维细胞与角质形成细胞分泌细胞因子间的相互作用对维持皮肤免疫系统的稳态非常重要。

（二）皮肤免疫系统的主要分子

1. 细胞因子 表皮内细胞因子主要由角质形成细胞产生，其次为朗格汉斯细胞和 T 淋巴细胞等。细胞因子在细胞分化、增殖和活化等方面起很大作用。例如：① IL-1 在皮肤局部可促进角质形成细胞、成纤维细胞增殖，使内皮细胞和成纤维细胞产生 IL-1、IL-6 和 IL-8；② IL-6 具有刺激表皮增生作用，与银屑病的发病机制关系较密切；③ IL-8 具有加强中性粒细胞趋化活性、促进 T 淋巴细胞亲表皮性等作用；④角质形成细胞释放 TNF-α，可维持朗格汉斯细胞的生长。

2. 免疫球蛋白 皮肤表面分泌型 IgA 在皮肤局部免疫中通过抑制黏附、溶解、调理吞噬、中和等方式发挥抗感染及抗过敏作用。

3. 补体 皮肤中的补体成分通过溶解细胞、免疫吸附、杀菌、过敏毒素及促进介质释放发挥特异性和非特异性免疫作用。

4. 神经肽 皮肤神经末梢受外界有害刺激后释放感觉神经肽，在损伤局部产生风团和红斑反应。神经肽包括降钙素基因相关肽（calcitonin gene-related peptide，CGRP）、P 物质（substance P，SP）、神经激酶 A 等。CGRP 可使中性粒细胞聚集，SP 有趋化中性粒细胞和巨噬细胞作用，并黏附于内皮细胞，参与免疫反应。

综上所述，皮肤组织内含有免疫相关细胞，如角质形成细胞、朗格汉斯细胞、淋巴细胞、肥大细胞等，这些细胞分泌多种细胞因子组成网络系统。皮肤为免疫活性细胞分化、成熟提供良好的微环境，并对免疫反应起调节作用。保持 Th1 细胞与 Th2 细胞的平衡，使机体对外界异物产生适度的免疫反应，也对内部突变细胞进行免疫监视，防止肿瘤发生，以达到免疫的稳态。因此，皮肤应被看做是免疫系统的一个部分，即皮肤免疫系统。

（三）皮肤病中常见的超敏反应

超敏反应是机体对进入体内的抗原物质所发生的异常免疫反应，常表现为反应性增高。发生超敏反应后，再接触同一抗原，可引起一些不利的后果。超敏反应虽然与抗原的性质、纯度及进入体内的途径等有关，但也与个体反应的差异有关。例如，注射青霉素只有少数人发生超敏反应，且反应的表现也可不同，有的发生过敏性休克，有的则可发生血清病样反应。临床上多采用以下四型超敏反应分类法：

1. Ⅰ型超敏反应 即速发型超敏反应（immediate hypersensitivity），又称 IgE 依赖性反应（IgE-dependent reaction）。此型反应命名的由来，系因用抗原作皮肤点刺试验时，一般在 15 ~ 30 min 内即出现风团反应。抗原可分为全抗原，如花粉、尘螨、霉菌、食物、蜂毒等；半抗原即某些小分子化合物，如青霉素等某些药物。这型反应的建立是进入机体的抗原刺激浆细胞产生了 IgE 抗体。IgE 的 Fc 部分结合于靶组织中的肥大细胞或血液中的嗜碱性粒细胞表面，可保持半年或更久。当再次接触抗原时，抗原与肥大细胞表面的 IgE 的 Fab 部分结合，使细胞膜表面腺苷环化酶受到抑制，细胞内的 cAMP 降低并导致肥大细胞脱颗粒，释放出化学介质，可使靶器官的平滑肌痉挛、微血管扩张、血管通透性增加、血浆外渗、组织水肿和腺体分泌增加等。肥大细胞释放的炎性介质包括已形成介质（pre-formed mediator）和新形成介质（newly formed mediator）两类。前者包括组胺（histamine）、类胰蛋白酶（tryptase）、肝素（heparin）、激肽原酶（kininogenase）、嗜酸性粒细胞趋化因子及中性粒细胞趋化因子等，在 10 ~ 15 min 内发挥作用，称为早发相（early phase）；后者包括白三烯（leukotriene）、前列腺素 D_2（prostaglandin D_2）、血小板激活因子（platelet-activating factor，PAF）等。白三烯与前列腺素 D_2 为致痉挛物质，也能引起风团 – 红斑反应，但较已形成介质出现晚而持续时间长，在 6 ~ 8 小时达到高峰，称为晚发相（late phase）。此过程无补体参与，反应强度取决于许多因素，如宿主组胺合成能力与细胞储备量等。因此，临床表现具有多样性，可产生红斑、风团、呼吸窘迫、肠痉挛、喷嚏、低血压和瘙痒。属于这些反应的疾病有荨麻疹、血管性水肿、过敏性休克、特应性皮炎等。

2. Ⅱ型超敏反应 又称细胞毒型超敏反应（cytotoxic type hypersensitivity）。其发生过程主要是由半抗原性药物（如锑剂、奎宁及磺胺类等）与红细胞、白细胞或血小板结合成全抗原，刺激机体产生 IgG 或 IgM 循环抗体，使机体处于致敏状态。当抗原性药物再进入机体而附着于血细胞表面上时，与血液中的 IgG 或 IgM 结合，激活补体，导致溶血或白细胞及血小板减少。多见于对某些类型的药疹、异型输血反应、细菌（如沙门菌）或病毒感染（如风疹病毒）。

3. Ⅲ型超敏反应 又称免疫复合物型超敏反应（immune complex type hypersensitivity）。当进入机体的抗原量仅略超过抗体量时，在血液循环中可形成可溶性免疫复合物。免疫复合物为中等大的分子，不易通过肾小球排出，也不易被巨噬细胞吞噬而被清除，但较易沉积于血管壁的基底膜或组织间隙，激活补体并产生过敏毒素（C3a 及 C5a），使肥大细胞释放组胺等介质，引起血管通透性增加及组织水肿。其所产生的趋化因子等可吸引粒细胞，使之释放溶酶体酶，引起以小血管为中心的炎症反应及组织损伤。此外，免疫复合物尚可引起激肽的活化而产生炎症反应、血小板凝集、微小血栓形成及局部缺血性坏死。常见的Ⅲ型超敏反应疾病有血清病、肾小球肾炎、变应性血管炎及系统性红斑狼疮等。

4. Ⅳ型超敏反应 又称迟发型超敏反应（delayed type hypersensitivity）。本型系由 T 淋巴细胞受到抗原物质刺激后增殖形成大量致敏淋巴细胞而使机体致敏。当致敏淋巴细胞再次接触相应抗原时，释放各种淋巴因子，产生过敏反应，血管通透性增加，单核细胞游出，形成单核细胞浸润及组织损伤。巨噬细胞在吞噬过程中可释放各种蛋白水解酶，又可造成组织损伤。迟发型超敏反应常在再次接触抗原后 48 ~ 72 h 达到高峰，故称之为迟发型超敏反应。一些细菌（结核及麻风分枝杆菌等）、真菌、病毒、寄生虫和虫咬等引起的超敏反应、排异反应及接触性皮炎属于该型超敏反应。

（王明悦 李若瑜）

第三节 皮肤病的症状

一、皮肤病的自觉症状

自觉症状是指患者对皮损的主观感觉，主要包括疼痛、瘙痒、灼热、麻木等。不同皮肤疾病常伴随不同的自觉症状，如过敏性疾病常常引起瘙痒，感染性疾病的疼痛和灼热感比较显著。但是一种皮肤疾病在不同阶段可能有不同的自觉症状，即使是同一阶段的同一种皮肤病，不同患者的自觉症状也会有所不同，故而自觉症状是皮肤疾病诊断的必要条件，而不是充分条件。

二、皮肤病的他觉症状

他觉症状是指患者自己或者他人可以观察到或触摸到的皮肤损害。分辨皮肤损害是正确诊断皮肤疾病的基础。皮损损害分为原发性损害与继发性损害。

原发性损害是由皮肤疾病本身病理过程所造成的特有皮肤异常表现，而继发性损害是皮肤疾病发生发展过程中由于自身演变、人为因素或外界因素刺激所导致的皮肤表现，诸如搔抓、感染等。皮肤损害往往不是孤立存在的，有时多发，甚至多种皮肤损害并存，故而观察皮肤损害的种类及其排列分布也是正确诊断皮肤病的重要环节，有些皮肤损害排列分布方式对于诊断具有特异性。综上所述，观察、分辨皮肤损害是皮肤科医师的基本技能，思考损害是原发性还是继发性对于正确诊断皮肤疾病非常重要。

（一）皮肤病的原发性损害

1. 斑疹（macule） 斑疹最重要的特征是平于皮肤表面，无法触及。通常只涉及颜色或细小结构的改变。当斑小于 1 cm 时被称为斑疹（图 1-3-1），大于 1 cm 时称之为斑片（图 1-3-2）。按压斑疹判断有无褪色对于诊断常有一定指导意义。

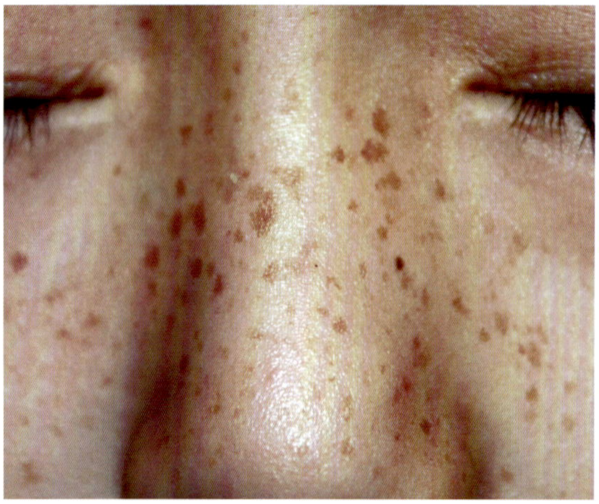

图 1-3-1 斑疹

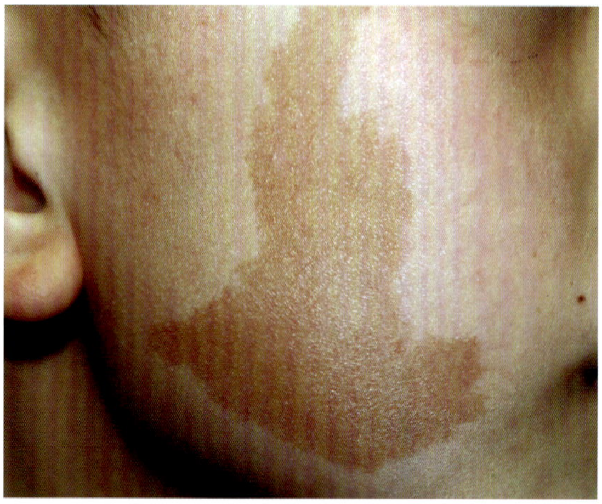

图 1-3-2 斑片

对于出血所造成的紫红色斑，常常称之为瘀斑，当瘀斑大小约 2 mm 时，也可称之为瘀点。瘀斑或瘀点另一个重要特点时压之不褪色。

2. 丘疹（papule） 丘疹的特点是实性、隆起于皮肤表面，触之感觉较为浅表且直径小于 1 cm 的损害。多数丘疹小于 0.5 cm，表面成球形隆起（图 1-3-3）。

对于皮损直径小于 1 cm，且对是否隆起于皮肤表面感觉很模糊，介于斑疹和丘疹之间，这时可以称之为斑丘疹。有时丘疹顶部会伴发水疱或脓疱，称之为丘疱疹或丘脓疱疹。

3. 斑块（plaque） 斑块是指实性、高于皮肤表面且直径大于 1 cm 的损害。多数斑块触之可感受有一定浸润的厚度，表面相对平坦（图 1-3-4）。

4. 风团（wheal） 风团本质是由真皮浅层水肿所导致，表现为隆起于皮肤表面、大小不一的非实性损害，红色或苍白色，周围常有充血性红斑，有时可以见到橘皮样外观。

5. 结节（nodule） 结节是实性皮损，由于位置处于真皮或皮下组织中，故触之较为深在，甚至在皮肤表面无法观察到异常，只有触诊才能发现（图 1-3-5）。

6. 水疱（vesicle） 水疱为隆起皮肤表面内含清亮液体的皮损，直径小于 1 cm（图 1-3-6）。

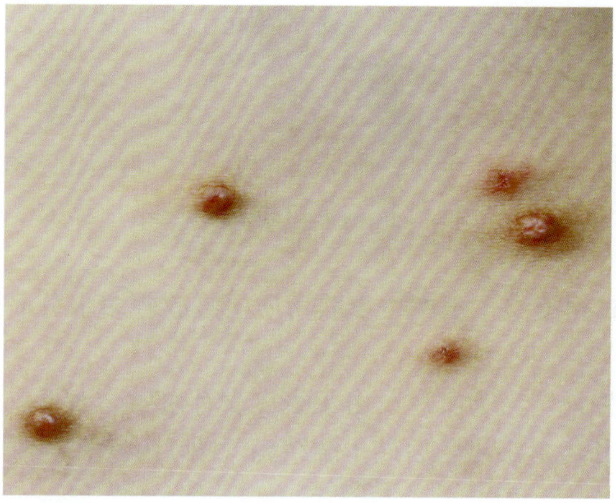

图 1-3-3　丘疹

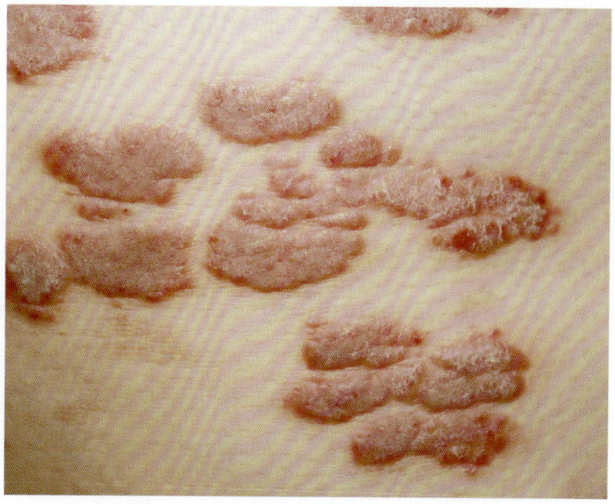

图 1-3-4　斑块

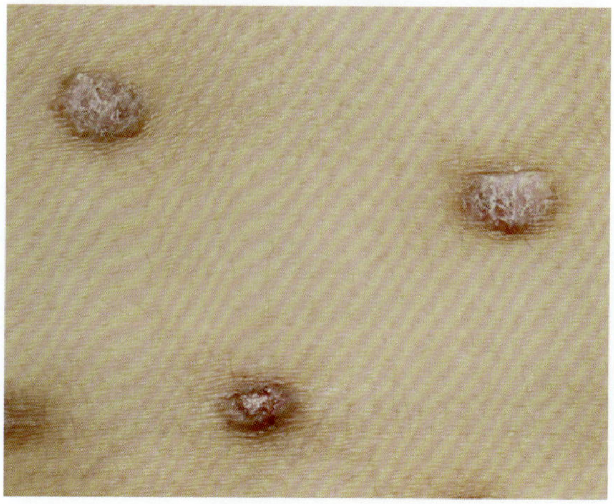

图 1-3-5　结节

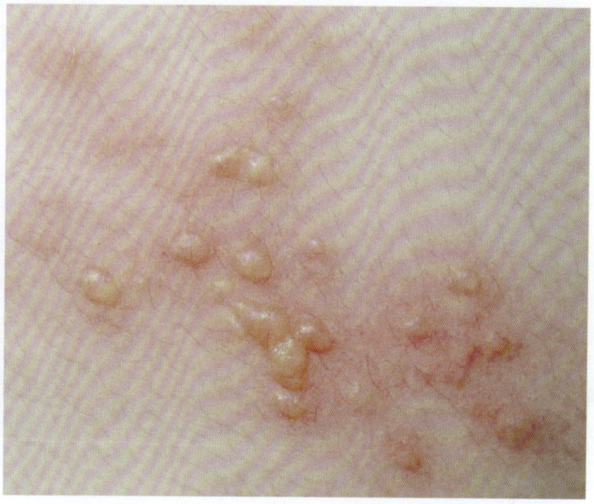

图 1-3-6　水疱

7. 大疱（bulla） 当水疱直径大于 1 cm 时，称之为大疱（图 1-3-7）。

8. 脓疱（pustule） 脓疱也是隆起于皮肤表面的疱性损害，其中内含物是黄色或白色液体，有时因富含蛋白质和中性粒细胞等物质而显得黏稠。脓疱可大可小。

9. 囊肿（cyst） 囊肿内含黏稠或糟渣样物质，故触之质韧。囊肿既可以隆起于皮肤表面，也可以位于真皮或皮下组织，只有触之方能发现。典型的囊肿拥有完整的囊壁，使其与周围组织分界清晰（图 1-3-8）。

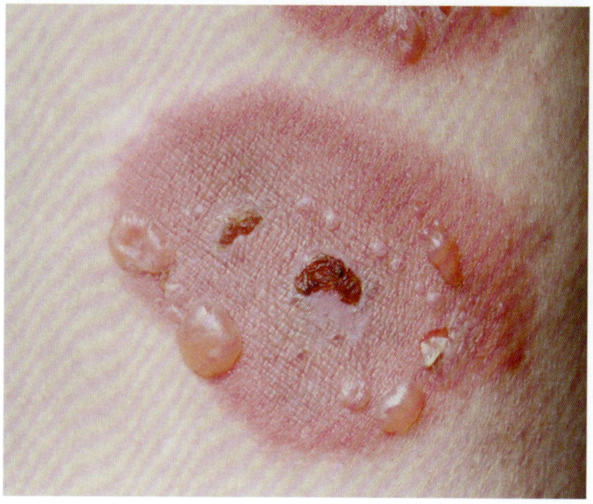

图 1-3-7　大疱

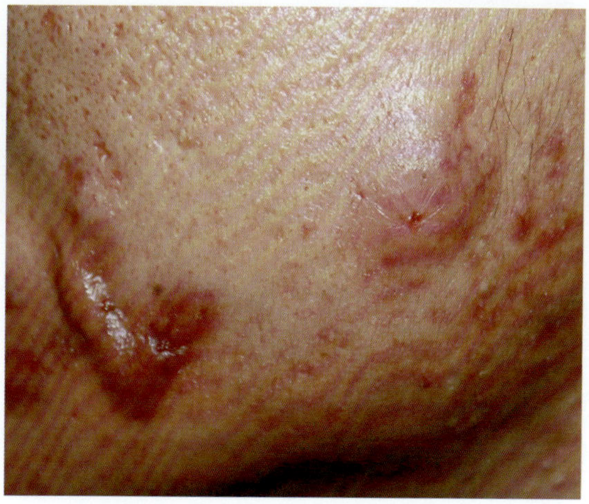

图 1-3-8　囊肿

10. 肿物（tumor） 肿物属于实性增生性团块，定义较为模糊。通常隆起于皮肤表面或位于皮内、皮下。

（二）皮肤病的继发性损害

1. 鳞屑（scale） 当表皮角质层发生角化过度、角化不全时，临床上能够观察到从皮肤表面脱落下灰白色干燥碎片，称之为鳞屑。鳞屑既可以细小成糠秕状，也可以是以厘米计算大小的较大薄片（图 1-3-9）。

2. 浸渍（maceration） 由于环境潮湿或长时间浸泡于水中，皮肤角质层吸收较多水分而变白，称之为浸渍。

3. 糜烂（erosion） 真皮浅层以上组织的缺失被定义为糜烂。由于表皮没有血供，而真皮乳头层只有毛细血管网，故糜烂常常表现为渗血和大量渗出，后期干涸结痂（图 1-3-10）。

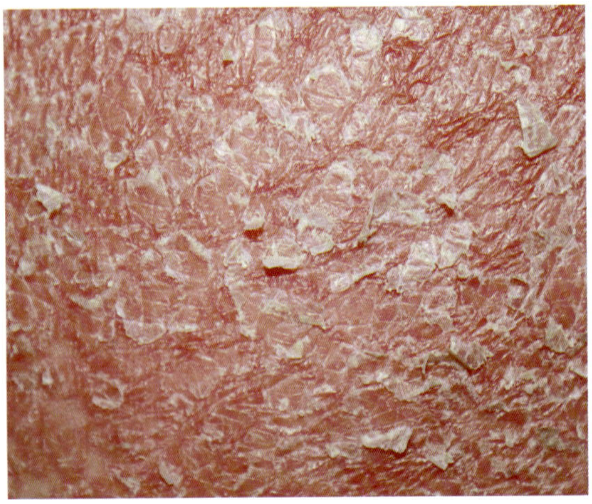

图 1-3-9 鳞屑

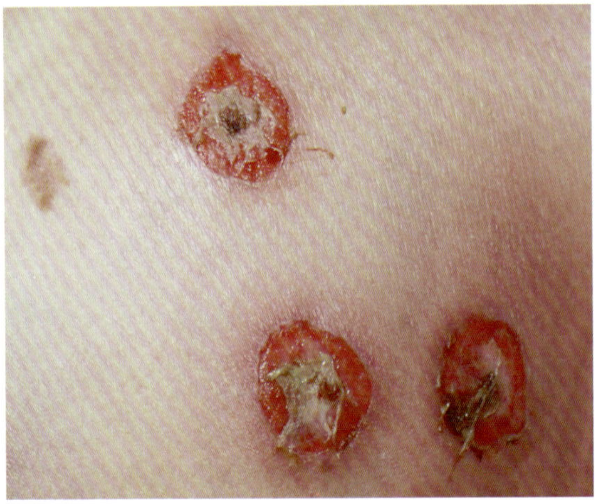

图 1-3-10 糜烂

4. 溃疡（ulcer） 溃疡是指真皮深层或累及到皮下组织的组织缺失，溃疡通常会以瘢痕愈合（图 1-3-11）。

5. 皲裂（fissure） 皮肤出现线状裂隙，深达表皮中深层，也可累及真皮层。当皲裂深入真皮层时可引起疼痛和出血（图 1-3-12）。

6. 抓痕（excoriation） 由于搔抓或物理性外因造成的表皮浅层剥脱，常表现为线状或点、片状红色皮损，有时覆盖有痂（图 1-3-13）。

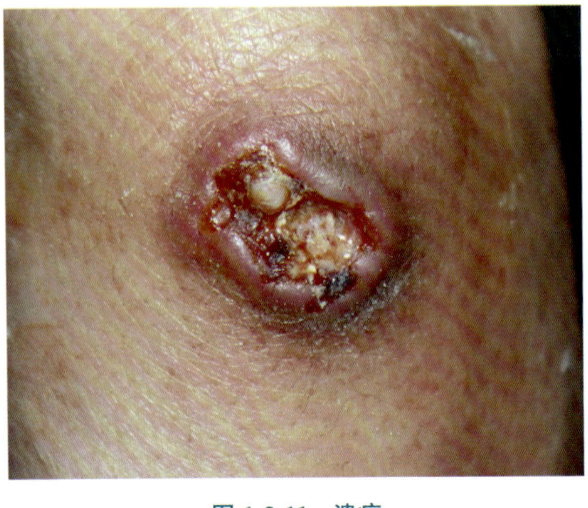

图 1-3-11 溃疡

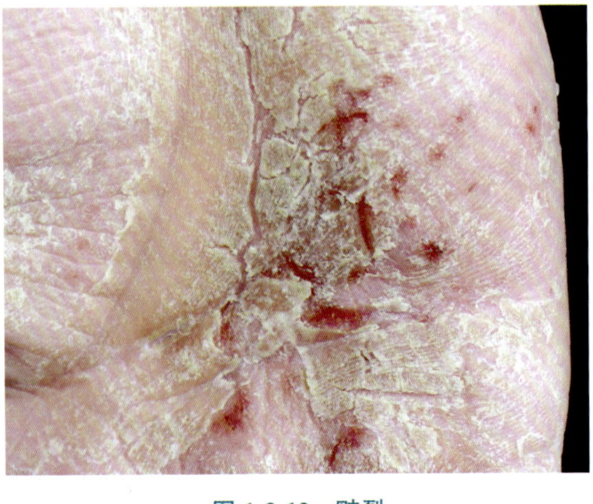

图 1-3-12 皲裂

7. 痂（crust） 当皮肤有破损时，渗出液与脱落的表皮碎屑、血液、坏死组织等混杂在一起形成的干涸状物质被称为痂。

8. 瘢痕（scar） 当损伤突破真皮乳头层，伤口愈合过程中真皮胶原纤维异常增殖形成的皮损，称之为瘢痕。瘢痕既可以因为胶原过度持续增生隆起于皮肤表面，也可以形成对表皮的异常牵拉表现为萎缩性瘢痕（图 1-3-14）。

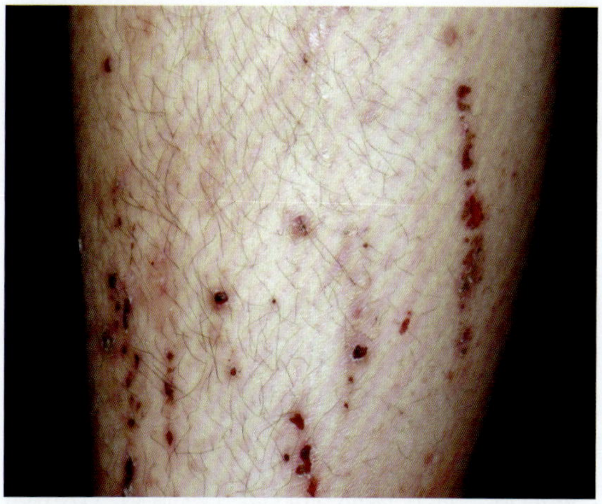

图 1-3-13　抓痕

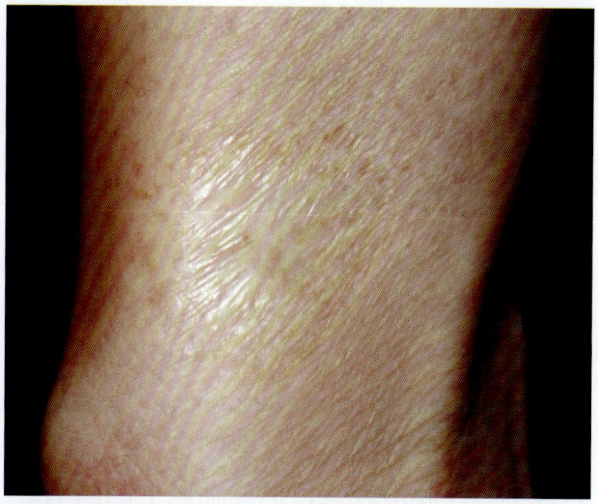

图 1-3-14　萎缩性瘢痕

9. 苔藓样变（lichenification） 常因慢性累积性物理刺激，诸如反复搔抓，表皮层显著增生肥厚，表现为肥厚斑块，皮嵴隆起，皮沟加深。

10. 萎缩（atrophy） 无论是表皮、真皮还是皮下组织，厚度变薄，体积减小都可以称之为萎缩。不同组织的萎缩既可以单独发生，也可以联合发生。当表皮萎缩时，皮肤表现菲薄、纹理消失，有时可见表皮下血管走行，呈现半透明状；真皮萎缩和皮下萎缩多表现为局部深浅不同的凹陷（图 1-3-15）。

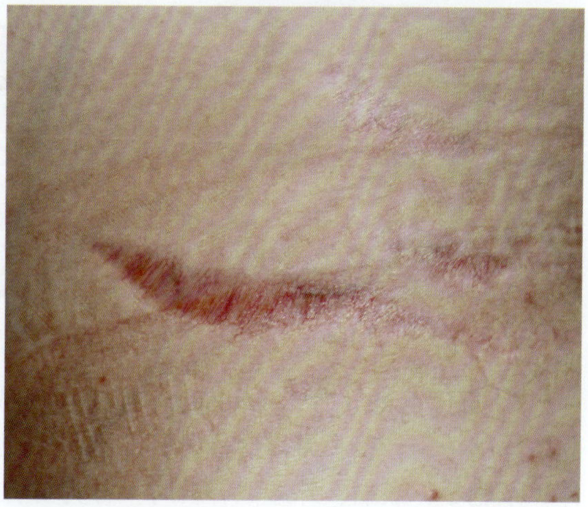

图 1-3-15　萎缩

（三）损害的排列与分布

诊断皮肤疾病时不仅要辨别原发性皮损与继发性皮损，还要关注皮损的分布与排列。皮损的分布应该从两个角度去观察。其一，除皮肤外，是否还有特殊部位受累？例如对重症药疹，须观察眼睛、口腔黏膜、外阴区域是否受累；对系统性红斑狼疮，须关注是否有头发的特殊表现，等等。其二，皮损是全身分布还是局部分布？分布是否对称？例如，带状疱疹只累积一侧躯体，如果两侧都有皮疹则可以排除该病；丹毒常表现头面或下肢一个区域的红肿热痛，而病毒感染所造成的发疹性疾病（如麻疹），往往是全身分布。

皮损的排列对于诊断也是有重要提示意义的。例如，体癣常表现为环形红斑样损害，边缘清晰伴鳞屑；带状疱疹则是簇集水疱带状排列；血管炎常常伴随下肢网状青斑。

总之，皮肤疾病的诊断需要掌握完整的病史，清晰地辨别皮损症状、形态及其分布排列，将在第五节详述。

（李　航）

第四节 皮肤组织病理学

皮肤组织病理学（dermatopathology）是皮肤病变的结构基础，是皮肤病诊疗中较常用的辅助检查之一，不仅对皮肤病的诊断有重要价值，而且对了解疾病的发生、发展、转归和机体的全身状态均有重要意义。运用掌握的皮肤病理学知识，针对临床上各种皮肤损害，在显微镜下观察其组织病理学变化，可以帮助我们从另一个维度对皮肤病做出正确的诊断和鉴别诊断，是每个皮肤科医生需要学习和掌握的基本知识。

皮肤组织的取材根据疾病的皮肤损害情况而定，包括环钻、手术切除和刮除。

皮肤组织病理改变按其层次可分为表皮病理改变、真皮病理改变和皮下病理改变。

一、表皮病理改变

1. 角化过度（hyperkeratosis） 或称角化亢进，是指角质层的异常增厚，常伴有颗粒层及棘层肥厚（图 1-4-1）。正常表皮角质层厚度可因解剖部位不同而有生理性差异。角化过度主要有三种形式：网篮状、致密型和板层状。见于扁平苔藓、寻常型鱼鳞病及掌跖角化症。

2. 角化不全（parakeratosis） 是因表皮细胞增殖过快导致的角化过程不完全。在角质层内仍可见细胞核残留，常伴有颗粒层细胞减少或消失（图 1-4-2）。角化不全的角质层细胞黏合不牢，脱落较快，形成临床上的鳞屑。见于银屑病、原位鳞状细胞癌［鲍温病（Bowen disease）］、玫瑰糠疹及亚急性皮炎。

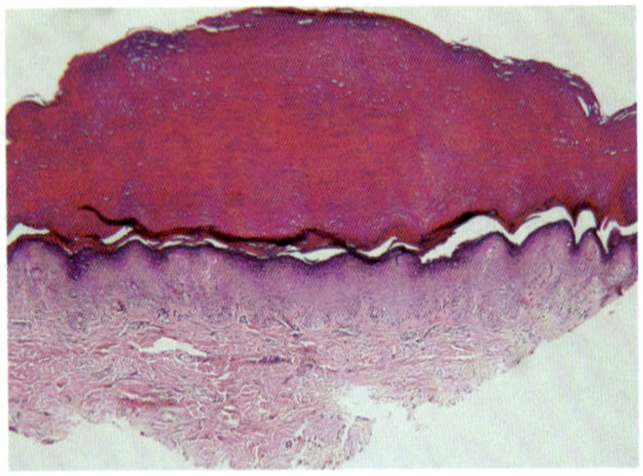

图 1-4-1 角化过度

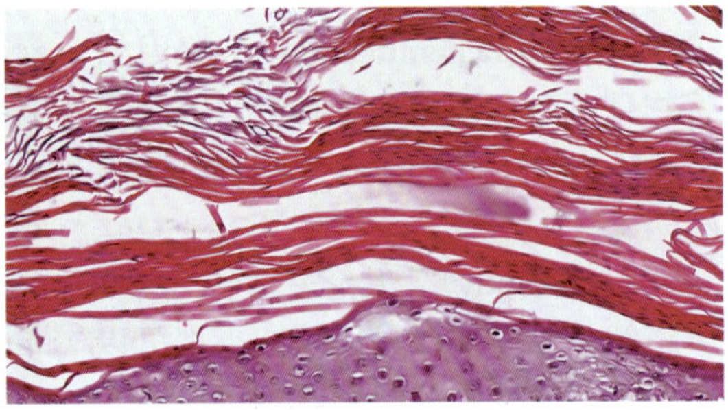

图 1-4-2 角化不全

3. 角化不良（dyskeratosis） 指角质形成细胞提前不成熟角化。表现为细胞质红染，细胞核固缩浓染，核膜界限清楚，是细胞凋亡现象。细胞大、圆形、中间有固缩的核时，称为圆体；细胞小、皱缩、外形似谷粒时，称为谷粒。见于鲍温病、毛囊角化病。皮肤恶性病变如鳞状细胞癌出现时，称为角珠（图 1-4-3）。

4. 棘层肥厚（acanthosis） 棘细胞层的厚度因皮肤生理性解剖部位的不同而有差异，一般由 4～8 层细胞组成。它是指棘细胞层数增加或者棘层细胞体积增大，有 4 种形式：不规则增生、疣状增生、银屑病样增生和假上皮瘤样增生。常伴有表皮突的增宽和延长以及角化过度。见于慢性皮炎、银屑病、慢性肉芽肿性病变等（图 1-4-4）。

5. 疣状增生（verrucous hyperplasia） 即表皮细胞除基底层外全层增厚，包括表皮角化过度、颗粒层增厚、棘层增厚和乳头瘤样增生。常见于疣状痣、疣状肢端角化、寻常狼疮和疣状皮肤结核等。

6. 表皮萎缩（epidermal atrophy） 即表皮变薄，主要是棘细胞层数减少，表皮突变平或消失，导致表皮和真皮交界处波浪起伏的形态消失，甚至形成一条直线。见于萎缩性皮肤病、硬皮病、硬化性苔藓等。

7. 表皮水肿（edema of epidermis） 因水肿部位及严重程度不同可分为细胞内水肿和细胞间水肿。表皮发生水肿时，这两种情况往往不同程度地合并存在。

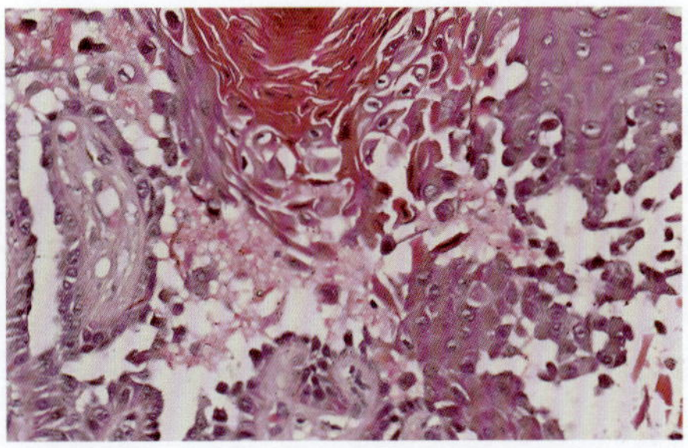

图 1-4-3　角化不良

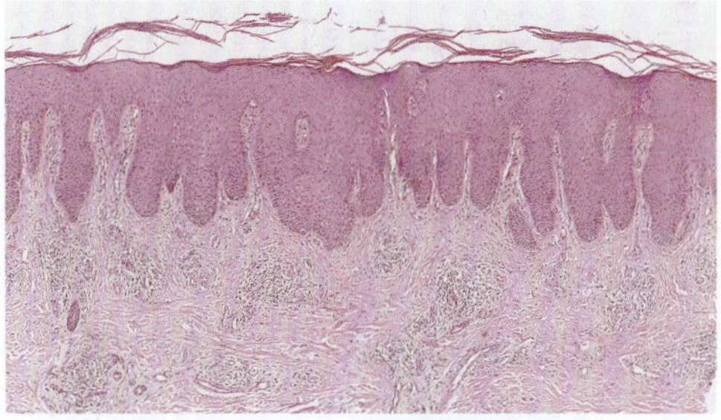

图 1-4-4　棘层肥厚

（1）细胞内水肿（intracellular edema）：多指棘细胞内水肿，细胞体积增大，呈气球状或网状，称为气球样变性（ballooning degeneration）或网状变性（reticular degeneration）（图 1-4-5）。见于疱疹病毒感染、接触性皮炎等。

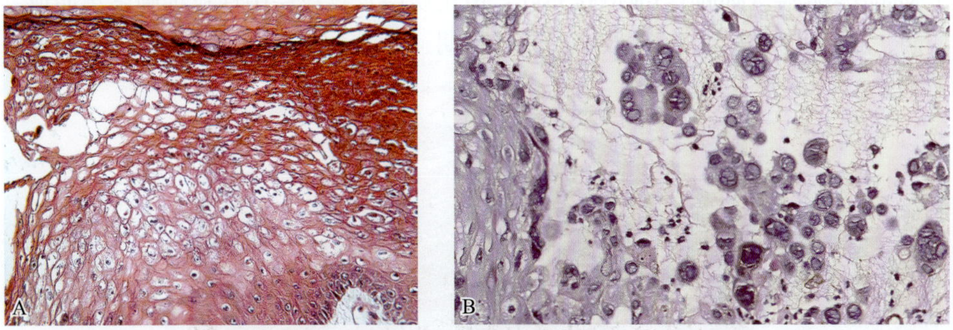

图 1-4-5　细胞内水肿

A. 气球样变性；B. 网状变性

（2）细胞间水肿（intercellular edema）：细胞间液体增加，使细胞间隙增宽，细胞间桥拉长，形似海绵，也称海绵水肿（spongiosis），严重时可形成表皮内小水疱，常同时伴有细胞内水肿（图 1-4-6）。见于接触性皮炎、亚急性湿疹等。

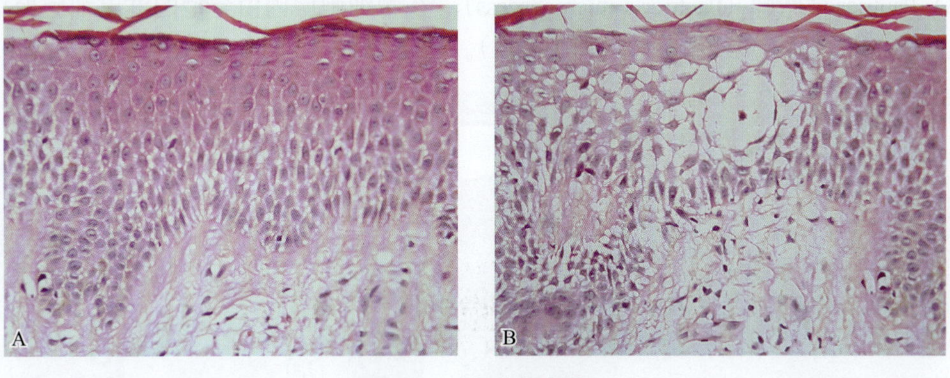

图 1-4-6　细胞间水肿

A. 海绵水肿；B. 表皮内水疱

8. 基底细胞液化变性（liquefaction degeneration of basal cell） 是指基底细胞内水肿，基底细胞变性使基底细胞的细胞质失去嗜碱性的特点，细胞质由苍淡变为透明，严重时基底层消失，使表皮和真皮直接接触，二者界限模糊，甚至导致形成表皮下水疱（图 1-4-7）。常见于扁平苔藓、硬化性苔藓、红斑狼疮、黑变病等。

9. 棘层松解（acantholysis） 由于表皮棘细胞间的黏合丧失，引起棘细胞彼此分离，可形成表皮内裂隙、水疱或大疱。在裂隙或疱腔内有从疱壁脱落的松解细胞，称为棘层松解细胞（Tzanck's cell）（图 1-4-8）。见于寻常型天疱疮、家族性慢性良性天疱疮、毛囊角化病等。

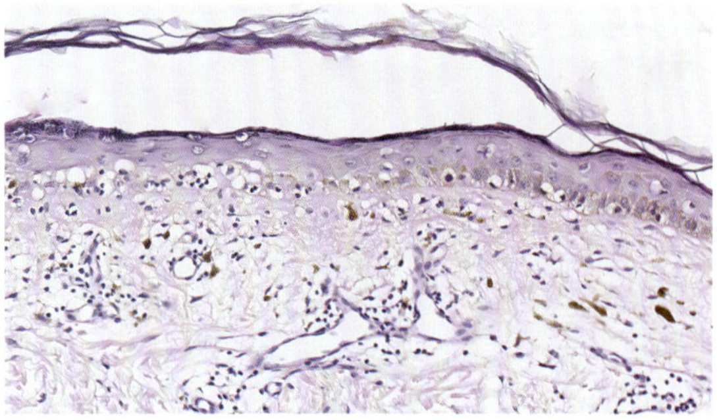

图 1-4-7　基底细胞液化变性

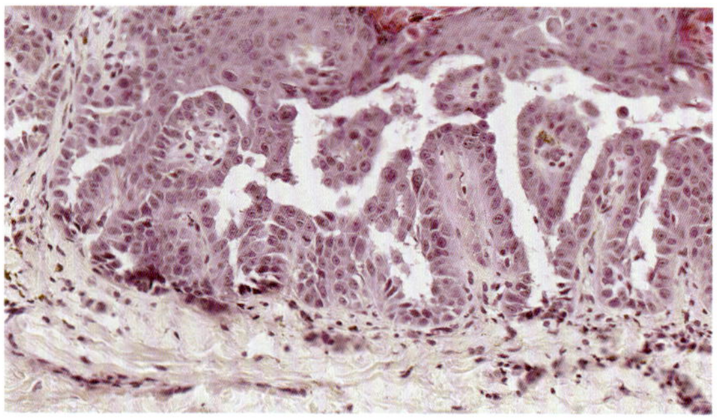

图 1-4-8　棘层松解

10. 微脓肿（microabscess） 即非常小的脓肿样细胞集聚，表皮内灶状细胞浸润，无明显的细胞溶解破坏。分为三种微脓肿：

（1）Munro 微脓肿（Munro's microabscess）：由角质层及颗粒层中性粒细胞聚集而成。见于寻常型银屑病、脂溢性皮炎及连续性肢端皮炎的早期（图 1-4-9）。

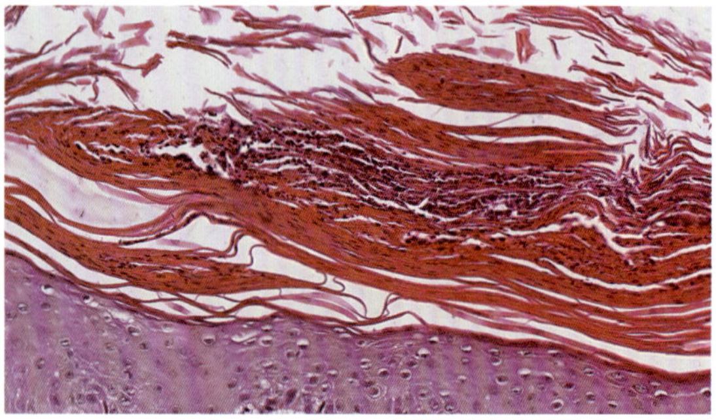

图 1-4-9　Munro 微脓肿

（2）Kogoj 微脓肿（Kogoj's microabscess）：在颗粒层和棘细胞层上部的海绵水肿区域有中性粒细胞聚集。见于无菌性脓疱病，如脓疱型银屑病等（图 1-4-10）。

（3）Pautrier 微脓肿（Pautrier's microabscess）：在棘细胞层内由异型的淋巴细胞聚集而成，其周围有透亮区。见于蕈样肉芽肿（图 1-4-11）。

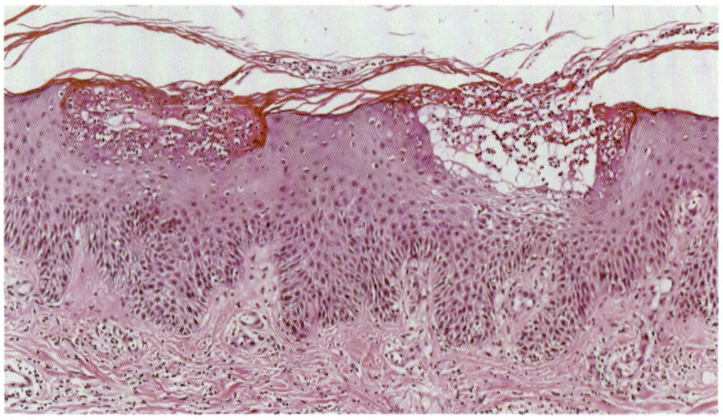

图 1-4-10　Kogoj 微脓肿

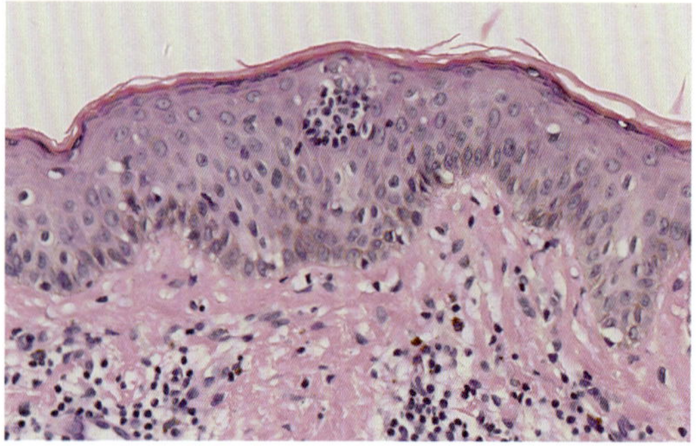

图 1-4-11　Pautrier 微脓肿

11. 表皮色素变化

（1）色素增多（hyperpigmentation）：表皮基底层黑素颗粒增多，见于黑变病及其他皮肤炎症后色素沉着等。

（2）色素减少（hypopigmentation）：表皮基底层内黑素颗粒减少或消失，见于白癜风及其他炎症后色素脱失。

（3）色素失禁（incontinence of pigment）：在病理过程中基底细胞及黑素细胞受到损伤后，

黑素脱落到真皮上部，被巨噬细胞吞噬或游离存在。见于有基底细胞液化变性的疾病。吞噬黑素的细胞称为噬黑素细胞（melanophage）。

二、真皮病理改变

1. 细胞浸润（cell infiltration） 不同的疾病时，真皮浸润的细胞种类及数量存在差异。浸润的细胞种类包括淋巴细胞、嗜酸性粒细胞、中性粒细胞、浆细胞、肥大细胞、组织细胞、多核巨细胞、泡沫细胞、噬黑素细胞等。根据细胞浸润的部位及数量分为：①弥漫性浸润：浸润细胞不一定围绕血管，而呈弥漫分布，边界不清（图 1-4-12）。②血管周围浸润：浸润细胞集中在血管周围，又称围管性浸润（图 1-4-13）。③灶状或片状浸润：浸润细胞密集呈灶状或团块状，边界清楚（图 1-4-14）。④带状浸润：细胞浸润一般比较紧密，在真皮浅层呈带状分布，致使表皮、真皮界限不清（图 1-4-15）。

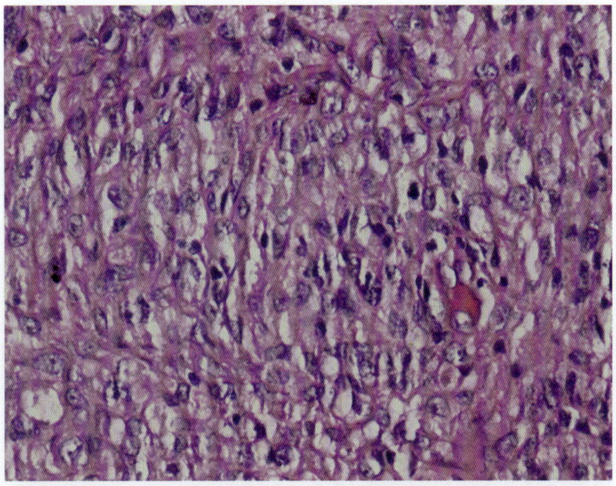

图 1-4-12　弥漫性浸润

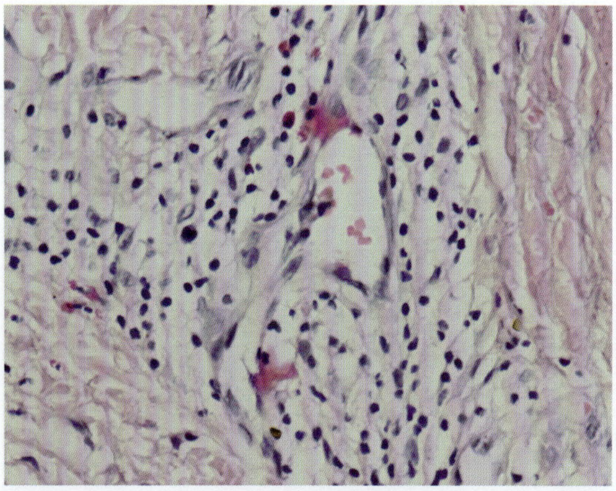

图 1-4-13　血管周围浸润

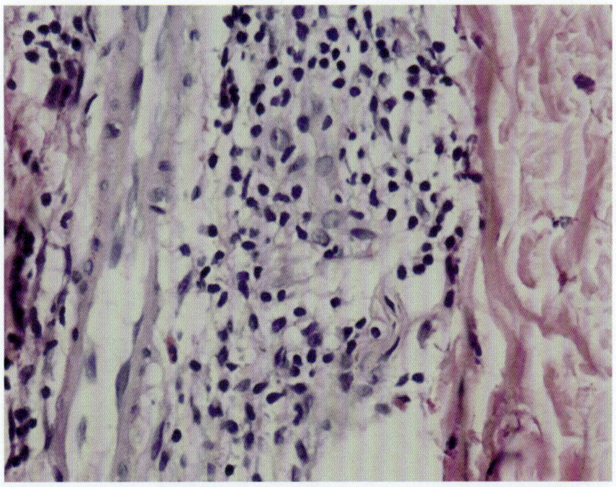

图 1-4-14　片状浸润

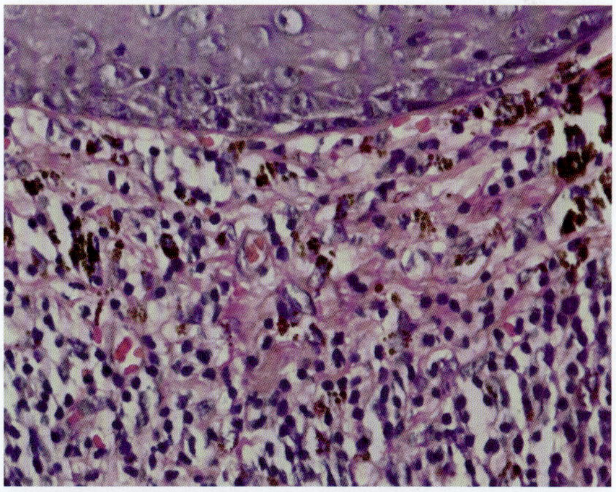

图 1-4-15　带状浸润

2. 肉芽肿（granuloma） 指主要由组织细胞（上皮样细胞、巨噬细胞）增生构成的边界清楚的结节状病灶，伴或不伴多核巨细胞，病变中可含有淋巴细胞、中性粒细胞、嗜酸性粒细胞、浆细胞等（图 1-4-16）。肉芽肿分为感染性和非感染性两种，前者包括结核、麻风、深部真菌病，后者包括结节病、环状肉芽肿、类脂质渐进性坏死等。

3. 变性（degeneration） 指在病理状态下，不同的原因导致多种不同的物质在细胞和间质内异常沉积称为变性。变性主要有以下几种：

（1）淀粉样变性（amyloid degeneration）：指在血管壁或组织间有一种半透明、无结构的物质沉积。该物质染色时与淀粉遇碘时的反应相似，也称为淀粉样物质。用碘液染色呈红棕色，甲紫染色呈紫红色，刚果红染色呈棕红色。在 HE 染色切片中，淀粉样物质被染成均匀一致的淡红色（图 1-4-17）。常见于皮肤或系统性淀粉样病变。

（2）纤维素样变性（fibrinoid degeneration）：也称纤维蛋白样变性，指结缔组织或血管壁正常结构逐步消失，变为边界不清的无结构物质，HE 染色呈强嗜酸性红染，类似纤维素染色，PAS 染色呈红色，Van Gieson 染色呈黄色（图 1-4-18）。严重时组织坏死，称为纤维素样坏死。纤维素样变性常见于红斑狼疮、变应性血管炎等。

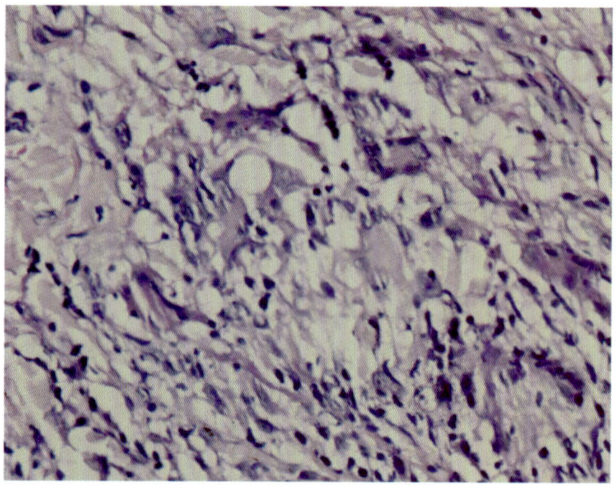

图 1-4-16　肉芽肿

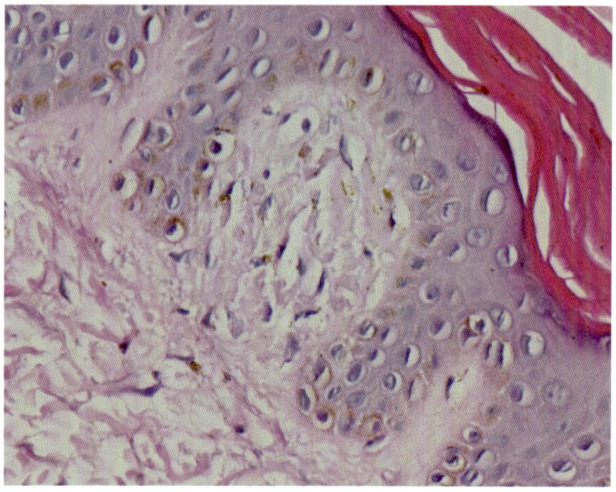

图 1-4-17　淀粉样变性

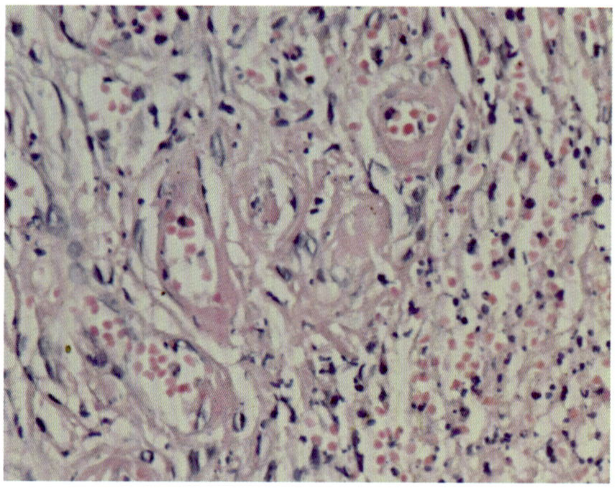

图 1-4-18　纤维素样变性

（3）黏液变性（mucinous degeneration）：真皮胶原纤维基质出现透明的、无结构的类黏液物质积聚，使胶原纤维束间隙变宽，HE 染色呈淡蓝色，PAS 染色呈红色，阿申蓝染色呈蓝色（图 1-4-19）。见于胫前黏液性水肿，也可见于神经纤维瘤。

（4）嗜碱性变性（basophilic degeneration）：指在 HE 染色时，真皮上部结缔组织失去其正常的嗜伊红染色而变为无定形或颗粒状的嗜碱性染色结构，严重时可表现为不规则排列的嗜碱性纤维，并且病变与表皮之间出现一狭窄的边界带（图 1-4-20）。见于日光角化病等。

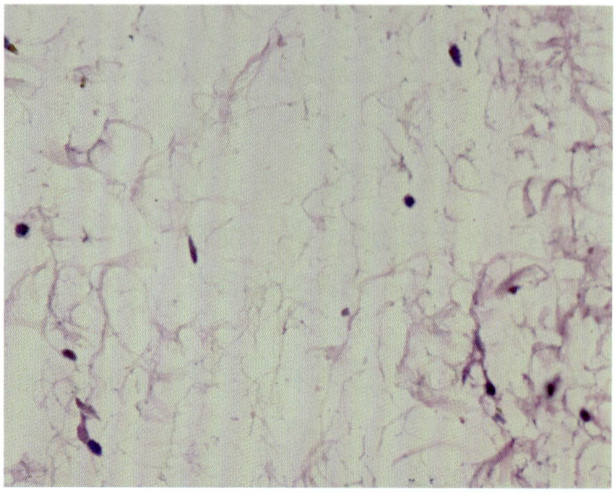

图 1-4-19　黏液变性

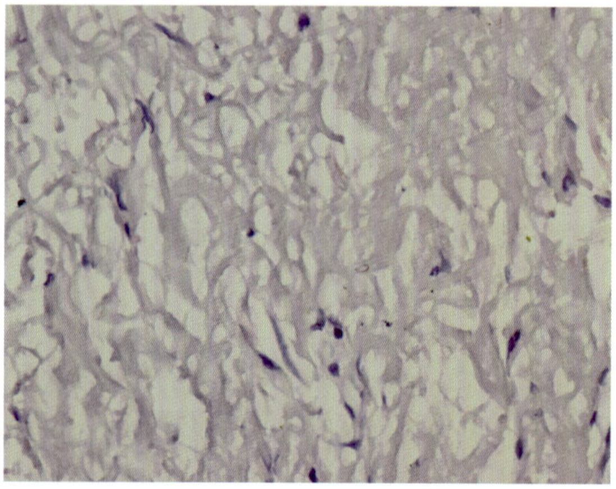

图 1-4-20　嗜碱性变性

（5）弹力纤维变性（degeneration of elastic fibers）：指弹力纤维变性、断裂、破碎，呈无定形、颗粒状表现，可聚集成团，HE染色时呈嗜碱性改变。可见于弹力纤维性假黄瘤及皮肤松弛症等。

4. 坏死（necrosis） 指局部组织、细胞死亡后出现的形态学改变，HE染色呈均质性无结构的淡红色物质，或呈颗粒状。常见的皮肤组织坏死类型有干酪样坏死（caseation necrosis）、纤维素样坏死（fibrinoid necrosis）和渐进性坏死（necrobiosis）。

三、皮下组织病理改变

皮下组织病理改变主要表现为脂膜炎（panniculitis），即皮下脂肪内炎症细胞浸润、肿胀、变性、液化、坏死，分为小叶性脂膜炎、间隔性脂膜炎和混合性脂膜炎。

（邓列华　赵　华　汪　宇）

第五节　皮肤病与性病的诊断

皮肤病不仅种类繁多，而且同病异名也多。大多数皮肤疾患肉眼可见，手可触摸，为皮肤病的诊断提供了便利条件，但是皮肤病表现复杂，不同的病因可引起相同皮疹，而相同病因可引起不同的临床表现。因此，正确的诊断是治疗皮肤病的关键。临床医师应特别重视病史采集和体格检查，通过分析、归纳皮肤损害的临床表现和病史，寻找诊断线索，必要时还应借助辅助检查。

一、病史

1. 一般情况 包括患者的姓名、年龄、性别、职业、出生地、种族、婚姻状况、住址等一般情况。

2. 主诉 记述此次就诊的皮肤损害、部位、自觉症状和发病时间。

3. 现病史 包括开始发病的时间，皮疹的部位、形态、颜色以及发展的全过程，自觉症状如痒、痛、麻木及发热、乏力等全身症状。有无皮肤黏膜以外的其他伴随症状，如呼吸困难、恶心、呕吐、腹痛、关节痛、肌痛、尿频、尿急、尿痛以及神经系统症状等。疾病发生的可能原因，病情加重是否与食物、药物、接触物、精神因素及环境有关。治疗情况包括局部和（或）全身用药，用何种药物，间断用药或持续用药，效果如何，有无不良反应等，都需要详细了解清楚。

4. 个人史 除叙述患者的习惯、嗜好、月经、婚育、职业、生活环境及营养状况外，地区因素也需要重视，包括记录患者目前和过去居住的地点，甚至外出旅游度假地点也不应忽视。要特别注意与现病史有关的病史。对疑似性病感染者，要了解患者的性接触史。

5. 既往史 此次发病前患者患过何种疾病，诊疗情况如何，有无类似发病史，以及有无过敏性疾病史（药物过敏史）。

6. 家族史 家族中有无同样疾病患者、遗传疾病患者，以及有无过敏性疾病家族史。家庭成员健康状况，有无近亲结婚史。对特应性皮炎患者应详细询问有无过敏性疾病家族史，如哮喘等。

二、体格检查

鉴于很多皮肤病的发生与体内系统性疾病有关，因此在皮肤检查之前须做全面系统的检查。在皮肤检查中应注意到每一种皮肤损害的病理学基础。医生应根据皮肤形态学的改变与病理学中的变化综合分析，详细、准确地描述所见皮疹，还要引出病理性体征并做出正确的解释。根据系统检查、皮疹表现和病史可做出初步诊断。

1. 适当光线 最好是在自然光线或日光灯下做全面系统的检查。

2. 室内温度 应让患者感到舒服。

3. 医生要有准备、有目的地去检查有关发病部位，如需要检查患者不愿意暴露的部位，应向患者解释清楚。

4. 在做皮肤检查的同时，应注意黏膜、指（趾）甲板、毛发的改变。

5. 很多情况下，皮肤损害以一定的分布形式排列，检查皮疹的种类（原发性损害或继发性损害）、形态、大小、数目、颜色、部位和皮疹表面的性质等，可提供有价值的诊断线索。

6. 皮疹分布 很多皮肤病中皮疹的分布都有其自身特点，掌握这些特点在很大程度上有助于临床诊断。皮疹可为全身性、泛发性、局限性、对称性、单侧性及双侧性分布，还可沿血管、淋巴管及神经分布。皮疹分布有如下影响因素：外界因素包括化学性因素（如接触性皮炎）和物理性因素（如日光性皮炎）；由血液淤积造成的皮肤局部缺血或充血；表皮附属器的局部变化，如痤疮、痱子、汗腺炎等。某些皮肤病还可在搔抓或针刺等微小创伤部位出现与该病皮肤表现相似的新皮损，例如银屑病（进行期）、扁平苔藓患者可在搔抓部位出现同形反应（isomorphic phenomenon，也称 Köebner phenomenon）；扁平疣、传染性软疣患者可因搔抓致病原体种植到新的部位形成类似的新皮损，称为假性同形反应（pseudo-isomorphic phenomenon, 或 pseudo-Köebner phenomenon）；白塞病、急性发热性嗜中性皮病、坏疽性脓皮病患者则可出现针刺反应阳性现象（pathergy phenomenon），发现此类特征性表现常可提供有价值的诊断线索。

三、物理检查

1. 触诊 用手指触摸皮疹确定其坚硬度，深浅度，萎缩、浸润、肥厚的程度，弹性，温度及患者的感觉（例如有无压痛）等情况。

2. 皮肤划痕试验（dermographic test） 用钝器在前臂屈侧皮肤上划动，被划处皮肤出现条状水肿性风团，称为皮肤划痕征阳性（图 1-5-1）。当用钝器在色素性荨麻疹患者的棕红色斑上划动时，可出现风团，称为 Darier 征。以上所述现象见于慢性荨麻疹中的皮肤划痕症、色素性荨麻疹等病。

3. 玻片压诊法（diascopic examination） 将玻片或透明压舌板在皮肤上用力压 10 ~ 20s，炎性红斑、血管瘤及毛细血管扩张在此压力下可消失，而瘀斑、瘀点、色素沉着则依然存在（图 1-5-2）。对于寻常狼疮的皮疹，玻片压诊可见苹果酱样颜色的肉芽肿结节。

4. 感觉检查 主要用于检查麻风患者皮肤的触觉、痛觉、温觉。

5. 鳞屑刮除法 用钝刀在皮肤损害上轻刮鳞屑，对刮除的组织做微生物学检查或观察刮除鳞屑后基底的皮肤变化。另外，还可用于单纯糠疹等病的诊断。

6. 滤过紫外光检查（Wood's light examination） 又称伍德灯检查。用高压水银灯光通过含氧化镍的滤玻片而获得波长为 320 ~ 400 nm 的长波紫外线。其用途有如下几个方面：用于头癣的诊断与防治；用于其他真菌、细菌感染的诊断，如红癣、花斑糠疹、腋毛棒状杆菌病、慢性溃疡和烧伤创面的绿脓杆菌感染等；用于色素异常性皮肤病的鉴别诊断（图 1-5-3）；用于皮肤肿瘤的鉴别诊断，特别是光动力学诊断；用于卟啉代谢异常性疾病的诊断等。

7. 棘层细胞松解现象的检查（Nikolsky 征，尼氏征） 用手指压水疱时，水疱向四周扩大；从一侧向前推压水疱时，水疱向前扩大；如牵扯破损水疱壁，周边外观正常皮肤的表皮容易剥离；如推压水疱之间的外观正常皮肤，表皮易剥离。主要用于天疱疮及某些大疱性皮肤病的诊断和鉴别诊断。

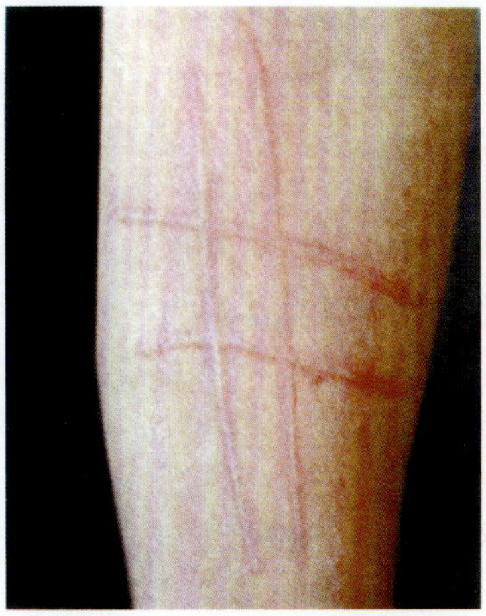

图 1-5-1　皮肤划痕征

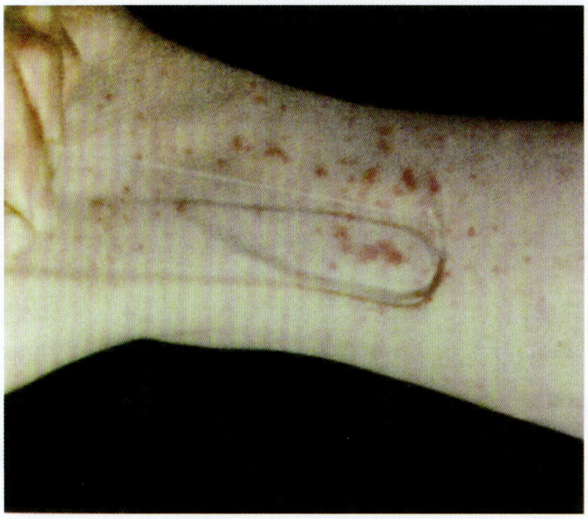

图 1-5-2　玻片压诊法

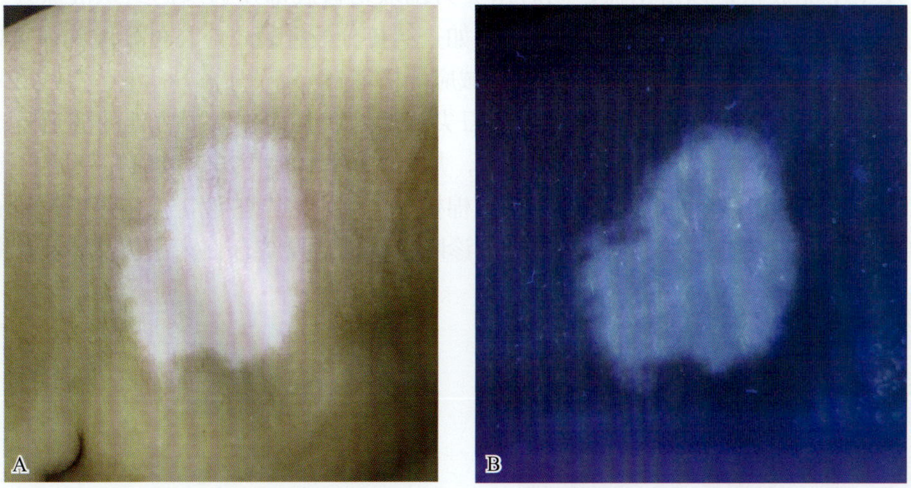

图 1-5-3　白癜风皮损的外观（A）及伍德灯下所见（B）

四、实验室检查

随着人们对各种皮肤病的不断深入研究及实验室检查技术的提高，检查疾病的手段也逐渐增多，不仅限于血、尿、粪常规检查及心、肝、肾功能测定，而且可根据不同的发病原因做相关的实验室检查，以提高临床诊断率与指导治疗。

1. 真菌学检查

（1）氢氧化钾（KOH）涂片镜检法：操作简单、方便，阳性率高，是临床诊断浅部及深部真菌病常用的方法。操作如下：用刀片从可疑皮肤损害边缘刮取鳞屑或是病甲的甲屑，加一滴 10%～20% 氢氧化钾溶液，加盖玻片后用酒精灯在玻片底部逐渐加热，用吸水纸或棉棒吸去周围多余溶液，在显微镜下寻找孢子或菌丝。采用荧光染料，可以更加清楚地显示真菌胞壁轮廓和菌体结构，提高检测准确性（图 1-5-4）。当直接镜检结果阴性而不能完全排除诊断或需鉴定菌种时，

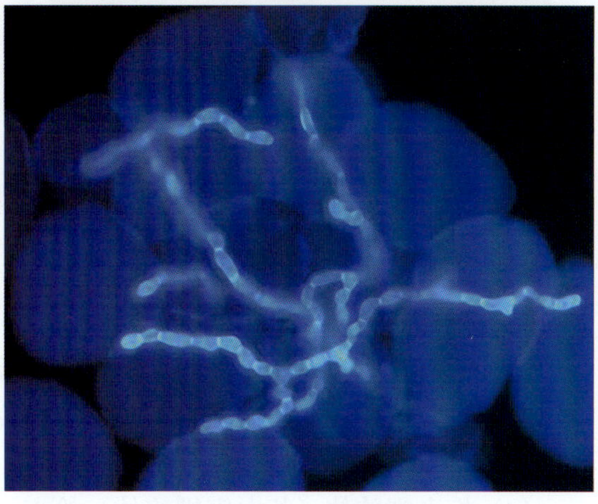

图 1-5-4　真菌镜检

须做真菌培养。

（2）墨汁染色镜检：用于检查隐球菌等有荚膜的真菌孢子。操作如下：取一小滴墨汁加入临床标本（如脑脊液），混合后盖上盖玻片直接在显微镜下观察，寻找有荚膜的孢子。

（3）真菌培养：在严格无菌条件下操作。将体液标本、分泌物或组织块接种在沙氏葡萄糖蛋白胨培养基（sabouraud dextrose agar，SDA）上，置于 25 ℃温箱内培养（有些标本须分别置于 25 ℃和 37 ℃温箱内培养），1 周左右即可见生长。当发现菌落开始生长时，须每天观察和记录生长情况。根据菌落的形态、结构、生长速度和程度等进行菌种鉴定（图 1-5-5）。如培养出致病真菌，将有助于流行病学诊断和治疗药物的选择。真菌培养一般 2 周报结果。

2. 细菌学、病毒学和寄生虫学检查

（1）麻风分枝杆菌检查：标准检查法为从可疑麻风及已确定麻风患者的有明显浸润的皮肤损害处及眶上、颧部、颌部、耳垂和双侧鼻孔黏膜部位取材。取材部位用乙醇溶液消毒。取材时，一手捏紧皮肤，另一手持消毒尖刀在所捏皮肤处切开长 3 ~ 5 mm、深达真皮深处的切口；此时左手不能放松，以防出血，同时用尖刀刮取切口底部及边缘的组织液涂片。标本干燥、固定后行抗酸染色及镜下寻找抗酸杆菌（如查结核分枝杆菌，应在可疑皮肤损害处取脓液涂片）。操作时应戴手套，操作完毕后所有器械应严格消毒。

（2）疥螨及毛囊虫检查：用消毒针尖或刀尖从指缝或其他皮肤损害处的隧道盲端将小黑点挑出或将水疱挑破，将标本置于载玻片上，加 1 ~ 2 滴 10% ~ 20% 氢氧化钾溶液或生理盐水，覆以盖玻片，微加热后将盖玻片压紧，用棉棒吸去周围多余溶液，低倍显微镜检查。如发现疥螨的虫卵或虫体（图 1-5-6），可确定疥疮诊断，阴性时要结合临床症状及体征诊断。

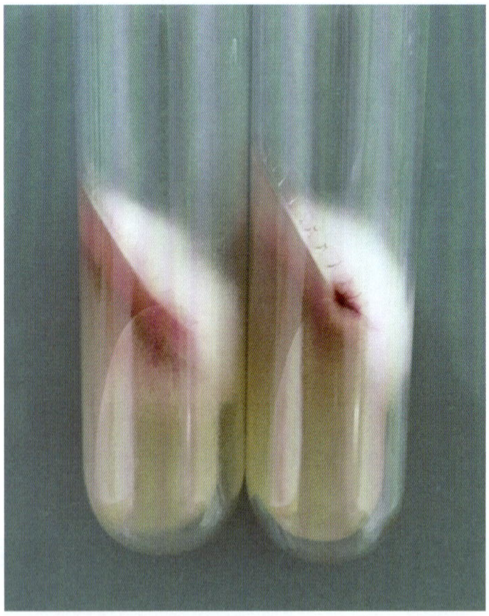

图 1-5-5 真菌培养

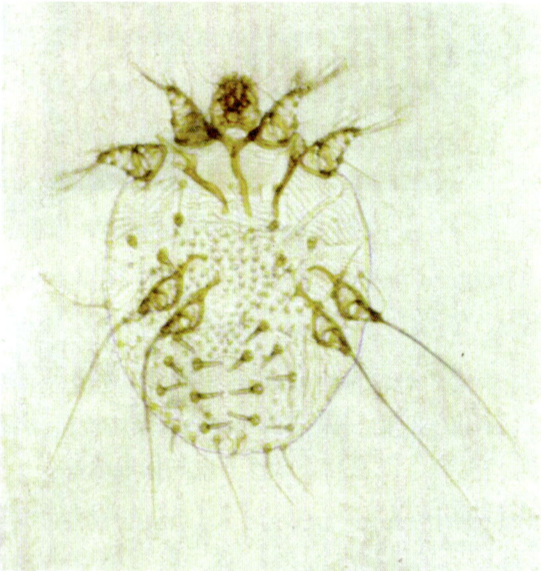

图 1-5-6 疥螨显微镜下观

酒渣鼻患者做毛囊蠕形螨（毛囊虫）检查时，多选择鼻翼部、颊部、颧部皮疹，经乙醇溶液消毒后用刀或挤压器刮取、挤压出毛囊内的皮脂物，置于载玻片上，或用透明胶带贴于鼻翼等部位数小时或过夜后取下胶带直接贴于载玻片上，其后程序同疥螨检查（图 1-5-7）。

（3）淋球菌检查：分泌物涂片检查方法。从可疑淋病患者的尿道口取分泌物涂片（若为女性，可同时从宫颈内取样），待自然干燥后加热固定，做革兰氏染色后镜检。如在多形核白细胞内发现革兰氏阴性、肾形双球菌，可做出诊断；如阴性但不能完全除外诊断时做培养（图 1-5-8）。

（4）梅毒螺旋体（苍白密螺旋体）检查：用暗视野显微镜检查组织及体液中的梅毒螺旋

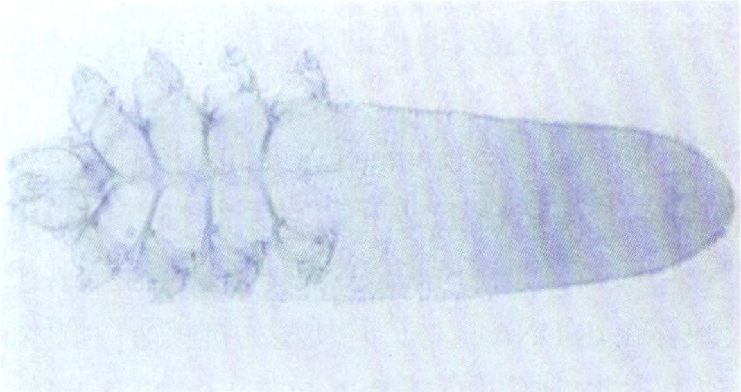

图 1-5-7 毛囊蠕形螨显微镜下观

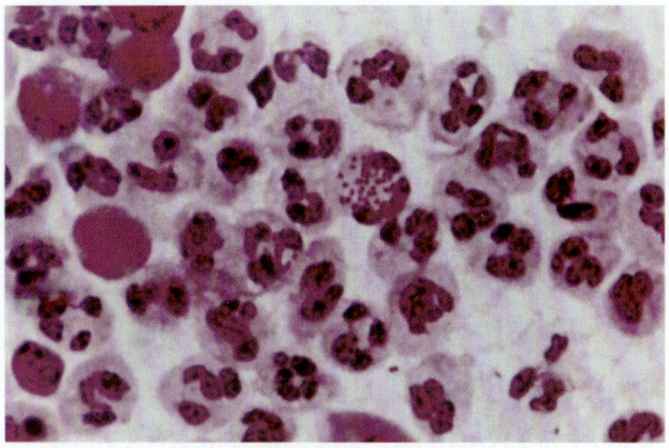

图 1-5-8 淋病奈瑟菌革兰氏染色

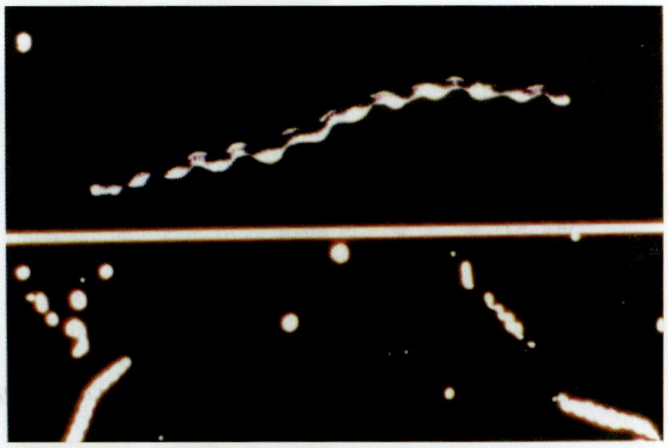

图 1-5-9 梅毒螺旋体暗视野检查

体。在早期梅毒患者的皮肤、黏膜损害处及体液中可查到病原体（图 1-5-9）。然而，该技术成本高，在实际临床工作中较少开展，目前多采用梅毒血清试验以及分子生物学技术如 PCR 进行辅助诊断。常见的梅毒血清试验包括性病研究实验室（Venereal Disease Research Laboratory，VDRL）玻片试验、血清不加热的反应素玻片试验（unheated serum reagin，USR）、快速血浆反应素（rapid plasma regain，RPR）试验、荧光密螺旋体抗体吸收试验（fluorescence treponemal antibody absorption，FTA-ABS）、梅毒螺旋体血凝测定法（treponema pallidum hemagglutination assay，TPHA）等，将在本书第三章第一节做相应介绍。

（5）衣原体及支原体检查：目前多采用针对检测病原的免疫学及分子生物学技术诊断衣原体及支原体感染。有条件的实验室还可开展支原体培养及药敏试验。

（6）疱疹病毒检查（Tzanck 试验）：是一种可用于单纯疱疹病毒或水痘 - 带状疱疹病毒感染的经典检查方法，其原理是刮取水疱基底部样本进行涂片，采用 Wright 或吉姆萨染色，在显微镜下寻找多核巨细胞（实质上为疱疹病毒感染的角质形成细胞），阳性结果有助于诊断单纯疱疹、带状疱疹或水痘。Tzanck 试验存在较显著的假阳性率和假阴性率。酶联免疫吸附试验（enzyme-linked immunosorbent assay，ELISA）可用于检测单纯疱疹病毒抗体，临床常用于生殖器疱疹筛查。

（7）人乳头瘤病毒检查：尖锐湿疣是人乳头瘤病毒感染所致的一种性传播疾病，临床上针对尖锐湿疣常用醋酸白实验进行检查。操作时先以棉签清除病灶局部分泌物，然后在皮损及周围正常皮肤黏膜上涂以 5% 冰醋酸，2 ~ 5 min 后观察结果，皮损变白而周边正常组织不变色即为阳性。此外，对于人乳头瘤病毒，还可采用 PCR 方法进行检测和分型。

（8）对于人类免疫缺陷病毒（HIV），可用酶联免疫吸附试验或乳胶颗粒凝集试验检测 HIV 血清抗体，结果为阳性时，须用免疫印迹试验（immunoblotting）再次证实。

3. 细胞学检查

（1）狼疮细胞（LE 细胞）检查：该方法对诊断系统性红斑狼疮有重要价值，75% ~ 90% 处于疾病活动期的患者可呈阳性。红斑狼疮细胞形成的原理是血清中的抗核蛋白抗体作用于受损伤或死亡细胞的细胞核，使其变性，形成一无结构的圆形嗜碱性深蓝色均质体，继而被有吞噬能力的中性粒细胞吞噬，被吞噬的均质体占细胞质的大部分，而吞噬细胞的细胞核则被挤向边缘，即形成红斑狼疮细胞。有时均质体被多个粒细胞包围在中心，形成花环样细胞簇现象。

一张涂片有 2 个以上红斑狼疮细胞即为阳性。

（2）疱疹病毒检查：也称为 Tzanck 试验，如前所述，取疱液涂片行吉姆萨染色，可用于单纯疱疹等病毒性疾病的诊断；亦可用于天疱疮的诊断，在寻常型天疱疮的疱液涂片中可见棘层松解细胞（也称 Tzanck 细胞）。

4. 血清学试验 此为皮肤病中常用的诊疗方法，如抗核抗体（antinuclear antibody，ANA）、抗双链 DNA 抗体（ds-DNA 抗体）及抗可浸出核抗原抗体（ENA 抗体）等对系统性红斑狼疮的诊断都有重要价值。ANA 荧光核型可分为周边型、均质型、斑点型和核仁型，不同核型反映患者血清中存在着不同的抗核抗体成分。一般周边型反映存在 ds-DNA 抗体，均质型为抗核蛋白抗体，斑点型为 ENA 抗体，核仁型为抗 RNA 抗体（图 1-5-10）。此外还可有抗 SSA 抗体与抗 SSB 抗体、抗 Sm 抗体等。在天疱疮、大疱性类天疱疮患者血清中可分别检出天疱疮抗体、类天疱疮抗体。

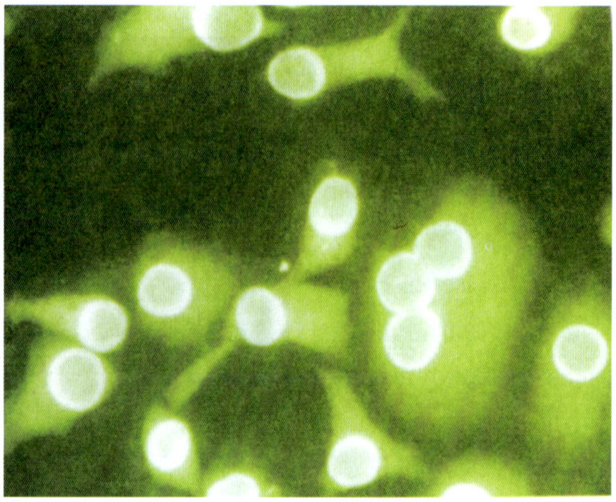

图 1-5-10 抗核抗体

5. 冷球蛋白试验 因为正常人的血清不含冷球蛋白，但在紫癜、雷诺病、红斑狼疮、小腿溃疡、对寒冷敏感的发绀病等患者中，可有冷球蛋白存在，因此可用于以上疾病的诊断。方法为抽取患者 10 ml 静脉血，在 37 ℃孵箱中分离出血清后置入冰箱。结果判断：血清呈混白色说明血清中有冷球蛋白。

6. 卟啉测定 此项测定对诊断卟啉病及其分型有重要意义，如尿液中卟啉阳性是迟发性皮肤卟啉病的表现，粪便中卟啉阳性有助于红细胞生成性卟啉病的诊断，红细胞中原卟啉阳性则有助于红细胞生成性原卟啉病的诊断。

7. 免疫荧光检查 根据抗原与抗体反应的不同可分为以下三种类型。

（1）直接法：是采用患者病变组织的快速冰冻切片进行荧光染色，用以检查患者皮肤组织中是否有免疫球蛋白或补体的沉积。该方法简单、特异，能用已知抗体检查未知抗体，但一种有荧光素标记的抗体只能查一种抗原（图 1-5-11）。常用于红斑狼疮、大疱性皮肤病等疾病的临床诊断。

（2）间接法：须取患者静脉血，用于检测患者血清中是否存在某特性异抗体或自身抗体。该方法灵敏度高，常用于各种自身抗体的检测（图 1-5-12）。

（3）补体结合法：本法是在间接法的基础上发展而成的。在抗原抗体反应时加入补体，再用荧光标记的抗体进行示踪。该方法可用于妊娠类天疱疮患者自身抗体的检测。

8. 皮肤组织病理学检查 皮肤组织活体检查的目的是为了对许多临床不易确诊的皮肤疾病做出明确诊断，此外对于治疗及判断某些皮肤病预后也具有重要价值，是皮肤病学常用的检查手段。在活检过程中，皮肤损害的选择是非常重要的，应选择：

（1）充分发展期的典型皮疹。

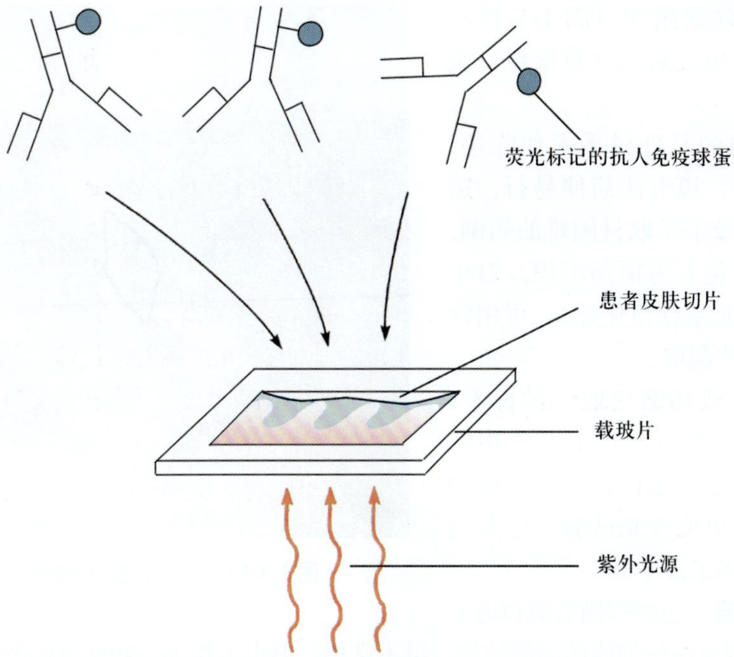

图 1-5-11　直接免疫荧光检查示意图

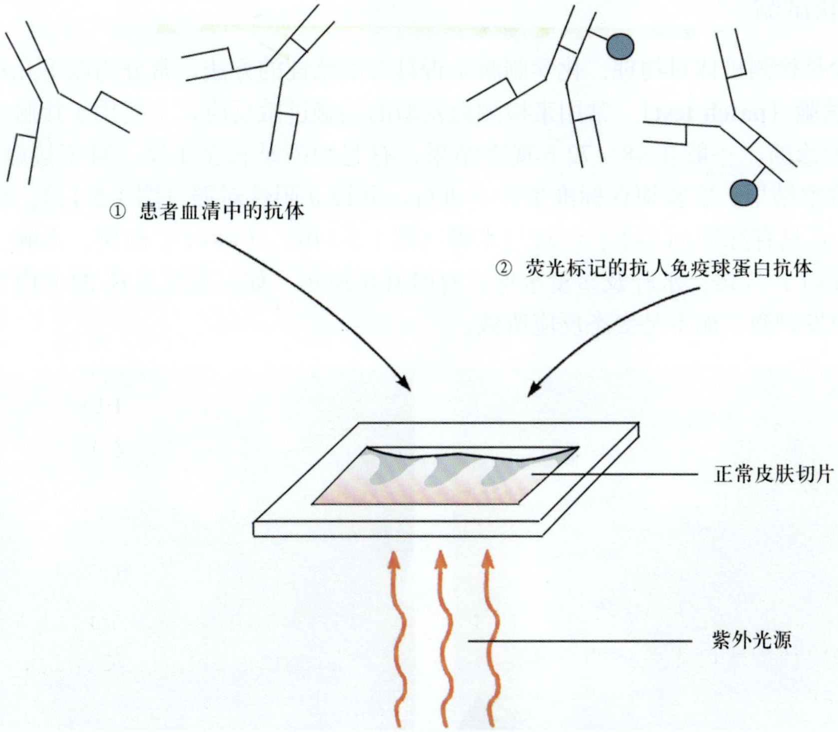

图 1-5-12　间接免疫荧光检查示意图

（2）最早出现的皮疹（原发损害）。

（3）对于斑片及环状损害，应取其边缘并带有一部分正常组织，以便对照。同时有几种皮损，应分别取材。

（4）取材深度要达到皮下脂肪组织，因很多疾病病变发生在此处。

（5）对水疱性损害，应尽量保持其完整性，切勿破坏，在活检取材时还应附带一部分邻近的正常外观的皮肤组织（图 1-5-13），用于冰冻切片后进行免疫病理（直接免疫荧光）检查。

取材方法最常用的是外科手术切除法。另外，也可用环钻法，该方法简便易行，适用于较小的皮肤损害及手术取材困难的病例。操作过程要轻柔，避免人为损伤组织。对于某些较脆的病损（如脂溢性角化症），可用锋利的刮匙或用手术刀片刮取。

对于以上手术法或环钻法取下的标本，如临床无特殊要求，应将标本置于 10% 甲醛固定液中。如用电子显微镜检查，标本应用戊二醛固定。如需做免疫荧光试验，标本应迅速冷冻或置于相应固定液中。

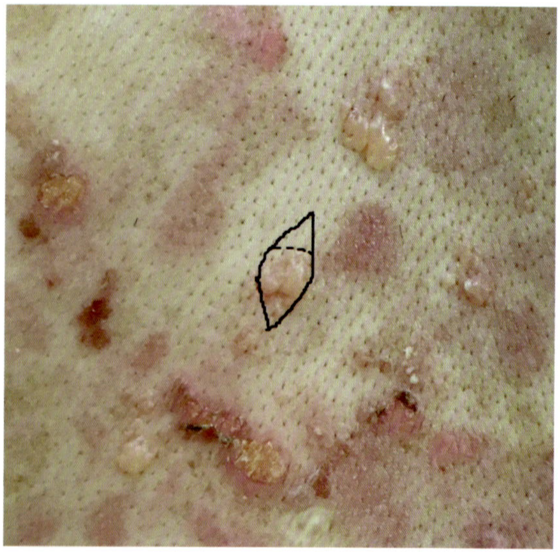

图 1-5-13 皮肤活检（水疱性损害）

9. 电子显微镜检查 包括扫描电镜和透射电镜检查，主要用于观察组织细胞的超微结构，虽不常用，但也可作为一些疑难病的辅助诊断手段，如淋巴瘤、组织细胞增生症 X 等病。近年也有学者将其用于真菌等微生物的形态学研究。

五、皮肤试验

皮肤试验是检测机体对物理、化学刺激是否具有敏感性的方法，常分为以下几种。

1. 斑贴试验（patch test） 常用来检测迟发型的接触过敏反应，主要用于接触性皮炎、职业性皮肤病的诊断。一般在 48 ~ 72 h 观察结果，有些则需延长至 1 周。对于接触性荨麻疹，半小时即可观察结果。实验须在标准条件下进行，并设立阴性对照（图 1-5-14）。阳性结果分为四级。(+)：只有红斑；(++)：红斑与水肿（图 1-5-14b）；(+++)：红斑、水肿、丘疹及少数水疱；(++++)：红斑、水肿及多量水疱，有时甚至溃疡。如红斑反应在 24 h 内消失，此种红斑可能是原发刺激，而不是变态反应所致。

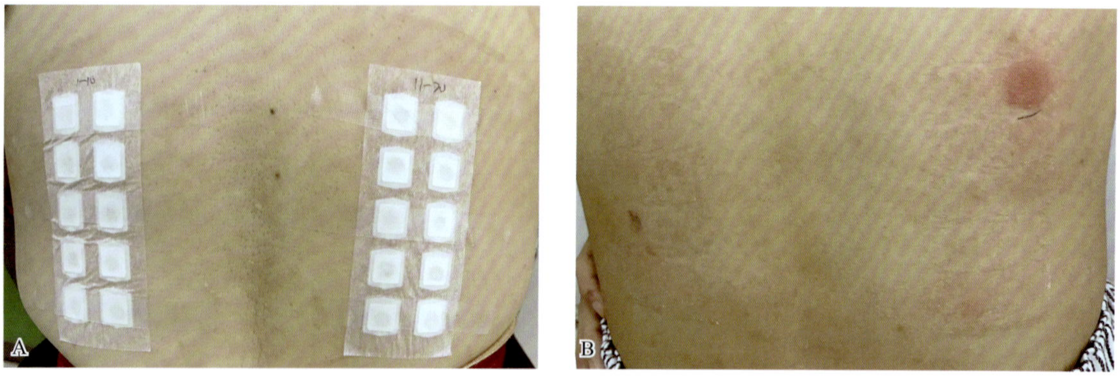

图 1-5-14 斑贴试验

A. 实验须在标准条件下进行，并设立阴性对照；B. 结果判读

2. 划痕试验（scratch test） 也称划破试验。此种方法主要用于荨麻疹、药疹、特应性皮炎和食物过敏的诊断，是用来检测机体是否对某种物质过敏的诊断性试验。操作方法是在上臂外侧或背部皮肤以 75% 酒精消毒后，用针尖划出 0.5 ~ 1 cm 长的条痕，以不出血为度，将测试液滴于划痕上，15 ~ 30 min 内观察结果。该方法用于检查 I 型超敏反应（速发型超敏反应），对于高度敏感患者具有危险性，试验前应备肾上腺素注射液，以防突发不良反应。本试验须设

对照组，20 min 后擦去并洗净试物，观察结果。(–)：无红斑、风团；(±)：直径 <0.5 cm 的水肿性红斑或风团；(+)：直径 = 0.5 cm、有红晕的风团；(++)：直径为 0.5 ~ 1 cm、无伪足但有明显红晕的风团；(+++)：直径 >1 cm、有显著红晕及伪足的风团。

3. 皮内试验（intrademal test） 皮内试验与划痕试验相似，只是反应结果往往较强，比划痕试验危险性更大，试验时须做好处理严重反应的准备。一种反应为即刻反应，结果在 15 ~ 30 min 内出现，如有风团即为阳性，应测量风团的最大和最小直径，青霉素皮试即属此反应。另一种反应类型为迟发反应，结果通常在数小时或 24 ~ 48 h 后出现，如发生浸润结节即为阳性结果，属此类反应的试验包括以下几种。

（1）结核菌素试验：用于结核病诊断，也可用来测定免疫缺陷或免疫功能低下者的细胞免疫功能，包括旧结核菌素试验（OT 试验）、纯氏蛋白衍生物试验（PPD 试验）和希夫试验。

注射后 48 ~ 72 h 观察结果，当 48 h 的结果不明显时，应以 72 h 的结果为准。如仍为阴性，可提高一级浓度再试，直至 1∶100 稀释度（旧结核菌素）为止。

除以上局部反应外，还可出现局部病灶及皮损恶化，甚至出现发热、无力等全身症状。

（2）麻风菌素试验：该试验不是麻风的诊断试验，而是用于帮助确定麻风的类型、判断预后、评价疗效和显示麻风患者对麻风分枝杆菌抵抗力的程度。

（3）癣菌素试验：用于皮肤癣菌病、癣菌疹的诊断，还可用来检测机体的细胞免疫功能。

（4）组织胞浆菌素试验：阳性反应在非流行区有诊断价值，在流行区意义不大。

（5）环孢素试验：阳性反应有重要意义，在疾病流行区意义不大。

（6）Kveim 试验：用于诊断结节病。该试验对活动性患者的损害有约 75% 的阳性率，有 97% ~ 98% 的可靠性，阳性率随病期延长而下降。应用糖皮质激素可抑制阳性反应发生。

（7）点刺试验（prick test）：即改良的皮内试验。对患者上肢屈侧皮肤用 75% 乙醇溶液消毒后，将少量的测试液滴在皮肤上，用锐针垂直通过该液刺破表皮，2 ~ 3 mm 深，多点间隔为 2 ~ 3 cm，以生理盐水为阴性对照。15 min 后观察结果，测量红斑与风团大小，与阴性对照比较。

六、其他检查方法

1. 毛细血管镜检查 检查红斑狼疮、皮肌炎、硬皮病、银屑病等多种皮肤病症患者的血管图像，显示其异常改变。此检查方法既有助于诊断，也可用于疗效评价。

2. 皮肤镜检查 也称表皮透光显微术、皮表显微技术，是一种在体表观测皮肤表面以下细微结构的无创技术。它主要通过使用油浸、光照及光学放大设备，来观察皮下部、表皮与真皮连接以及乳头层真皮等不可见的皮肤结构。皮肤镜下的皮损图像是由表皮下多种组织结构的轮廓和色彩叠加而成的，主要是色素和血管。这些结构与皮肤组织病理学变化相对应，通过归纳各类皮肤病的基本结构或模式，来指导皮肤病的分析和诊断。近年来，皮肤镜主要应用于色素性皮肤病的诊断，包括色素痣、蓝痣、非典型痣、脂溢性角化等，对于恶性黑素瘤的早期诊断有很大价值。此外，皮肤镜还应用于非色素性及非肿瘤性皮肤病的观察研究，如白癜风的早期诊断及疗效判断等。总之，皮肤镜是一种新兴的形态学检查方法，是无创、在体、对皮肤浅层的显微镜检查，在提高皮肤病诊断的准确率上有很大临床意义。

3. 皮肤激光共聚焦显微镜成像检查 是近年来新兴的无创性皮肤影像学技术。可保证在细胞生理状态下进行诊断，还可实时动态地对同一组织多次成像，而数字化诊断的实现则能够直接显像并做出相应诊断，减少了传统切片制作过程中人为因素的影响。皮肤激光共聚焦显微成像技术具有较好的敏感性和特异性，常用于皮肤疾病特别是皮肤肿瘤的诊断和鉴别诊断，在过敏性接触性皮炎和刺激性接触性皮炎、良性和恶性黑素瘤的鉴别诊断以及毛囊炎、银屑病、血管性皮肤病等的诊断中颇具应用价值。同时还可以帮助术者快速确定需要切除的皮肤病皮损边界，方便手术范围的评估。

4. 放射学及影像学检查 超声、磁共振成像以及正电子发射断层显像（positron emission tomography，PET）在皮肤科中也有重要作用。可用于准确检测硬皮病皮损的厚度、严重型蜂窝织炎的感染程度、肿瘤范围及皮肌炎的肌肉改变等。

5. 分子生物学试验 随着现代分子生物学的迅速发展，诊断技术不断提高，聚合酶链反应（polymerase chain reaction，PCR）、免疫印迹技术、Southern 杂交技术等更趋于完善的分子生物学诊断技术已广泛应用于皮肤科临床，并以其特异性强、敏感性高、操作简便、快速等优点被越来越多的人所接受。该技术不仅用于皮肤病诊断，在皮肤病的研究方面也起着重要作用。

6. 光生物学试验 该试验对于光敏性皮炎的诊断和确定光敏物质是一个重要的诊断方法，其中包括光斑贴试验和光试验。光斑贴试验是在斑贴试验基础上给予一定量的紫外线照射，如有光敏物质存在，光照射后，在受试部位可出现迟发型超敏反应。光试验是通过对最小红斑量（minimal erythema dose，MED）的测定来判断皮肤对紫外线照射的敏感程度。

7. 口服激惹试验 有时需要口服一种药物、食物或化学制剂来确定一种皮疹的诊断或其病因。口服激惹试验一般用来确定药疹的病因或寻找食物过敏原。此试验首先须取得患者的合作，应小心进行，且做好对照。

8. 皮肤病人工智能辅助诊断技术 是一种利用已有的皮损影像（包括临床照片、皮肤镜下照片、皮肤激光共聚焦显微镜成像照片、皮肤组织病理照片等不同类型）大数据资源，通过卷积神经网络深度学习方法，构建支持皮肤病皮损图像的识别模型，实现对皮肤病进行快速影像识别的辅助诊断技术。近年来，这一技术的研发在皮肤病领域发展迅速，已有部分产品投入临床应用。主要用于皮肤肿瘤的辅助诊断和鉴别诊断，该类技术建立在医学大数据积累的基础上，运用人工智能技术为临床医师提供诊断“参谋”，在“识图辨病”过程中具有无创、快速、便捷的优点，具有广阔发展前景。

（龙　海　李若瑜）

第六节　皮肤病与性病的治疗

皮肤病和性病的治疗主要包括内用药物治疗、外用药物治疗、物理治疗和外科治疗。本章主要介绍内用药物治疗、外用药物治疗和物理治疗。外科治疗在第十九章中介绍。

一、内用药物治疗

皮肤科使用的内用药物种类很多，有些是治疗其他科疾病或与皮肤病伴发或继发的疾病，如抗生素类、抗病毒类、免疫抑制剂等。这里仅介绍皮肤科使用最多的几类药物，包括抗组胺类、糖皮质激素、抗真菌药物、维 A 酸类、免疫抑制剂及生物制剂等。某些特殊皮肤病和性病的内用药物具体治疗方案将在相应的章节中介绍。

（一）抗组胺药

抗组胺药（antihistaminics）又称组胺受体拮抗剂（histamine receptor antagonists）。组胺是与变态反应性皮肤病发病有关的重要炎症介质。抗组胺药通过竞争性结合细胞上的组胺受体，从而抑制组胺引起的毛细血管扩张、血管通透性增加、平滑肌收缩、呼吸道分泌增加和血压下降等作用，达到治疗变态反应性皮肤病的目的。抗组胺药物分为 H_1 和 H_2 受体拮抗剂。

1. H_1 受体拮抗剂 本类药物依据其对中枢神经系统的抑制效应又有镇静型（第一代）和非镇静型（第二代）之分。镇静型 H_1 受体拮抗剂历史悠久、种类繁多，是皮肤科最常用的治疗药物之一，但易于透过血脑屏障产生中枢抑制，并多有胃肠道刺激及阿托品样抗胆碱反应等。

非镇静型 H_1 受体拮抗剂作用往往强而持久，一般无阿托品样作用。它们的特点见表1-6-1。

表1-6-1　常用抗组胺药物

药物名称	用量（成人）	用法	注意事项
第一代 H_1 受体拮抗剂			
氯苯那敏（扑尔敏）(chlorpheniramine)	4 mg，3次/天 10 mg，1～2次/天	口服 肌内注射	嗜睡，慎与儿茶酚胺类及苯妥英钠合用
苯海拉明（diphenhydramine）	25～50 mg，3次/天 20 mg，1～2次/天	口服 肌内注射	嗜睡，患青光眼者慎用，长期应用可致贫血
去氯羟嗪（decloxizine）	25 mg，3次/天	口服	嗜睡。孕妇禁用
赛庚啶（cyproheptadine）	2 mg，2次/天	口服	嗜睡，青光眼及前列腺肥大者禁用
酮替芬（ketotifen）	1 mg，2次/天	口服	少见肝功异常
多塞平（doxepin）	12.5～25 mg，2～3次/天	口服	对老年人和心脏病者甚用
异丙嗪（非那根）(phenergan)	每次12.5～25 mg，3～4次/天	口服	肝、肾功能减退者慎用
第二代 H_1 受体拮抗剂			
氯雷他定（loratadine）	10 mg，1次/天	口服	几乎无嗜睡。孕妇慎用
西替利嗪（cetirizine）	10 mg，1次/天	口服	几乎无嗜睡。孕妇慎用
咪唑斯汀（mizolastine）	10 mg，1次/天	口服	几乎无嗜睡。禁与唑类抗真菌药物和大环内酯类抗生素合用
非索非那定（fexofenadine）	120～180 mg，1次/天	口服	无嗜睡和困倦，动物实验未发现心脏毒性
氮卓斯汀（azelastine）	4 mg，2次/天；或8 mg，顿服/晚	口服	有嗜睡和倦怠感及味觉异常
依巴斯汀（ebastine）	10～20 mg，1次/天	口服	轻度嗜睡，味觉异常等

适应证：荨麻疹、药疹、湿疹、皮肤瘙痒症、慢性单纯性苔藓、虫咬皮炎，也用于过敏性鼻炎、支气管哮喘。利用其中枢抑制作用，可做安眠药。

不良反应：第一代抗组胺药主要不良反应包括嗜睡、头晕、口干等，还可出现胃肠道刺激等症状。第二代抗组胺药应注意药物的相互作用，有时会导致心律失常。

2. H_2 受体拮抗剂　某些变态反应性皮肤病的发病过程中，组胺除与 H_1 受体结合外，还与 H_2 受体结合。因此，H_2 受体拮抗剂对这类皮肤病也有一定疗效。H_2 受体拮抗剂和 H_1 受体拮抗剂联合应用，用于治疗顽固性慢性荨麻疹等。常用的 H_2 受体拮抗剂包括西咪替丁、雷尼替丁、法莫替丁等。

（二）糖皮质激素

糖皮质激素（glucocorticoids）是皮肤科最常用的药物之一。

1. 药理作用　糖皮质激素的药理作用广泛，与皮肤科治疗有关的包括：

（1）抗炎作用：抑制毛细血管扩张，减少毛细血管通透性，抑制前列腺素、白三烯及黏附分子的形成和释放，减轻白细胞在炎症部位的聚集，稳定溶酶体膜，减少溶酶体酶的释放，减轻炎症对组织的损伤。

（2）抗过敏和免疫抑制作用：抑制淋巴组织，加速淋巴细胞破坏，抑制T淋巴细胞、B淋巴细胞、单核细胞和嗜酸性粒细胞的生成和功能，降低补体和抗体水平，从而抑制免疫反应和免疫损伤。

(3) 抗增生作用：通过抑制细胞 DNA 合成，阻止细胞分裂，抑制成纤维细胞、上皮细胞、淋巴瘤等肿瘤细胞的增生。

2. 适应证 主要用于治疗系统性红斑狼疮、皮肌炎、天疱疮、类天疱疮、变应性血管炎、皮肤淋巴瘤、重症药疹、重症多形红斑、过敏性休克和严重的接触性皮炎等。

3. 临床应用

(1) 系统用药：每日剂量分 3 ~ 4 次服用，用于严重的系统性红斑狼疮、天疱疮及重症药疹等。

1) 单日疗法：每日早上 8 时服药 1 次，可减少对下丘脑 – 垂体 – 肾上腺轴（hypothalamic-pituitary-adrenal axis，HPA）的抑制，适用于维持治疗的患者。

2) 隔日疗法：隔日早上 8 时服药 1 次，此法比单日疗法的副作用进一步减轻，适用于长期维持治疗的患者。

3) 冲击疗法：狼疮脑病、急进性严重狼疮、肾炎及严重天疱疮等严重自身免疫病时可采用冲击疗法。常用甲泼尼龙 0.5 ~ 1.0 g，加入 5% 葡萄糖溶液中，3 ~ 10 h 内静脉点滴。每日 1 次，连用 3 日后改为口服 60 ~ 80 mg。治疗中应注意血压、心率变化及有无消化道出血等不良反应。

(2) 局部封闭：用于治疗局限性顽固损害，如瘢痕疙瘩、盘状红斑狼疮、扁平苔藓、结节性痒疹、斑秃等。常用 2.5% 泼尼松龙或 1% 曲安奈德混悬液 0.3 ~ 1.0 ml 与等量 1% 普鲁卡因或 2% 利多卡因皮损内多点注射，间隔 3 ~ 4 周注射 1 次，一般 3 ~ 4 次。剂量过大或注射次数过多可能会出现局部萎缩等不良反应。常用糖皮质激素的特性见表 1-6-2。

表1-6-2 常用系统应用糖皮质激素的效能及用量

药物名称	规格	一般用量（mg/d）	用法	等效剂量（mg）
氢化可的松（hydrocortisone）	100 mg/ 安瓿	100 ~ 400	静脉	20
泼尼松（prednisone）	5 mg/ 片	10 ~ 80	口服	5
泼尼松龙（prednisolone）	5 mg/ 片	10 ~ 80	口服	5
甲泼尼龙（methylprednisolone）	4 mg/ 片 40 mg/ 安瓿	16 ~ 40 40 ~ 80	口服 静脉	4
曲安西龙（triamcinolone）	4 mg/ 片	8 ~ 40	口服	4
地塞米松（dexamethasone）	0.75 mg/ 片 2 mg/ 安瓿 5 mg/ 安瓿	1.5 ~ 9 2 5	口服 静脉给药、肌内注射 静脉给药、肌内注射	0.75
倍他米松（betamethasone）	0.5 mg/ 片	1 ~ 6	口服	0.6

4. 副作用 长期服用糖皮质激素类药物可出现一系列副作用，主要有糖尿病、高血压、骨质疏松、白内障、溃疡病且可并发穿孔、出血，诱发感染或使原有感染加重，结核灶复发，精神障碍，低钾血症等，还可出现库欣综合征。因此，使用糖皮质激素一定要严格掌握适应证并定期监测不良反应的发生。

5. 禁忌证 消化性溃疡、严重糖尿病、严重高血压、活动性肺结核病、白内障、青光眼等患者禁忌。

（三）抗真菌药物

常用内服抗真菌药物（antifungal agents）可分为丙烯胺类、咪唑类、抗真菌抗生素等。

1. 特比萘芬（terbinafine） 是丙烯胺类广谱抗真菌药，对皮肤癣菌有杀灭作用。口服用于泛发性体股癣、手足癣、甲癣的治疗，也可用于孢子丝菌病和暗色真菌感染等深部真菌病的治疗。成人每天口服本药 250 ~ 500 mg，主要不良反应为胃肠道不适和皮肤反应，偶见肝损害。

2. 伊曲康唑（itraconazole） 是三唑类广谱抗真菌药，口服用于浅部及深部真菌病的治疗，前者如体股癣、手足癣、甲癣、花斑糠疹等，后者如孢子丝菌病、着色芽生菌病、隐球菌病、系统性念珠菌病等。每天口服 200 ~ 400 mg，少数患者有胃肠道反应，个别出现肝损害。有肝炎史、心功能不全者慎用。

3. 氟康唑（fluconazole） 是三唑类广谱抗真菌药。既可口服，也可静脉给药。用于浅部及深部真菌病的治疗。前者包括各种皮肤癣菌病，后者如系统性念珠菌病、隐球菌病。本药主要不良反应是轻度胃肠道不适，可出现一过性肝酶升高。成人一般口服剂量为每天 150 ~ 200 mg。重症者每天 200 ~ 400 mg。

4. 灰黄霉素（griseofulvin） 口服治疗浅部真菌病，如头癣、泛发性体癣等。口服后主要在十二指肠吸收，在皮肤内以角质层的含量最高。治疗儿童头癣剂量为 15 ~ 20 mg/（kg · d），疗程 21 ~ 28 天。成人用量为每天 600 ~ 800 mg。少数患者有胃肠道不适，个别患者可出现光敏感性皮疹。

5. 制霉菌素（nystatin） 仅用于胃肠道念珠菌感染，成人每次 50 万 U，每天 4 次。混悬液（10 万 U/ml）用于小儿鹅口疮，局部涂布或含漱。软膏（10 万 U/g）用于皮肤念珠菌病。制霉菌素栓剂用于治疗念珠菌性阴道炎。

6. 两性霉素 B（amphotericin B） 属多烯类抗真菌药。用于各种深部真菌感染，如系统性念珠菌病、隐球菌病等，静脉滴注给药。本药不良反应多见且严重，一定要在有经验的医师指导下使用。

（四）维 A 酸类药物

维 A 酸（retinoic acid）又称视黄酸，是维生素 A（又名视黄醇，retinol）的衍生物。维 A 酸分子结构由三部分组成，即环结构、多烯侧链和极性终末基团。经过改变基本结构中一部分的组成和结构，提高了药理效能。迄今已合成了三代维 A 酸类药物。第一代主要有全反式和 13- 顺维 A 酸；第二代为单芳香维 A 酸；第三代为多芳香维 A 酸，如芳维酸。

1. 药理作用

（1）在维持上皮组织正常角化过程中起重要作用：通过调节表皮的增生和分化，促进正常角化，使角化过度和角化不全恢复正常。

（2）减少皮脂分泌：该作用尤以 13- 顺维 A 酸为突出，口服 0.5 ~ 1.0 mg/kg，皮脂分泌可减少 75% ~ 80%。

（3）通过促进淋巴细胞和单核细胞分化，激活巨噬细胞和表皮朗格汉斯细胞，调节机体免疫功能。

（4）可抑制致癌剂对角化上皮组织的早期损伤和细胞突变，因而对肿瘤有一定的预防和治疗作用。

2. 适应证 可治疗多种皮肤病，如结节性和囊肿性痤疮、鱼鳞病、毛发红糠疹、掌跖角化、毛囊角化病、银屑病、光线性角化症、黏膜白斑、鲍温病和蕈样肉芽肿等。

3. 副作用 口唇黏膜干燥、脱屑。血脂升高，多发生在治疗后 2 ~ 3 个月，其中以 13- 顺维 A 酸更明显。此外可有胃肠不适、头痛、肝功能异常等。

4. 禁忌证 维 A 酸类药物具有致畸作用，因此不能用于育龄妇女及孕妇。使用 13- 顺维 A 酸者停药后 3 个月以上方可怀孕，而使用芳香维 A 酸者停药 3 年以上方能怀孕。应用前需排除妊娠，肝功能不全、高血脂者应慎用。儿童慎用。

（五）免疫抑制剂

免疫抑制剂（immunosuppressive agent）在皮肤科领域的应用日益广泛。主要用于大疱性皮肤病、红斑狼疮和皮肌炎的治疗，可单独应用，但多与糖皮质激素合用，以降低后者的用量从而减轻其副作用。但长期使用免疫抑制剂也可发生不少毒副作用，除常见的胃肠反应外，还可导致机体抵抗力降低，诱发感染、骨髓抑制、肝损害、致畸、诱发肿瘤等，应注意采取相应的监测措施。目前临床常用的免疫抑制剂包括烷化剂环磷酰胺，抗代谢药甲氨蝶呤、硫唑嘌呤、氟尿嘧啶，以及抗生素类的环孢素 A 和他克莫司等。

1. 环磷酰胺（cyclophosphamide，CTX） 是氮芥类衍生物，广谱抗肿瘤药物，适用于各种自身免疫性疾病，如天疱疮和结缔组织病等，通常与糖皮质激素合用。主要副作用包括：骨髓抑制、脱发、胃肠道反应、口腔炎和出血性膀胱炎等。

2. 甲氨蝶呤（methotrexate，MTX） 为抗叶酸类抗肿瘤药，抑制 DNA 的生物合成。主要适用于中重度银屑病、银屑病关节炎，可与生物制剂联合应用。主要副作用有胃肠道反应、骨髓抑制、药物性肝炎，持久应用可致肝硬化。

3. 硫唑嘌呤（azathioprine） 具有嘌呤拮抗作用，抑制 DNA、RNA 及蛋白质的合成，从而抑制淋巴细胞的增殖，产生免疫抑制作用。主要适用于自身免疫性大疱病、结缔组织病及重症特应性皮炎等。大剂量及长期用药后可出现严重骨髓抑制，也可出现中毒性肝炎以及胃肠道反应等，同时有可能增加细菌、病毒和真菌感染的易感性。

4. 环孢素 A（cyclosporine，CsA） 是土壤中一种真菌的活性代谢物，是一种强效免疫抑制剂，可用来治疗自身免疫性疾病，如大疱病、结缔组织病、重症银屑病和特应性皮炎，免疫相关的慢性荨麻疹等。主要副作用包括：高血压、感染、肾毒性、肝毒性以及神经系统异常等。

5. 他克莫司（tacrolimus） 是从链霉菌属中分离出的大环内酯类抗生素，是一种强力的新型免疫抑制剂，可全面抑制 T 淋巴细胞的作用，较环孢素 A 强 100 倍。可用于治疗重症特应性皮炎、系统性红斑狼疮等自身免疫性疾病。但其副作用较多，与环孢素 A 类似，应注意监测。

（六）生物制剂（biological agent）

生物制剂是指通过生物工程制作的蛋白质，主要包括：抗体、融合蛋白和重组细胞因子等。随着皮肤免疫学的进展和生物工程技术的进步，生物制剂的研发十分活跃，近年来在治疗大疱病、银屑病及特应性皮炎等免疫相关皮肤病领域中，生物制剂的应用十分引人注目。此内容将在有关章节进行具体介绍。

（七）抗病毒药物（anti-virus agents）

目前皮肤科常用的抗病毒药物主要适用于单纯疱疹和带状疱疹的治疗。以核苷类抗病毒药为主。其机制是在 DNA 病毒胸苷激酶作用下，使核苷类似物磷酸化，抑制病毒 DNA 合成，从而抑制病毒复制。主要包括阿昔洛韦、伐昔洛韦、泛昔洛韦和溴夫定。

1. 阿昔洛韦（acyclovir） 是较早的抗病毒药物，适用于生殖器疱疹的治疗和预防、带状疱疹的治疗以及免疫缺陷者水痘的治疗。可口服也可静脉用药。主要副作用包括：皮肤瘙痒或荨麻疹，注射给药速度过快时，少见急性肾功能不全、血尿和低血压。老年人及肾功能不全者应调整剂量。

2. 伐昔洛韦（valacyclovir） 是阿昔洛韦的前体药物，在体内可转化为阿昔洛韦。适用于单纯疱疹、水痘、带状疱疹、生殖器疱疹等。副作用发生率与阿昔洛韦相似，常见有头痛、消化道不适、乏力等。

3. 泛昔洛韦（famciclovir） 是喷昔洛韦的前体药物。主要用于疱疹病毒感染，尤其是带状疱疹的治疗。生物利用度高于阿昔洛韦，给药频率和剂量低于阿昔洛韦。常见副作用是头痛和恶心。

4. 溴夫定（brivudine） 抗病毒作用具有高度选择性，抑制病毒复制的过程只在病毒感染的细胞中进行。适应证为免疫功能正常的成年急性带状疱疹患者的早期治疗。不得与 5- 氟尿嘧啶或其他 5- 氟嘧啶类药物如卡培他滨、氟尿苷、替加氟或氟胞嘧啶（ancotil）联合应用。

（八）抗菌药物

抗菌药物是皮肤科常用药物包括抗生素（antibiotics）、化学合成的抗菌药以及抗结核药等。常用的有青霉素类、头孢菌素类、四环素类、大环内酯类、氨基糖苷类、喹诺酮类、磺胺类及抗结核药。常参考药敏试验结果选用。应注意过敏反应及其他不良反应和药物之间的相互作用。

1. 青霉素类　是β- 内酰胺类中一大类抗生素的总称，作用于细菌的细胞壁，使细菌失去细胞壁的渗透屏障，从而对细菌起到杀灭作用。该药对人类毒性较小，但易被耐药菌株（如耐药金黄色葡萄球菌）所产生的酶破坏且其抗菌谱较窄，主要对革兰氏阳性菌及杆菌、螺旋体、梭状芽胞杆菌、放线菌以及部分拟杆菌有效。青霉素可分为三代，主要用于治疗丹毒、脓疱疮、毛囊炎、疖、痈、蜂窝织炎、淋病、梅毒、钩端螺旋体病、放线菌病、气性坏疽和炭疽等敏感菌所致的皮肤感染。但该类抗生素引起的过敏反应在各种药物过敏反应中居首位，发生率可高达 5%～10%，主要为皮肤反应，最严重者为过敏性休克，以注射用药发生率最高，因此使用前必须做青霉素过敏试验，对青霉素过敏者或青霉素皮肤试验阳性者禁用。

2. 头孢菌素类（先锋霉素类）　头孢菌素类属于β- 内酰胺类抗生素，与青霉素类具有类似的抗菌机制，可破坏细菌的细胞壁，并在繁殖期杀菌。其抗菌谱较青霉素类广，主要用于治疗耐青霉素金黄色葡萄球菌及部分革兰氏阴性菌等引起的皮肤感染。该药也分为三代，头孢菌素类对细菌的选择作用强，具有抗菌谱广、抗菌作用强、耐青霉素酶、过敏反应相对少见等优点，是一类高效、低毒、临床广泛应用的抗生素。适用于治疗丹毒、脓疱疮、毛囊炎、疖、痈、蜂窝织炎、淋巴管（结）炎、化脓性甲沟炎、皮下脓肿、肛周脓肿、淋病等。过敏反应是最常见的不良反应，与青霉素类具有交叉过敏反应。使用注射剂前，一般应做皮肤过敏试验，对青霉素过敏者慎用。

3. 四环素类　对多种革兰氏阳性菌、革兰氏阴性菌、支原体、衣原体、立克次体、螺旋体及原虫等均有抑制作用。其抗菌作用机制主要为抑制菌体蛋白质合成。临床应用药物主要有四环素、土霉素、金霉素、多西环素、美他环素和米诺环素。适用于治疗耐青霉素金黄色葡萄球菌引起的皮肤感染、酒渣鼻、痤疮、衣原体感染性疾病等。近年来还用于炎症性皮肤病的抗炎治疗。四环素类能影响骨骼生长，可沉积于婴幼儿的牙组织中（使婴儿牙齿黄染），又能透过胎盘，因此孕妇慎用，8 岁以下儿童如无特殊需要避免应用。

4. 大环内酯类　通过阻断转肽酶作用及 mRNA 位移，选择性抑制细菌蛋白质合成而发挥作用。对革兰氏阳性菌及支原体抑制活性较高，对革兰氏阴性菌及螺旋体、放线菌也有一定抑制作用。适用于治疗化脓性链球菌、溶血性链球菌、肺炎链球菌等引起的咽炎、猩红热、丹毒、蜂窝织炎，以及衣原体和支原体所致的尿道炎、宫颈炎、盆腔炎等泌尿生殖系统感染等。主要包括红霉素、克拉霉素、阿奇霉素和罗红霉素等。

5. 氨基糖苷类　抗菌原理主要是阻碍细菌蛋白质的合成从而达到杀菌效果。抗菌谱较广，对革兰氏阳性菌、革兰氏阴性菌均有作用，对革兰氏阴性菌抗菌活性强，静止期杀菌活性强，碱性环境中作用亦得到加强。可产生完全或部分交叉耐药性。主要不良反应为耳毒性、肾毒性、神经肌肉阻断及过敏反应。这类药物主要包括：阿米卡星、卡那霉素、链霉素、庆大霉素、妥布霉素、新霉素和大观霉素等。

6. 喹诺酮类　又称吡酮酸类或吡啶酮酸类，是一类较新的合成抗菌药，抑制细菌 DNA 回旋酶，进一步造成细菌 DNA 的不可逆损害，达到抗菌效果。本类药物与许多抗菌药物间无交叉耐药性，是理想的抗菌药，主要作用于革兰氏阴性菌，对革兰氏阳性菌的作用较弱（某些品种对金黄色葡萄球菌有较好的抗菌作用）。按发明先后及其抗菌性能的不同，分为四代。目前临床应用的药物主要包括诺氟沙星、氧氟沙星、培氟沙星、依诺沙星、环丙沙星、加替沙星与莫西沙星等。喹诺酮类抗生素具有广谱、高效、口服、毒副作用小的优点，临床应用日益广泛，但也应警惕其耐药菌的出现。

7. 磺胺类 经典的抑菌药，通过竞争性抑制叶酸代谢循环中的对氨基苯甲酸而抑制细菌增殖。抗菌谱广，对大多数革兰氏阳性和许多革兰氏阴性菌有效。细菌对各种磺胺类药物的敏感性都相同，对一种磺胺类药物耐药意味着对所有磺胺类药物耐药。目前临床常用的药物主要有柳氮磺嘧啶和复方磺胺甲噁唑片两种。

8. 抗结核药 抗结核药亦可按作用机制不同分为：①阻碍细菌细胞壁合成的药物，如环丝氨酸、乙硫异烟胺；②干扰结核分枝杆菌代谢的药物，如对氨基水杨酸钠；③抑制 RNA 合成药物，如利福平；④抑制结核分枝杆菌蛋白合成药物，如链霉素、卷曲霉素；⑤多种作用机制共存或作用机制未明的药物，如异烟肼、乙胺丁醇。不良反应包括胃肠道反应、肝损害、关节损害、神经系统反应、过敏反应等。

（1）异烟肼（isonicotinic acid hydrazide）：对结核分枝杆菌有抑制和杀灭作用，其生物膜穿透性好，由于疗效佳、毒性小、价廉、口服方便，故被列为首选抗结核药。但也有耐药菌产生。

（2）链霉素（streptomycin）：可与结核分枝杆菌菌体核糖体蛋白质结合，起到干扰结核分枝杆菌蛋白质合成的作用，从而杀灭或者抑制结核分枝杆菌生长。与其他抗结核药合用每日最大剂量不超过 1 g。

（3）利福平（rifampicin）：抑制细菌 DNA 转录合成 RNA，对多种病原微生物均有抗菌活性。对结核分枝杆菌和部分非结核分枝杆菌（包括麻风分枝杆菌等）在宿主细胞内、外均有明显的杀菌作用。

（4）乙胺丁醇（ethambutol）：可渗入分枝杆菌体内干扰 RNA 的合成，从而抑制细菌的繁殖。只对生长繁殖期的分枝杆菌有效。主要用于对链霉素和对氨基水杨酸钠有不良反应或禁忌的患者。多与其他抗结核药联合用药。

（5）吡嗪酰胺（pyrazinamide）：药物渗透入吞噬细胞后进入结核分枝杆菌菌体内，脱去酰胺基转化为吡嗪酸而发挥抗菌作用。另因其在化学结构上与烟酰胺相似，还可影响细菌的正常代谢，造成细菌死亡。与其他抗结核药联合用于经一线抗结核药（如链霉素、异烟肼、利福平及乙胺丁醇）治疗无效的结核病患者。

（6）对氨基水杨酸（aminosalicylic acid）：对结核分枝杆菌有抑菌作用，与异烟肼、链霉素并用治疗各种类型活动性结核病。

9. 其他抗菌药

（1）氯霉素（chloramphenicol）：属抑菌性广谱抗生素。主要作用于革兰氏阴性菌，对部分革兰氏阳性菌、立克次体及衣原体亦有作用。因对造血系统有严重副作用，须慎重使用。

（2）甲砜霉素（thiamphenicol）：其抗菌谱与氯霉素相似，与氯霉素有完全交叉耐药性。

（3）林可霉素（lincomycin）：抗菌谱与红霉素相似，对青霉素耐药的革兰氏阳性菌感染者可使用本品。

（4）克林霉素（clindamycin）：为林可霉素的衍生物，其抗菌谱和副作用与林可霉素相似，但抗菌活性较强。

（5）磷霉素（fosfomycin）：可使细菌细胞壁的合成受到阻抑而致细菌死亡。对金黄色葡萄球菌、绿脓杆菌具有较强抗菌作用。

（6）夫西地酸（fusidic acid）：对皮肤感染有关的各种革兰氏阳性球菌尤其对葡萄球菌高度敏感，对耐药金黄色葡萄球菌也有效，对某些革兰氏阴性菌也有一定的抗菌作用。与其他抗生素无交叉耐药性。皮肤科多采用外用制剂。

（7）甲硝唑（metronidazole）：具有广谱杀原虫和抗厌氧菌作用。适应证包括滴虫性阴道炎、细菌性阴道病、贾第虫病和阿米巴病等。甲硝唑给药方式包括口服、注射或栓剂肛塞。

（九）其他内用药物

1. 氯喹（chloroquine）及羟氯喹（hydroxychloroquine） 有抑制补体、抑制细胞免疫、抗组胺、抗炎性介质和抗紫外线等作用。临床主要用于治疗红斑狼疮、光敏性皮肤病、卟啉病、扁平苔藓等。副作用有胃肠道反应、白细胞减少。长期使用时应特别注意对视网膜黄斑区的影响。

2. 氨苯砜（diaminon-diphenyl sulfone，DDS） 有抗炎和抑制溶酶体酶的作用，皮肤科主要用于治疗麻风反应、疱疹样皮炎、类天疱疮、线状 IgA 大疱性皮病、白细胞碎裂性血管炎等。有葡萄糖 -6- 磷酸脱氢酶（G-6-PD）缺乏者慎用，否则易出现溶血性贫血及氨苯砜综合征。

3. 沙利度胺（thalidomide） 又称反应停。主要用于治疗红斑狼疮、多形日光疹、结节性痒疹、血管炎、麻风反应等。本药有严重致畸作用，育龄妇女应特别注意。另外，此药还可引起周围神经炎、便秘等。

4. 维生素类（vitamins） 多种维生素在皮肤科得到广泛应用。其中常用的有维生素 A、维生素 C、维生素 D 和维生素 E 等。

（1）维生素 A：对上皮的正常角化有重要调节作用。可治疗皮肤干燥、毛周角化等。常用剂量为每日口服 1 万 ~ 3 万 U。

（2）维生素 B：与皮肤密切相关的 B 族维生素包括：B_1、B_2 和 B_6 等。其中维生素 B_1 又称硫胺素，可抑制胆碱酯酶活性，减轻皮肤炎症反应。对脂溢性皮炎、湿疹有一定治疗作用。

（3）维生素 C：可促进胶原合成，增强免疫功能，增加血管密度。临床用于治疗皮肤溃疡、紫癜等。

（4）维生素 D：有助于维持血清钙磷浓度的稳定，血钙浓度低时可促进其吸收。长期口服糖皮质激素时应注意补充维生素 D 和钙剂，预防骨质疏松、缓解关节疼痛等症状。

（5）维生素 E：具有抗氧化等作用。可减轻炎症反应的损伤。临床用于治疗硬皮病等。

5. 钙剂（calcium） 钙离子有增加血管密度、抗炎和抗过敏等作用。临床用于治疗急性荨麻疹、药疹等皮肤过敏疾病。须注意本药对心脏的影响，不能与洋地黄合用。

6. 硫代硫酸钠（sodium hyposulfite） 有非特异抗过敏作用和结合金属离子的作用。临床用于治疗多形红斑、环状红斑、湿疹及重金属中毒等。

二、外用药物治疗

在皮肤病的治疗中，外用药物占有非常重要的地位。作为一名皮肤科医生，必须了解各种外用药物的基本成分（包括药物基质成分和主药成分）、种类、作用和可能出现的副作用以及使用原则等，才能正确应用外用药物，达到预期的疗效。

皮肤科外用药物的药理学基础知识

1. 外用药物的药理学作用过程 当药物附着在皮肤表面后，须经过药物的释放、吸附、渗透、代谢和吸收过程，才能完成其对病变的治疗作用。

（1）释放（liberation）：药物从基质中释放出来，分布到皮肤表面。

（2）吸附（adhesion）：经过物理化学的结合或黏附作用，药物结合到皮肤结构，主要是角质层。角质层常作为药物的贮存库，之后缓慢地将其释放到下层皮肤组织中。

（3）渗透（penetration）：是指药物通过皮肤中一系列的屏障到达皮肤各部位。角质层是药物通过表皮的主要屏障。

（4）代谢（metabolism）：皮肤中存在许多酶，它们可以使药物发生氧化、还原、水解、甲基化、糖基化、键性结合等而失去药理作用。

（5）吸收（absorption）：药物通过真皮及皮下组织中的血管、淋巴管而进入体循环，并分布到全身。药物被皮肤吸收，分布到皮肤各组织中发挥药理作用称为药物的经皮吸收

(percutaneous absorption)。药物经过皮肤吸收进入体循环，到达靶器官而发挥药理作用称为药物的经皮转运（transdermal delivery）。

2. 经皮吸收的基本概念 由于皮肤的屏障功能主要依赖位于表皮最外层致密、坚韧的角质层，因此经皮吸收的过程主要是指药物通过角质层这一屏障的过程。目前认为角质层是一种独特的非均质的“砖与泥”样结构，其细胞间有交联度很高的蛋白键性连接。角质层的细胞膜内和细胞外间隙中存在高度疏水性脂质。这些脂质形成板层膜包绕在角质层细胞周围，是药物通过角质层的主要屏障。药物通过角质层是一个被动扩散过程。当外用药物涂于皮肤表面后，药物分子首先必须通过阻力很大的角质层。当到达其下方的颗粒层和棘层的角质形成细胞时，其通过速率将大大加快，而一旦通过表皮到达真皮乳头层，药物分子将很快被乳头内丰富的微循环吸收进入血液循环。

药物的经皮吸收程度遵循物质被动扩散的 Fick 定律。根据 Fick 定律，药物经皮吸收程度与药物和赋形剂之间的分配系数、药物在角质层内的扩散系数以及涂于表皮上的药物浓度成正比，与角质层的厚度成反比。除角质层外，皮脂腺、汗腺和毛囊是经皮吸收的另一个通道，一些脂溶性药物可以通过这一通道透入皮肤，但不是经皮吸收的主要途径。

3. 经皮吸收的影响因素

（1）角质层：儿童角质层薄，经皮吸收较成人强，如果在体表大面积、高浓度地用药，可发生全身性的吸收。

（2）皮损部位：不同部位经皮吸收能力有很大区别，这主要是由于角质层厚度的差异所致，如手掌、足跖的角质层厚，药物的经皮吸收差。依药物透过能力的高低依次为：耳后、阴囊、腹部、头皮、前臂及足跖。这一差别与角质层的厚度呈正相关。

（3）水合程度：角质层正常含有 15%～20% 的水分，含水量低于 10% 的皮肤有可能发生皲裂。增加角质层的含水量，即提高角质层的水合程度，可大大提高药物的经皮吸收，封包疗法可提高药物疗效就是基于此原理。

（4）损伤及病变：搔抓、机械刺激、日晒伤等造成的皮肤损伤，以及皮炎和湿疹、银屑病、剥脱性皮炎等皮肤病变，均可破坏角质层的结构，使皮肤的屏障功能受损，增加药物的经皮吸收。

4. 药物的理化性质和使用方式对药物吸收的影响

（1）药物的极性：皮肤表面有一层由小汗腺分泌的汗液及皮脂所组成的乳化膜，在皮肤表面形成了一道屏障。在角质层内的脂质与水分也构成类似脂质体样的结构，这些结构使纯亲水性或纯亲脂性药物不易通过，而同时具有亲水性和亲脂性的药物则具有较好的通过及经皮吸收能力。

（2）电解度：一般能解离的物质比不能解离的物质易于透入皮肤，如皮肤吸收水杨酸钠比水杨酸好，因为后者很难溶于水中。

（3）药物浓度：一般情况下，药物浓度越高，经皮吸收越多。

（4）基质（药物载体赋形剂）：药物必须溶解于基质，才能很好地经皮吸收。药物在表皮与基质间的分配系数决定了药物的释出速率及经皮吸收量，分配系数高则经皮吸收量多。经皮吸收率的高低依次为：硬膏 > 软膏 > 乳膏（油包水）> 霜剂（水包油）> 溶液。

（5）经皮吸收促进剂：又称增渗剂，分为亲脂性溶媒、表面活性剂和两组分系统三类。推测这些系统能影响亲水层、亲油层和连续性通道，因而具有良好的穿透促进效果。

（6）用药方式：包括覆盖与封包。用药部位被纱布等覆盖，可增加经皮吸收。如用不透气的薄膜覆盖则称为封包，封包是增加经皮吸收率的有效手段。

（7）剂量：在一定条件下，剂量与吸收总量有关。外用总剂量增大，外用面积增大，经皮吸收增加。另外，用药次数越多（即总时间长），吸收量也增大。

（8）其他影响因素：①温度：温度升高，经皮吸收率也随之升高。②湿度：当环境湿度增加时，角质层水合程度增加，药物吸收率有所提高；相反，则吸收率下降。

5. 外用药物的剂型　"药膏基质"或"载体（carrier）"是指那些能携带特定药物与皮肤接触的物质。一般来说，最主要的皮肤科外用基质按粉、液体和油脂的构成可分为单相、双相和三相。单相基质有其优点，但二相结合形成双相基质常可获两种成分的性质，而三相比单相具备更多的功能（图 1-6-1）。

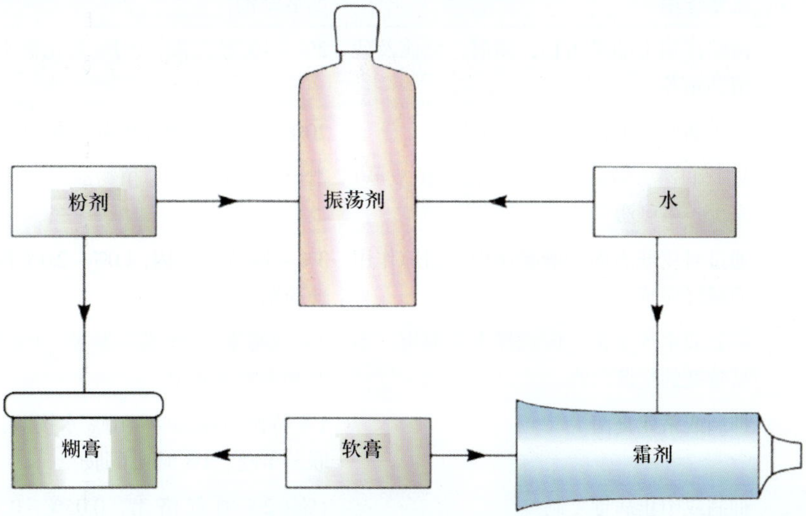

图 1-6-1　皮肤科外用药的剂型

（1）粉剂（powder）：粉混合物是非常缓和的外用药物，有干燥、保护、收敛等作用。适用于无渗出的皮肤疾病。常用的有滑石粉、氧化锌粉和炉甘石粉等。

（2）溶液（solution）：是药物的水溶液，有清洁、散热、消炎等作用。主要用于湿敷。适用于有渗出的皮肤疾病。

（3）酊剂及醑剂（tincture）：是不同浓度的乙醇浸制生药或溶解化学药品而制成的溶液。有清凉、止痒的作用，或因所含药物不同而起不同的作用。非挥发性药物为酊剂，挥发性药物为醑剂。

（4）洗剂（lotion）：又称振荡剂（shake lotion），粉悬浮于液体中，粉与液体的混合物形成振荡剂，用前应充分振荡混匀。有散热、干燥、消炎、止痒的作用。适用于无渗出的皮肤疾病。

（5）油剂（oil）：粉与油脂按比例混合形成油剂，粉的总量不超过 20%。如不溶性主药占 30%～50%，与油脂混合制成的黏稠糊状药膏称为油糊。适用于渗出不多的急性皮炎和湿疹。

（6）乳剂（cream）：为油和水经乳化而成。最重要的是三种乳剂：①水包油型（O/W，雪花膏型）；②油包水型（W/O，冷霜型）；③油包水包油型（O/W/O）。油包水型亦可称乳膏。乳剂的渗透性较好，又便于清洗，是目前最为常用的剂型。适用于亚急性和慢性皮肤损害，还有保护、润泽皮肤的作用。

（7）软膏（ointment，unguent，unctuous grease）：药物与油脂性基质如凡士林、羊毛脂混合而成，有保护、湿润、软化作用。适用于亚急性和慢性皮肤疾病。

（8）糊膏（paste）：油脂中加入 25%～50% 的粉末制成糊膏，有收敛作用。

（9）硬膏（emplastrum，plaster）：一种黏柔、带韧性的固体制剂。也可以为有活性药物的糊膏涂于布质或纸质表背材料上形成一层薄膜，贴于皮肤上受体温作用后变软。黏着力强，简便清洁。

（10）凝胶（gel）：凝胶是含有聚乙二醇、丙二醇和纤维素等制成的半固体制剂，局部涂后形成一层薄膜，覆盖用药部位，清爽但吸收较差。

6. 外用药物的类别和性能　常用外用药物按其性能可分为以下数种（表 1-6-3）。其中各种药物的浓度应按疾病的种类、皮损情况和使用方法而有所不同，可以分为非糖皮质激素外用制剂和糖皮质激素外用制剂两大类。非糖皮质激素外用制剂的特点是每一类包括功能相似的不同种药物。糖皮质激素外用制剂包括不同剂型和不同作用强度的制剂。

表1-6-3　外用制剂的类别和性能

类别	主要作用	药名举例
清洁剂	清除皮损上的渗出物、鳞屑、结痂及残留药物等	2% ~ 4% 硼酸液、0.9% 氯化钠水溶液
消毒防腐剂	杀灭病原微生物或抑制其生长	70% 乙醇、碘附、甲紫（龙胆紫）、过氧乙酸
保护剂	具有润滑、收敛等作用，以保护皮肤，减少外来刺激	滑石粉、氧化锌、植物油、炉甘石
止痒剂	通过对皮肤表面的麻醉作用和清凉作用而减轻痒感、止痒	3% ~ 5% 苯佐卡因、1.0% ~ 2.0% 樟脑、0.5% ~ 2.0% 薄荷脑
抗菌剂	抑制或杀灭细菌。应选择不常内用、不易致敏的抗菌药物	2% 氯霉素、2% 莫匹罗星、1% 诺氟沙星、杆菌肽和多黏菌素 B
抗真菌剂	抑制或杀死真菌	1% 特比萘芬、3% ~ 10% 水杨酸、2% 咪康唑、2% 联苯苄唑、1% 环吡酮胺
抗病毒剂	抑制或中止病毒复制	1% ~ 2% 阿昔洛韦、0.05% ~ 0.1% 碘苷、0.5% 酞丁安
抗寄生虫剂	杀灭寄生虫如疥螨、虱子、蠕形螨等	5% ~ 10% 升华硫（硫磺）、1% 丙体六六六、50% 百部酊、10% 克罗米通（优力肤）
抗变态反应剂	抗过敏、抗炎及止痒等	1% ~ 2% 氢化可的松、0.05% ~ 0.1% 曲安奈德（去炎松）、5% 乙氧苯柳胺、5% 多塞平
角质松解剂	促使过度角化的角质层细胞松解、脱落	10% 水杨酸、20% ~ 40% 尿素、0.025% ~ 0.1% 维甲酸
角质促成剂	促进表皮正常角化，使角质层恢复正常	3% 水杨酸、5% ~ 10% 黑豆馏油
收敛剂及止汗剂	能凝固蛋白质、减少创面渗出、收敛、消炎、抑制汗腺分泌	5% 醋酸铝、0.5% 硫酸铜、0.3% 硝酸银
腐蚀剂	有腐蚀作用，以去除肉芽组织及赘生物	30% ~ 50% 三氯乙酸、纯硝酸银、纯苯酚（石碳酸）、5% ~ 10% 氢氧化钾
遮光剂	能减少紫外线进入表皮而具有防晒作用	5% 二氧化钛、10% 氧化锌、5% ~ 10% 对氨基苯甲酸
脱色剂	能减轻色素沉着	3% 氢醌、20% 壬二酸

（1）糖皮质激素外用制剂：1952 年盐酸氢化可的松治疗皮肤病的成功，使皮肤病的治疗进入了一个新时代。60 多年来人们不断开发新的强效外用糖皮质激素，目前已有数十种外用制剂，使之成为皮肤科最常用的一类外用药物。其主要用于治疗各种变态反应性皮肤病、非感染性炎症性皮肤病，如湿疹、皮炎、脂溢性皮炎、银屑病等。糖皮质激素按抗炎作用的强弱分为弱、中、强和超强四类，外用药物还要考虑基质和药物浓度。表 1-6-4 列出了我国有代表性的糖皮质激素外用制剂。

应特别注意长期外用糖皮质激素容易出现的不良反应，包括皮肤变薄萎缩、皮肤机械性变脆、毛细血管扩张、感染和感染扩散、多毛和色素沉着，在面部长期使用可导致酒渣鼻样改变及口周皮炎。使用激素制剂的强度越大，其出现的不良反应就越早、越严重。对于儿童、面部、褶皱部位及皮肤柔嫩部位，不宜使用强效的糖皮质激素制剂。长期大面积使用激素制剂还可因药物吸收进入体内而发生全身不良反应。

表1-6-4　常用糖皮质激素外用制剂作用强度和制剂浓度

强度	药物名称	常用浓度（%）
弱	醋酸氢化可的松（hydrocortisone acetate）	1.0
	醋酸甲泼尼龙（methylprednisolone acetate）	0.25
中	醋酸泼尼松龙（prednisolone acetate）	0.5
	醋酸地塞米松（dexamethasone acetate）	0.05
	丁氯倍他松（clobetasone butyrate）	0.05
	曲安奈德（triamcinolone acetonide）	0.025 ~ 0.1
	丁酸氢化可的松（hydrocortisone butyrate）	1.0
	醋酸氟氢可的松（fludrocortisone acetate）	0.025
	氟轻松（fluocinolone acetonide）	0.01
强	丙酸倍氯米松（beclomethasone dipropionate）	0.025
	莫米松（mometasone）	0.1
	氟轻松（fluocinolone acetonide）	0.025
	哈西奈德（氯氟舒松）（halcinonide）	0.025
	二丙酸倍他米松（betamethasone dipropionate）	0.05
超强	哈西奈德（氯氟舒松）（halcinonide）	0.1
	戊酸倍他米松（betamethasone 17-valerate）	0.1
	卤米松（halometasone）	0.05
	双醋二氟拉松（diflorasone diacetate）	0.05
	丙酸氯倍他索（clobetasol propionate）	0.02 ~ 0.05

（2）其他外用制剂：表 1-6-5 列出的药物有特殊的结构和用途，多仅用于治疗某种皮肤病。其中的某些药物是近些年新开发或发现新功能的药物。

表1-6-5　其他皮肤科外用制剂

药物种类	主要作用	临床应用	常用浓度
维甲酸类			
1. 全反式维甲酸（all-trans-retinoic acid）	角质溶解作用	痤疮	0.025% ~ 0.1%
2. 阿达帕林（adapalene）	具有溶解粉刺及抗炎作用	痤疮	0.025%、0.05%、0.3%
3. 他扎罗汀（tazarotene）	促进表皮正常角化	银屑病	0.01%、0.05%、0.1%
米诺地尔（minoxidil）	促进毛发生长	斑秃、雄激素性秃发	2%，5%
维生素 D_3 类似物 1. 骨化三醇（calcitriol） 2. 他卡西醇（他骨化醇）（tacalcitol） 3. 卡泊三醇（calcipotriol）	抑制角质形成细胞的增殖并诱导其分化	银屑病和角化性皮肤病	2 μg/g、4 μg/g

续表

药物种类	主要作用	临床应用	常用浓度
肝素类似物	抗炎、消肿、保湿、增加局部血液流量，促进结缔组织新陈代谢、抗凝血及抑制纤维细胞增殖	角化性皮肤病、淤积性皮炎、冻疮及外伤引起的血肿、肿胀	
免疫调节剂			
1. 他克莫司（tacrolimus）	抑制 T 淋巴细胞活化；抑制编码 IL-3、IL-4、IL-5、GM-CSF 和 TNF-α 基因的转录；抑制皮肤肥大细胞和嗜碱性粒细胞内已合成介质的释放	因潜在危险而不宜使用传统疗法，或对传统疗法反应不佳，或无法耐受传统疗法的中到重度特应性皮炎	0.03%、0.1%
2. 吡美莫司（pimecrolimus）	选择性地抑制前炎症细胞因子的产生和释放	无免疫受损的 2 岁及以上轻度至中度特应性皮炎（湿疹）	1%
3. 咪喹莫德（imiquimod）	促进多种细胞因子如白介素 IL-1、IL-6、IL-8 的产生，提高 γ- 干扰素和肿瘤免疫反应，有抗病毒作用	成人外生殖器和肛周尖锐湿疣	5%
甲涂剂			
1. 阿莫罗芬（amorolfine）	抑制次麦角类固醇转化成麦角甾醇所需的还原酶和异构酶，造成次麦角类醇蓄积，麦角类固醇大量减少，导致细胞膜结构和功能受损，从而杀伤真菌；造成异常几丁质沉积导致真菌生长障碍；抑制 NADH 氧化酶和琥珀细胞色素 C 还原酶等活性	敏感真菌引起的指（趾）甲感染	5%
2. 环吡酮胺（ciclopirox olamine）	改变真菌细胞膜的完整性，引起细胞内物质外流，并阻断蛋白质前体物质的摄取，导致真菌细胞死亡	敏感真菌引起的指（趾）甲感染	8%

GM-CSF，粒细胞 – 巨噬细胞集落刺激因子；TNF-α，肿瘤坏死因子

7. 外用药物治疗原则 根据疾病种类和病期选择合适的药物和剂型。

（1）根据疾病种类选择：首先根据病因选择药物，病因不明者则根据病变性质选择药物。如感染性皮肤病，选择抗生素或抗真菌药物；变态反应性皮肤病选用糖皮质激素或非糖皮质激素的抗炎性药物。

（2）根据疾病的病期选择：对急性炎症性皮损，应以缓和治疗开始，待皮损缓解或对于亚急性、慢性期皮损，则使用相对较强力的药物和剂型（表 1-6-6）。

表1-6-6　根据病期和皮损状况选择外用药物剂型

病期	皮损特点	剂型
急性	1. 红斑、丘疹、丘疱疹，无糜烂、渗出	粉剂、振荡剂、溶液（湿敷）
	2. 水疱、糜烂、渗出	溶液（湿敷）、油剂
亚急性	1. 有少许渗出	糊膏、油剂
	2. 无渗出	霜剂、软膏
慢性	1. 广泛性慢性皮损	霜剂、软膏、酊剂
	2. 局限性肥厚皮损	硬膏、软膏、乳剂
	3. 单纯瘙痒而无原发皮损	酊剂、振荡剂、霜剂

需要特别注意的是，医护人员必须认真负责地向患者和家属详细说明药物的正确使用方法，如湿敷、封包的操作。药物浓度要适当，有刺激性的药物要从低浓度开始逐渐递增。用药要考虑患者的年龄、性别和皮损部位，如小儿不宜使用强效糖皮质激素，皮肤褶皱及黏膜部位不宜使用高浓度和有刺激性的药物。

三、皮肤病的物理治疗

物理治疗是指应用各种物理因子作用于人体，以防治疾病的方法。物理治疗分两类：自然物理因子（矿泉疗法、气候疗法、日光疗法、海水浴疗法）和人工物理因子（光疗法、电疗法、超声波疗法、磁疗法、热疗法、生物反馈疗法、高压氧疗法、运动疗法等）。冷冻和激光治疗将在皮肤外科、皮肤美容相关知识章节中讨论。

（一）光疗法

物理治疗学中的光疗法（phototherapy）是利用人工光源辐射能量治疗疾病的方法。

1. 紫外线（ultraviolet ray） 常采用中波紫外线（UVB，波长 280～320 nm）和长波紫外线（UVA，波长 320～400 nm）。近年发现波长 311 nm 的窄波 UVB 具有更高能量而红斑效应较弱，已应用于临床。小剂量 UVB 具有促进血液循环、改善代谢、杀菌、止痒、促进上皮再生和溃疡愈合等功效，大剂量 UVB 则可损伤细胞 DNA，抑制上皮增生。用于治疗玫瑰糠疹、银屑病、斑秃、毛囊炎、疖、带状疱疹及慢性溃疡等。一般从亚红斑量开始治疗。UVA 穿透至真皮，可抑制表皮过度增生，并有免疫调节的作用。有光敏性皮肤病、红斑狼疮、活动性肺结核、白内障等患者禁忌使用（图 1-6-2）。

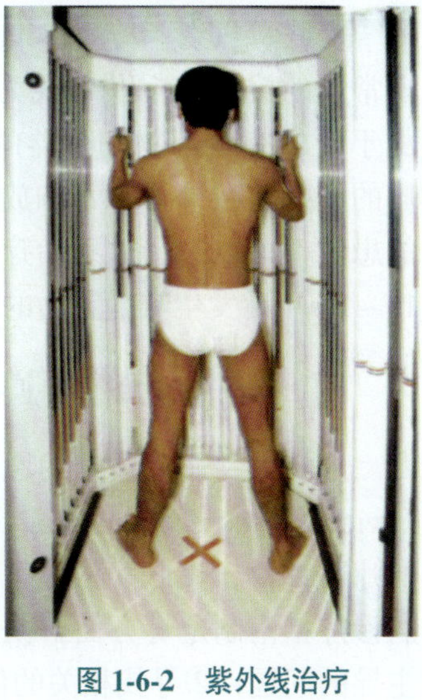

图 1-6-2　紫外线治疗

2. 红外线（infrared ray） 指波长 760～1500 nm 的电磁波，主要产生热效应。有扩张血管、改善局部血液循环、促进炎症消退、加快组织修复等作用。用于治疗毛囊炎、疖、溃疡及冻疮等。

（二）光化学疗法

光化学疗法（photochemotherapy）指光线与药物联合防治疾病的方法。与光疗法不同的是，光化学疗法需要外源性分子吸收非电离辐射的能量，只有在外源性分子被激活后才能发挥治疗作用。

代表性的治疗方法是补骨脂素和长波紫外线光化学疗法（photochemotherapy with psoralens and ultraviolet A，PUVA），即内服或外用光敏剂 8- 甲氧补骨脂素（8-methoxypsoralen，8-MOP，8- 甲氧沙林）后照射 UVA 以治疗疾病。补骨脂素进入人体后，可与 DNA 非共价结合。当

UVA 照射后，补骨脂素与 DNA 上的胸腺嘧啶形成胸腺嘧啶二聚体，造成 DNA 破坏，这是 PUVA 治疗银屑病的主要依据。服用 8-MOP 后照射 UVA，皮肤上产生红斑反应，并刺激黑素形成。主要治疗银屑病、白癜风、蕈样肉芽肿、斑秃等。不良反应有肝损害、头痛、恶心等。在服药 24 h 内应避免强烈日晒，外出时应戴墨镜，如不注意防护，可发生光感性眼炎，并促进白内障的形成。肝、肾功能严重不全者、光过敏疾病（如红斑狼疮、卟啉病等）患者、皮肤癌和有活动性肺结核的患者等禁用。儿童、孕妇禁用。育龄妇女使用本法时必须避孕。

（三）光动力疗法

光动力疗法（photodynamic therapy，PDT）是系统或局部应用光敏剂后以特定光源激发，通过光化学反应在细胞内产生单态氧和其他自由基而导致细胞死亡的治疗方法。

由于可以选择特定光敏剂，使之选择性被靶组织吸收而被其他组织吸收较少，因此这种治疗方法通常不会破坏靶组织周围的正常组织，副作用很少。皮肤科用的光敏剂有血卟啉衍生物（hematoporphyrin）、卟菲尔钠［porfimer sodium，又名光敏素（photofrin）］、5- 氨基乙酰丙酸（5-aminolevulinic acid）、苯并卟啉衍生物（benzoporphyrin derivative），以氦氖激光作为激发光源。目前光动力疗法已经用于治疗很多种皮肤肿瘤和炎症性疾病，包括非黑素瘤性皮肤肿瘤、尖锐湿疣、日光角化病和蕈样肉芽肿，其疗效确切且副作用少，在皮肤科的应用日益广泛。

（四）药浴

药浴（medicated bath）是指用不同温度和含不同药物的水做全身或局部浸浴，又称水疗，具有清洁、润肤、去痂、除臭的作用，配合不同的药物发挥治疗作用。

药浴种类包括温泉浴（含硫黄等）、淀粉浴、高锰酸钾浴、中药浴、海水浴等。主要用于治疗皮损泛发的皮肤病如银屑病、红皮病、湿疹、特应性皮炎、慢性单纯性苔藓、皮肤瘙痒症、鱼鳞病等。

（五）放射治疗

皮肤科放射治疗（radiation therapy）包括 X 线、电子束和同位素治疗。目前皮肤科临床上常用的放射治疗以 X 线为主。近年来人们对放射线引起的不良反应有了更深的认识，同时由于新的有效药物和仪器的发展，使 X 线在皮肤病治疗中的应用有所减少。大多数皮肤肿瘤的治疗是在外科手术和放射治疗中进行选择，对有些畏惧手术或体质较差不适合广泛手术的患者，可以选择放射治疗。但如果患者年轻，就应当选择其他治疗方法，因为在放射治疗 15 ~ 20 年后发生其他肿瘤的危险性明显增加。

四、皮肤病治疗要遵循循证医学原则

近年来，循证医学的原则也渗透到皮肤病的诊疗工作当中，并由此产生了循证皮肤病学（evidence-based dermatology，EBD），涉及对皮肤病病因的认识、诊断试验的评价、治疗方法的疗效评价、皮肤病的循证管理、皮肤病的疾病负担与费用分析、皮肤病的干预措施、皮肤病诊疗指南制定等方面。循证皮肤病学具体主要包括以下几个方面的内容：① 提出以患者为主导的问题；②寻找相关的信息；③对信息进行准确评价；④将评价结果应用于患者。例如欲了解某生物制剂治疗中重度银屑病的疗效，可以通过 Cochrane 协作网对照临床试验中心网站（Cochrane Central Register of Controlled Trials，CENTRAL）查询不同的循证证据，其中最有价值的是对随机对照试验的系统评价，随机对照临床试验是目前对于疗效评估最可靠的手段。但是最终的结果是要看这种生物制剂是否可以应用于你的患者，需要判断这个药物对你的患者是否适用、药物的疗效和安全性、权衡风险和效益以及患者的需求等因素，最终做出决定。

针对皮肤病的治疗，国际上不同的皮肤病研究组织和机构组织专家们依据不同的循证医学证据对常见的皮肤疾病出台了指南或共识，国内学术组织也开展了相应工作，但还有待于高级别循证医学证据的收集和整理。作为一名现代的皮肤科医生，应具备正确解读皮肤病治疗临床

报告的能力和技巧，才能够充分利用循证医学知识，发挥个人经验，尊重患者的权益，更好地为每一位患者提供理想的治疗。

有关循证皮肤病学的网站见 Cochrane Skin Group 官方网站：(https://www.nottingham.ac.uk/research/groups/cebd/index.aspx)；寻找随机对照临床试验治疗效果的数据库，如：CENTRAL；此外，国内也有相应的循证医学中心及其网站，如北京大学循证医学中心（http://pkuebm.bjmu.edu.cn）等。

（李若瑜　吴伟伟）

第2章 感染性皮肤病

第一节 病毒性皮肤病

病毒性皮肤病（viral dermatosis）是指由病毒感染引起的、以皮肤黏膜病变为主的一类疾病。

病毒（virus）是一种由蛋白质衣壳包裹的DNA或RNA颗粒，只能寄生在活体细胞内并以复制方式增殖而引起感染。病毒种类繁多，依据其所含核酸不同，被分为DNA病毒和RNA病毒两大类，引起皮肤病的病毒主要是DNA病毒。不同病毒对组织的亲嗜性有差别，一些病毒可以直接侵入皮肤和（或）皮肤的神经引起病变，多数病毒经由病毒血症或通过其抗原性作用间接导致皮肤黏膜变态反应性发疹，甚至引起全身广泛组织的损伤。同时，病毒可以刺激B淋巴细胞产生抗病毒抗体或使T淋巴细胞致敏，机体因此获得不同程度的抗病毒免疫力。

病毒性皮肤病主要依据其致病病毒进行分类。不同病毒感染引起的皮肤病变存在很大差异，根据临床表现的不同可以分为：疱疹型，以水疱为主，多呈急性经过，有自限性，如单纯疱疹、水痘、带状疱疹等；新生物型，以皮肤疣状增生为主，慢性经过，有自愈倾向，如各种疣等；红斑发疹型，以红斑为主，多泛发全身，急性经过，有自限性，传染性较强，如麻疹、风疹、传染性红斑、幼儿急疹等。

一、单纯疱疹

单纯疱疹（herpes simplex）由单纯疱疹病毒（herpes simplex virus，HSV）Ⅰ型（HSV-1）或Ⅱ型（HSV-2）引起，临床以簇集性小水疱为特征，好发于皮肤黏膜交界处，有自限性，易复发。HSV-1主要引起生殖器以外的皮肤黏膜及脑部感染，可能与唇癌有关。HSV-2主要引起生殖器部位的皮肤黏膜及新生儿的感染，与宫颈癌的发生有关。近年来，HSV-1引起的生殖器感染的比例有所升高，甚至有超过HSV-2的趋势。

（一）病因及发病机制

单纯疱疹由HSV或其再活化引起。人是HSV的自然宿主和储备库，HSV可存在于感染者的疱液、口鼻和生殖器分泌物中，主要通过直接或间接接触传染。HSV抵抗力不强，56 ℃加热30 min、紫外线照射5 min均可使之灭活。

HSV侵入皮肤黏膜后先在局部引起初发感染，其中90%的感染者无临床症状称为亚临床感染，但病毒可沿神经末梢上行至该区域神经节内长期潜伏（数月至数年）或终生潜伏。HSV感染后机体不产生永久免疫，每当受诱因（如感染发热、受凉、暴晒、劳累、创伤、月经、HIV感染、精神压力等）影响使机体抵抗力下降时，处于潜伏状态的HSV可被激活并沿神经轴索移行至神经末梢分布的上皮，导致疱疹复发，有些患者可反复发作。HSV潜伏的状态不甚明确，其被激活的确切机制尚不清楚。

（二）临床表现

单纯疱疹可分为原发性单纯疱疹（primary herpes simplex）和复发性单纯疱疹（recurrent herpes simplex）两型。

1. 原发性单纯疱疹　系 HSV 的初次感染，潜伏期为 2～12 天，好发于口、咽和唇部，以及阴茎、阴唇、阴道和宫颈等部位；皮损以红斑基础上簇集性小水疱为特征。黏膜部位的水疱很快破溃，形成黄灰色斑片或溃疡；皮肤的水疱可发展为簇集的水疱，破溃后糜烂、渗液，1～2 周后结痂而愈。自觉症状明显，仅 10% 的患者可有倦怠、发热等症状。病程约 2 周，可自愈。临床常见以下类型：

（1）疱疹性龈口炎（herpetic gingivostomatitis）：最常见，主要由 HSV-1 引起。多见于 1～5 岁或营养不良的婴幼儿。初起可有高热、倦怠、咽喉疼痛及区域淋巴结肿痛。在口颊、舌及咽部迅速出现簇集性小水疱，很快破溃形成浅溃疡，上覆淡黄色伪膜，疼痛明显，可影响进食；唇红口周也常出现水疱。3～5 天热退后，皮损逐渐愈合，整个病程 1～2 周。少数患者可出现疱疹性脑炎。

（2）接种性单纯疱疹（inoculation herpes simplex）：潜伏期为 5～7 天。皮损限于接种部位，起初为硬性丘疹，而后形成簇集性水疱，局部淋巴结肿大，全身症状轻微。发生于手指者，可表现为疱疹性甲沟炎，水疱位置较深、疼痛，称为疱疹性瘭疽（herpetic whitlow）。

（3）卡波西水痘样疹（Kaposi's varicelliform eruption）：又名疱疹样湿疹（eczema herpeticum），任何年龄可见，3 岁以下及 20～30 岁青年人多见。发生于有湿疹或特应性皮炎的婴幼儿，多由 HSV-1 引起。皮损为原有湿疹或皮炎的部位突然出现红肿和散发或密集的脐凹状水疱或脓疱，可成批出现，常融合成片，破溃及结痂；严重者可在 1 周内泛发全身，伴高热、恶心、呕吐等全身症状，可导致脱水，并发肺炎、脑炎者可危及生命。

（4）新生儿单纯疱疹（neonatal herpes simplex）：系新生儿经产道被 HSV（多为 HSV-2）感染引起。生后 4～6 天起病。表现为皮肤（尤其头皮）、口腔黏膜、眼结膜出现疱疹、糜烂；严重者可有发热、呼吸困难、黄疸、肝脾大、发绀等，发生脑炎、脊髓膜炎者可导致死亡，幸存者常有后遗症。本病可分为皮肤黏膜局限型、中枢神经系统型和播散型，后两者病情凶险，死亡率高。

先天性 HSV 感染是 TORCH 综合征的一部分，临床罕见，皮损为广泛的大疱，伴有严重红皮病和渗出，常导致体液丢失。有报道婴儿死亡率高达 57%。

2. 复发性单纯疱疹　系原发感染消退后，在诱发因素的作用下，于同一部位反复发作的疱疹。主要由 HSV-1 引起。多见于成人。

好发于口周、唇红、鼻孔、眼等皮肤黏膜交界处。初起局部有灼痒、瘙痒或紧张感，而后出现簇集性水疱，疱壁薄、疱液清，基底微红，疱破形成糜烂，数日后干涸结痂（图 2-1-1）。病程 1～2 周，可自愈，愈后遗留暂时性色素沉着。如累及眼部，可引起树枝状角膜炎，愈后可造成角膜薄翳，影响视力。免疫受抑制的患者可以出现 HSV 播散性感染。疱疹样湿疹也可复发，但表现多不太严重，病程也较原发性单纯疱疹者短。在外阴复发者，通常称为生殖器疱疹（genital herpes），多由 HSV-2 引起，属于性传播疾病（详见第 3 章性传播疾病）。

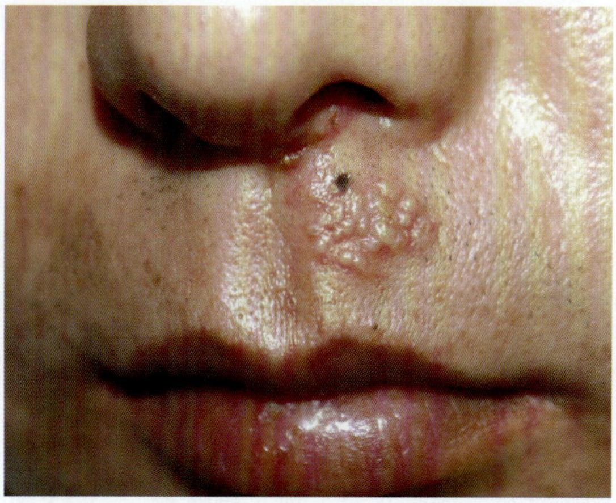

图 2-1-1　复发性单纯疱疹

（三）组织病理

表皮细胞网状变性和（或）凝固性坏死，细胞棘刺松解而形成微水疱，多为单房性。在细胞核内常可见病毒包涵体（Lipschuntz 小体）。真皮有轻重不等的炎细胞浸润，严重者可有血管炎改变。

（四）实验室检查

疱底细胞或疱液涂片可见多核巨细胞和核内包涵体有助于诊断；皮损细胞刮片用抗 HSV-1 或 HSV-2 单克隆抗体免疫荧光染色检出 HSV 有助于明确诊断，并可进行分型。血清 HSV 抗体的检测有助于该病的流行病学调查，无诊断意义。

（五）诊断及鉴别诊断

根据接触史、病史和临床表现，一般可做出诊断。实验室检查有助于诊断、分型和进行流行病学调查，方法有细胞学检查（Tzanck 试验）、HSV 组织培养，抗 HSV-1 或 HSV-2 单克隆抗体免疫荧光染色、病毒 DNA 杂交、PCR、免疫组化实验、电子显微镜检查等。

本病需与带状疱疹、脓疱疮、手足口病等进行鉴别。

（六）治疗

治疗原则是缩短病程，防止继发感染和并发症，减少复发。

1. 系统药物治疗 以核苷类药物为抗 HSV 的首选药物，疗程 5 ~ 10 天。

（1）普通原发型患者：选用阿昔洛韦，每次 400 mg，每日 3 次，口服；或伐昔洛韦，每次 300 ~ 500 mg，每日 2 次，口服，或泛昔洛韦，每次 250 mg，每日 3 次，口服等。疗程 7 ~ 10 天。

（2）原发感染症状严重或皮损泛发或危重患者：可应用阿昔洛韦 5 ~ 10 mg/kg，每 8 ~ 12 h 静脉滴注 1 次，疗程 5 ~ 7 天，并给予支持和对症治疗。

（3）普通复发者：宜在皮损出现 24 h 内开始治疗。可选用阿昔洛韦，每次 400 mg，每日 3 次，口服；或伐昔洛韦，每次 300 ~ 500 mg，每日 2 次，口服；或泛昔洛韦，每次 250 mg，每日 3 次，口服。疗程 5 ~ 7 天。

（4）频繁复发者：可选用阿昔洛韦，每次 400 mg，每日 2 次，口服；或伐昔洛韦，每次 500 mg，每日 1 次，口服；或泛昔洛韦，每次 250 mg，每日 2 次，口服，一般需连续抗病毒治疗至少 6 个月 ~ 12 个月。也可使用干扰素、转移因子、胸腺素等免疫调节药物。

（5）阿昔洛韦耐药患者：可静脉滴注膦甲酸 40 mg/kg，每 8 ~ 12 h 1 次，连用 2 ~ 3 周直至皮损痊愈。

2. 局部药物治疗 以干燥、收敛和防止继发感染为主。可选用 3% 阿昔洛韦等核苷类抗病毒乳膏或炉甘石洗剂；继发细菌感染时，可外用 0.5% 新霉素等抗生素软膏；渗出较多时，可用 3% 硼酸溶液等做冷湿敷后外涂氧化锌油剂；疱疹性龈口炎患者应保持口腔清洁，可用 0.1% 苯扎溴铵溶液漱口；疱疹性眼炎患者应注意局部清洁护理，并应用 0.1% 阿昔洛韦滴眼液或干扰素滴眼液滴眼。禁用糖皮质激素类药物。

（七）预防

目前尚无防止单纯疱疹复发的理想方法。HSV-1 和 HSV-2 灭活疫苗接种对预防同型复发有效，也可试用牛痘苗或卡介苗接种或口服脊髓灰质炎疫苗。为预防疱疹性湿疹或播散性疱疹，有湿疹和特应性体质者应避免接触单纯疱疹患者。

二、带状疱疹

带状疱疹（herpes zoster）由水痘 – 带状疱疹病毒（varicella-zoster virus，VZV）引起，中国医学称“缠腰火丹”或“蜘蛛疮”。VZV 初次感染时引起水痘或为潜伏感染，多见于儿童；再次发病时则引起带状疱疹，多见于成人。临床以沿周围神经单侧分布的簇集性水疱伴神经痛为特征，有自限性，愈后可获得较持久的免疫，一般不复发。

（一）病因及发病机制

VZV 为人疱疹病毒 3 型，其抵抗力较弱，在干燥的痂内很快失去活性。该病毒具嗜神经和皮肤的特性，人是 VZV 的唯一宿主。

VZV 初次感染经呼吸道黏膜或皮肤进入血液形成病毒血症，引起水痘或呈隐性感染；感染后病毒潜伏于脊神经后根或颅神经感觉神经节的神经元内。在诱发因素（如患恶性肿瘤、应用免疫抑制剂、放射治疗、外伤、疲劳等）导致机体免疫力下降时，潜伏的病毒被激活，并沿感觉神经轴索移行到该神经支配区域的皮肤内复制、增殖，产生水疱，使受累的神经和皮肤发生炎症，甚至坏死，产生神经痛。

（二）临床表现

多见于中老年人。好发于肋间神经、颅神经和腰骶神经支配区。发疹前患处皮肤常自觉灼热或灼痛、刺痛，触之有痛觉敏感，持续 1 ~ 5 天。皮损先为潮红斑，继之很快出现一处或多处簇状丘疹，并迅速变为丘疱疹、水疱，疱壁紧张发亮，疱液清，各簇皮疹之间皮肤正常，常沿某一周围神经分布区单侧呈带状排列，一般不超过正中线（图 2-1-2，图 2-1-3）。区域淋巴结可肿大。严重者，水疱融合，可出血、坏死、破溃、结痂。HIV 感染者少量皮损可发展为疣状或伴有结痂的结节性损害。神经痛是本病的特征之一，可在出疹之前发生或随皮疹出现，严重程度因人而异，儿童一般症状较轻或无疼痛，年迈者疼痛多较为剧烈。本病有自限性，病程 2 ~ 3 周，水疱出现 1 周左右开始结痂，2 周脱落，遗留暂时性淡红斑或色素沉着，偶尔形成瘢痕，极少复发。

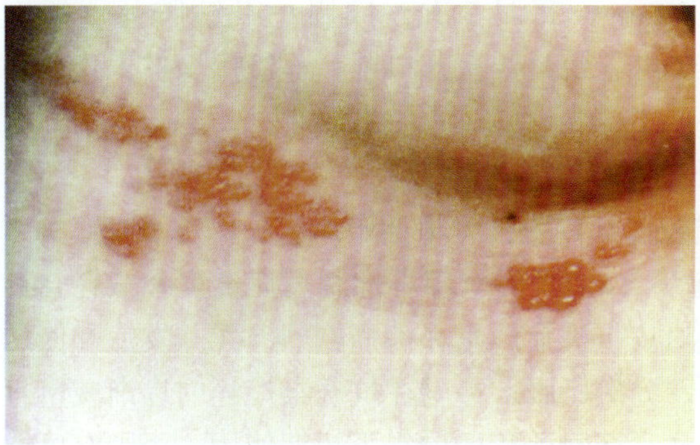

图 2-1-2　躯干带状疱疹

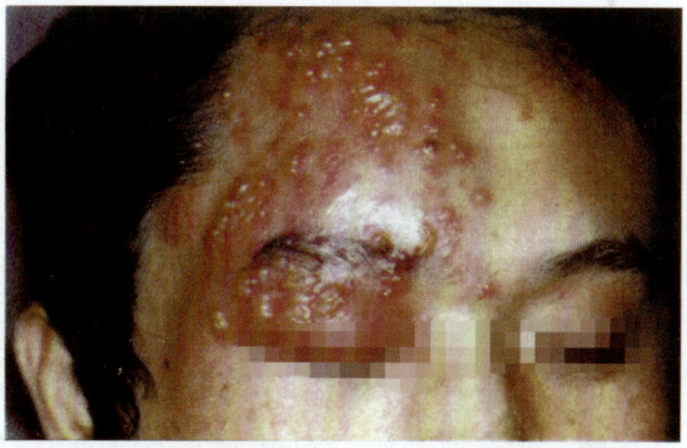

图 2-1-3　带状疱疹－右三叉神经第一支受累

有些患者不出现皮损，仅有神经痛，称为顿挫型带状疱疹（abortive zoster）。

受累皮节外出现 20 个以上的皮损，称为播散性带状疱疹（disseminated herpes zoster），见于机体抵抗力严重低下者。

三叉神经眼支受侵时，鼻端常有疱疹，疼痛剧烈，可累及角膜引起溃疡性角膜炎或角膜穿孔，导致视力下降甚至失明。

听神经受侵时，表现为耳道或鼓膜疱疹，可引起耳鸣、听力障碍。

膝状神经节受累同时侵犯面神经的运动和感觉神经纤维时，可出现面瘫、耳痛和外耳道疱疹，称为 Ramsay-Hunt 综合征。

骶神经受累时，可引起肠麻痹，出现下腹部单侧肿胀，或引起膀胱神经源性排尿困难或尿潴留，或导致下肢运动神经性瘫痪，出现患肢暂时性无力，甚至行走困难，多见于老年患者，系病毒从脊神经节向前角扩散所致。

皮疹消退 4 周后，神经痛仍持续存在者，称为带状疱疹后遗神经痛（postherpetic neuralgia，PHN），多见于老年、体质虚弱、有糖尿病以及未及时治疗的患者。

有严重细胞免疫缺陷（包括 HIV 感染）的患者易患本病，且皮疹较重，可表现为深脓疱疮样皮损，范围较广，甚至可播散至全身和（或）出现内脏损害，常伴高热，易引起眼部和神经系统等并发症，如肺炎、脑膜脑炎等可危及生命。

（三）组织病理

与单纯疱疹的病变相似，但炎症反应较重。

（四）诊断及鉴别诊断

根据簇集性小水疱，沿神经走向呈单侧带状分布，有明显的神经痛，容易诊断。通过疱底刮取物涂片找到多核巨细胞和核内包涵体有助于诊断。PCR 检测到 VZV DNA 和疱液或脑脊液分离出病毒可以确诊。

本病出疹前应与肋间神经痛、心绞痛、胸膜炎、阑尾炎、坐骨神经痛、偏头痛、胆囊炎等进行鉴别，出疹后应与单纯疱疹、脓疱疮等进行鉴别。

（五）治疗

治疗原则是抗病毒、止痛、消炎，防止并发症。

1. 系统药物治疗

（1）抗病毒药物：首选核苷类抗病毒药物，疗程 7 ~ 10 天。可选用阿昔洛韦，每次 400 ~ 800 mg，每日 5 次，口服；或伐昔洛韦，每次 300 ~ 1000 mg，每日 3 次，口服；或泛昔洛韦，每次 250 ~ 500 mg，每日 3 次，口服。病情轻者可口服，严重者和皮损泛发的患者可静脉滴注，用量、用法同单纯疱疹。对重症患者应同时给予支持疗法，防止继发细菌感染。

（2）镇静止痛药：可服用镇静催眠药，如地西泮等；疼痛剧烈难以忍受时，可选用阿米替林、加巴喷丁、普瑞巴林、曲马多等。

（3）营养神经药物：如维生素 B_1，每次 20 mg，每日 3 次，口服；甲钴胺片，每次 0.5 mg，每日 3 次，口服；腺苷钴胺片，每次 0.5 mg，每日 3 次，口服，连续用至皮损痊愈和疼痛缓解。

（4）免疫调节剂：如胸腺肽、转移因子、干扰素等均可选用。

（5）中医中药：龙胆泻肝汤加减，或丸剂或胶囊剂口服，宜早期服用。

（6）糖皮质激素：应用有争议，多认为在起病 5 ~ 7 天内应用可抑制炎症过程和减轻脊神经节的炎症后纤维化，缩短急性期疼痛的病程。对皮损炎症严重、疼痛剧烈、无并发症和使用禁忌证的患者，可给予泼尼松，每天 30 ~ 40 mg，分次口服，并应在抗病毒疗程内逐渐减量直至停药。须特别注意，糖皮质激素必须在有效抗病毒药物治疗的前提下短期使用，否则有可能使疱疹发生播散。

2. 局部药物治疗 以干燥、消炎为主。水疱未破时，可外搽炉甘石洗剂或阿昔洛韦等抗病毒乳膏；若疱已破或合并感染，应先用 3% 硼酸溶液等冷湿敷后外涂 0.5% 新霉素等抗生素乳膏；如合并眼部损害，须请眼科医生协助处理。禁用糖皮质激素类外用药物。另外，2013 年神经病理性疼痛诊疗专家共识推荐 5% 利多卡因贴剂可作为 PHN 的一线药物，尤其适用于老年人。

3. 物理治疗 如氦氖激光、紫外线等局部照射，可加快皮损痊愈，缓解疼痛。

4. 其他 除上述治疗外，还可应用 A 型肉毒毒素皮内痛点注射、神经调节术及神经阻滞术等治疗 PHN。

（六）预防

接种水痘疫苗能增强老年人对 VZV 的免疫力。无免疫力的婴幼儿或成人直接接触皮损有可能被传染而发生水痘，应注意预防。

三、疣

疣（verruca，wart）是由人乳头瘤病毒（human papilloma virus，HPV）感染皮肤黏膜的表皮细胞所引起的多种增生性病变。临床上常见的有寻常疣、跖疣、扁平疣和尖锐湿疣。疣状表皮发育不良、鲍温样丘疹病、皮肤局灶性上皮增生，以及口腔、鼻腔、结膜和喉部乳头瘤等均与 HPV 感染密切相关。HPV 在鲍温病以及肛门、外生殖器和宫颈等皮肤黏膜肿瘤的发病中也起重要作用。

目前已知的 HPV 基因型超过 100 种，其中近 80 种与人类疾病相关。不同类型的 HPV 与临床表现有一定关系。与疣病相关的常见基因型为 HPV-1、2、3、4、10、11、16、18、28 型等（表 2-1-1）。

表2-1-1 不同HPV类型与相关皮肤疾病

疾病	HPV类型
寻常疣	1、2、4、7、26–29、75、76、77
跖疣	1、4、60、65、63
扁平疣	2、3、10、41、26–29
疣状表皮发育不良	3、5、8–10、12、14、15、17、19–25、28、29、36–38、46、47、49–51、59
尖锐湿疣	2、6、11、16、18、30–33、35、39、41–45、51–56、59
鲍温样丘疹病	16、18、31、32、34、39、42、48、49、51–54
发生于肛门和外生殖器的鲍温病	16、18
局灶性上皮增生	13、32

（一）病因及发病机制

本病由 HPV 引起，其基因组分为 3 个功能区：晚期区、早期区和非编码上游调控区。早期区编码的蛋白质与病毒持续感染和致癌作用有关。人是 HPV 的唯一宿主，人群普遍易感，免疫功能低下及外伤者更易患病。HPV 感染后可表现为临床型、亚临床型和潜伏感染，后者是疾病复发的主要原因。

本病传染源为患者和健康带病毒者，经直接或间接接触传染。HPV 经皮肤黏膜轻微损伤处进入角质形成细胞内复制、增殖，使受染细胞异常分化和增生，引起表皮出现新生物。有研究证实 HPV DNA 合成发生在浅表棘细胞层，病毒衣壳产生和全病毒的组装位于颗粒层。宿主对病毒和病变细胞常难以消除，疣的消退与表皮细胞变性有关，但主要与细胞免疫有关。

（二）临床表现

常见临床类型如下：

1. 寻常疣（verruca vulgaris） 多由 HPV-2 引起，俗称"刺瘊"。好发于手背、指背、足缘、甲缘等处。表现为黄豆大小的灰褐色、棕色或正常皮色角质性丘疹，质地坚硬，表面粗糙，呈乳头状（图 2-1-4）。多无自觉症状，可自愈。在慢性免疫抑制的患者中，疣常多发且治疗困难。发生在甲周者称为甲周疣（periungual wart），发生在甲床者称为甲下疣（subungual wart）。特殊类型有：丝状疣（verruca filiform），指疣体细长、顶端角化者，多发于颈、眼睑处；指状疣（verruca digitalis），为疣体表面呈参差不齐的指状突起者，多见于头皮及趾间。

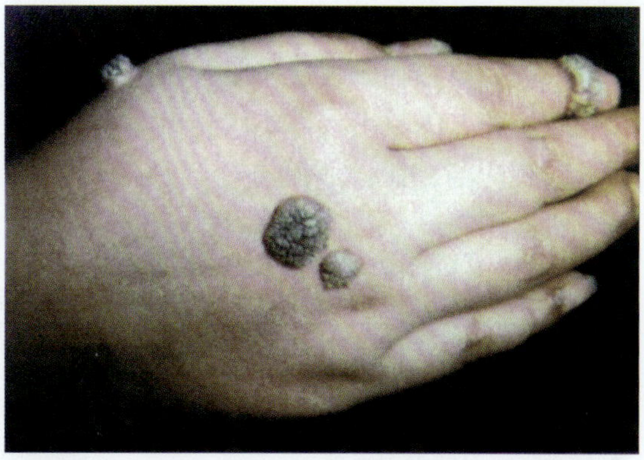

图 2-1-4 寻常疣

2. 跖疣（verruca plantaris） 主要由 HPV-1 引起。好发于足跖着力点处。外伤、摩擦和多汗等是其发病诱因。皮疹初起为角质性小丘疹，逐渐增大，因受压而形成角化性淡黄色或褐黄色胼胝样斑块，表面粗糙不平，中央微凹，边缘绕以稍高的角质环。去除角质层后，其下方有疏松的角质软芯，可见栓塞的毛细血管形成的紫黑色出血点（图 2-1-5）。若含有多个角质软芯，称为镶嵌疣（mosaic wart）。自觉疼痛。跖疣可自然消退，儿童较成人易于消退，多汗或跖骨异常者不易消退。慢性跖疣可能与疣状癌发生有关。

3. 扁平疣（verruca plana） 主要由 HPV-3 引起。多见于儿童和青少年。好发于面部、手背、前臂。皮疹为数毫米大小的扁平光滑丘疹，圆形或椭圆形，正常肤色或灰黄色或浅褐色。皮疹数目常较多，散在分布。搔抓后皮疹可沿抓痕呈串珠状排列或相互融合，为自体接种反应，或称假性同形反应（图 2-1-6）。偶有微痒。慢性病程，短者数周或数月，长者数年或更久。可自行消退，可复发。皮损消退的征兆为出现瘙痒、红斑、水肿、色素脱失晕以及突然发生许多微小皮疹等。

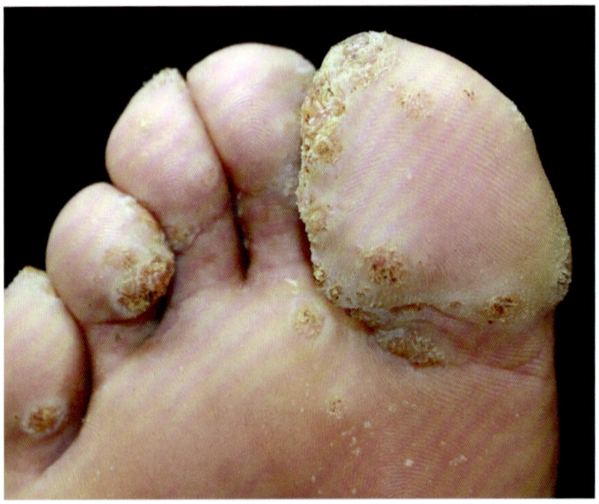

图 2-1-5 跖疣

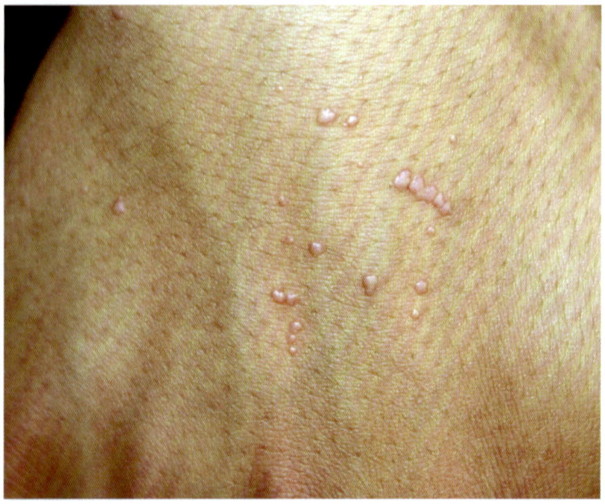

图 2-1-6 扁平疣

生殖器疣（genital wart）又称尖锐湿疣（condyloma acuminatum，CA），主要由 HPV-6、11 型引起，多由性接触传染（详见第 3 章性传播疾病）。

（三）组织病理

各类型疣的共同组织学特征为颗粒层及棘层上部细胞胞质空泡化、核深染以及电镜下可见核内病毒颗粒。不同组织学表现分别为：寻常疣常有角化过度、棘层肥厚和乳头瘤样增生；扁平疣角化过度呈网栏状，无角化不全和乳头瘤样增生。

（四）诊断及鉴别诊断

根据病史和临床表现一般可做出诊断。皮肤镜下可见红色点状或线状出血，必要时结合组织病理检查，少数患者需要检测组织中 HPV DNA 才能确诊。

跖疣应与鸡眼、胼胝进行鉴别（表 2-1-2）；扁平疣应与汗管瘤进行鉴别，组织病理学检查可资鉴别。

表2-1-2 跖疣与鸡眼及胼胝的鉴别

	跖疣	鸡眼	胼胝
病因	HPV 感染	挤压	长期摩擦、压迫
好发部位	足跖着力点处	足缘或足趾	足跖前部
皮损特点	圆形或椭圆形，中央凹陷，表面粗糙，易见出血点	圆锥形角质栓和透明环，近中心处皮纹消失	角质斑片，中央稍隆起，表面光滑，皮纹清楚，边界不清
数目	常多发	多单发	少数
挤压痛	挤压痛明显	压痛很明显	不明显

（五）治疗

本病的治疗以破坏疣体，调节局部表皮生长，激发局部或全身免疫反应为主要手段。根据不同患者、病变部位、皮损数目及大小等选择治疗方法，主要采用局部药物和物理疗法，系统药物治疗多用于皮损数目较多或久治不愈者。慎重使用破坏性大的治疗方法。

1. 局部药物治疗　疣的皮损数目较多且不宜选用物理疗法者，可以选用：① 0.025%～0.1% 维 A 酸类乳膏，每日 1～2 次外用，适于扁平疣。②氟尿嘧啶软膏，每日 1～2 次外用，可治疗寻常疣、跖疣、扁平疣等。因该药对皮肤有刺激，并可遗留色素沉着，故面部慎用。③ 3% 肽丁安霜或 3% 肽丁安二甲基亚砜外用。④博来霉素溶液，0.1～1 mg/ml，皮损内注射，每周 1 次，适于难治性寻常疣和跖疣。⑤ 5% 咪喹莫特软膏，每周外用 3 次。

2. 物理疗法　包括冷冻、电灼、刮除、激光等，可直接去除疣体，适用于皮损数目较少者。疣体多发且治疗困难者可采用皮肤浅层 X 线治疗。

3. 系统药物治疗　目前尚无确切有效的抗 HPV 治疗药物。对皮损数目较多或久治不愈者，可试用免疫增强药物，如干扰素、转移因子、卡介菌多糖核酸等；中医药以散风平肝、清热解毒、散结为原则，有时可获得较好的疗效。

（六）预防

防止外伤是预防本病的关键。寻常疣应避免摩擦和撞击，跖疣应避免挤压和多汗，扁平疣应避免搔抓。疫苗对 HPV 感染引起的肿瘤可能有预防和治疗作用。

四、传染性软疣

传染性软疣（molluscum contagiosum）是一种由传染性软疣病毒（molluscum contagiosum virus, MCV）引起的自限性表皮丘疹性疾病，俗称“水瘊子”。皮损以蜡样光泽的半球形丘疹、顶端有脐凹、可挤出乳酪样物质为特征。

（一）病因

MCV 为痘病毒，目前已发现 4 个亚型，均可致病，以 MCV-1 最常见。人是除黑猩猩和红色袋鼠之外 MCV 的唯一宿主。累及面部、躯干及四肢者，主要经皮肤直接接触、自身接种或由媒介接触传染；发生在生殖器及其周围皮肤的感染，也可由性接触传染。

（二）临床表现

多见于儿童及中青年。好发于躯干，四肢、肩胛、阴囊及眼睑等处（图 2-1-7），掌跖不被累及。皮疹为粟粒至绿豆甚至黄豆大、半球形坚实丘疹，呈灰白或珍珠色，表面有蜡样光泽，中央有脐凹，可从丘疹中挑出或挤出乳白色奶酪样物质，称为软疣小体。皮疹常多发，有轻度发痒或无症状。约 10% 的患者在丘疹周围可发生湿疹样皮炎，丘疹本身也可继发感染而类似疖。少数患者可出现巨大皮损。

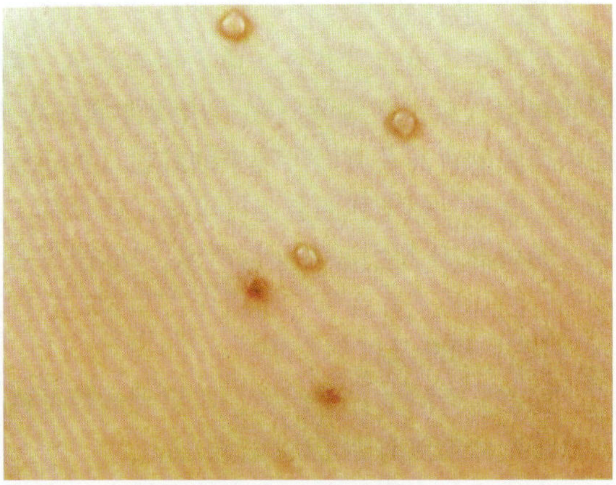
图 2-1-7　传染性软疣

本病在特应性皮炎及免疫功能受损（包括 HIV 感染）的患者中发病率较高，且后者皮损更大、更广泛、更持久，愈后可遗留点状瘢痕。

（三）组织病理

突出特征为表皮内小叶状、内生性生长的细胞结节。细胞质中有较大包涵体，初为嗜酸性，逐渐变为嗜碱性，自颗粒层以上为强嗜碱性；Lendrum 焰红及酒石黄染色包涵体更加明显。真皮无炎症。如病毒和包涵体进入真皮，可导致非常致密的、淋巴细胞为主的炎细胞浸润，此时若无特征性包涵体，须与淋巴瘤进行鉴别。

（四）诊断及鉴别诊断

根据蜡样光泽的半球形丘疹，顶端有脐凹，可挤出乳酪样物质（软疣小体）等特点，不难诊断。细胞学检查包涵体是一种快速诊断方法，必要时做组织病理检查诊断。

单发较大的皮疹有时须与角化棘皮瘤和基底细胞上皮瘤进行鉴别，后两者无软疣小体，组织病理各具特征。多发性皮疹还须与皮肤隐球菌病相鉴别，病原学检查有助诊断。本病偶尔也与幼年性黄色肉芽肿、纤维组织细胞瘤、交界痣、汗管瘤等相混淆。

（五）治疗

本病的治疗主要是局部治疗。在无菌条件下用齿镊、血管钳将软疣丘疹夹破挤出其内容物，然后涂以 2% 碘酊即可。本法最为简单有效，应注意治疗后 3 日内避免洗浴，以防继发感染。其他方法如电灼、冷冻、激光等也可选用。

（六）预防

为防止自身接种传染和避免继发感染，应保持局部清洁，避免搔抓；为防止本病扩散，患者在皮疹消退前应避免到公共场所游泳、洗浴，参加接触性体育运动等；幼儿园和小学等集体生活不要共用衣物和浴巾等用品，并应注意消毒。

五、手足口病

手足口病（hand-foot-mouth disease）是以手、足、口腔出现水疱为特征的一种病毒性传染性皮肤病。本病在夏秋季节易发，也可四季散发。幼儿易感，故常在幼儿园和小学校内小范围流行。

（一）病因

主要由柯萨奇病毒 A16 引起，肠病毒 71 型和其他柯萨奇病毒如 A5、A10、B3、B5 也可引起。传染源为患儿的疱液、鼻咽分泌物、粪便和血液。主要经粪－口途径传播，也可通过飞沫经呼吸道传播。病毒进入体内先引起病毒血症，继之在口腔黏膜和手、足部位的皮肤引起病变。少数病例可出现无菌性脑膜炎等并发症，多由柯萨奇病毒 A16 引起。由肠病毒 71 型引起者，可伴发中枢神经系统感染，预后较严重，可致死亡。

（二）临床表现

多见于 5 岁以下儿童，成人也有发病。潜伏期 4 ~ 7 天。经过轻度发热、不适、食欲减退等前驱症状后，在颊及唇黏膜出现疼痛性小水疱及灰白色糜烂或浅溃疡，周围有红晕；在掌指和跖趾的背面及侧面出现小的红色丘疹，很快形成 2 ~ 4 mm 大小的水疱，疱壁薄、疱液清；会阴、臀部、躯干和四肢也可出疹。病程约 1 周，愈后极少复发。

肠病毒 71 型引起者病情严重，1/3 患者可出现中枢神经系统并发症，如脑炎、无菌性脑膜炎和脊髓灰质炎样损害。报道死亡率 8% 左右，死因主要是心肺功能衰竭和急性呼吸道水肿。

（三）诊断及鉴别诊断

根据流行病学，手、足、口出现的特征性皮疹，容易诊断。疱液，咽拭子分离出相关病毒及血清抗体检测有助于确诊。

本病应与多形红斑、疱疹性咽峡炎、水痘、脓疱疮等相鉴别。

（四）治疗

主要为对症治疗和支持治疗。轻症者不需服药，经适当休息可以自然好转、痊愈；也可口服利巴韦林、板蓝根等抗病毒药物。口腔溃疡者可外用口腔溃疡涂膜剂或利多卡因液漱口等以减轻疼痛。其他部位皮疹如无破溃、渗液可外用炉甘石洗剂。

（五）预防

为防止本病在幼儿园和小学校内传播，患者应予以隔离，要注意环境、食品卫生和个人卫生，保持室内空气流通等。

（高顺强　胡彩霞）

第二节　细菌性皮肤病

细菌与皮肤疾病的关系十分密切，根据细菌形态不同可将细菌性皮肤病（bacterial dermatoses）分为球菌性皮肤病和杆菌性皮肤病。球菌性皮肤病常见由金黄色葡萄球菌、溶血性链球菌感染所致，杆菌性皮肤病通常是指由麻风分枝杆菌、结核分枝杆菌、非结核分枝杆菌等引起的皮肤病。由于菌种、毒力强弱不同以及机体的免疫功能状态，其引起的临床表现亦有差异。临床上，球菌感染性皮肤病最常见，大多起病急、病程短，通常葡萄球菌、溶血性链球菌引起脓疱疮、丹毒、蜂窝织炎等，并可诱发肾炎及关节炎等全身性疾病。在各种系统性基础疾病和免疫缺陷状态下，患者常患特殊皮肤细菌感染。社区获得性耐甲氧西林金黄色葡萄球菌（CA-MRSA）皮肤感染的增多也越来越得到关注。杆菌性皮肤病较少见，且大多起病缓、病程长，如麻风分枝杆菌感染引起的麻风病、结核分枝杆菌感染引起的各种类型皮肤结核病等。

一、脓疱病

脓疱病（impetigo），俗称“黄水疮”，是儿童常见的以水疱、脓疱和结痂为主要表现的浅表化脓性皮肤感染。常在夏秋季发生，通过接触传染，蔓延迅速，可在儿童聚集的场所传染和流行。

（一）病因及发病机制

本病主要由凝固酶阳性金黄色葡萄球菌引起，亦可由乙型溶血性链球菌或两者混合感染引起。温度较高、出汗较多和皮肤有浸渍时可促进细菌在局部皮肤的繁殖，某些皮肤瘙痒患者反复搔抓致皮肤屏障破坏，可促进细菌的入侵。

（二）临床表现

1. 寻常型脓疱病（impetigo vulgaris） 也称为接触性传染性脓疱病（impetigo contagiosa），本病常为金黄色葡萄球菌或与溶血性链球菌混合感染。传染性强，多见于学龄期儿童，好发颜面、口周（尤其口角部位）、鼻孔周围、耳郭及四肢暴露部位皮肤，可继发于痱子、湿疹及瘙痒性皮肤病。初发损害为红斑或丘疹、丘疱疹或水疱，迅速变为脓疱，周围有红晕。疱壁薄、易破溃，破后露出红色糜烂面，渗液干燥结蜜黄色厚痂（图 2-2-1）。自觉有不同程度的瘙痒，常因搔抓而不断将病菌接种到其他部位，发生新皮疹，使病程迁延。严重者可有发热、畏寒等全身症状伴邻近淋巴结肿大，重症患者可发生败血症或急性肾炎。

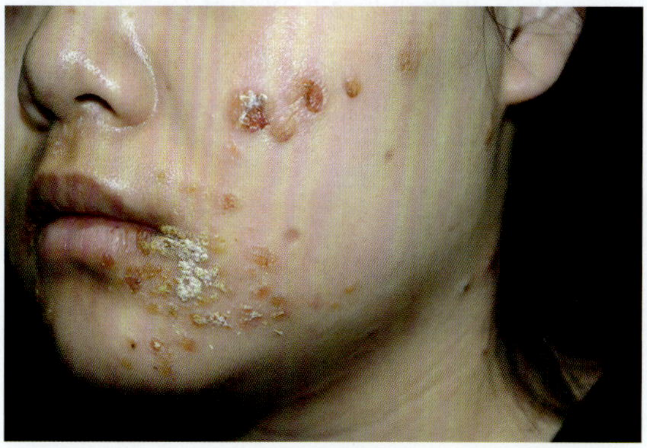

图 2-2-1　寻常型脓疱病

2. 大疱型脓疱病（bullous impetigo） 主要由金黄色葡萄球菌噬菌体Ⅱ组 71 型引起，多见于儿童，成人也可发生，特别是有免疫缺陷病患者。好发于面部、躯干和四肢等暴露部位，自觉瘙痒，一般无全身症状。皮损初起为米粒大小水疱或脓疱，迅速变为大疱，典型损害为散在直径 1 cm 左右的脓疱，疱内可见半月状积脓，疱周红晕不明显。疱壁薄、易破，形成糜烂结痂，有时痂下脓液向四周溢出，结痂周围发生新的水疱，排列呈环状或半环状，称为环状脓疱病（impetigo circinata）。发生在新生儿时称为新生儿脓疱病，多见于出生后 4 ~ 10 天的新生儿。发病急骤，传染性强。皮损为多发性大脓疱，尼氏征阳性，疱周有红晕，破溃后形成红色糜烂面。患儿可伴高热或低体温、呕吐、腹泻以至循环衰竭等全身症状。如不及时治疗，常因并发败血症、肾炎、肺炎等而危及生命。

（三）实验室检查

白细胞总数及中性粒细胞比例可增加。脓液脓痂可分离培养出致病菌。

（四）诊断及鉴别诊断

根据儿童发病、夏秋两季多见、好发于暴露部位、皮损为脓疱和蜜黄色脓痂、有接触传染和自身接种的特点，必要时结合细菌学检查一般不难做出诊断和分型。有时需与丘疹性荨麻疹和水痘鉴别，前者特征是在风团样红斑上出现丘疹或水疱，好发于躯干、四肢，成批出现，反复发作，奇痒。后者有水痘患者接触史，发疹前有发热，皮疹以丘疹、丘疱疹和水疱为主，具有孤立、散在和向心性分布的特点。

（五）治疗

以局部外用药物治疗为主，皮损泛发或病情严重者可同时选择系统应用抗生素。

1. 局部治疗 可先用 1：2000 盐酸小檗碱溶液或 1：5000 高锰酸钾溶液清洗患部，然后外用 10% 鱼石脂软膏、2% 莫匹罗星软膏、1% 红霉素软膏、夫西地酸软膏等。脓痂较厚者可先用油剂去痂皮，再用抗生素软膏。

2. 系统治疗 经验应用头孢类抗菌药物治疗，必要时根据细菌培养药敏试验结果选择敏感抗菌药物。对重症患儿应加强支持疗法，注意水电解质平衡，必要时可输注血浆或静脉用人血免疫球蛋白。

（六）预防

隔离患者，防止接触传染。接触衣物及时消毒，注意皮肤清洁卫生。及时治疗瘙痒性皮肤病。

二、金黄色葡萄球菌烫伤样皮肤综合征

金黄色葡萄球菌烫伤样皮肤综合征（staphylococcal scalded skin syndrome，SSSS）是由凝固酶阳性的噬菌体Ⅱ组 71 型金黄色葡萄球菌引起，以全身泛发性红斑、松弛性大疱及大片表皮剥脱为特征的急性感染性皮肤病。此菌可产生一种表皮松解毒素即剥脱毒素，造成表皮损伤和表皮剥脱。

（一）临床表现

多累及 5 岁以内婴幼儿。起病突然，初在口周或眼周发生红斑，迅速蔓延至躯干及四肢近端，甚至泛发全身，皮损处有明显的触痛。眼周口周渗出结痂或痂皮脱落，口周遗留特征性的放射状裂纹。红斑基础上可发生松弛性水疱，尼氏征阳性，疱易破留有鲜红糜烂面，似烫伤样（图 2-2-2），干燥后可见脱屑。在糜烂处的边缘，表皮松弛卷起，手、足皮肤似手套或袜子样剥脱。口腔黏膜、鼻黏膜及眼结膜亦可受累。伴发热、厌食、呕吐、腹泻等全身症状。一般经治疗 1～2 周内痊愈，重者可合并蜂窝织炎或败血症、肺炎而死亡。

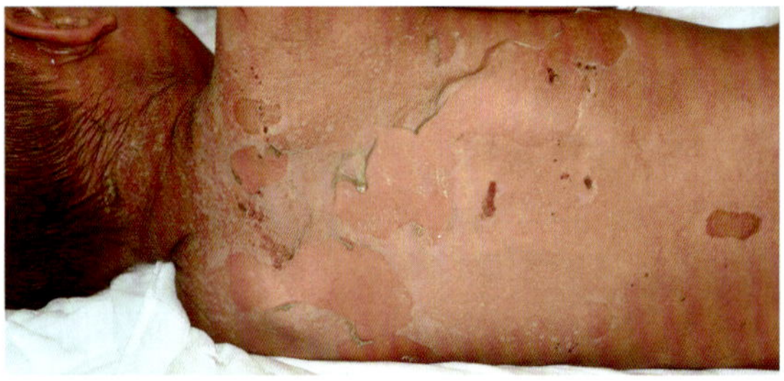

图 2-2-2 金黄色葡萄球菌烫伤样皮肤综合征

（二）诊断

好发于 5 岁内的婴幼儿；红斑基础上发生松弛性大疱及表皮剥脱，尼氏征阳性，皮损处有明显触痛，口周有放射状裂纹等临床表现；结合细菌学检查结果可以诊断。

（三）治疗

应及早应用有效抗生素，如红霉素、头孢菌素类等，最好参照细菌培养药敏试验结果。注意水、电解质平衡，加强支持疗法，必要时可输血浆或静脉给予免疫球蛋白治疗等。加强保暖

及口腔和眼部的护理，局部应用无刺激性并有收敛、消炎和杀菌作用的药物，如 1∶2000 小檗碱溶液湿敷，清洁换药。至于是否使用糖皮质激素的问题，目前意见尚不统一。

三、毛囊炎、疖和痈

毛囊炎、疖和痈是一组累及一个或多个毛囊和毛囊周围组织的细菌感染性皮肤病。毛囊炎是单个毛囊的感染，病变局限于毛囊口。疖的炎症较重、较深，累及毛囊深部，且有毛囊周围炎症，多发及反复发作者称为疖病。痈系多个相邻毛囊及毛囊周围炎症融合而成的深部软组织感染，或由数个疖肿相互融合形成皮肤深层感染。

（一）病因

病因主要为金黄色葡萄球菌感染，高温、多汗、潮湿、皮肤搔抓、卫生习惯不良，以及全身系统性疾病，如糖尿病、长期应用糖皮质激素等常为诱发因素。

（二）临床表现

1. 毛囊炎（folliculitis）　多见于成人。好发于头皮、颈部、臀部、外阴部、下肢等多毛和皮脂溢出的部位。皮损初起为红色毛囊性丘疹，继之中央发生脓疱，周围有炎性红晕，散在分布，互不融合（图 2-2-3）。自觉不同程度的瘙痒和疼痛，单个皮损 5～7 天即可痊愈，脓疱干涸结痂脱落后，一般不留瘢痕，但易复发。发生于头皮预后遗留脱发和瘢痕者，称为毛囊炎性脱发（folliculitis decalvans）。发生在须部者，数目多，常融合成浸润性斑块，经久不愈，称为须疮（sycosis）。发生于颈项部，反复发作，局部形成增生型瘢痕者，称为项部瘢痕疙瘩性毛囊炎（folliculitis keloidalis nuchae）。

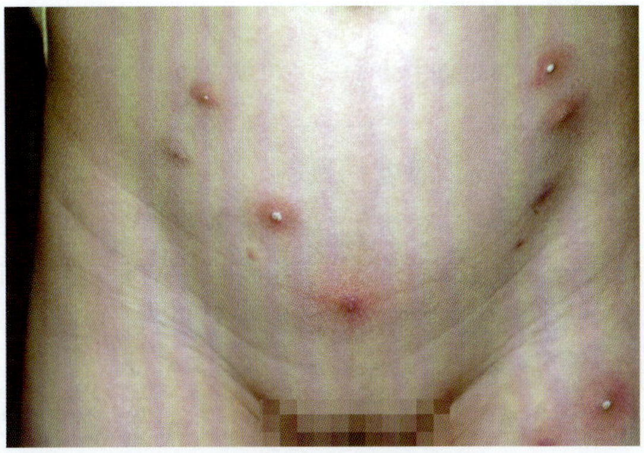

图 2-2-3　毛囊炎

病例分析：毛囊炎

2. 疖（furuncle）　好发于面颈、臂及臀部等。皮损初起为毛囊性炎性丘疹，基底有明显炎性浸润，逐渐增大成红色硬性结节，伴疼痛或压痛。2～3 天后结节化脓坏死而形成脓肿，溃破后排出脓栓、血性脓液及坏死组织，炎症逐渐消退，1～2 周结痂而愈（图 2-2-4）。重者可伴有发热、全身不适，可伴局部淋巴结肿大等，甚至引起脓毒血症或败血症。发生于鼻孔和上唇部者，因此处血管及淋巴管丰富，直接与颅内血管相通，挤捏后可引起海绵窦血栓性静脉炎、败血症，甚至脑脓肿，常可危及生命。疖通常为单发，若数目较多、反复发作、经久不愈则称为疖病（furunculosis）。

3. 痈（carbuncle）　好发于颈项、背部、臀部及大腿等处。初起为弥漫性炎性斑块，表面紧张发亮，界限不清，皮损迅速向四周及深部发展，继而化脓坏死，表面出现多个脓点，呈蜂窝状（图 2-2-5）。局部灼痛。常伴局部淋巴结炎，还可有高热、寒战等全身症状，可并发菌血

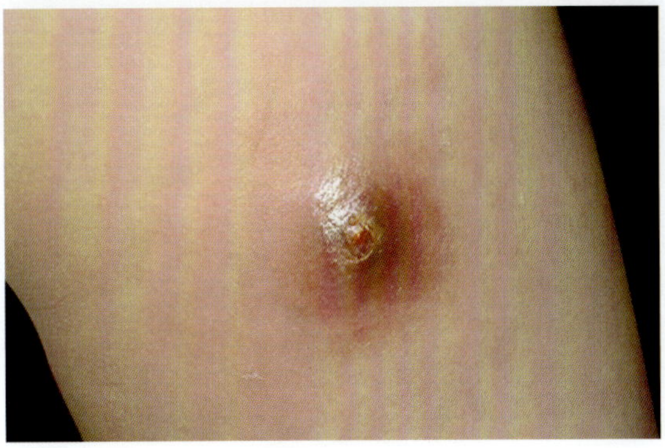

图 2-2-4　疖

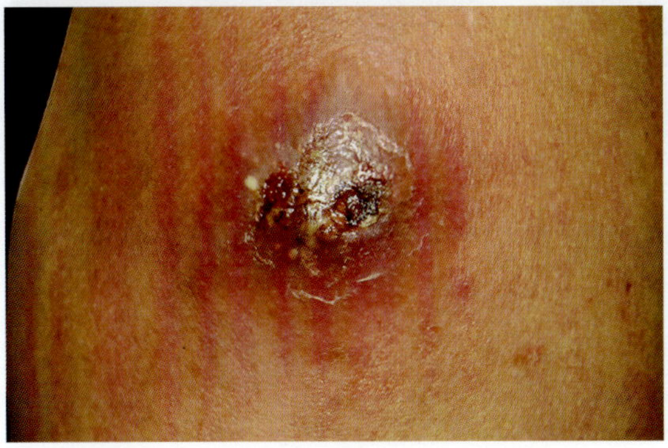

图 2-2-5　痈

症和败血症。

（三）诊断及鉴别诊断

毛囊炎皮损呈毛囊性炎性丘疹，中央有小脓疱；疖皮损呈红、肿、热、痛皮肤结节，中央有脓栓，疖多发为疖病；痈的皮损炎性浸润范围更深而广泛，表面常有数个脓栓，相互贯通，疼痛剧烈，全身症状明显。

（四）治疗

毛囊炎和疖以局部外用药物治疗为主，可外涂 3% 碘酊、10% 鱼石脂软膏或外用抗生素药物软膏。伴有明显的全身症状和痈可系统应用抗生素。疖早期未化脓者应热敷，晚期成熟的疖和痈可切开排脓，局部用凡士林或碘仿纱条引流。可选用紫外线、半导体激光及红光等辅助治疗。

（五）预防

注意皮肤清洁，避免搔抓、摩擦、挤压，积极治疗瘙痒性皮肤病及全身慢性疾病。

四、丹毒和蜂窝织炎

丹毒（erysipelas）和蜂窝织炎（cellulitis）是由细菌引起的一组累及皮肤深部组织的感染性皮肤病。

（一）病因及发病机制

丹毒系由 A 组 B 型溶血性链球菌，偶有 C 型或 G 型链球菌引起。多通过破损的皮肤和黏膜侵入组织引起感染，亦可通过血行感染。如病菌从鼻咽、耳等处侵入常引起面部丹毒。足癣、小腿溃疡或外伤可诱发下肢丹毒。病原菌可潜伏于淋巴管内，营养不良、酗酒、免疫功能障碍及肾性水肿易促发本病。

蜂窝织炎多由溶血性链球菌和金黄色葡萄球菌等感染引起，常继发于外伤、溃疡、其他局限性化脓性感染，也可由细菌直接通过皮肤微小创伤而侵入所致。

（二）临床表现

1. 丹毒　急性发病，常先有恶寒、发热、头痛、恶心、呕吐等先驱症状，继而局部出现界限清楚的水肿性红斑，表面紧张、发亮，严重时可伴水疱，迅速向周围扩大，有明显压痛（图 2-2-6）。单侧发病，患处皮温增高，常伴局部淋巴管炎及淋巴结炎。若于某处多次复发，称为慢性复发性丹毒。下肢丹毒反复发作，可致局部淋巴管受损，回流不畅，致受累组织肥厚，逐步形成象皮肿。患者白细胞计数增加，婴儿及年老体弱者可继发肾炎及败血症。皮损消退后可遗留色素沉着。

2. 蜂窝织炎　皮疹好发于四肢、颜面、外阴和肛周等部位，发生在指（趾）的蜂窝织炎称为瘭疽。损害初起为界限不清的弥漫性浸润性斑块，迅速扩展至周围组织，局部发热、疼痛。红斑表面呈显著凹陷性水肿，严重者可发生水疱和深在性脓肿（图 2-2-7）。常伴有淋巴结

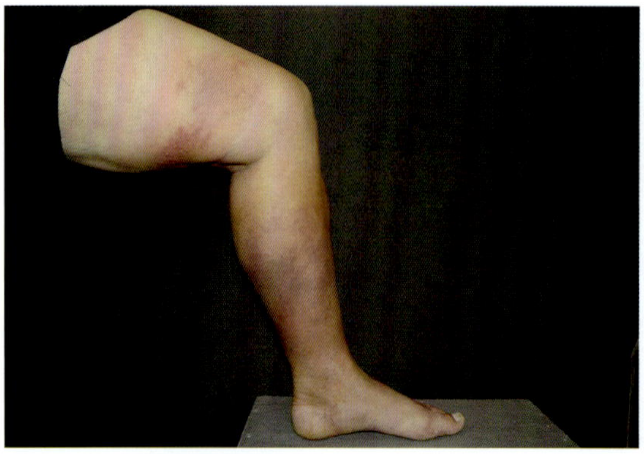

图 2-2-6　丹毒

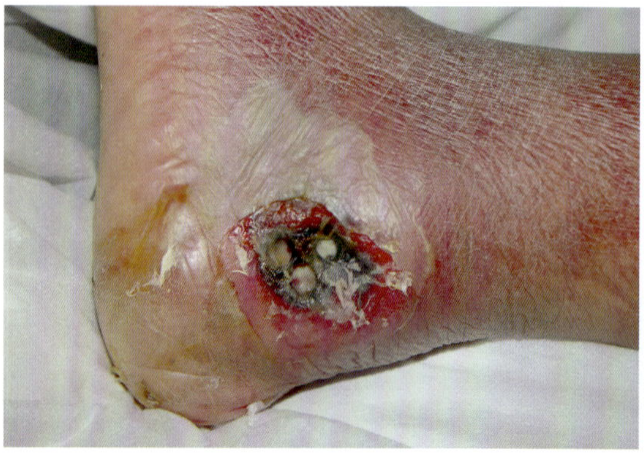

图 2-2-7　蜂窝织炎

炎、淋巴管炎，甚至发生败血症。急性期常伴高热、寒战和全身不适。慢性期皮肤硬化，类似硬皮病。

（三）实验室检查

白细胞总数增高，其中以中性粒细胞为主，可出现核左移。

（四）诊断及鉴别诊断

根据本病有易感因素、典型临床表现，结合全身中毒症状和实验室检查即可确诊。丹毒需与接触性皮炎和类丹毒等进行鉴别。前者有明确的刺激物接触史，瘙痒明显，祛除致敏物后给予激素和抗组胺治疗有效。后者有外伤史，从事畜牧业工作，好发于手指，自觉症状轻微。

（五）治疗

及时给予足量足疗程的系统药物治疗，同时辅以外用药物或理疗，控制炎症蔓延，防止复发。分析存在的诱发因素，积极治疗基础疾病或原发病灶。

1. 全身治疗　一般选择对革兰氏阳性菌敏感的药物即可，如青霉素类、红霉素类、头孢菌素类、喹诺酮类（18 岁以下患者禁用）等。丹毒治疗首选青霉素，每日 480 万 ~ 960 万 U，静脉点滴，过敏者可用红霉素类或喹诺酮类药物，一般疗程为 10 ~ 14 天。蜂窝织炎发展较为迅速者宜选用抗菌谱广的二代或三代头孢类抗生素，亦可选用喹诺酮类或新一代大环内酯类药物，必要时依据药敏试验选择抗生素。

2. 局部治疗　肿胀明显者选择 25% ~ 50% 硫酸镁湿敷，有水疱破溃者可用 1∶2000 盐酸小檗碱溶液或 0.1% 依沙吖啶溶液湿敷。如局部有大疱，可用消毒注射器抽出疱液，再用上述药湿敷。

3. 物理疗法　可选用半导体激光、超短波、红光及音频电疗等，对慢性复发性丹毒可做紫外线照射。

五、类丹毒

类丹毒（erysipeloid）是由猪丹毒杆菌（*Erysipelothrix rhusiopathiae*）通过皮肤黏膜损伤处感染人体引起的一种丹毒样急性感染性皮肤病。皮损多发于手部，可伴有全身症状。

（一）病因

猪丹毒杆菌广泛存在于自然界，主要寄生在猪或鱼的生肉中，人类感染本病主要通过接触带菌动物或其制品。从事屠宰、渔业、兽医等职业者较易感染，日常生活中可因洗鱼、切肉时被鱼刺扎伤或外伤而感染。

（二）临床表现

本病潜伏期 2 ~ 7 天，根据临床症状可分为局限型、弥漫型和败血症型，其中局限型为最常见的一型，在病菌侵入处患部皮肤肿胀，出现边界清楚的紫红斑，红斑渐向周围扩展，中央部分消退，边缘微隆起而成环状，表面可有水疱形成（图 2-2-8）。皮损直径一般不超过 10 cm，多发生于手指及腕部，自觉灼热或微痛。指关节因肿胀、疼痛而活动受限。皮损不化脓，消退后可遗留色素沉着斑。一般在 2 ~ 4 周内可自然痊愈。有时皮损呈游走性，红斑消退后边缘又出现新皮损，可蔓延至整个手部，使病程拖延数月之久。少数病例为弥漫型，表现为全身泛发，伴有发热、关节痛等全身症状，甚至发生败血症。

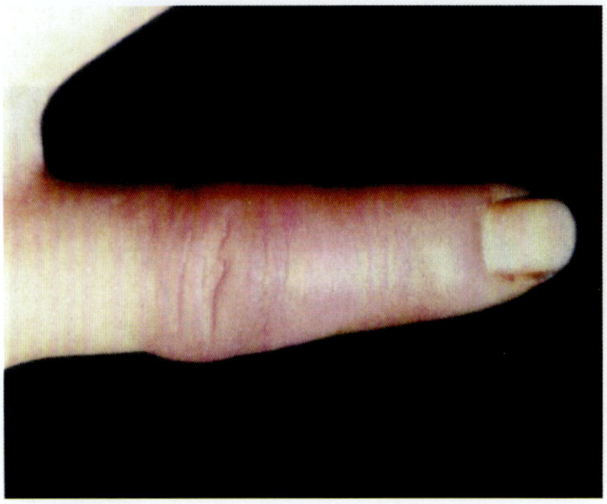

图 2-2-8　类丹毒

（三）诊断

根据有外伤史，接触肉类、鱼类史，好发于手指，皮损为边界清楚的水肿性紫红斑，自觉症状轻微的特点，可做出诊断。

（四）治疗

首选青霉素。对青霉素过敏者，可选用头孢菌素类、红霉素类、四环素类或磺胺类药物等。局部可配合外用 10% 鱼石脂软膏等。

六、皮肤结核病

皮肤结核病（tuberculosis cutis）是由结核分枝杆菌（*Mycobacterium tuberculosis*）感染所致的慢性皮肤病。

（一）病因及发病机制

本病由人型结核分枝杆菌或牛型结核分枝杆菌所致。感染途径为结核分枝杆菌通过皮肤黏膜轻微损伤处直接感染，或由体内器官及组织中已存在的结核病灶经血行、淋巴系统或直接扩散到皮肤。由于感染结核分枝杆菌的数量、毒力及机体抵抗力的差异，本病的临床表现各异。

（二）临床表现

1. 寻常狼疮（lupus vulgaris） 是临床最常见的类型。多见于儿童及青年，可由邻近组织的结核病灶蔓延至皮肤或因淋巴引流及血源感染所致，少数由外界侵入。基本损害初起为粟粒至豌豆大狼疮结节，红褐色或棕褐色，呈半透明状，质软，表面皮肤变薄发亮，可用探针刺入发生贯通及出血（探针贯通现象）。用玻片压诊时可呈褐黄色或苹果酱色，称为“苹果酱结节”，为典型临床特征之一。结节逐渐增大融合成红褐色浸润性斑块，结节可破溃，形成浅表性溃疡（图 2-2-9），其边缘不整，基底为红褐色肉芽组织，表面有少量稀薄脓液，可结成污褐色薄痂。溃疡中央或一侧愈合留有萎缩性瘢痕，溃疡另一侧或瘢痕上不断出现新的结节损害或溃疡，迁延数十年不愈，一般无自觉症状。本病好发于面部，以颊部、鼻部、眼睑及耳郭为常见，也可侵及鼻唇黏膜，常因瘢痕挛缩使面部器官严重变形而毁容。发生于四肢者可致指节短缺、关节强直畸形。皮损长期不愈者可继发鳞状细胞癌。

2. 疣状皮肤结核（tuberculosis of verrucosa cutis） 由结核分枝杆菌直接感染皮肤所致，由于患者对结核杆菌有较强的免疫力，因此皮损以疣状增生为特点，且病变发展较慢，病程可达数年至数十年，多见于手指、手背、臀部及小腿等暴露部位。皮损初起为黄豆大、暗红色小结节，质硬，基底部有明显浸润，表面粗糙，呈疣状或乳头状隆起，逐渐融合成斑块，并向周围扩散，形成中央网状萎缩性瘢痕，边缘呈疣状隆起，周围有红晕，称为“三廓”现象（图 2-2-10）。

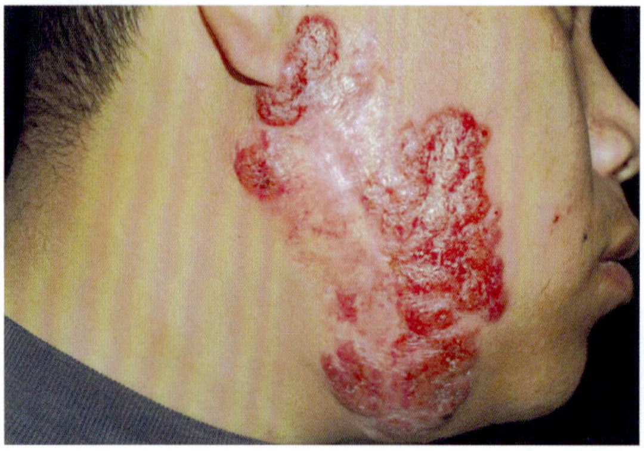

图 2-2-9 寻常狼疮

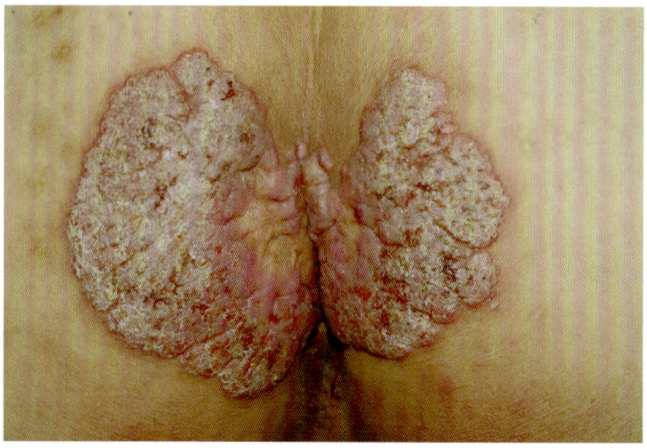

图 2-2-10 疣状皮肤结核

3. 面部播散粟粒状狼疮（lupus miliaris disseminatus faciei） 目前发病机制不清，多认为属于寻常狼疮的变型或结核疹。临床表现为粟粒至绿豆大小的丘疹和结节，对称分布在眼睑、颊部、鼻两侧。典型损害位于眼睑下方呈线状排列。结节呈淡红色或红褐色，表面光滑，玻片压诊可呈苹果酱色（图 2-2-11）。少数结节可破溃，愈后留有凹陷性瘢痕，慢性病程，反复发作。

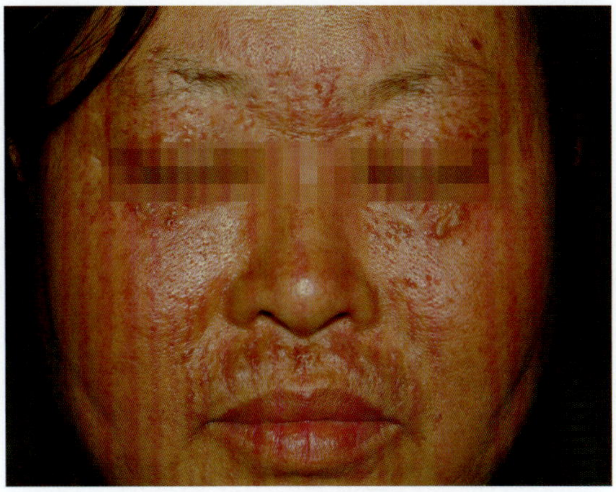

图 2-2-11 面部播散粟粒状狼疮

（三）实验室检查

1. 结核分枝杆菌纯蛋白衍生物（PPD）试验及结核感染 T 细胞斑点试验 T-spot TB 用于检测机体对结核分枝杆菌的细胞免疫反应状态。若呈强阳性反应，说明体内存在活动性结核灶。呈阳性反应，说明曾感染过结核菌分枝杆或接种过卡介苗。若呈阴性，也不能完全排除结核分枝杆菌感染，细胞免疫功能受损时可呈假阴性。

2. 胸部 X 线检查 可发现活动性或陈旧性肺结核病灶，必要时可选择 CT 检查。

3. 组织病理学检查 各型皮肤结核的病理变化取决于感染状态和免疫反应，典型的损害为结核结节，即由聚集成群的上皮样细胞及多核巨细胞组成的结节，周围绕以致密的淋巴细胞浸润，中央可有干酪样坏死。

4. 细菌学检查 直接涂片行抗酸染色或结核分枝杆菌培养，发现结核分枝杆菌，有助于诊断，也可借助于分子生物学方法 PCR 检测结核分枝杆菌 DNA 确定诊断。

（四）诊断及鉴别诊断

根据皮肤结核的临床特点、结合组织病理为结核结节以及必要的实验室检查，一般不难诊断。

寻常狼疮应与结节病和盘状红斑狼疮进行鉴别，前者病理变化是真皮内较多的裸结节，无干酪样坏死，皮损一般不破溃，结核菌素试验阴性；后者为好发于面部的碟状红斑，覆以黏着性鳞屑，底部可见毛囊角栓，组织病理变化具有特异性。

疣状皮肤结核应与疣状扁平苔藓及着色芽生菌病等进行鉴别，前者皮损无“三廓现象”，组织病理具有基底细胞液化变性、真皮浅层炎症细胞呈带状浸润；后者皮肤损害炎症明显，真菌或组织病理检查均能查到真菌。

面部播散粟粒状狼疮须与寻常痤疮及酒渣鼻鉴别，前者好发于青春期，表现为粉刺、丘疹、丘脓疱疹、囊肿和结节等多种皮损共存；后者为鼻尖及颊部潮红，充血明显，伴有毛细血管扩张，晚期可有鼻赘。

（五）治疗

“早期、足量、规则、联合及全程应用抗结核药物”是皮肤结核的治疗原则，常 2 ~ 3 种药物联合应用，服药时间不少于 6 个月，同时积极治疗其他部位的结核病灶。常用的抗结核药物有：

1. 异烟肼（雷米封） 成人用量 5 mg/（kg · d），或每日 300 mg，顿服，副作用为肝损害和神经炎，用量较大时宜同时服用维生素 B_6。

2. 利福平 每日早饭前 1 h 顿服 450 ~ 600 mg。

3. 链霉素 每次 0.5 g，每日 2 次，肌内注射；或每日 1 g，1 次肌内注射。注意该药对听神经的损害。

4. 乙胺丁醇 每日 750 mg，顿服。

面部播散粟粒状狼疮抗结核治疗无效。糖皮质激素外用可减轻症状。口服糖皮质激素、四环素、氨苯砜、羟基氯喹及维 A 酸类药物有效。

七、非结核性分枝杆菌感染

非结核性分枝杆菌感染（nontuberculous mycobacterium infection）又称皮肤非典型分枝杆菌感染（atypical mycobacterium infection），是指由一大类结核分枝杆菌以外的分枝杆菌所引起的感染。这类分枝杆菌常与结核分枝杆菌具有交差抗原性，但又具有独特的生物学特性，一般不在人与人之间传播，对实验动物的致病性较低，感染往往多发生在免疫力低下的宿主，属于条件性感染。其临床表现呈现为一个大的疾病谱，从表浅的皮肤感染到播散致死性疾病。这类感染一般较结核分枝杆菌感染要局限，临床表现轻，对一般的抗结核药物反应较差，而其他抗菌药物可能有效。

（一）病因

致病菌主要包括堪萨斯分枝杆菌（*Mycobacterium kansasii*）、海鱼分枝杆菌（*Mycobacterium marinum*）、瘰疬分枝杆菌（*Mycobacterium scrofulaceum*）等。

（二）临床表现

皮损好发于易受外伤部位（图 2-2-12）。堪萨斯分枝杆菌的皮肤损害常呈沿皮肤淋巴管分布的皮下结节，表面可破溃，也可为疣状增生性斑块，严重时可出现化脓性肉芽肿、蜂窝织炎，甚至引起肌肉、骨骼的病变。海鱼分枝杆菌感染又称游泳池肉芽肿（swimming pool granuloma），患者多有水中外伤史或养鱼史，皮肤损害多见，常为单个斑块和结节，破溃后形成结节性溃疡或脓肿，较少发生播散。分枝杆菌感染一般为局部肉芽肿性结节或类丹毒样损害，表面可破溃形成瘘管排脓，也可成疣状增生，无明显全身症状，可自愈。

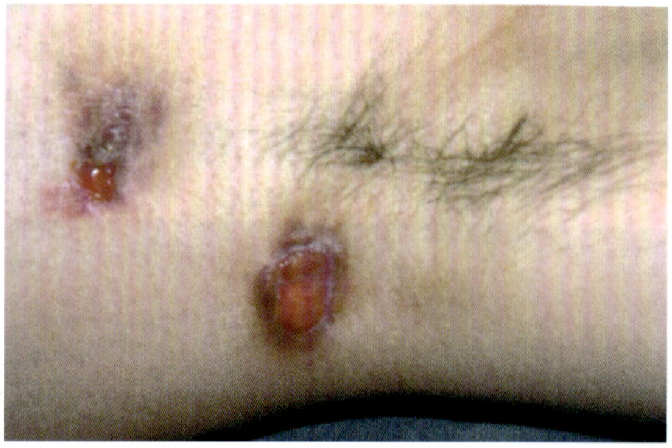

图 2-2-12　非结核性分枝杆菌感染

（三）实验室检查

结核菌素及 T-spot TB 试验可呈阳性反应。组织病理学检查早期为非特异性炎症改变，晚期多呈结核样结节，较少出现干酪样坏死。细菌学检查抗酸染色不易发现病原菌，培养发现非结核分枝杆菌，可产生色素，不产生烟酸，触酶活性强，室温可生长，有助于诊断。对于一些至今不能培养的分枝杆菌，可通过 PCR 鉴定基因序列来鉴别。

（四）诊断

根据外伤史、临床表现、组织病理学和细菌学检查特点可做出诊断。

（五）治疗

堪萨斯分枝杆菌感染对经典的抗结核药物敏感，应采用两种以上的药物坚持治疗 1～2 年。海鱼分枝杆菌感染虽可自愈，但时间较久，可采用复方磺胺甲基异噁唑、利福平等治疗并配合热疗。瘰疬分枝杆菌对一般抗结核药物不敏感，可使用其他抗生素治疗，本病常可自愈。

八、麻风病

麻风病（leprosy）是由麻风分枝杆菌（*Mycobacterium leprae*）感染引起的一种慢性传染病；主要侵犯皮肤、黏膜和周围神经，晚期可造成畸形或致残。

（一）病因及流行病学

麻风分枝杆菌是麻风病的病原菌，系为挪威学者汉森于 1873 年发现，1879 年德国学者奈瑟等用抗酸染色法确认。麻风杆菌抗酸染色后在光学显微镜下呈红色，完整菌呈小直棒状或稍有弯曲，常聚集成束状或球团样，有时尚可见到断裂状、短杆状、串珠状和颗粒状等变形菌。麻风分枝杆菌排出体外后，在日光下直接照射 2 ~ 3 h 可丧失繁殖力，在阴暗潮湿环境中可生存数日。麻风分枝杆菌离体培养迄今尚未成功。

至今公认的传染源是未经治疗的麻风患者，飞沫传播是麻风重要的传播方式，长期密切接触、文身等也可以传播。人对麻风分枝杆菌有不同程度的易感性，人体感染麻风分枝杆菌后是否发病以及发病后表现的类型和预后，取决于个体免疫力的强弱。儿童、年老体弱者，尤其是具有细胞免疫缺陷者易感染。麻风主要分布于亚洲、非洲和拉丁美洲。麻风在我国有 2000 多年的流行史，经多年积极努力，目前流行范围已明显缩小，发病率显著下降。

（二）临床表现

本病潜伏期为 2 ~ 5 年，较短者数月，较长者 10 年以上。麻风分类需要以临床表现、细菌学、病理学和免疫学四个方面的检查结果为依据，目前仍采用五级分类法，分为结核样型麻风（tuberculoid leprosy，TT）、偏结核样型界线类麻风（borderline tuberculoid，BT）、中间界线类麻风（borderline-borderline，BB）、偏瘤型界线类麻风（borderline lepromatous，BL）、瘤型麻风（lepromatous leprosy，LL），以及未定类麻风（indeterminate，I）。临床上根据麻风病免疫力大小、麻风分枝杆菌数量多少和类型演变呈“光谱”样改变，麻风分枝杆菌数量由多到少：LL>BL>BB>BT>TT，细胞免疫反应强度由强到弱：TT>BT>BB>BL>LL。BB 类型不稳定，随着机体免疫力的强弱变化，该型会分别向结核样型端或瘤型端转化。为了便于联合化疗，根据皮肤涂片查菌结果可将上述分型简化为多菌型麻风和少菌型麻风两大类。多菌型包括五级分类法中的 BB、BL、LL 患者以及皮肤涂片查菌阳性的任何其他类型的患者；少菌型仅包括五级分类法中皮肤涂片查菌阴性的 TT、BT 和未定类麻风患者。

下面重点介绍典型的结核样型麻风和瘤型麻风。

1. 结核样型麻风（tuberculoid leprosy） 皮损好发于四肢、面部、肩部和臀部等易受摩擦部位。皮肤损害有斑疹和斑块，斑疹呈环状或地图状，数目仅有 1 ~ 2 块，边界清楚，略高起皮面，有轻度色素减退或发红，表面有少许鳞屑（图 2-2-13）。皮损处有明显的浅感觉障碍，温、痛、触觉减弱以至消失。皮损表面干燥、粗糙，闭汗，毳毛脱落。周围神经可有 1 ~ 2 条受累，常为尺神经、腓总神经、耳大神经等，表现为单侧、粗大、质硬、有触痛。神经功能障碍出现早而明显，可见严重的肌肉萎缩、运动功能障碍及畸残。尺神经受累出现大小鱼际和骨间肌萎缩，形成“爪手”；正中神经受累可致“猿手”；桡神经受累可致“垂腕”；面神经受累可致“兔眼”。查菌阴性，麻风菌素试验为强阳性。

2. 瘤型麻风（lepromatous leprosy） 皮损数目多、分布广泛而对称，早期损害为斑疹，中晚期出现浸润性结节和斑块，边界模糊不清，倾向融合，表面光滑发亮，呈红黄色、棕黄色，皮损中央无免疫区。眉毛睫毛可全部对称性脱落（图 2-2-14）。面部皮肤弥漫性增厚，鼻

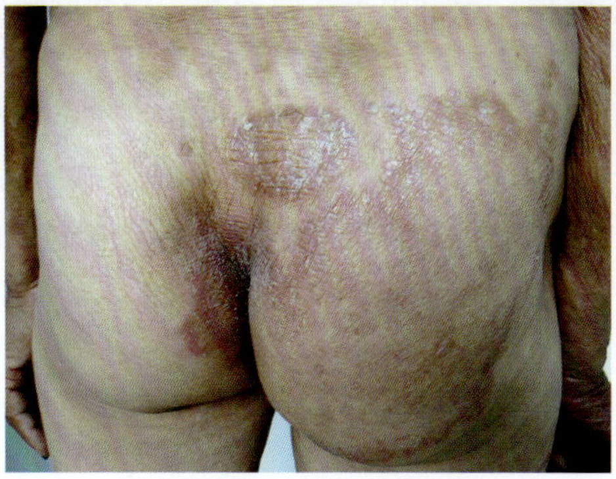

图 2-2-13　结核样型麻风

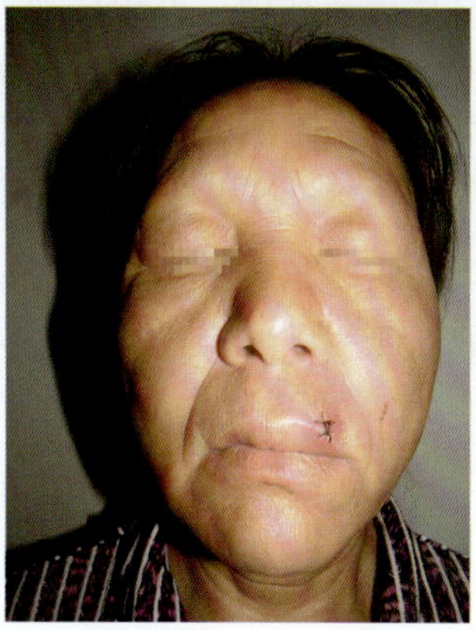

图 2-2-14　瘤型麻风

唇及耳垂肥厚变大，结节和深在性浸润融合形成“狮面”样外观。感觉障碍出现较晚。受累神经对称、粗大、均匀、质软。有内脏受累。查菌强阳性。麻风菌素试验晚期反应阴性。早期预后良好，晚期可致残疾。

未定类麻风是上述各类麻风的早期表现，但无各类麻风的典型特点，未列入“五级分类”中，皮损为浅色斑、红斑或褐色斑，可有轻度感觉障碍，可发展为各型麻风。

各类型麻风可互相转化，TT 和 LL 麻风患者的免疫力处于两个极端，一般均稳定不变，只有极少数患者在一定条件下由于免疫力的变化可以互相转化。TT 和 LL 均可能演变为 BB。BB 患者的免疫力处于中间状态，稳定性一般较差，相当数量的患者可在不同条件下向两极型演变，多数演变成 LL。LL 在长期适当的治疗后，尤其在免疫力提高时，可表现出 BB 的特点。此外，一部分未定类麻风和 TT 可自愈。未定类麻风亦可长期不发生演变，但多数演变为 TT。

麻风反应（lepra reaction）是在麻风病的慢性过程中，由于免疫状态的改变而突然发生的病情活跃或加剧，使原有皮损急剧红肿、扩展，骤然出现许多新皮疹，兼有剧烈的周围神经肿痛，可伴有发热、全身不适、关节酸痛等全身症状。麻风反应不及时处理，危害极大，可造成畸残。

（三）实验室检查

1. 组织病理学检查 TT 主要表现为血管、附属器及神经周围有上皮样细胞肉芽肿浸润，抗酸染色阴性；LL 表现为表皮萎缩，表皮与真皮间有一狭窄的无浸润带，真皮主要为巨噬细胞或泡沫细胞肉芽肿，有典型的泡沫细胞，抗酸染色阳性。

2. 麻风分枝杆菌检查 取皮损切口处组织液涂片进行抗酸染色，TT 多呈阴性，LL 呈阳性。

3. 麻风菌素试验 用于测定机体对麻风分枝杆菌的细胞免疫强弱，TT 多呈强阳性，LL 呈阴性。

（四）诊断

早发现、早治疗是及时中断传染和防治畸残发生的关键。结合皮损伴有明显的感觉障碍、周围神经粗大伴相应的功能障碍、皮肤涂片查抗酸杆菌阳性以及特异的皮肤组织病理变化可做出诊断。

（五）治疗

应采取早期、及时、足量、足疗程、规则治疗的原则。及时正确处理麻风反应，注意防止耐药性产生，一般采用联合化疗。

1. 联合化疗 世界卫生组织推荐的化疗方案是：①多菌型麻风：利福平 600 mg 每月 1 次，口服；氯法齐明 300 mg，每月 1 次，口服，或每日 50 mg，口服；氨苯砜（DDS），每日 100 mg，口服。疗程至少 24 个月或直至皮肤查菌转阴。②少菌型麻风：利福平 600 mg，每月 1 次，口服；氨苯砜每日 100 mg，口服。疗程 6 个月。

2. 麻风反应的处理 发现后要及时、迅速处理，减轻患者疼痛，防止畸形，尽快去除诱发麻风反应的原因。治疗上及时选用糖皮质激素，亦可用雷公藤多苷、沙利度胺及羟氯喹等药物。

（六）预防

建立麻风病防治网，在麻风病流行区大力宣传、普及麻风防治知识，开展流行病学调查，力争早发现、早治疗。对流行区儿童、患者家属及密切接触者应定期体检，必要时可接种卡介苗。

思考题

（刘国艳）

第三节　真菌性皮肤病

一、概述

（一）概念

真菌性皮肤病（fungal dermatosis）是指由真菌所致的皮肤感染，主要包括皮肤癣菌感染（dermatophyte infection）、马拉色菌感染（*Malassezia* infection）、念珠菌感染（*Candida* infection）和一些伴有皮肤表现的深部真菌感染（deep-seated fungal infection）。

真菌感染或真菌病按照其侵犯部位可大致分为浅部真菌病（superficial mycosis）和深部真菌病（deep-seated mycosis），前者指皮肤表浅的感染，后者指深达真皮和皮下乃至深部组织的感染。近年来随着免疫受损患者不断增多，有很多真菌可以作为条件致病菌（opportunistic pathogen）引起感染，已充分引起临床工作者们的重视，其中部分深部真菌感染是通过黏膜和皮肤进入体内而发生的。

真菌属于一大类真核生物，具有细胞壁以及真正的细胞核和细胞器。真菌的种类繁多，广泛分布于自然界和人体。大多数真菌对人类有益，其中对人类具有致病性的病原真菌（pathogenic fungi）约有 300 余种。

（二）真菌感染的诊断

真菌病的诊断主要依靠皮损的部位、特点以及真菌学检查。皮肤真菌病有一定的好发部位，其临床表现大多比较典型，容易诊断（图 2-3-1）。但确定病原真菌种类和必要的鉴别诊断时需要借助真菌学检查。最经典实用的检查方法包括真菌直接镜检和培养检查。直接镜检法采用钝刀刮取皮损部位的皮屑、甲屑、病发和分泌物等标本，加入 10% ~ 20% KOH 消化角质后

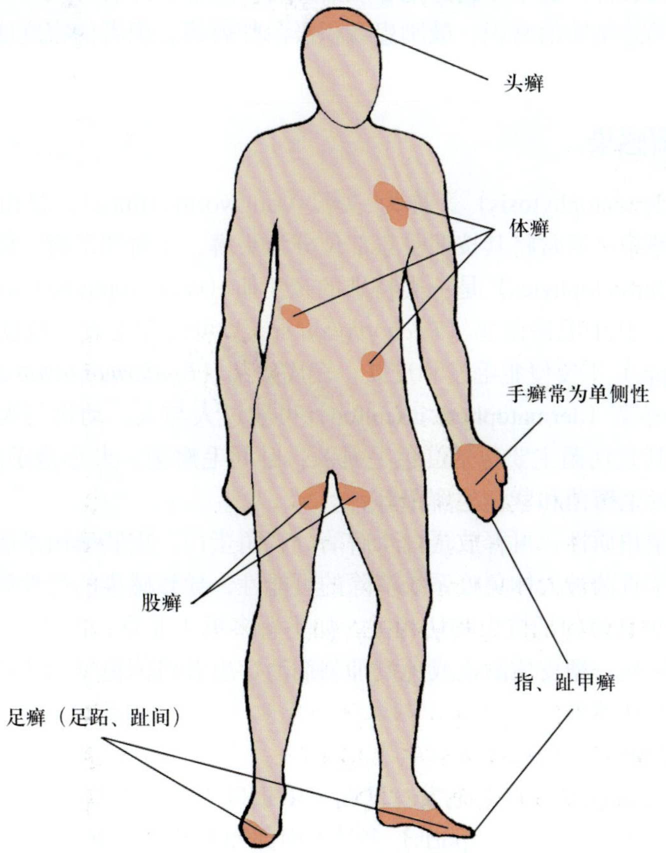

图 2-3-1　皮肤癣菌感染的好发部位

在显微镜下进行检查，荧光染色的应用可提高检出的阳性率（见图 1-5-4）。同时将标本在培养基上培养，并通过形态学观察进行菌种鉴定（见图 1-5-5），还可通过分子生物学方法对病原菌进行分型和鉴定。甲真菌培养和镜检均为阴性时可做甲病理和分子生物学检查寻找病原体以进行辅助诊断。对于深部真菌感染，组织病理是确诊的金标准，可选用血清学试验（serological test）和皮肤试验（skin test）。滤过紫外光（伍德灯）检查可用于各种类型头癣及真菌与细菌感染的鉴别。

（三）真菌感染的治疗

浅部真菌病的治疗一般采用外用疗法，常用抗真菌药（antifungal agents）化学类别有咪唑类（azoles）、丙烯胺类及吗啉类等，剂型包括粉剂、溶液剂、霜剂、软膏剂及药物香波等；对于角化增厚明显者，还可配合外用角质剥脱剂，如水杨酸、苯甲酸酒精和软膏等。对头癣、甲癣、顽固难治的体股癣和手足癣以及深在的真菌感染，则应考虑口服药物治疗。常用的药物有烯丙胺类的特比萘芬、唑类的伊曲康唑和氟康唑以及抗真菌抗生素灰黄霉素等。特比萘芬是烯丙胺类的抗真菌药，具有极好的杀灭皮肤癣菌活性，可用于治疗皮肤癣菌感染，因其能很好地弥散入甲板内，特别适用于甲癣的治疗。伊曲康唑具有广谱抗真菌活性，适用于各种真菌感染，可在治疗停止后在甲板中维持有效浓度 6～9 个月，因此也是治疗甲癣的良好选择。氟康唑对酵母菌有较强的抗菌作用，可用于治疗多种类型的皮肤、黏膜念珠菌感染，对皮肤癣菌的感染亦有一定疗效。尽管新一代抗真菌药针对皮肤真菌感染的治疗过程中很少出现肝损害，但少数患者仍会出现肝功能异常。灰黄霉素仍可作为头癣系统治疗时的首选药物，它比新一代抗真菌药经济，且短期应用较为安全，但不宜长期应用。

（四）真菌感染的预防

湿润的环境有利于真菌生长，故应该保持皮肤干燥。在洗澡后应将皮肤仔细擦干。建议穿宽松的内衣，勤更换鞋袜。夏季尽量穿拖鞋或露趾鞋。足部多汗者可用滑石粉或其他粉剂保持足部干燥。普及真菌感染防治常识，鼓励患者积极治疗癣病。患者的家庭成员要做好隔离，避免共用生活用品。

二、皮肤癣菌感染

皮肤癣菌病（dermatophytosis）又称为“癣”（ringworm，tinea），是由皮肤癣菌所致的临床常见的皮肤真菌感染。通常将其按照受累部位分为头癣、手癣和足癣、体癣和股癣和甲癣等几类。皮肤癣菌（dermatophytes）是一类特殊的亲角质（keratinophylic）真菌，主要包括 3 个属二十余种致病菌。其中毛癣菌属（*Trichophyton* spp.）可侵犯毛发、皮肤和甲板，小孢子菌属（*Microsporum* spp.）主要侵犯毛发和皮肤，表皮癣菌（*Epidermophyton* spp.）主要侵犯皮肤和甲板。皮肤癣菌感染（dermatophyte infection）可通过人与人、动物与人或土壤与人的途径互相传播。在我国其致病菌主要包括红色毛癣菌、趾间毛癣菌、犬小孢子菌、石膏小孢子菌、絮状表皮癣菌、断发毛癣菌和紫色毛癣菌等。

皮肤癣菌具有亲角质性，可释放蛋白水解酶分解角蛋白。皮肤癣菌细胞壁的甘露聚糖有免疫抑制作用，降低了真菌被人体免疫系统清除的可能性，导致感染的慢性病程。皮肤癣菌感染的临床表现与机体对真菌的抵抗力密切相关，如头癣多见于儿童，因成人皮脂腺中脂肪酸高，可使白癣自愈；糖尿病、糖皮质激素或免疫抑制剂治疗患者机体免疫功能低下，可使浅部真菌病泛发甚至出现深在性感染。

（一）体癣和股癣

体癣和股癣是发生在除头皮、毛发、掌跖、甲板以外的平滑皮肤上的皮肤癣菌感染。皮损多位于暴露部位，体癣（tinea corporis）多见于面部和上肢，股癣（tinea cruris）发生于腹股沟、臀部和肛门周围，实际上是发生在特殊部位的体癣。

1. 病因　所有皮肤癣菌都能引起本病，但红色毛癣菌是最常见的致病菌。

2. 临床表现　原发损害为针头到绿豆大小丘疹、水疱或丘疱疹，从中心逐渐向周围等距离扩展蔓延，中心有自愈倾向，边缘由散在的丘疹、水疱、丘疱疹、痂和鳞屑连接成狭窄隆起，呈环状（图 2-3-2），大多数患者自觉瘙痒。外用糖皮质激素可使皮损失去原来的典型损害，表现为皮损周边的鳞屑红斑边界不清，炎症不显著，中央失去自愈倾向，称为难辨认癣（tinea incognito），以面部多见（图 2-3-3）。

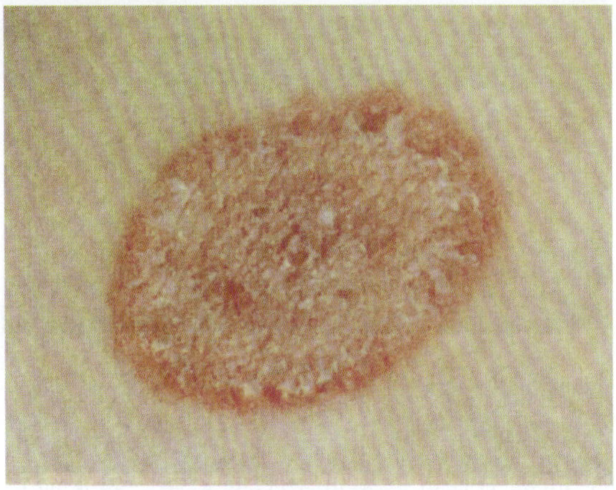
图 2-3-2　体癣

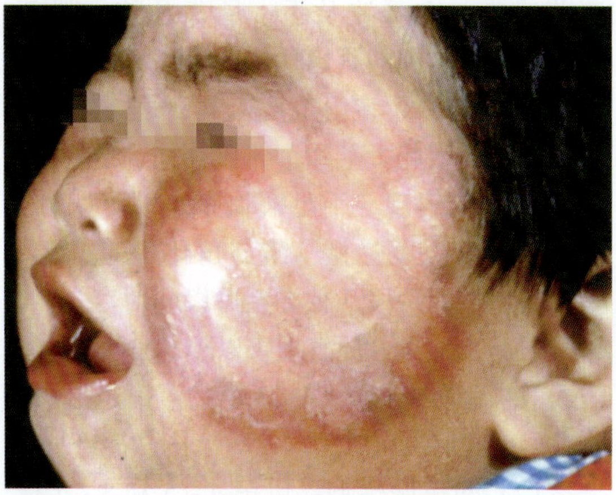
图 2-3-3　难辨认癣

股癣通常表现为腹股沟处与体癣相同的单侧或双侧皮损，表现为下侧边界清楚、炎症明显的红斑，边缘可有丘疹、鳞屑、水疱和脓疱，常有反复发作倾向。阴囊、阴茎较少受累，可向后发展至肛周、臀间沟及臀部皮肤，重者可从腹股沟向上蔓延至会阴及耻骨上部。

皮肤癣菌性肉芽肿（granuloma trichophyticum）系体癣向深部组织发展所致，临床表现为深在的结节、斑块或脓肿，类似疖，表面毛孔扩大，可挤出脓液。此病多发生于体癣的基础上，好发于胫前或腕部，可能由于皮肤外伤或应用糖皮质激素而使局部抵抗力下降后，皮肤癣菌沿毛囊深入真皮而导致真菌性毛囊炎或毛囊周围炎等深在性损害（图 2-3-4）。

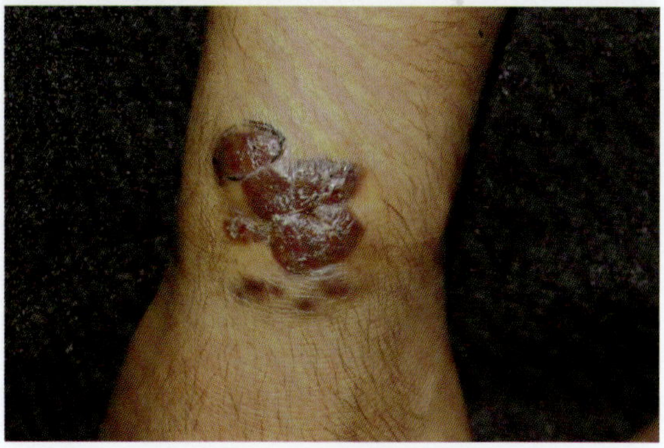
图 2-3-4　皮肤癣菌肉芽肿

3. 实验室检查　刮取损害进展性边缘皮屑，用 KOH 处理后进行直接镜检可以发现分隔菌丝，有时断开成分节状。真菌培养可以确定致病菌种。

4. 诊断和鉴别诊断　根据典型临床表现，皮屑真菌镜检或培养出皮肤癣菌可以确诊。体癣应与其他有环形皮损的疾病和红斑鳞屑类皮肤病进行鉴别，如银屑病、玫瑰糠疹、红斑狼疮、梅毒、多形红斑、环状肉芽肿等。股癣应与间擦部位的疾病相鉴别，如念珠菌病、脂溢性皮炎、间擦疹、皱褶部位银屑病（“异位银屑病”）和花斑糠疹、红癣等。

结合临床特点并借助真菌学检查可以排除大多数疾病。红癣可通过细菌学检查和伍德灯下出现珊瑚红荧光进行诊断。

5. 治疗

（1）局部治疗：常用 1%～2% 的咪唑类药物如联苯苄唑、咪康唑、克霉唑、酮康唑、益康唑及卢立康唑制剂；1% 的烯丙胺类药物如萘替芬、特比萘芬或布替萘芬制剂，其他如 1% 阿莫罗芬、1% 环吡酮制剂或 5% 水杨酸酒精，每日外用 1～2 次，疗程 2～4 周。皮损消退后应继续用药 1 周，以防复发。对股癣、婴幼儿体（股）癣患者宜选用较温和的药物。

（2）全身治疗：对于顽固性、泛发性体癣，可选用系统抗真菌药物治疗。如伊曲康唑每日 200 mg，连续 7 日；或特比萘芬每日 250 mg，1 ~ 2 周；或氟康唑每次 150 ~ 300 mg，每周 1 次，连续 3 ~ 4 周。治疗皮肤癣菌性肉芽肿需根据病情决定疗程，一般需 2 ~ 3 个月。

（二）手癣和足癣

手癣（tinea manus）和足癣（tinea pedis）是发生在手掌和足趾以及指（趾）间的皮肤癣菌感染，亦可波及手、足背及腕、踝部，是临床上最常见的真菌性皮肤病。

1. 病因 大多由毛癣菌属、表皮癣菌属的真菌感染引起。某些个体比其他人更易感。

2. 临床表现 手足癣临床表现可以分为水疱型、间擦糜烂型、鳞屑角化型等。但一般在临床不同阶段几种类型可以同时存在。

（1）水疱型：原发损害以小水疱为主，成群或散在分布，疱壁厚，内容物澄清，干燥吸收后出现脱屑。自觉瘙痒严重（图 2-3-5）。

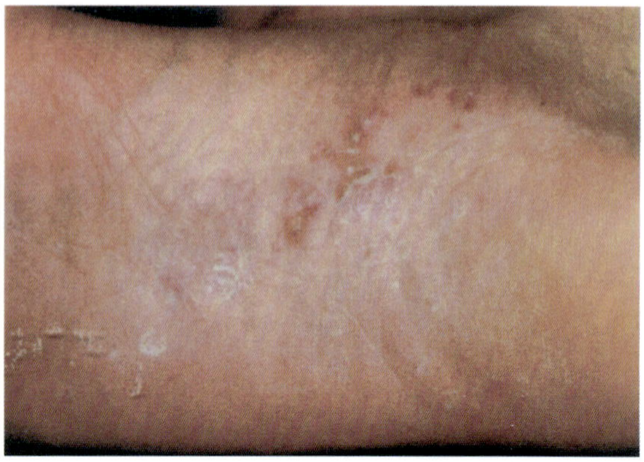

图 2-3-5 足癣——水疱型

（2）间擦糜烂型：以第 4 ~ 5 和 3 ~ 4 指（趾）间最为常见，多见于手足多汗、浸水或长期穿胶鞋的人，夏季多发。皮损表现为指（趾）间糜烂、浸渍发白，除去角质层可见其下红色糜烂面，可有少许渗液（图 2-3-6）。患者瘙痒显著。

（3）鳞屑角化型：皮损多累及掌跖，呈弥漫性皮肤粗糙、增厚、脱屑、干燥（图 2-3-7）。自觉症状轻微，每到冬季，易发生皲裂、出血、疼痛。

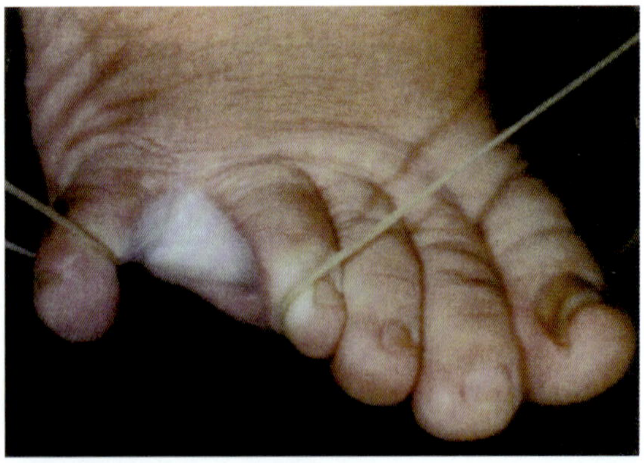

图 2-3-6 足癣——间擦型

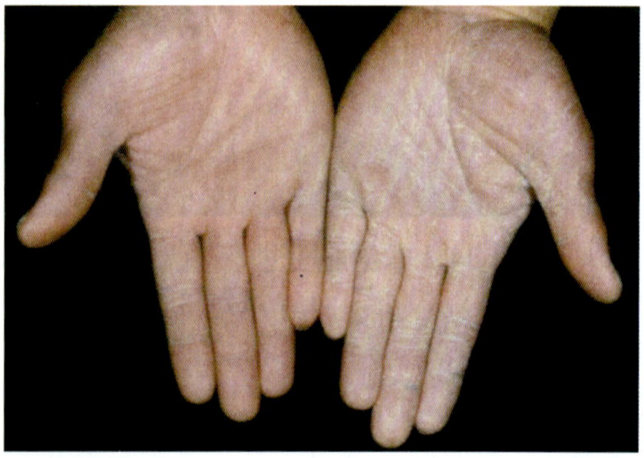

图 2-3-7 鳞屑角化型手癣

手癣与足癣临床表现大致相同，但分型不如足癣明显。损害初起时常有散在小水疱发生，而后常以脱屑为主，病久者呈现角化增厚。损害多限于一侧，常始于掌心以及第 2、第 3 或第 4 指掌处，久之累及整个手掌。自觉症状多不明显。

3. 实验室检查 浸渍部位取材不易查到真菌，急性期水疱的顶部或慢性期的鳞屑中取材有较高的阳性率。真菌培养最常见的致病菌是红色毛癣菌。

4. 并发症

（1）足癣继发感染：急性期由于搔抓常可继发细菌感染形成脓疱、红肿，甚至引起丹毒或蜂窝织炎。

（2）足癣湿疹化：急性期若过度使用刺激性药物，可出现湿疹样变，甚至泛发全身导致自身敏感性皮炎。在损害部位继发水疱、糜烂、渗出和结痂等多形性损害。

（3）癣菌疹：多见于急性期活动性足癣患者，多属于对皮肤癣菌的变态反应。在手掌对称密集出现丘疹、丘疱疹、小水疱等损害，伴瘙痒，严重时可泛发全身。

5. 诊断及鉴别诊断 根据皮损的临床特点和真菌学检查结果，诊断不难。但应与侵犯相同部位的皮炎、湿疹、汗疱疹、剥脱性角质松解症和掌跖脓疱病等相鉴别。

（1）接触性皮炎或湿疹：大多数发生在手足背面，呈双侧性，外用或系统应用糖皮质激素有效。水疱性损害可通过刮取疱顶镜检而与汗疱疹和疥疮鉴别。

（2）银屑病：也可造成掌跖慢性鳞屑改变，但反复真菌检查阴性，抗真菌治疗无效。

（3）细菌感染：微小棒状杆菌等细菌可造成趾间感染，伍德灯下呈现珊瑚红色荧光。

6. 治疗

（1）外用药治疗：为首选，注意分清急、慢性损害，对症下药，疗程2～4周。

急性损害：包括水疱和浸渍糜烂型，采用3%硼酸溶液浸泡，然后外用粉剂。干燥后再用抗真菌制剂如咪唑类或环吡酮类溶液或霜剂等，对控制细菌感染也有效。切忌使用刺激性药物过度治疗。

慢性损害：包括鳞屑角化型，可选用咪唑类霜剂或软膏外用。对于角化增厚明显者，也可选用水杨酸、苯甲酸等软膏制剂。

（2）系统抗真菌治疗：适用于严重病例，如严重鳞屑角化型损害或局部治疗无效者。可选用特比萘芬每日250 mg，服用2～4周；伊曲康唑每日200 mg，服用2周，或200 mg，每日2次，连服1周；氟康唑150～300 mg，每周1次，连续3～4周。

（3）并发症的治疗：原则是先控制并发症，再治疗原发病。对于足癣继发感染，可系统应用抗生素，局部外用1∶2000小檗碱液湿敷，之后外用雷夫诺尔糊剂、氧化锌油加氯霉素、莫匹罗星乳膏等抗生素制剂。待控制感染之后再用抗真菌制剂。对于足癣湿疹化和癣菌疹，应先控制过敏反应，可采用系统性抗过敏治疗，必要时系统应用抗真菌药物，局部尽量避免刺激，待病情稳定后再局部使用抗真菌药物。

（三）甲癣和甲真菌病

甲癣（tinea unguium）是由皮肤癣菌所致的甲板感染，最常见的致病菌为红色毛癣菌（*T.rubrum*）。甲真菌病（onychomycosis）则泛指由所有真菌所致的甲板感染。

1. 病因 甲真菌病致病菌包括皮肤癣菌、酵母菌（yeast）和某些霉菌（mould）。常继发于手足癣或外伤后发病。红色毛癣菌是最常见的致病菌，其次为趾间癣菌和絮状麦皮癣菌，还有断发毛癣菌、紫色毛癣菌等。酵母菌以白念珠菌为主，其他如近平滑念珠菌等。霉菌则包括短帚霉、柱顶孢、曲霉、枝顶孢、镰刀菌等。

2. 临床表现 根据不同的感染部位和临床特点可将甲真菌病分为以下几型：

（1）远端（侧缘）甲下型甲真菌病（distal lateral subungual onychomycosis，DLSO）：是最常见的一型。致病菌先侵入远端甲下甲床，再由此侵及甲下甲板，破坏甲角质，甲床下角质增生、增厚，甲板白色至棕色（图2-3-8）。

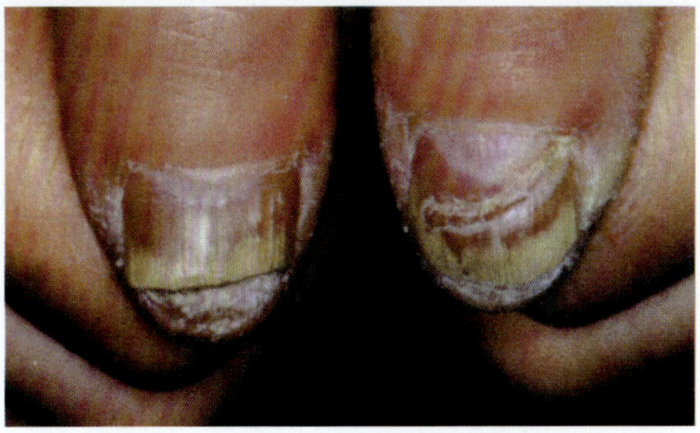

图2-3-8 远端甲下型甲真菌病

（2）近端甲下型甲真菌病（proximal subungual onychomycosis，PSO）：致病菌侵入近端甲板，逐渐向远端发展，甲板变混浊，出现横沟、纵嵴或点状凹陷，甲板变脆并与甲床分离。常由念珠菌引起，伴有念珠菌性甲沟炎，甲皱襞红肿、疼痛，甲小皮与甲板分离。快速发展的PSO可见于艾滋病患者，可迅速扩展至全甲。

（3）浅表白甲型甲真菌病（superficial white onychomycosis，SWO）：主要由趾间

毛癣菌所致，也可由其他霉菌引起。病原菌直接侵犯甲板表层，初起为小的白色点状，渐扩大融合，甲板表面凹凸不平或变形。儿童常由白念珠菌感染所致。

（4）甲内型甲真菌病（endonyx onychomycosis）：是一种新类型，病原菌位于甲板中间，甲板表面光滑，甲床无明显受累，多由苏丹毛癣菌和紫色毛癣菌引起。

（5）全甲破坏型甲真菌病（total dystrophic onychomycosis，TDO）：是各种类型甲真菌病发展的最终结局，真菌侵入整个甲板，甲结构完全丧失，甲板增厚变脆，甲下碎屑堆积，也可出现甲分离，甲板破坏（图 2-3-9）。原发性 TDO 只见于慢性皮肤黏膜念珠菌病（chronic mucocutaneous candidiasis，CMC）。

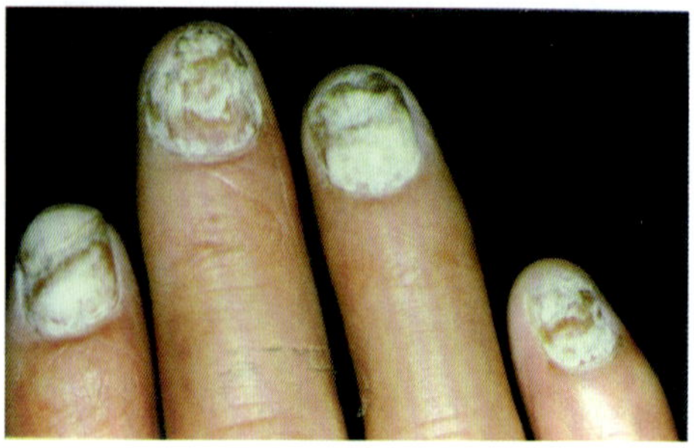

图 2-3-9　全甲破坏型甲真菌病

由非皮肤癣菌所致的甲真菌病甲板可呈黑色或褐色，又称为浅表黑色甲真菌病（black subungual onychomycosis，BSO）。有时真菌菌丝在甲内聚集形成致密团块或纵形条纹，称为皮肤癣菌瘤（dermatophytoma），这种特殊类型的甲真菌病往往对治疗反应不好，需要结合外科清除这些团块再配合内服药物治疗。

（6）念珠菌性甲床炎和甲沟炎：本病表现为甲皱襞的慢性炎症，呈轻度暗红色慢性肿胀，一般无化脓。CMC 患者可为全甲受累、常累及 20 个甲，甲板增厚，并伴有鹅口疮和皮肤损害。在同一病甲可以出现不同类型的损害，称为混合型甲真菌病。在非真菌性甲疾病基础上可继发真菌感染，常见于银屑病和外伤性甲疾病，多可表现出原发病的特征。确诊需要实验室检查证据。

3. 实验室检查　是确诊甲真菌感染的重要依据，真菌镜检可证实真菌感染的临床诊断，真菌培养可帮助确定致病菌种。甲组织病理可以弥补真菌学检查的不足，有助于发现病甲组织标本中的真菌成分。PCR 技术具有快速、灵敏性高及特异性强的优点，可作为病原学检测方法的一种补充。

4. 诊断及鉴别诊断　根据甲损害的典型临床症状，结合真菌镜检和培养的检查结果可以确诊。如真菌检查反复阴性，可做甲病理检查协助诊断。但应与其他原因所致的甲病相鉴别，如银屑病、湿疹和扁平苔藓所致的甲损害，结合相应的皮肤损害、组织病理以及真菌学检查的结果可有助于鉴别。

5. 治疗

（1）系统用药：适用于甲母质受累的 DLSO、PSO 和 TDO 等严重的甲真菌病。口服特比萘芬，剂量为每日 250 mg，指甲真菌病疗程 8 ~ 12 周，趾甲真菌病为 12 ~ 16 周。口服伊曲康唑可采用冲击疗法，每月第 1 周服药，每日服 400 mg（分两次），指甲真菌病患者口服 2 ~ 3 个月，趾甲真菌病患者口服 3 ~ 4 个月。氟康唑冲击疗法，每周 150 ~ 300 mg，连用 3 ~ 9 个月。对于年老体弱者和肝、肾功能严重受累者应慎用。

（2）外用药物：单独应用外用抗真菌药物治疗甲真菌病，其不良反应轻微，适用于 SWO 及未累及甲母质的 DLSO 等早期和轻型损害，还可作为甲真菌病系统治疗的辅助用药。外用药物主要包括外用抗真菌制剂、防腐剂、消毒剂、角质剥脱剂等。但由于甲的特殊结构，使得大多数药物难于渗透进入甲板，无法发挥其抑菌或杀菌活性。目前疗效比较肯定的治疗甲真菌病的外用药物有 5% 阿莫罗芬甲涂剂、8% 环比酮甲涂剂和 10% Efinaconazole 及 5% Tavaborole 溶液。疗程较长，指甲真菌病至少需 6 个月，趾甲真菌病需 9 ~ 12 个月。每天搽药前宜先去除松脆病甲，以利于药物渗入。对局限性远端甲真菌病还可外用 30% 冰醋酸或 3% ~ 5% 碘酊，每日 2 次。

（3）化学拔甲：外科拔甲复发率高且容易损伤甲母质，目前已不单独应用。化学拔甲是指在甲上外用角质剥脱性药物剥除甲板的过程。目前有 1% 联苯苄唑和 40% 尿素软膏混合制剂、2% 布替萘芬和 20% 尿素软膏混合制剂以及 2% 托萘酯和 20% 尿素软膏混合制剂。

（4）激光治疗：具有高靶向性和高能量的特点，对病原真菌有一定的抑制作用，对正常组织损伤较轻，又可以避免系统用药的不良反应，可以作为一个辅助手段。但其确切机制、疗效和安全性缺少系统的临床与实验研究。

（5）联合治疗：适用于重症甲真菌病和单用一种治疗失败的病例。口服药物可通过甲母质、甲床到达甲板，外用药物通过甲板到达甲床。最常用的是联合治疗组合，可采用口服疗法合并外科疗法、两种不同药物联合治疗等组合以达到最佳疗效和最低不良反应。

（四）头癣

头癣（tinea capitis）是皮肤癣菌感染头皮和毛发所致的疾病。根据致病菌的种类和宿主反应不同，临床上可分为黄癣（tinea favosa）、白癣（tinea alba，microsporosis capitis）和黑点癣（black dot ringworm，trichophytosis capitis）三种类型，炎症反应明显时可出现脓癣（kerion）。该病好发于儿童，常由接触宠物如猫、狗等引起，也可通过理发用具和人与人接触传染。

1. 病因　白癣致病菌多为动物源性，如犬小孢子菌（*M. canis*）等。黄癣致病菌为许兰毛癣菌（*T. schoenleini*）；黑点癣致病菌主要为毛癣菌，如断发毛癣菌（*T. tonsurans*）和紫色毛癣菌（*T. violaceum*）；脓癣的致病菌多为亲动物性（zoohphilic）或亲土性（geophilic）真菌，如须癣毛癣菌（*T. mentagrophytes*）和石膏样小孢子菌（*M. gypseum*）等。

2. 临床表现

（1）白癣：多见于学龄儿童，男性多于女性。早期损害为鳞屑性小斑片，迅速扩大。典型者初发一个较大的母斑，以后在周围出现较小的子斑，可逐渐融合。鳞屑为灰白色糠状，较干燥。病发时毛干一般在距头皮 2 ~ 4 mm 处折断，在残留的毛干上有灰白色套状鳞屑包绕，即所谓菌鞘，断发极易拔除。患区头皮一般无炎症性反应，一般无自觉症状，偶有轻度瘙痒。至青春期损害趋向自愈。若无继发感染，消退后不留瘢痕（图 2-3-10）。

（2）黑点癣：儿童和成人均可发病。初起损害为小片鳞屑斑，以后发展成多数甲盖大小的小鳞屑斑，散在分布。特点是患处发病时发干刚出头皮即折断，在毛囊口留下残发，呈黑点状。愈后可有瘢痕形成（图 2-3-11）。

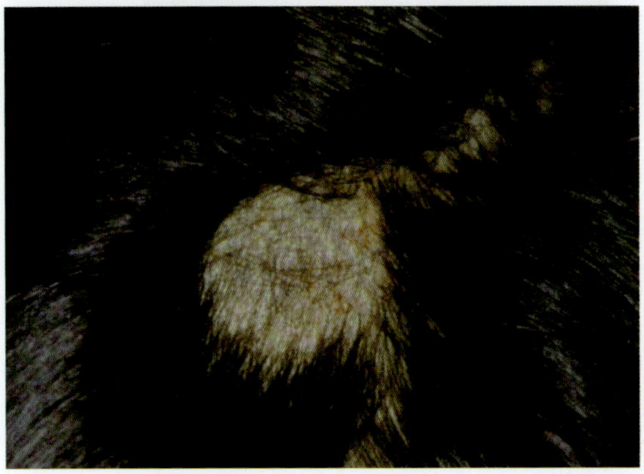

图 2-3-10　白癣

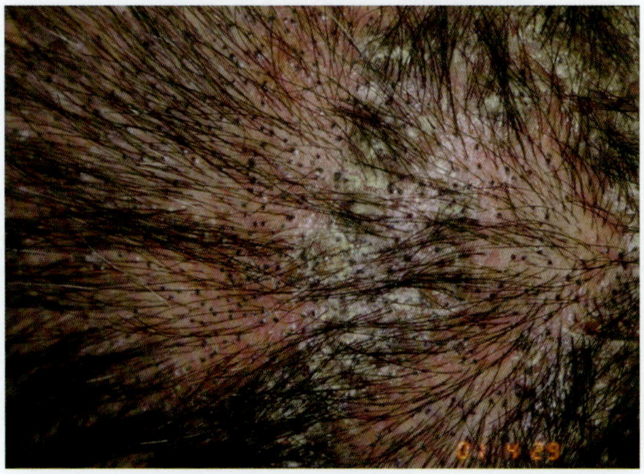

图 2-3-11　黑点癣

（3）黄癣：主要见于儿童，成人也可发生，目前临床很少见。初起为丘疹或小脓疱，继而变为黏着性的点状黄色或灰色薄痂，扩大增厚，形成米粒至黄豆大的黄癣痂，散发出类似谷物发霉的臭味。具有硫黄色，边缘翘起，中心微凹而呈碟状，从中有一根或数根头发穿出。数年后可遍及整个头皮，愈合后常遗留广泛的萎缩和瘢痕，引起永久性脱发。一般无明显自觉症状或伴轻度痒感（图 2-3-12）。

（4）脓癣：系炎症性头癣，多由亲土性或亲动物性真菌引起，如犬小孢子菌、须癣毛癣菌等。由于机体的反应强烈，引起明显的炎症反应。初起为群集的毛囊炎性丘疹，迅速发展为由多数毛囊性脓疱组成的隆起性肿块，逐渐扩展，边界清楚，质地柔软，表面有多数蜂窝状排脓小孔，从中可挤出脓液。损害常为单发，患区毛发易拔除。自觉症状可有轻度疼痛和压痛，附近淋巴结常肿大。愈后常有瘢痕形成，引起永久性脱发（图 2-3-13）。

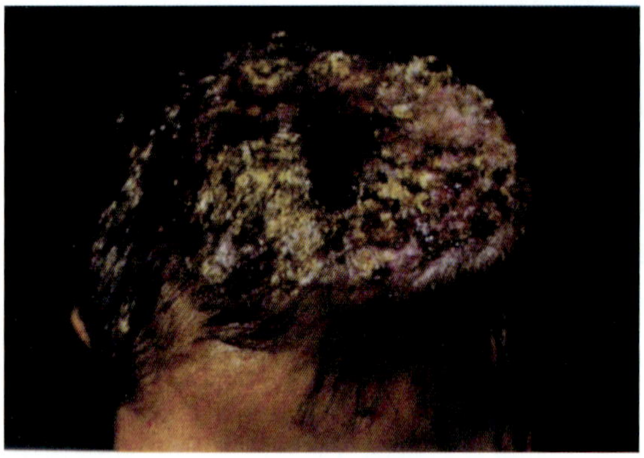

图 2-3-12 黄癣

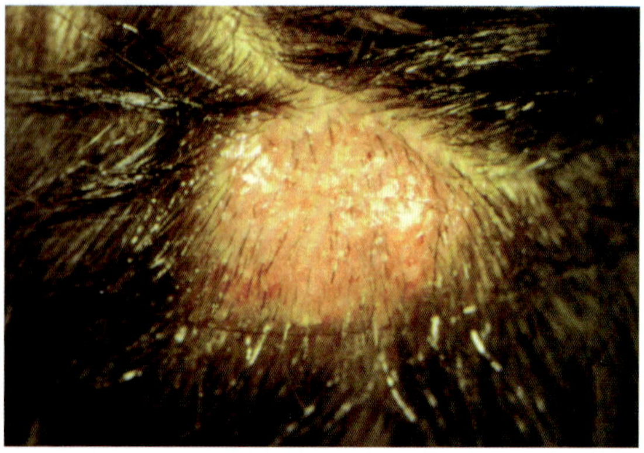

图 2-3-13 脓癣

3. 实验室检查 直接镜检黄癣病发，可见沿毛发长轴方向排列的链状菌丝和关节孢子，以及大小不一的气泡；黄癣痂中可见菌丝、孢子。白癣病发可见发外密集镶嵌的小孢子排列成堆（图 2-3-14a）。皮肤镜或毛发镜检查可见逗号样、螺旋形或者问号样断发。黑点癣病发内见发内链状排列较大孢子（图 2-3-14b）。真菌培养可进一步鉴定菌种。伍德灯检查黄癣病发呈暗绿色荧光，白癣病发显示亮绿色荧光，黑点癣病发无荧光。也可采用皮肤镜检查辅助诊断。

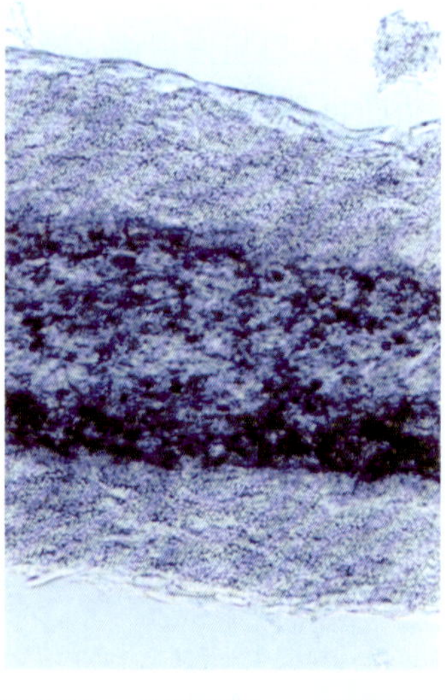

图 2-3-14a 白癣病发——发外小孢子

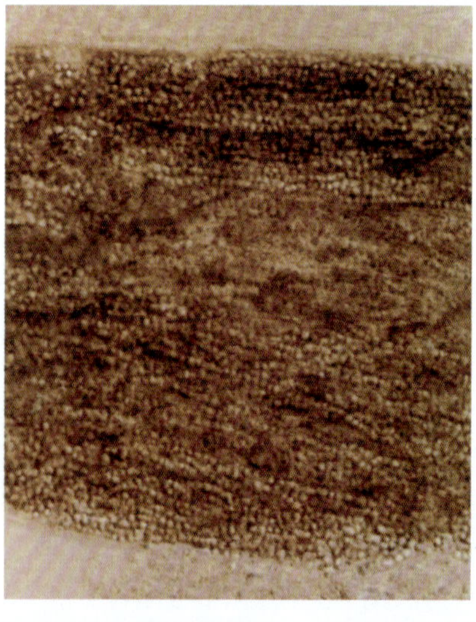

图 2-3-14b 黑点癣病发——发内链状孢子

4. 诊断及鉴别诊断 根据临床表现、病发直接镜检和伍德灯检查即可确诊。应与头皮糠疹、脂溢性皮炎、银屑病、石棉状癣和头皮脓肿等相鉴别。根据头皮损害和有无断发以及真菌学检查结果不难鉴别。

5. 治疗 头癣的治疗以采取综合治疗方案为最佳。各项措施相互配合，不可偏废，以免造成治疗失败或复发。

（1）内服：首选灰黄霉素，儿童口服每日 15 ~ 20 mg/kg，成人每日 0.6 ~ 0.8 g，分 2 ~ 3 次，疗程 3 ~ 4 周。如病发真菌镜检仍阳性，需延长疗程，疗程超过 1 个月应注意检查肝、肾功能和血常规。若灰黄霉素治疗失败或过敏，可采用伊曲康唑或特比萘芬。伊曲康唑，成人每日口服 100 ~ 200 mg，儿童每日 3 ~ 5 mg/kg，饭后立即服用，疗程 4 ~ 6 周；6 岁以下儿童慎用。特比萘芬成人每日口服 250 mg，儿童体重小于 20 kg 者每日 62.5 mg，体重 20 ~ 40 kg 者每日 125 mg，疗程 4 ~ 6 周。还可选用氟康唑 3 ~ 6 mg/(kg・d) 治疗头癣，疗程 3 周。用药超过 1 个月应注意检查肝功能。脓癣患者除内服抗真菌药物外，急性期可短期口服小剂量糖皮质激素，如有细菌感染，需加服抗生素，切忌切开引流。

服药 3 周后复查真菌镜检，以后每 10 ~ 14 天复查一次，连续 3 次阴性后方可认为治愈。

（2）外用：每天清晨对头部皮损外用头癣软膏或其他抗真菌制剂，连续 1 ~ 2 个月。洗头：每天晚上用热水、硫黄皂、2% 硫化硒或 2% 酮康唑洗剂洗头，然后外搽 2.5% 碘酊，连续 1 ~ 2 个月。剃头：尽可能把头发全部剪除，每周 1 次，共 8 次。煮沸消毒：患者使用的物品应经常煮沸消毒。

三、马拉色菌感染

（一）花斑糠疹

花斑糠疹（pityriasis versicolor）是一种由马拉色菌属感染表皮角质层引起的一种浅表慢性真菌感染。马拉色菌属是人类表面的正常菌群之一。花斑糠疹的发病是多种因素综合的结果，如高温、高湿、油性皮肤、多汗症、遗传因素、全身应用糖皮质激素及免疫抑制剂治疗等。感染大多数发生在躯干。该病热带地区多发，多见于青壮年男性。

1. 临床表现　皮疹一般无症状，少数患者可述瘙痒。皮疹初起损害为围绕毛孔的圆形点状斑疹，以后逐渐增至甲盖大小，边缘清楚，为白色或褐色斑疹，表面附有少量糠秕样鳞屑，灰色、褐色至黄棕色不等。皮疹好发于躯干、上臂、颈、面部和腹股沟区（图 2-3-15）。

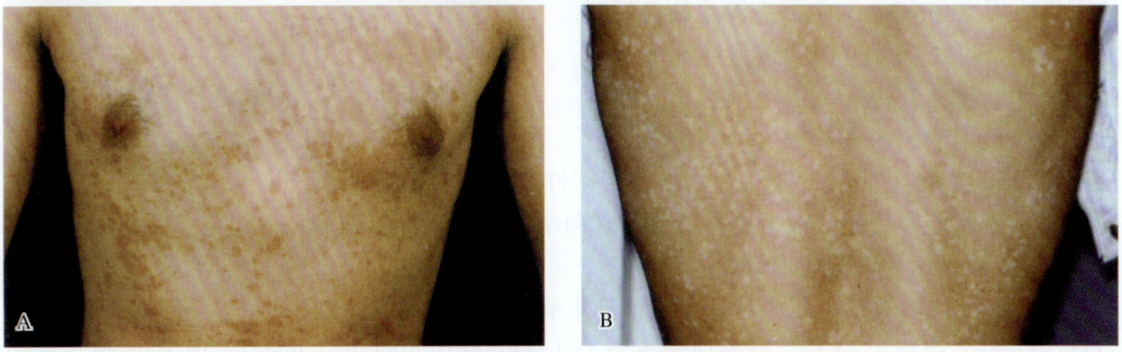

图 2-3-15　花斑糠疹

A. 患者正面；B. 患者背面

2. 实验室检查　皮屑用 10% KOH 处理后，镜下可见粗大短棒状菌丝和厚壁芽孢（图 2-3-16）。该菌属于嗜脂酵母，在含有油脂的培养基上才能生长。伍德灯检查患部可显示黄色荧光。

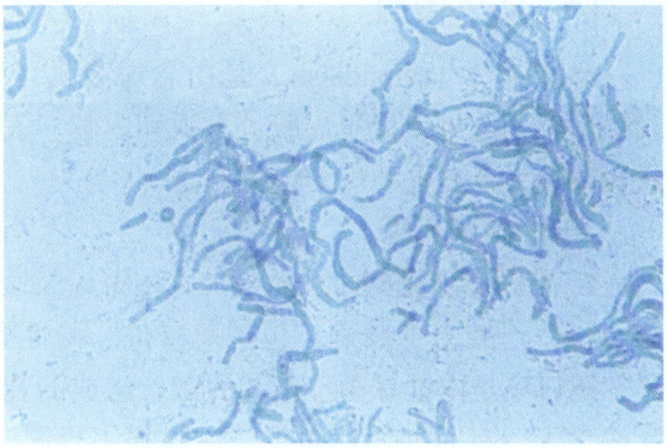

图 2-3-16　花斑糠疹皮屑镜检

3. 诊断及鉴别诊断　根据好发部位、皮疹表现、真菌镜检特点不难诊断。有时需与白癜风、贫血痣、脂溢性皮炎、玫瑰糠疹等鉴别，主要依靠真菌学检查。色素减退斑和白癜风可以通过临床表现加以区分。白癜风多为耳周皮损或发生在手指尖端，为完全的色素脱失，而非色素减退。胸部脂溢性皮炎所表现的粉红色或红棕色皮疹可通过 KOH 涂片检查而与花斑糠疹鉴别。

4. 治疗　以外用药物治疗为主，可选择各种抗真菌外用制剂，早晚各外用 1 次，疗程 2～4 周。或先外用 20%～30% 硫代硫酸钠液，稍干后再搽 1% 盐酸液。2% 硫化硒洗剂用于晚间，次日早晨洗掉，疗程 1～6 周。外用 2% 酮康唑洗剂每日 1 次，连续 5 天，洗剂涂于皮肤上，3～5 min 后洗掉。

也可口服伊曲康唑每日 200 mg，疗程 1～4 周，或氟康唑每周 150 mg，疗程 4 周。

（二）马拉色菌毛囊炎

马拉色菌毛囊炎（*Malassezia* folliculitis）旧称“糠秕孢子菌毛囊炎”，是指由马拉色菌引起的毛囊炎性损害。致病菌主要为球形马拉色菌，在某些因素作用下，导致该菌在毛囊中大量繁殖，并依靠其脂肪分解酶，使三酰甘油变成游离脂肪酸，刺激毛囊口，引起毛囊导管阻塞。菌的过度繁殖、皮脂和角质细胞碎片积聚以及游离脂肪酸的刺激导致阻塞的毛囊扩张，继而破裂，内容物释入组织内，产生炎症。本病好发于高湿、高温地区，常见于青壮年。

1. 临床表现　好发部位为躯干部如胸、背部和四肢近端，散在或对称分布。皮损为直径 2～4 mm 大小的毛囊性丘疹，红色、有光泽、半球状，周围可有红晕。皮疹比较均匀一致，较密集但不融合（图 2-3-17）。患者自觉瘙痒，有时伴有灼热和刺痛。

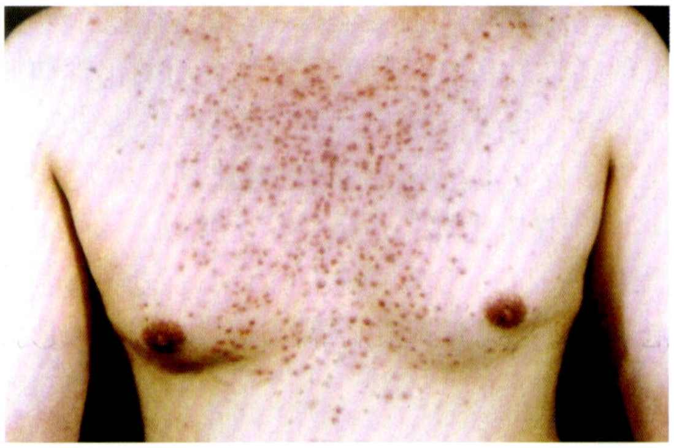

图 2-3-17　马拉色菌毛囊炎

2. 实验室检查　在皮损的毛囊口内将角栓刮出，用 10%KOH-50% 派克墨水染色后行直接镜检，可见成簇分布的球形或卵形、厚壁的、芽颈较宽的孢子，菌丝极少见。在含橄榄油或菜子油的培养基中可培养出马拉色菌。组织病理检查在毛囊口处可见 PAS 染色阳性的孢子成分。

3. 诊断及鉴别诊断　根据皮损特点和真菌学检查结果可以确诊，但应与寻常痤疮、毛囊炎等鉴别，必要时行真菌病理检查。

4. 治疗　去除诱因，积极治疗原发病。本病治疗原则与花斑糠疹相同。可口服伊曲康唑每日 200 mg，疗程 1～4 周；或氟康唑每周 150 mg，疗程 4～6 周。同时用 2% 酮康唑香波清洗皮损处皮肤。

四、念珠菌病

念珠菌病（candidiasis）是由念珠菌属（主要是白念珠菌及少数其他念珠菌）引起的原发或继发感染。可以侵犯皮肤、黏膜和内脏。表现为急性、亚急性和慢性炎症。本病不但常见而且危害极大，是真菌病防治重点之一。

（一）临床表现

1. 黏膜念珠菌病

（1）口腔念珠菌病：包括鹅口疮、慢性念珠菌性舌炎、念珠菌性唇炎、念珠菌性口角炎等。鹅口疮是由念珠菌芽孢和假菌丝组成的乳白色薄膜附着在口腔黏膜上，严重时可蔓延到气管或食管，有时并发口角炎。白膜损害界限清楚，擦去此膜会留下鲜红的基底。成人的鹅口疮，特别是在免疫功能低下的情况下，往往是消化道念珠菌病的局部表现或播散性念珠菌病的早期征象，应予重视（图 2-3-18）。

（2）生殖器念珠菌病：包括念珠菌性外阴阴道炎和念珠菌性包皮龟头炎。前者临床表现类似鹅口疮，可有乳白色薄膜附着在阴道黏膜上，有白色或黄色凝乳状渗出物，由于分泌物刺激，可引起黏膜红肿、糜烂，白带增多，自觉瘙痒。后者阴茎包皮轻度潮红，干燥光滑，包皮内及龟头冠状沟处有白色乳酪样斑片（图 2-3-19）。

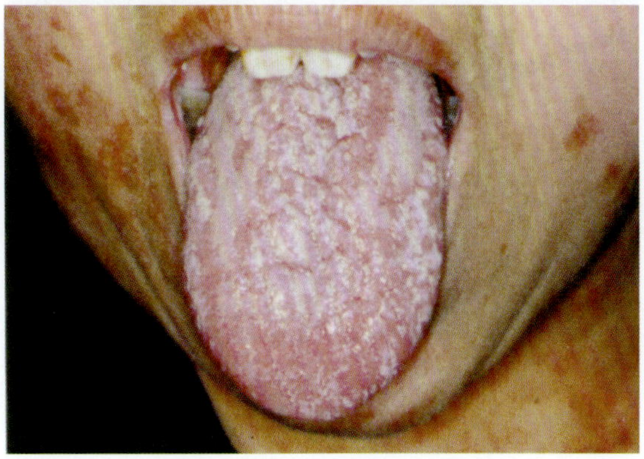

图 2-3-18 念珠菌性舌炎

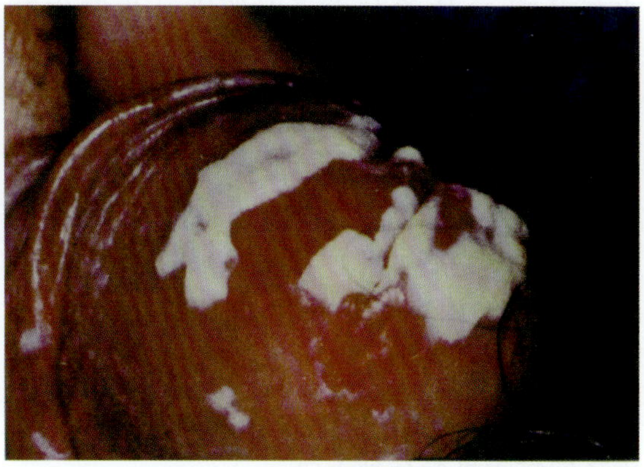

图 2-3-19 念珠菌性包皮龟头炎

2. 皮肤念珠菌病

（1）念珠菌性间擦疹：念珠菌感染皮肤间擦部位，如腋窝、乳房下、脐窝、腹股沟、肛门、会阴等处，引起局部红斑糜烂损害。损害特点为边界清楚的红斑，表面糜烂，其外周有散在的米粒大的丘疹，上覆细小鳞屑、中央可有水疱、脓疱，有时可呈干燥脱屑。多见于婴儿和肥胖多汗者以及糖尿病或慢性酗酒者。此外，念珠菌性指（趾）间擦烂红斑多见于皮肤长期浸泡于水中的患者，发病部位以 3 ~ 4 指间最为常见。

（2）念珠菌性甲沟炎及甲床炎：是由念珠菌侵犯甲沟及甲床引起的局限性炎症。甲沟红肿但很少化脓，指（趾）甲变厚，呈淡褐色。

（3）念珠菌性须疮：又名念珠菌性须部毛囊炎。成年患者须部发生硬肿块及小结节，有毛囊性小脓疱，胡须不易拔除。

（4）丘疹型皮肤念珠菌病：多见于肥胖儿童的颈、背部及成人的会阴部，尤其以夏季多见。

（5）婴儿泛发性念珠菌病：又名乳儿寄生性红斑或乳儿酵母性红斑。

（6）念珠菌性肉芽肿：为白念珠菌感染皮肤引起病变处组织增生、结节、溃疡或肉芽肿形成。

（7）慢性皮肤黏膜念珠菌病（CMC）：目前已证实为一种与 Th17 功能缺陷相关的免疫缺陷性疾病。其特点为幼年发病，慢性经过，易于复发。可侵犯口腔黏膜，皮肤、黏膜及深部组织发生肉芽肿。一般不侵犯内脏，部分患者伴多种内分泌异常，或外胚叶发育异常。皮损特点为：初起红斑为疣状增生，而后逐渐隆起，表面结痂形成结节，高出皮面可达 1 ~ 3 cm，类似皮角。去痂后基底潮红，为疣状糜烂面，痂内有大量假菌丝和芽孢（图 2-3-20）。

3. 侵袭性念珠菌病 为念珠菌通过血行播散或侵犯内脏所致。本节不做详细描述。

（二）实验室检查

1. 直接镜检 取标本用 KOH 或生理盐水制片，镜下可见卵圆形芽孢及假菌丝（图 2-3-21）。如查到大量假菌丝，说明念珠菌处于致病状态。因此，直接镜检对确定念珠菌的致病性有一定意义。

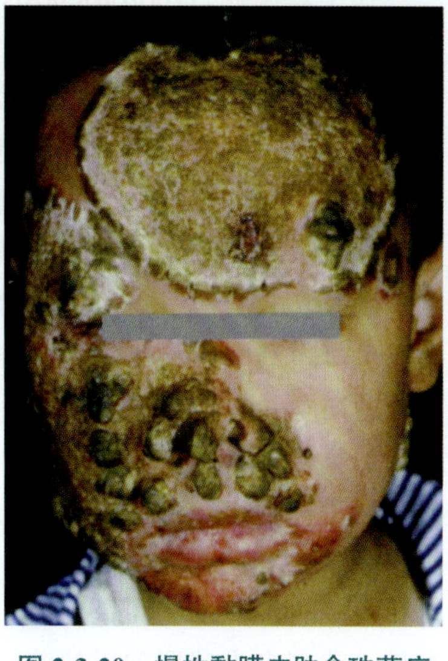

图 2-3-20 慢性黏膜皮肤念珠菌病

2. 培养 将标本接种于沙氏培养基上，30 ℃培养 24 ~ 48 h，当菌落生长后再移种至米粉吐温 80 培养基中，以便进一步鉴定菌种，必要时还可进行发酵或同化试验。

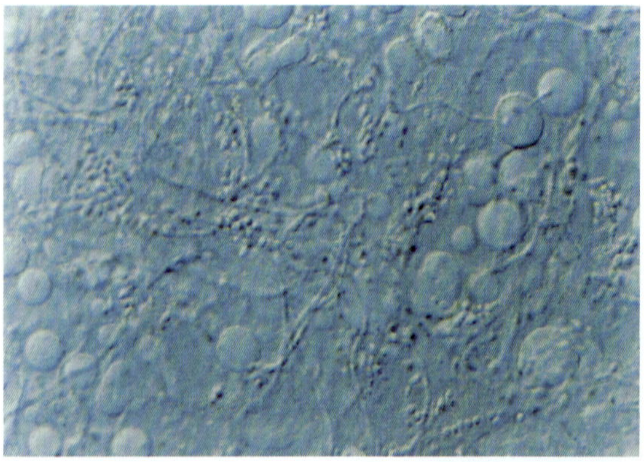

图 2-3-21 念珠菌直接镜检

（三）诊断

皮肤黏膜念珠菌病：根据临床特点、刮片镜检阳性、培养证实为致病性念珠菌，诊断容易。

（四）鉴别诊断

皮肤黏膜念珠菌病要与扁平苔藓、黏膜白斑、三期梅毒、核黄素缺乏症及地图舌等鉴别。阴道念珠菌病要与滴虫病相鉴别。真菌学检查是重要鉴别手段。

（五）治疗

保持皮肤清洁、干燥是治疗皮肤念珠菌病的重要措施，同时去除各种可能的诱发因素。

1. 支持疗法 加强营养，增强机体抵抗力，给予大量 B 族维生素，尽可能停止或减少抗生素的应用，尤其是广谱抗生素。

2. 药物治疗

对擦烂损害可用 1% 甲紫液或复方雷琐辛溶液外涂，一日 1 ~ 2 次；对单纯红斑丘疹脱屑性损害可用克霉唑或益康唑霜剂外涂。对口腔黏膜损害可用 1% 甲紫液外涂，还可用 1% 克霉唑液含漱；亦可用 10 mg 克霉唑片口含 10 次 / 日或 0.02% 氯己定液漱口。对阴道念珠菌病可用制霉菌素栓剂，每个栓剂含 5 万 ~ 10 万单位，每日 1 次塞入阴道内，或用克霉唑、咪康唑、益康唑栓剂。对角膜念珠菌病可用 5 % 纳他霉素。对于病程迁延、反复发病或免疫功能异常患者应采用系统用药。通常选用伊曲康唑或氟康唑，长期应用应注意监测耐药发生。

（六）预防

（1）勿滥用广谱抗生素。

（2）长期应用广谱抗生素、糖皮质激素及免疫抑制剂者，应观察皮肤黏膜有无念珠菌感染。

五、皮下组织真菌病（subcutaneous mycosis）

（一）孢子丝菌病

孢子丝菌病（sporotrichosis）是由孢子丝菌（*Sporothrix* complex）所致的皮肤、皮下组织及其邻近淋巴系统的慢性感染。该病发病常与皮肤外伤有关，损害好发于暴露部位，形成沿淋巴走行分布的特征性结节，少数患者可发生系统播散。

1. 临床表现 损害常位于四肢和头面部等暴露部位。自觉症状轻微。典型损害为皮下结节或暗红色浸润性斑块，与皮肤轻度粘连，表面轻度疣状增生，破溃后可有脓性分泌物排出。常见孤立的（固定型）或沿淋巴管排列的（皮肤淋巴管型）皮下结节，偶见播散型（图 2-3-22）。

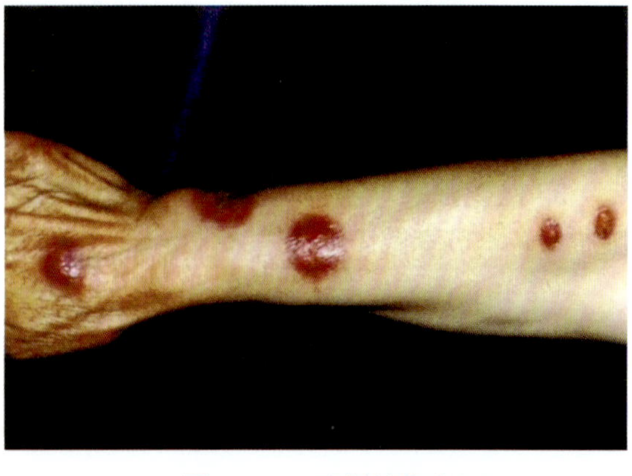

图 2-3-22 孢子丝菌病

2. 诊断

（1）外伤史及皮损典型特点和部位有助于诊断。

（2）脓液和组织的真菌培养有孢子丝菌生长，我国多为球形孢子丝菌。

（3）组织病理学表现为化脓性肉芽肿并可发现星状体和孢子时可诊断。

3. 鉴别诊断　应与皮肤结核、着色芽生菌病等慢性肉芽肿性疾病相鉴别。主要依据细菌学和真菌学等病原学检查，特别是培养检查结果进行鉴别。

4. 治疗　首选伊曲康唑，每日口服 200 ~ 400 mg，3 ~ 6 个月，或特比萘芬每日口服 250 ~ 500 mg，3 ~ 6 个月；两药也可联合使用。还可选用碘化钾口服，10% 碘化钾每次 10 ~ 20 ml，每日 3 次，连续 3 ~ 6 个月。

（二）着色芽生菌病

着色芽生菌病（chromoblastomycosis）是由一组暗色真菌所致的皮肤和皮下组织感染，其发病与外伤有关。近年来，着色真菌感染的发病率有逐渐上升趋势。致病菌主要包括卡氏枝孢瓶霉（*Cladophialophora carrionii*）、裴氏着色霉（*Fonsecaea pedrosoi*）、疣状瓶霉（*Phialophora verrucosa*）等。

1. 临床表现　病程呈慢性，可有局部外伤史；好发于四肢暴露部位；典型损害呈疣状或菜花状、边界清楚的斑块或结节，中心往往消退，形成瘢痕，周围继续进展，可形成散在的卫星状损害。在疣状增生的表面可见到黑色点状血痂，内含较多经表皮排出的菌体成分，有助于诊断。陈旧损害由于纤维组织增生、瘢痕形成导致淋巴回流障碍，严重时累及整个肢体形成象皮肿，使患者丧失劳动力。本病自觉症状轻微，可有微痒感，继发细菌感染时可发生疼痛（图 2-3-23）。

2. 诊断　根据本病典型的临床表现，并结合实验室检查容易确诊：发生于四肢远端的慢性疣状增生性斑块和结节，可伴有脓肿和溃疡；在皮损分泌物或活检组织中可以发现暗色分隔厚壁的硬壳小体；真菌培养有致病性暗色真菌生长。

3. 鉴别诊断　应与慢性肉芽肿性疾病相鉴别，主要包括暗色丝孢霉病、疣状皮肤结核、孢子丝菌病、晚期梅毒和鳞状细胞癌等。依靠真菌直接镜检、培养及组织病理学的检查结果，发现纵横分隔的硬壳小体对确定诊断有关键作用（图 2-3-24）。

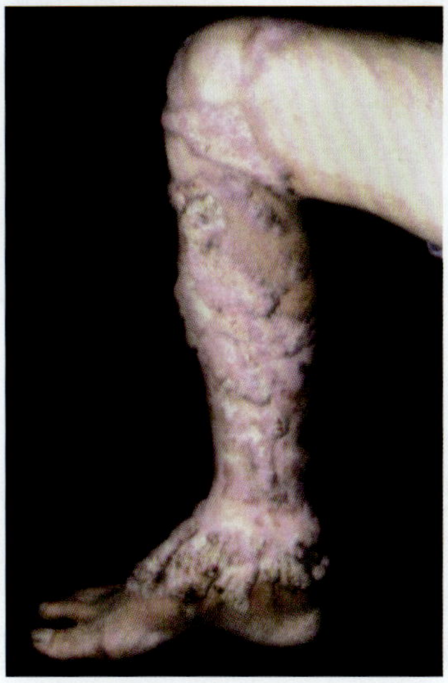

图 2-3-23　着色芽生菌病

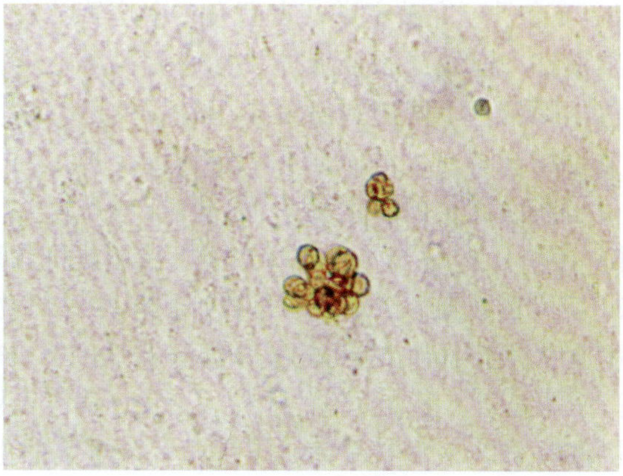

图 2-3-24　着色芽生菌病直接镜检——硬壳小体

4. 治疗

（1）外科治疗：主要是局部切除，适用于早期孤立性的损害。

（2）物理疗法：①温热疗法是根据致病菌不耐高温的特点行局部加热疗法，以抑制其生长繁殖。常用蜡疗、电热、红外线或坎离砂等，也可用热水直接浸泡，温度以 50 ~ 60 ℃为宜。②其他物理疗法如冷冻、激光、X 线照射、电烧灼等方法均可应用于小面积皮损。

（3）化学疗法

1）局部用药：两性霉素 B 溶液于损害内注射或外擦，还可外用高浓度的冰醋酸溶液。

2）系统用药：①氟胞嘧啶（5-FC）：常用剂量为 50 ~ 150 mg/（kg · d），餐后分 3 次服用。因其易产生耐药性，故常与两性霉素 B 或唑类药物合用。②特比萘芬：每日 250 ~ 500 mg，单次或分两次口服，可与伊曲康唑联合应用。③伊曲康唑：目前已逐渐取代其他药物而成为治疗着色芽生菌病的首选药物，口服每日 200 ~ 400 mg，连续 3 ~ 12 个月。④氟康唑：每日 200 ~ 400 mg，需较长疗程，一般应达半年以上。⑤两性霉素 B：常用剂量为 0.5 ~ 1 mg/（kg · d），维持 1 ~ 3 个月；可与 5-FC 联合使用，可适当降低剂量，减轻副作用。目前也有与唑类药如伊曲康唑或氟康唑合用的报道。⑥碘化钾：10% 溶液口服，每日 3 次，从每次 10 ml 开始渐增量，可增至每次 30 ml。

（三）足菌肿

足菌肿（mycetoma）又称“马杜拉足”（Madura foot），是一种由真菌（霉菌、皮肤癣菌、酵母菌）、放线菌及细菌引起的皮肤、皮下组织和骨骼的慢性肉芽肿性感染。感染最常累及足部，偶尔也可侵犯手和身体其他部位，其特征性损害为限局性皮肤肿胀、窦道形成及颗粒排出。

1. 病因 足菌肿主要分为放线菌性足菌肿（actinomycetoma）和真菌性足菌肿（eumycetoma）两大类，也有少数由细菌所致的假性足菌肿。本病的发病常与微小外伤有关，致病菌侵入皮肤后，侵入皮下组织缓慢增殖，病程呈慢性经过。好发部位为四肢暴露部位，但以足部最多见，特别好发于赤足者；足以外的发病部位包括手、下肢等。本病全身症状轻微，损害极少多发，虽然骨骼较常受累，但肌肉较少受累。一般沿淋巴系统播散，无明显血源播散趋势。

2. 临床表现 临床表现主要有三个典型特征：局限性皮肤肿胀、变形，窦道形成和颗粒状物通过窦道排出。皮损往往自外伤部位开始，逐渐扩展，持续数月或数年。损害初起为坚硬小结节，逐渐发展，表面可形成丘疹、脓疱，受累组织明显肿胀。损害范围逐渐扩大可形成多数由窦道相连的小脓肿，一般 3 ~ 6 个月可穿破窦道，表面有多个瘘管排出浆液性、血性或脓性液体，其中可见不同颜色的颗粒。不同的致病菌排出颗粒的颜色和大小均有特点，对诊断有一定帮助。损害进一步向纵深发展可侵犯骨骼，晚期或严重病例可影响活动，造成组织畸形，形成不规则的隆起的、坚实性大肿块（图 2-3-25）。

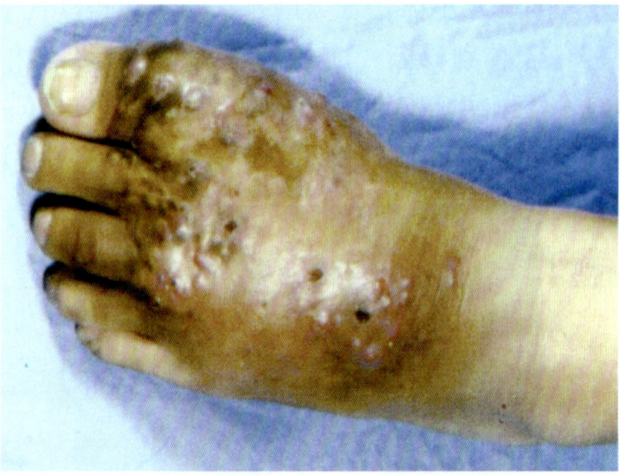

图 2-3-25 足菌肿

3. 实验室检查 最重要的是找到颗粒并对颗粒的特点进行鉴定。颗粒一般存在于脓液中，可从窦道中引流得到，也可用无菌注射器从皮下柔软的结节中抽取。肉眼观察可为诊断提供病原学方面的线索。多数真菌性颗粒呈黑色，诺卡菌颗粒一般呈白色。

将颗粒用 70% 酒精洗涤，再用含有抗生素的生理盐水冲洗后置于沙氏琼脂基或脑心琼脂培养基上培养，用于培养放线菌的培养基应不含抗生素。为了提高阳性率，应同时接种多个平皿，分别放置在 25 ℃和 37 ℃培养，时间要达到 6 周以上，根据其形态学特征及营养需要等来进一步鉴定菌种。

4. 组织病理 足菌肿的病理表现为慢性化脓性肉芽肿性炎症。特征性表现为组织中可发现由病原体和机体坏死组织共同形成的颗粒，位于肉芽肿的中心，可有化脓区，外围由栅状组织细胞围绕，再外层为多种炎细胞浸润，包括多核巨细胞、浆细胞、嗜酸性粒细胞等。陈旧损害在真皮内形成明显的瘢痕组织，包括较为丰富的血管及成纤维细胞增生。

5. 诊断及鉴别诊断　根据典型的临床表现，即局限性皮肤肿胀、窦道形成及颗粒排出进行诊断。颗粒因致病菌种不同而异。可结合病原学特点鉴别菌种。X 线检查对确定骨骼受累情况有益，特征性的表现为局灶性骨质破坏伴空洞形成。

典型足菌肿，特别是发生于足部的损害，在临床上不难诊断，但对于发生在其他部位的损害或者没有窦道、脓液和颗粒的损害，应与慢性感染性疾病相鉴别：早期无窦道形成时的损害应与化脓性肉芽肿和脂肪瘤等相鉴别，形成骨质破坏后应与慢性骨髓炎相鉴别。X 线检查有助于诊断，足菌肿一般从外部侵犯骨质，产生很强的骨膜反应，而骨皮质往往完整。本病还应与其他感染性疾病如皮肤结核、着色芽生菌病、暗色丝孢霉病相鉴别。

6. 治疗　应根据病原菌种类不同分别对待。放线菌性足菌肿可用多种抗生素联合治疗，治愈率较高。全身治疗首选药物为磺胺类，常用复方磺胺甲噁唑口服 2 片 / 次，2 次 / 日。还可选用链霉素、阿米卡星、利福平等，治疗的平均疗程为 9 个月。真菌性足菌肿应以抗真菌治疗为主，最近有一些采用伊曲康唑长期治疗成功的报告，最初每日用药 200 ~ 400 mg，逐渐减量至每日 100 ~ 200 mg，连续用药 1 年以上。还可选用两性霉素 B、5-FC，可联合用药。应结合体外药敏试验选择药物。如出现骨损害或严重组织破坏，可考虑外科手术清创，但应与内用药结合。

（李若瑜）

第四节　寄生虫及昆虫皮肤病

一、疥疮

疥疮（scabies）是由疥螨在表皮角质层内引起的接触性传染性皮肤病，易在家庭、医院、养老院等场所引起集体流行。

（一）病因

疥螨又称疥虫，分为人型疥螨和动物疥螨。疥疮主要由人型疥螨通过直接接触（包括性接触）而传染，如同卧一床、握手等。疥螨离开人体后仍可生存 2 ~ 3 天，因此可以在患者使用过的衣物、被褥、床单、枕巾、毛巾上生存，可以通过这些物品间接传染。在家庭或集体单位中可造成相互传染。动物的疥疮由不同的动物疥螨引起，如兔疥螨、羊疥螨、狗疥螨等。动物疥螨偶可传染至人，但引起的症状较轻。疥螨为表皮内寄生虫，体小，呈圆形或卵圆形，寄生在人体表皮角质层内，腹侧前后各有两对足，体面有多数棘。雌虫较大，腹部中央有产卵孔，雄虫较小，与雌虫交尾后即死亡。雌虫受精后钻入皮肤表面角质层内掘成隧道，在其内产卵，卵经 2 ~ 2.5 天后成幼虫，经 15 天左右经 3 次脱皮发育为成虫（见图 1-5-6）。

（二）临床表现

疥螨常侵犯皮肤薄嫩部位，故损害好发于指缝、腕部屈侧、肘窝、腋窝、妇女乳房、脐周、腰部、下腹部、股内侧、外生殖器等部位，多对称发生（图 2-4-1）。重者可累及其他部位，但头面部不受累。婴儿可累及全身皮肤。损害为丘疹、水疱及隧道。丘疹如粟粒大小，淡红色或正常肤色，有红晕，常散在分布，少有融合。隧道为灰白色或浅黑色线纹，数毫米，弯曲、微隆起，末端常见丘疹和水疱，疥虫就埋藏在隧道的末端（图 2-4-2）。有时因搔抓或继发性病变而破坏，不易见到典型隧道。儿童掌跖部可见隧道。结节性损害发生于阴囊、阴茎、大阴唇等部位，表现为绿豆至黄豆大半球形暗红色结节，称为疥疮结节，为疥螨死亡后引起的异物反应（图 2-4-3）。患者瘙痒明显，尤以夜间为甚，可能由于疥虫夜间在温暖的被褥内活动较强或

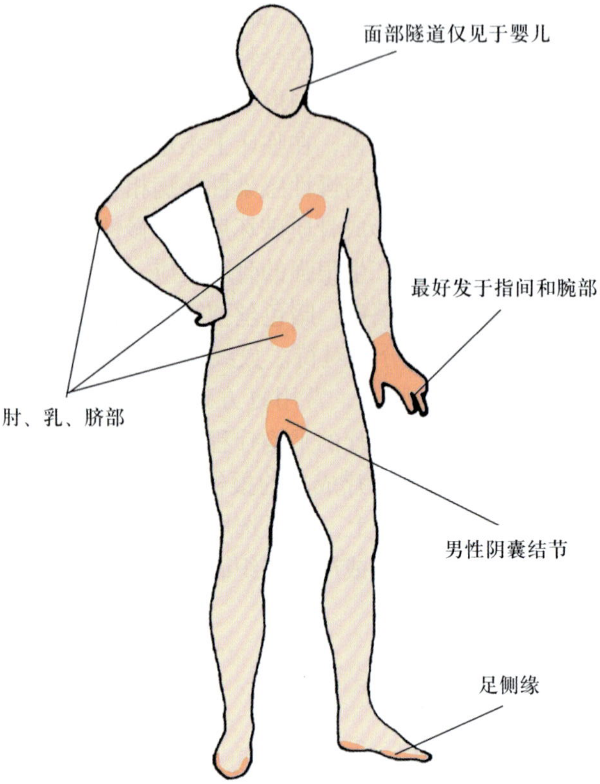

图 2-4-1 疥疮感染的好发部位

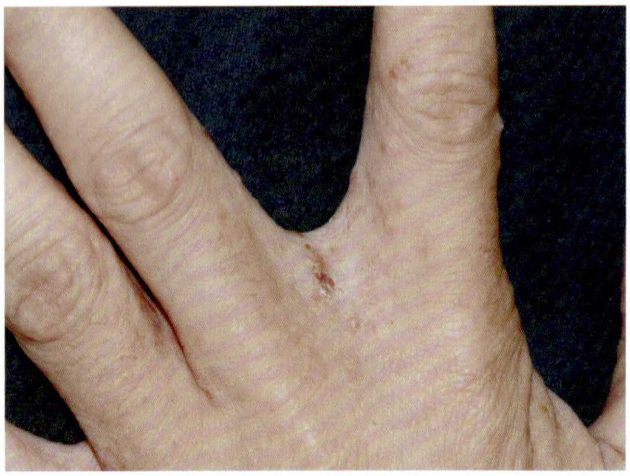

图 2-4-2 疥疮隧道

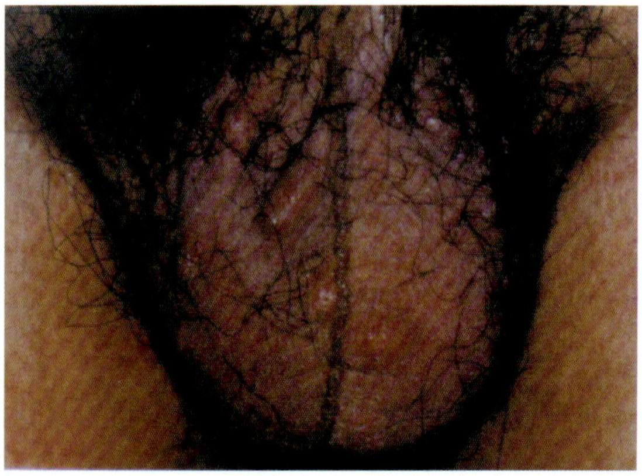

图 2-4-3 疥疮结节

其分泌的毒素刺激皮肤所致。由于搔抓出现抓痕、结痂、湿疹样变或引起继发性感染。

结痂性疥疮（挪威疥）常见于免疫功能缺陷性人群（艾滋病患者、器官移植者）和感觉功能减退人群（麻风病患者、截瘫患者），表现为大量鳞屑、结痂、红皮病或疣状斑块，身上可寄生很多疥螨，但瘙痒程度较小。

（三）实验室检查

皮肤标本中找到疥螨或虫卵：检出疥螨的方法为用针尖刺入隧道，直达盲端，挑出灰白色点，即为疥螨，应在显微镜下证实；或刮取丘疹、水疱内容物置于载玻片上，在低倍镜下观察，亦可发现活动的疥螨或椭圆形虫卵。

（四）诊断

根据接触传染史，家中或集体单位有同样的患者，皮肤柔嫩处有丘疹、水疱及隧道，男性生殖器部位有疥疮结节，以及夜间瘙痒加剧等症状，不难诊断。若能找到疥螨或虫卵，即可确诊。

（五）鉴别诊断

本病应与以下疾病鉴别：

1. 痒疹　多自幼开始发病。慢性病程，丘疹较大，较多发生于四肢伸侧。

2. 湿疹　为多形性皮损，对称分布，常融合成片，有渗出倾向。

3. 虱病　主要发生于躯干部、头皮或阴部，指缝间无皮疹，常能发现虫体或虫卵。

4. 皮肤瘙痒症　无原发损害，主要症状是瘙痒，因搔抓引起抓痕及血痂，无特殊好发部位，无传染性。

（六）治疗

治疗以外用药为主，瘙痒严重者可辅以抗组胺药。

1. 10% 硫软膏（婴幼儿用 5% 硫软膏）　药前先用热水和肥皂洗澡，然后擦药，自颈以下外擦全身皮肤，每日 1～2 次，连续 3～4 日为一个疗程。用药期间不更衣，以保持药效，彻底消灭皮肤和衣服上的疥螨。疗程结束后，换用清洁衣被。2 周后还有新发皮疹者，应再重复第二疗程。

2. 25% 苯甲酸苄酯乳剂　杀虫力强，刺激性小，可每日擦药 1～2 次，共 2～3 日。

3. 1%γ-666 霜　有较强杀虫作用，但有毒性，婴幼儿和孕妇禁用。洗澡后全身擦 1 次，24 h 后温水洗澡，避免药物被过多吸收。有皮肤破损者不宜使用。有感染者同时采用抗感染药物治疗。

4. 疥疮结节的治疗　阴部疥疮结节不易消退，可采用糖皮质激素皮损内注射，液氮冷冻；皮损少时且药物效果不佳时可手术切除。

（七）预防

注意个人清洁卫生，勤洗澡、勤换衣；发现此病的患者立即隔离并及时治疗。患者穿过的衣服和使用过的被褥等要煮沸消毒或在阳光下暴晒。患者家庭内成员或集体生活者应同时治疗。

病例分析：疥疮

二、虱病

（一）病因

虱病（pediculosis）是由人虱寄生于人体叮咬吸血引起的瘙痒性、传染性皮肤病。虱子由于寄生部位不同和形态差异可分为头虱、体虱（衣虱）和阴虱三种，分别寄生在人的头发、内衣、阴毛上，多见于个人卫生不良者。人虱的宿主只能是人，它不能寄生在其他动物身上。在人群中通过直接接触或通过被褥、衣、帽等间接接触传播。阴虱主要通过性接触传播。当虱子吮血时，其喙器的机械性刺激和唾液内的毒性分泌物可引起瘙痒和皮疹。衣虱还传播斑疹伤寒和回归热等疾病。

（二）临床表现

人虱叮咬后引起的症状因人而异，一般均有轻重不同的瘙痒和皮疹，有人仅感轻度瘙痒，亦有人因长期被叮咬而发生反应。以下是三种人虱引起的常见临床表现：

1. 头虱（pediculosis capitis）　头虱寄生于头发，尤其是耳后发际及头后部，多见于卫生条件差的妇女或儿童。虱体附着在发干上，发干一侧可见到虱卵黏附，呈散在椭圆形白点，俗称机子，约 1 周后虱卵可孵为幼虫。检查时可见头虱在头上爬行。虱叮咬后皮肤可出现红斑、丘疹，瘙痒剧烈，常因搔抓引起抓痕、血痂或继发感染、湿疹样变。重者有浆液渗出，可使头发粘连成束，并散发出臭味。

2. 体虱　体虱和虱卵隐藏在内衣衣缝和被褥的褶皱处。常在肩胛、腰部、臀部等处叮咬引起红斑、丘疹或风团，中央有一出血点，剧烈瘙痒，常因搔抓在皮肤上留有线状抓痕。

3. 阴虱　阴虱主要寄生于阴毛和肛周的体毛上，常通过性接触传染。阴虱紧抱于阴毛上，叮咬皮肤引起剧烈瘙痒，晚间为甚。皮肤出现红斑、丘疹，因搔抓引起抓痕和血痂，长期可继发湿疹或毛囊炎等，镜检可见虫体及虫卵（图 2-4-4 和图 2-4-5）。

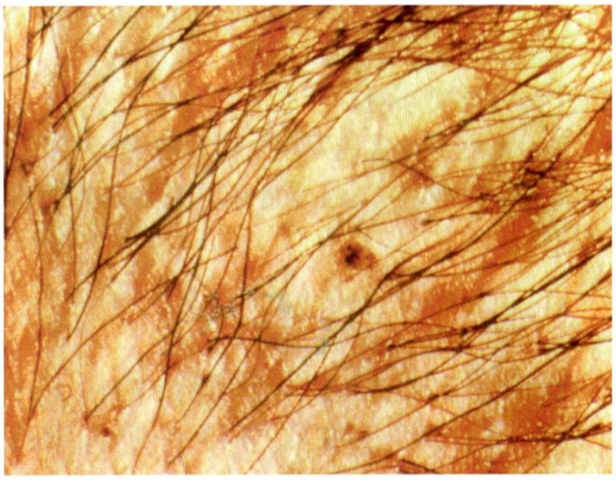

图 2-4-4 阴虱

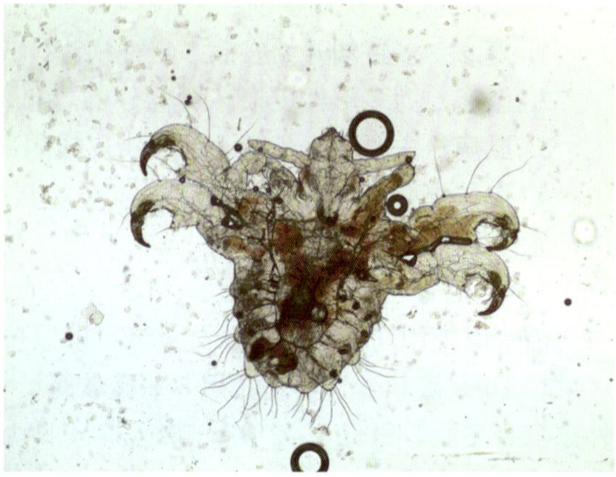

图 2-4-5 阴虱镜检

（三）预防与治疗

虱病是传染病，应防治并重，避免接触患者，严格消毒污染物。预防和治疗以灭虱和灭卵为主。消灭头虱时，男性最好剃头，女性可用 50% 百部酊、25% 苯甲酸苄酯乳剂擦遍头皮和头发，每日 2 次，第三天用热水、肥皂洗头，用密篦子将虱和虱卵篦尽，用过的梳篦和帽子、头巾、枕套等同时进行消毒。消灭阴虱时应剃除阴毛后外用 10% 硫黄软膏或 25% 苯甲酸苄酯乳剂。消灭衣虱时，衣、被等物应及时煮沸消毒。

三、蜱叮咬

（一）病因

蜱虫俗称“草扒子、草别子”等，属于寄螨目、蜱总科。成虫在躯体背面有壳质化较强的盾板，通称为硬蜱，属硬蜱科；无盾板者，通称为软蜱，属软蜱科。分布广泛，种类繁多，有些寄生于人和动物的体表或体内，直接造成危害或作为中间宿主，传播各种病原体。

（二）临床表现

蜱侵入人体后用喙器刺入皮肤吸取血液，吸血时间的长短与蜱的种类有关，有的蜱可在体表停留一至数日，开始叮咬时不觉疼痛，叮咬后 24 ~ 48 h 局部出现不同程度的炎症反应，轻者局部仅有红斑，中央有一虫咬的瘀点或瘀斑，重者瘀点周围有明显的水肿性红斑或丘疹、水疱，时间稍久可出现坚硬的结节，抓破后形成溃疡，结节可持续数月甚至 1 ~ 2 年不愈。

蜱虫叮咬

某些蜱叮咬人的同时可将唾液（或虫卵）中能麻痹神经的毒素注入宿主体内，引起“蜱瘫痪症”，表现为上行性麻痹，最后可因呼吸中枢受侵而死亡，特别多见于儿童。

（三）诊断

蜱叮咬（tick bite）后临床症状轻重差异很大，有时与其他昆虫叮咬难以区分，必须在体表发现虫体才能确诊。

（四）预防及治疗

改善环境卫生，采用各种方法消灭蜱。蜱咬伤出现的皮炎主要是消炎、止痒、止痛，给予对症处理。发现被蜱叮咬后常采取如下措施：

（1）发现停留在皮肤上的蜱虫时，切勿用力撕拉，以防撕伤组织或口器折断而产生皮肤继发损害。可用乙醚、氯仿、松节油、旱烟油涂在蜱的头部或在蜱旁点燃蚊香，数分钟后蜱自行松口，或用凡士林、液体石蜡、甘油厚涂蜱的头部，使其窒息，然后用镊子轻轻把蜱拉出。

（2）去除蜱后，伤口要进行消毒处理，如发现蜱的口器断在皮内，要手术取出。

(3) 在伤口周围以 2% 盐酸利多卡因做局部封闭，亦有人用胰蛋白酶 2000 U 加生理盐水 100 ml 湿敷伤口，能加速伤口的愈合。

(4) 出现全身中毒症状时要给予抗组胺药或糖皮质激素。出现蜱麻痹或蜱咬热要及时进行抢救。如有创面感染，要进行抗感染治疗。

四、蜂螫

(一) 病因

蜂螫 (bee sting) 由蜂的毒刺刺伤引起。蜜蜂、黄蜂、大黄蜂、土蜂的尾部都有毒刺，与毒腺相连，螫入后，毒腺中的毒素通过毒刺注入人的皮肤，引起局部或全身反应。蜜蜂毒刺上有倒刺螫入后，毒刺常留于皮肤内。

(二) 临床表现

蜂刺螫后，局部立即有明显的灼痛和瘙痒，很快出现红肿，中央有一瘀点，甚至有水疱形成。对蜂毒无特殊敏感者，红肿在数小时后可消退。如多处被螫伤，可出现大面积肿胀，引起组织坏死，重者可出现恶心、无力、发热等全身症状。大黄蜂螫伤可导致休克、昏迷、抽搐、心跳和呼吸骤停，甚至死亡。

(三) 治疗

检查患处，如发现有折断的毒刺，应立即拔出，局部外涂 3% ~ 10% 氨水或 5% ~ 10% 碳酸氢钠溶液，或用中药马齿苋、夏枯草、野菊花任何一种，捣烂敷于患处。如刺螫处红肿、疼痛显著，可在损害周围注射 2% 盐酸普鲁卡因溶液，或在螫伤处皮下注射盐酸依米丁（根据面积、疼痛情况适量注射）1 次，可迅速止痛。另外，局部用 1∶20 复方醋酸铝液冷湿敷或用冰袋冷敷可止痛、消肿。

内用药物一般可服用抗组胺药和止痛药。全身症状较重者可口服糖皮质激素或南通蛇片；有休克反应及中毒症状严重者，应立即抢救，1∶1000 肾上腺素 0.3 ~ 0.5 ml 皮下注射，氢化可的松 100 ~ 200 mg 静脉滴注。

五、其他虫咬皮炎

蚊、蠓、跳蚤叮咬皮肤使人感到痒，叮咬处出现黄豆大小瘙痒性风团，个别产生大疱；有的则不发生风团，仅为针尖大小的红点或瘀点。蚊、蠓叮咬损害多见于暴露部位，如双小腿、颈、面和前臂处，跳蚤叮咬则常见于衣服覆盖处。

蜈蚣多足，体扁长，其两前足各有毒爪与体内毒腺相通。当爪刺入皮肤时放出毒汁，引起皮肤损伤和全身中毒症状。通常皮肤被螫伤处发生两个瘀点，继之周围皮肤红肿，有剧痛和刺痒感，有时继发淋巴管炎和淋巴结炎，数日后炎症可消退，儿童可危及生命。

蝎子尾部有锐利的弯钩与毒腺相通，其毒液中含有溶血性毒素、神经毒素及抗凝血素等。刺螫后立即使人剧痛难忍，螫处红肿显著，有时形成大疱，严重者出现似毒蛇咬伤的中毒症状，出现反射性痉挛和呼吸麻痹，导致死亡。

一般虫咬可外用 10% 氨水及各种止痒水。炎症反应重者可服抗组胺药，必要时酌量应用糖皮质激素。蜈蚣、蝎等刺螫处可用 1% 普鲁卡因溶液局部封闭，也可局部注射依米丁（方法参见蜂螫）或用甘草、雄黄研为细末，以菜油调和，敷于患处。蝎螫发生于肢体时，应在近心端缚以止血带，尽可能用吸乳器或拔火罐等方法吸出毒汁，或者用冰或氯乙烷使叮螫处血管收缩、降温，以防止毒素扩散。必要时切开伤口，把毒液吸出。中毒反应重者应用糖皮质激素、南通蛇药、上海蛇药或抗蝎毒素等。

预防虫咬皮炎的主要措施是消灭害虫，可采用捕捉和杀虫剂等方法。应搞好环境卫生，排除污水，疏通阴沟，清除各种毒害滋生场所，包括墙角、床下，灶头应少堆放杂物以保持通风，并经常喷洒杀虫药水。个人保护时应涂擦驱避昆虫药，如含 15% 酞酸丁酯的乳剂或擦剂等能驱避蝇、蚤、蚊、蠓达数小时。在阴暗潮湿处工作者应尽可能戴帽，穿长衣长裤，夜间睡眠时应用蚊帐。

六、皮肤黑热病

皮肤黑热病（leishmaniasis cutis）又名皮肤利什曼病，是由利什曼原虫（又名黑热病小体）引起的人畜共患病。可侵犯皮肤、黏膜及内脏。本病波及全球 80 多个国家和地区。在 20 世纪 60 年代我国基本消灭利什曼病，近年来皮肤利什曼病在我国新疆维吾尔自治区、内蒙古自治区、甘肃、四川、山西、陕西等地散在流行。

（一）病因

病原体为杜氏利什曼原虫，是细胞内寄生原虫，有两种形态，即无鞭毛体和前鞭毛体。传播需要节肢动物媒介白蛉和哺乳动物宿主。利什曼原虫以鞭毛体的形态寄生于白蛉体内，当白蛉叮咬人时，成熟的鞭毛体进入人体而使之感染发病。

（二）临床表现

多见于成年男性，农民居多。皮肤损害通常和内脏损害同时出现，是内脏损害的皮肤表现。常见的皮肤损害包括：①红斑或斑块：发生于面部和躯干、四肢，起初为淡红色斑片，后变为黄红色浸润性斑块，部分皮损表面有鳞屑。患者一般无全身症状。②结节：黄豆至核桃大小的淡红色或紫红色结节，结节数目和大小不等，不破溃。好发于头面、躯干、阴囊、鼻腔、口腔、咽喉、食管和直肠黏膜。结节内组织可查到利什曼原虫。临床上此型最常见。③色素减退斑或浅色斑：为大小不等、形状不规则的色素减退斑，分布于面、颈、前臂伸侧、大腿内侧，也可遍及全身，类似花斑糠疹的浅褐色斑。④溃疡型：在感染后数月或 1 ~ 2 年内，在面、颈和上肢出现单个丘疹，逐渐发展成结节和浅表溃疡，经半年至 1 年自愈留下瘢痕。

（三）诊断及鉴别诊断

根据白蛉叮咬史，在皮损处刮取组织液涂片或皮肤病理检查找到利什曼原虫，可确定诊断。用黑热病抗原做补体结合试验或荧光结合试验，有助于诊断。应与以下疾病鉴别：

1. 麻风病 无麻风病的神经粗大及皮损区的感觉异常，无毛发脱落等麻风病的症状，病原体检查有助于进一步鉴别。

2. 皮下真菌病 主要是孢子丝菌病和暗色真菌感染，患者常有外伤史而非蚊虫叮咬史，孢子丝菌病真菌培养常阳性，暗色真菌感染组织病理或真菌镜检常可见相应病原体。

3. 结核及非结核分枝杆菌感染：结核病患者常有系统感染史或患者接触史；非结核分枝杆菌感染患者常有外伤史或鱼类接触史。PPD 或 T-spot TB 呈现阳性反应，组织病理检查抗酸染色可见抗酸杆菌。

4. 结节病 皮损有红斑、结节、瘢痕等多种损害，可伴有肺结节病等系统性损害，多数患者浅表淋巴结肿大。皮肤病理有典型的上皮样细胞肉芽肿。

5. 蕈样肉芽肿 是低度恶性的 T 细胞淋巴瘤，有临床上有红斑期、斑块期和肿瘤期，组织病理有亲表皮现象、表皮内 Pautrier 微脓肿，可见异型淋巴细胞浸润。

（四）预防及治疗

治疗患者，消灭传染源。此外要消灭中间宿主白蛉。常用药物有葡萄糖酸锑钠（又名斯锑黑克）静脉或肌内注射，每日 1 次，每次 6 ml，连用 8 天为一个疗程，成人用 3 ~ 4 个疗程，每个疗程间隔 10 ~ 20 天。若葡萄糖酸锑钠治疗无效或效果不佳，可用喷他咪，剂量为 4 mg/kg，加入 25% 葡萄糖液中静脉注射，每日 1 次，15 ~ 20 天为一个疗程。该药疗效好、起效快，但毒性较大，有肝、肾疾病者慎用或忌用。

（刘姝萍）

第3章 性传播疾病

性传播疾病（sexually transmitted diseas，STD）是一组主要由性行为、类似性行为或间接接触而传播的感染性疾病。这组疾病既包括梅毒（syphilis）、淋病（gonorrhea）、软下疳（chancroid）、性病淋巴肉芽肿（lymphogranuloma venereum）和腹股沟肉芽肿（granuloma inguinale）五种经典性传播疾病，还包括尖锐湿疣、生殖道沙眼衣原体感染、生殖器疱疹、艾滋病等20多种可以通过性接触传播的感染性疾病。

引起性传播疾病的致病微生物较广泛，包含细菌、病毒、衣原体、寄生虫、螺旋体等。性传播疾病不仅可在泌尿生殖器官发生病变，也可通过血行播散等途径侵犯全身诸多重要脏器及组织。它不仅危害自身身心健康，对家庭、社会也会造成危害。因此，性传播疾病的防治是一个十分严峻的问题。目前我国规定的性病监测病种包括淋病、梅毒、生殖道沙眼衣原体感染、尖锐湿疣、生殖器疱疹和艾滋病。

第一节 梅 毒

梅毒（syphilis）是由苍白螺旋体（*Treponema pallidum*，TP）引起的一种慢性系统性的感染性疾病。临床表现复杂多样，可以引起人体多脏器、多系统损害，导致组织破坏、功能失常，也可多年处于潜伏状态。

一、病因

梅毒螺旋体也称苍白螺旋体，长4～20 μm，宽0.09～0.18 μm，由6～12个整齐均匀的螺旋构成。在暗视野显微镜下观察，螺旋体有3种特征性的运动方式：①依靠自己的长轴旋转，向前、后移动；②依靠伸缩螺旋间的距离前进；③蛇样爬行。

梅毒螺旋体是厌氧微生物，在体外不易生存。一般消毒剂如1∶1000苯酚、升汞、苯扎溴铵、酒精等均可于短时间内将其杀死。梅毒螺旋体耐寒不耐热，在41～42 ℃时可生存1～2 h，在48 ℃仅半小时即失去感染力，在100 ℃立即死亡。但是在0 ℃时，梅毒螺旋体可生存48 h。梅毒病损标本在低温（–78 ℃）保存数年后，仍可保持螺旋体的形态、活力及致病力。梅毒螺旋体对干燥极为敏感，在干燥环境中可迅速死亡，但在潮湿的器具或湿毛巾中，可生存数小时。

二、发病机制

梅毒螺旋体侵入人体后，一方面在皮肤黏膜下繁殖，另一方面很快沿着淋巴管到达附近的淋巴结，经过2～4周潜伏期，在侵入部位发生炎症反应，引起硬下疳，即为一期梅毒。即使未经治疗，3～6周后症状也会自然消退。硬下疳出现的同时，梅毒螺旋体开始由淋巴结进入血液扩散到全身，使所有的组织和器官受累。经过6～8周潜伏期，出现低热、浅表淋巴结肿大、皮肤黏膜发疹等损害、骨膜炎、虹膜睫状体炎及脑膜炎等症状，称为二期梅毒。即使不经治疗，3～12周后症状也会自然消退。从此进入潜伏状态，称为早期隐性梅毒。当机体免疫力下降时，隐藏在组织和淋巴系统的螺旋体再次引起症状，称为二期复发梅毒，可以多次出现反复。此后，病程进入晚期，出现 3 种不同的转归。三期梅毒（或晚期梅毒）的发病与梅毒螺旋体引起宿主免疫反应密切相关，机体产生对螺旋体抗原的迟发型超敏反应和血管炎病变，引起皮肤黏膜梅毒、骨梅毒、内脏梅毒、心血管梅毒及神经梅毒等，但机制尚不明确。还有部分患者螺旋体再次进入潜伏状态，不出现症状，但梅毒血清反应持续阳性，称为晚期隐性梅毒。另一部分患者血清逐渐下降，最后转为阴性而自然痊愈。

三、传播途径

梅毒患者是唯一的传染源。未经治疗的患者在感染后 1 年内传染性最强，随病期延长，传染性越来越小。梅毒的传播途径主要有：

1. 性接触　是最主要的传染方式，占 95% 以上。有不安全的性行为、多性伴或性伴感染史。主要通过性交由破损处接触传染，亦可通过干燥的皮肤和完整的黏膜而侵入。三期梅毒时性接触已不传播。

2. 垂直传播　患有梅毒的孕妇通过胎盘血行传染给胎儿，引起流产、早产、死产或胎传梅毒。

3. 输血　梅毒可以经血传播，故输血可以传染梅毒。

4. 少数情况下可因为接吻、哺乳或接触被梅毒患者污染的器物等而被传染。

四、临床表现

梅毒的分期：根据传播途径分为后天 / 获得性梅毒和先天性 / 胎传梅毒，根据有无临床表现分为显性梅毒和隐性梅毒，根据病期分为早期梅毒和晚期梅毒。早期梅毒指感染梅毒螺旋体在 2 年内，包括一期、二期和早期隐性梅毒，一、二期梅毒也可重叠出现。晚期梅毒的病程在 2 年以上，包括三期梅毒、心血管梅毒、神经梅毒、晚期隐性梅毒等。胎传梅毒又分为早期（2 岁内发病）和晚期（2 岁后发病）。

（一）后天梅毒（获得性梅毒，acquired syphilis）

1. 一期梅毒（primary syphilis）　潜伏期 1 周～2 个月，平均 2～4 周。典型损害为硬下疳（chancre），是 TP 在侵入部位引起的炎症性反应。皮损多为单发（图 3-1-1），也可多发（图 3-1-2）。

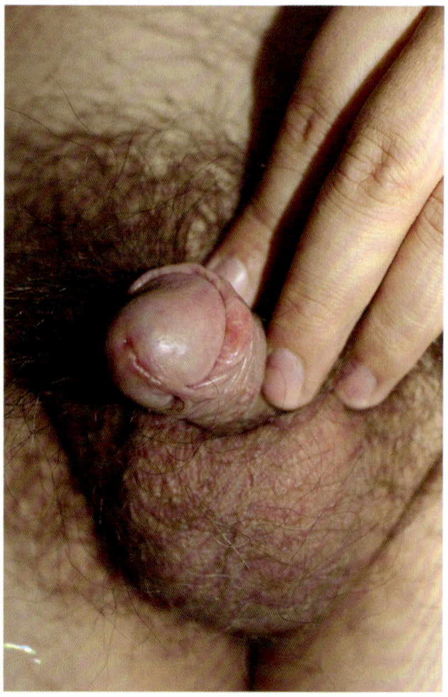

图 3-1-1　硬下疳（单发）

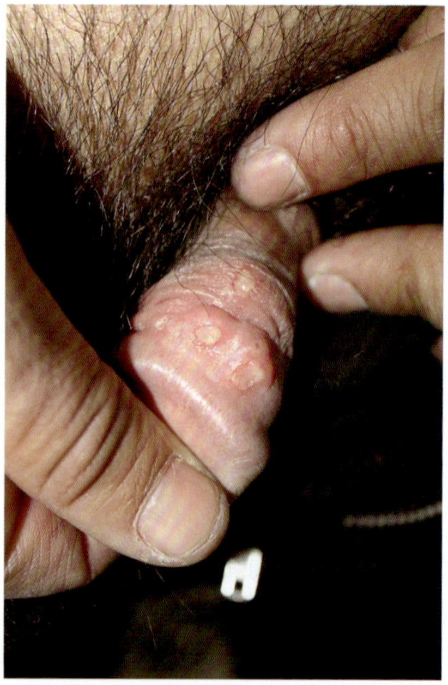

图 3-1-2　硬下疳（多发）

初为粟粒大小高出皮面的结节，后发展成浅在性溃疡。溃疡呈圆形或椭圆形，1 ~ 2 cm 大小，稍高出皮面，边界清楚，边缘略隆起；基底坚实，触之有软骨样硬度，表面少量浆液性渗出物，内含大量梅毒螺旋体。无明显疼痛或轻度触痛。多见于外生殖器部位。男性多见于龟头、冠状沟、包皮、阴茎、阴囊处。女性多见于阴唇、阴蒂、尿道口或宫颈处。生殖器外硬下疳少见，偶见于唇、舌、扁桃体、手指、乳房、肛门或直肠等处。如不治疗，溃疡经 3 ~ 6 周可以自愈；经有效治疗后可迅速愈合，遗留浅在性萎缩瘢痕。

硬下疳出现约 1 周后，TP 进入腹股沟或患处附近淋巴结，引起肿大。可为单侧或双侧，特点为大小不等、中等硬度、无痛、不粘连、不破溃，表面皮肤无红、肿、热。

2. 二期梅毒（secondary syphilis） 是 TP 血行播散的泛发期。在硬下疳消退后 3 ~ 4 周，梅毒螺旋体经局部淋巴结进入血液，通过血循环达全身，播散到全身各系统，引起二期早发梅毒。发疹前可有头痛、低热、四肢酸懒等前驱症状，持续 3 ~ 5 日，出疹后缓解。未充分治疗的感染者体内大部分 TP 会被机体产生的抗体所杀灭，小部分进入潜伏期。免疫力低下者或机体抵抗力下降时，螺旋体又可进入血循环，再次出现症状，称二期复发梅毒。

（1）二期早发梅毒皮肤黏膜损害：皮肤损害多样，可分为斑疹、丘疹及脓疱疹，分布于躯体和四肢等部位，常泛发对称。可伴有全身浅表淋巴结肿大。

1）斑疹：较常见。常泛发，对称，呈大小不等的圆形或椭圆形红斑，玫瑰色，边界清晰，不相融合。先发疹于躯干，逐渐累及四肢。无明显自觉症状。

2）丘疹：为直径 0.5 ~ 1 cm 的浸润性丘疹，表面光滑或有脱屑，暗褐色到铜红色，好发于躯干、四肢屈侧、外阴、腹股沟等处。皮疹消退后可遗留暂时性色素沉着。

3）掌跖梅毒疹：有特征性。位于掌跖的绿豆至黄豆大小、铜红色、浸润性斑疹或斑丘疹。皮疹散在，对称而不融合，可出现领圈样脱屑（图 3-1-3，图 3-1-4）。无明显自觉症状。

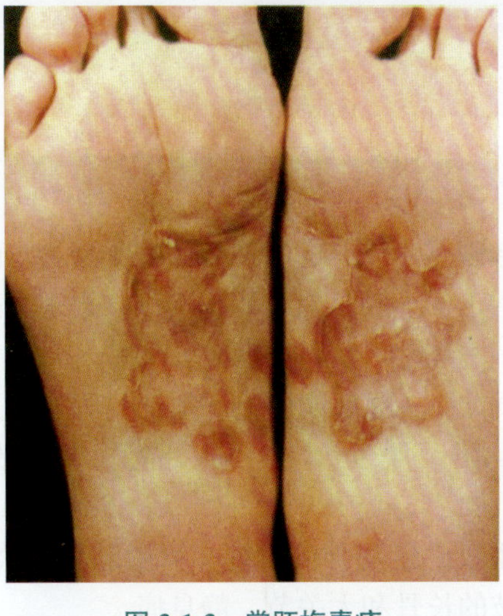

图 3-1-3　掌跖梅毒疹

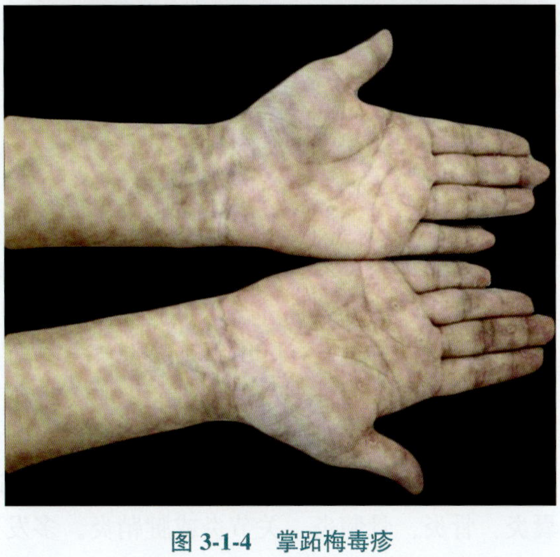

图 3-1-4　掌跖梅毒疹

4）脓疱疹：少见，见于营养不良或体质衰弱者。皮疹有脓疱疮样（图 3-1-5）、深脓疱疮样、蛎壳样、痘疮样（图 3-1-6）及痤疮样等形式，多具铜红色浸润外观，愈后留瘢痕。

5）扁平湿疣（condyloma latum）：好发于阴部（图 3-1-7）、肛门（图 3-1-8）、腋窝或乳房下等皱褶的部位。初为斑丘疹，逐渐增大，形成扁平的圆形或椭圆形斑块，边缘整齐或呈分叶状，基底宽。表面常见糜烂、渗出，渗液中含大量苍白螺旋体，传染性极强。无明显自觉症状。

6）黏膜损害：表现为黏膜斑或梅毒性黏膜炎。黏膜斑好发于唇黏膜、齿龈、颊黏膜及舌等。典型损害为圆形或椭圆形、边界清楚、表面糜烂、略高于黏膜面的灰白色或乳白色斑片，

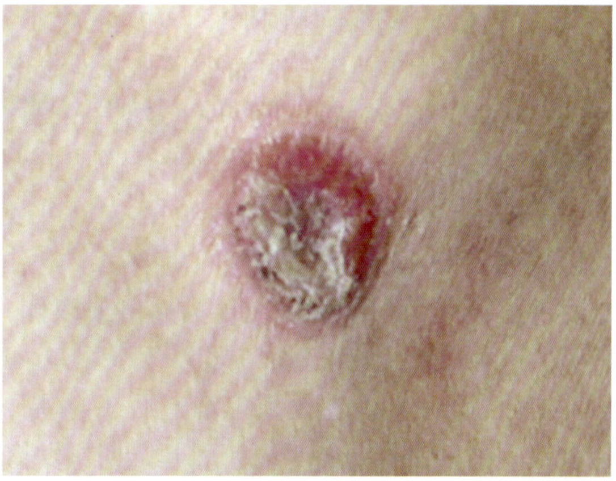

图 3-1-5　脓疱疮样梅毒疹

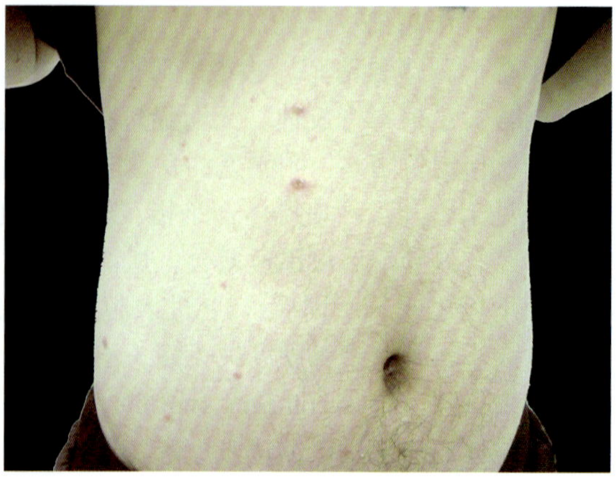

图 3-1-6　痘疮样梅毒疹

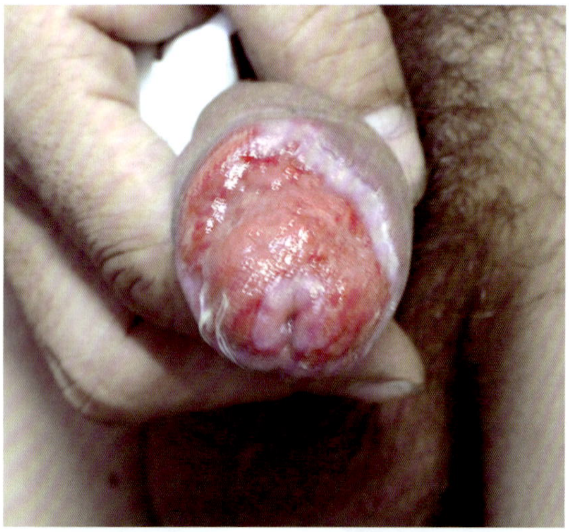

图 3-1-7　扁平湿疣（阴部）

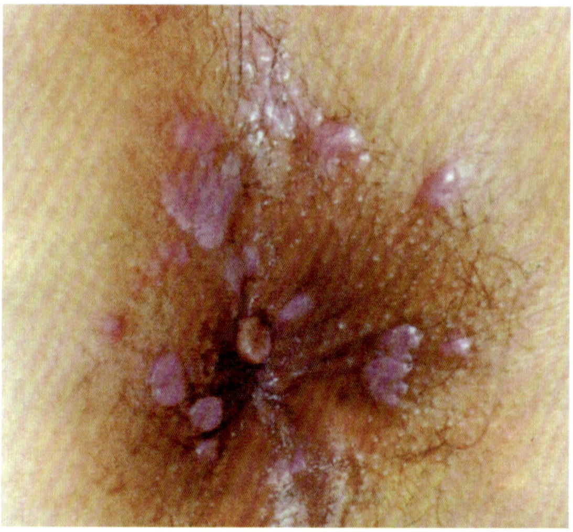

图 3-1-8　扁平湿疣（肛门）

周围有暗红色浸润（图 3-1-9）。无自觉症状，形成溃疡者则感疼痛。黏膜斑表面有大量梅毒螺旋体，为重要传染源。梅毒性黏膜炎好发于颊黏膜、咽、舌、上腭、扁桃体及喉部，表现为黏膜红肿、糜烂、渗液。喉部受累可有声嘶或失音。

7）梅毒性脱发（syphilitic alopecia）：多发生于头顶、枕、颞部或眉毛、须部，脱发区边界不清，毛发稀疏，长短不齐，呈虫蚀状外观（图 3-1-10）。脱发为 TP 侵入外毛根鞘所致，为非永久性脱发，可再生。

（2）二期梅毒骨关节损害：梅毒螺旋体通过血行播散，累及骨骼系统，可引起骨膜炎、滑囊炎、骨炎、骨髓炎、关节炎或腱鞘炎。多发生于四肢的长骨和大关节，静息痛。

（3）二期梅毒眼损害：常见虹膜炎、虹膜睫状体炎、脉络膜炎、视网膜炎、角膜炎和视神经炎，可影响视力。

（4）二期梅毒神经损害：二期梅毒可累及神经系统，其中二期无症状神经梅毒较多见，还可引起梅毒性脑膜炎、脑血管及脑实质梅毒，出现头痛及相应的神经系统症状。

（5）二期内脏梅毒：少见，包括梅毒性肝炎、梅毒性肾病等。部分患者可出现不适、发热等全身症状。全身淋巴结可肿大，有时出现贫血、血沉增快、白细胞增多。

（6）二期复发梅毒：未治疗或治疗不当或免疫力低下的患者，二期早发损害消退后第一年末 TP 再次进入血循环，损害重新出现，称为二期复发梅毒。最常见的二期梅毒复发症状是皮肤黏膜疹，好发于肛周、外阴、腋窝、脐窝、掌跖部。其特点为皮损数目少，形态偏大，分

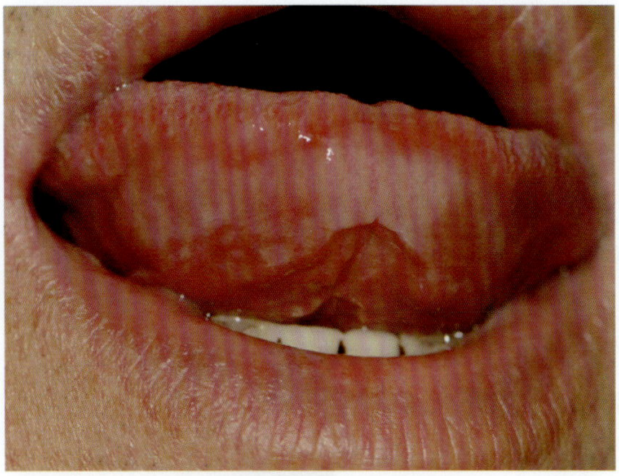
图 3-1-9　二期梅毒黏膜斑

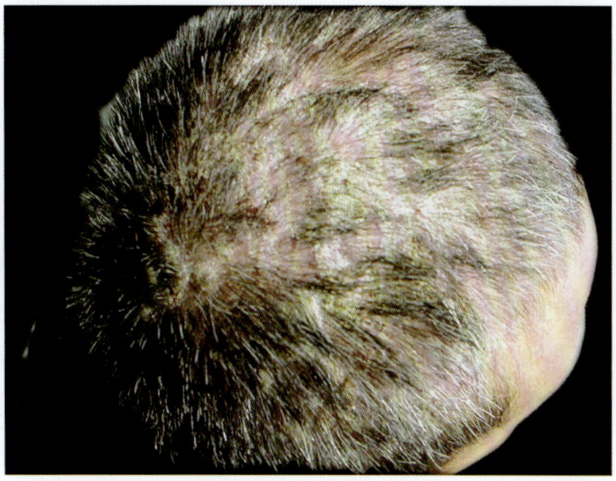
图 3-1-10　梅毒性脱发

布局限（图 3-1-11），群集现象明显，皮损形态奇特，常呈环状、弓形或弧形。

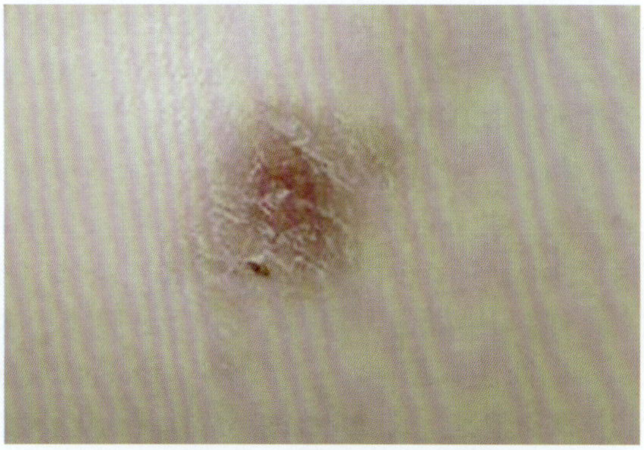
图 3-1-11　二期复发梅毒斑疹

3. 三期梅毒（tertiary syphilis） 又称晚期梅毒（late syphilis）。早期梅毒未经治疗或治疗不充分，经一定潜伏期，约 40% 的患者可发生三期梅毒。性接触已无传染性，但除皮肤、黏膜、骨骼出现梅毒损害外，还可侵犯心血管系统及中枢神经系统，严重者危及生命。三期梅毒的特征如下：①发生时间晚，病程长；②症状复杂，诊断困难；③体内及皮损中梅毒螺旋体少，传染力弱，但组织破坏力强；④梅毒螺旋体抗原检测试验阳性，非梅毒螺旋体抗原检测试验滴度低甚至阴性。

（1）三期梅毒皮肤黏膜损害

1）结节性梅毒疹（nodular syphilid）：好发于头、面、肩、背及四肢伸侧。典型损害为直径 0.2 ~ 1.0 cm 坚硬的小结节，褐色或铜红色，表面光滑，也可被覆黏着性鳞屑，无自觉症状。有时结节中心坏死、破溃，形成溃疡性结节性梅毒疹。未经治疗的结节可以自愈，愈后留下浅瘢痕，周围色素沉着，而边缘不断出现新损害，迁延数年。

2）树胶肿（gumma）：多见，是三期梅毒的特征性皮损，也是破坏性最大的皮损。初发为深达皮下的结节，中心坏死、破溃后，流出树胶样分泌物。溃疡较深，呈圆形、椭圆形或马蹄形，边界清楚，边缘锐利呈穿凿性隆起，基底暗红色。溃疡常一部分愈合，另一部分如蛇行状蔓延（图 3-1-12）。自觉症状轻微。可出现在全身各处，以头面及小腿伸侧多见，病程迁延，愈后形成瘢痕。发生于头部者常破坏颅骨。发生于上腭部者，局部坏死、穿孔，使口腔与鼻腔相通，致发音和进食困难。发生于鼻中隔部可破坏鼻骨，出现鼻中隔穿孔，形成鞍鼻。

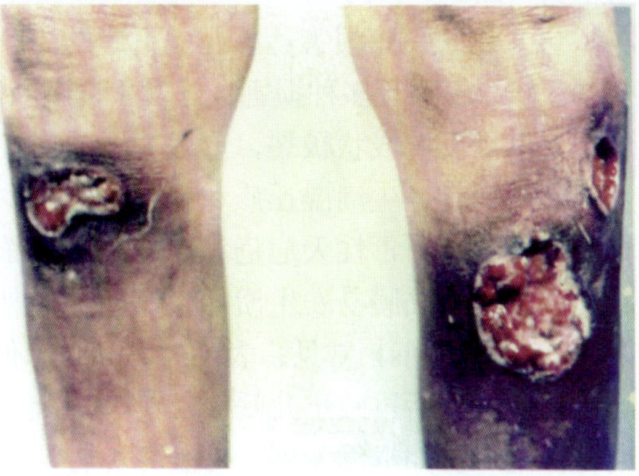
图 3-1-12　树胶肿

3）近关节结节（juxta-articular nodule of late syphilis）：又称梅毒性纤维瘤，为无痛性、生长缓慢的皮下纤维性结节，好发于肘、膝、髋等大关节附近，对称发生，豌豆至核桃大小，坚硬，圆形或椭圆形，表皮正常，经过缓慢，不破溃。

（2）三期梅毒骨关节损害：晚期骨梅毒发病率仅次于皮肤黏膜损害，以长骨骨膜炎多见，其次可出现骨髓炎、骨炎。颅骨、鼻骨、骨盆等扁骨可发生骨树胶肿。损害分布不对称，可有夜间骨痛。

（3）三期梅毒神经损害：三期梅毒易侵犯神经系统，临床有多种表现形式。①无症状神经梅毒：无明显的神经系统症状和体征；②脑膜神经梅毒：表现为发热、头痛、恶心、呕吐、颈项强直、视神经盘水肿等；③脑膜血管梅毒：为闭塞性脑血管综合征的表现，如偏瘫、截瘫、失语、癫痫样发作等；④脑实质梅毒：可出现精神症状，表现为麻痹性痴呆，可出现注意力不集中、情绪变化、妄想，以及智力减退、判断力与记忆力、人格改变等；可出现神经系统症状，表现为震颤、言语与书写障碍、共济失调、肌无力、癫痫发作、四肢瘫痪及大小便失禁等。⑤若梅毒螺旋体引起脊髓损伤，即为脊髓痨。可发生闪电样痛，感觉异常，触痛觉及温度觉障碍；深感觉减退及消失；位置觉和振动觉障碍等。⑥还可以出现神经系统树胶肿等。

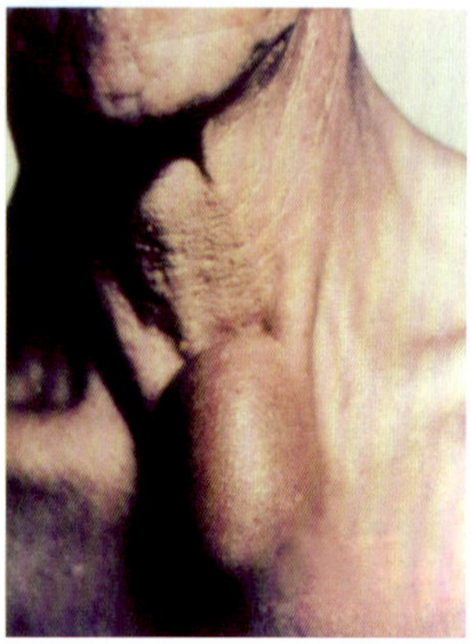
图 3-1-13 梅毒性主动脉瘤

（4）三期梅毒心血管损害：心血管受累时，可发生梅毒性主动脉炎、主动脉瓣关闭不全、主动脉瘤，梅毒性冠状动脉疾病及梅毒性心肌炎，多发生在感染后 10～25 年（图 3-1-13）。

（5）三期梅毒眼损害：可出现虹膜睫状体炎、视网膜炎、角膜炎等。

4. 隐性梅毒 又称潜伏梅毒（latent syphilis），早期梅毒未经治疗或经不正规治疗后，症状体征已消退；或有明确的高危性行为史、性伴侣有梅毒感染史，从未出现任何临床表现，脑脊液检查正常，但梅毒血清反应阳性者称为隐性梅毒。感染时间在 2 年以内者为早期隐性梅毒，2 年以上者为晚期隐性梅毒，无法判断病程者作为晚期隐性梅毒处理。

隐性梅毒不出现症状是因为机体自身免疫力强或治疗而使梅素螺旋体暂时被抑制。在潜伏状态，梅毒螺旋体仍间歇地出现在血液中，可因献血传染给受血者，隐性梅毒的孕妇也可传染给子宫内的胎儿。

（二）先天性梅毒（胎传梅毒，congenital syphilis）

先天性梅毒由梅毒孕妇经胎盘传染，可导致流产、早产、死胎或分娩出先天性梅毒儿。梅毒螺旋体进入胎儿体内，可引起各个脏器的病理改变，其损害轻重与母体的病期以及胎儿被传染的时间有关。2 岁以内为早期先天性梅毒，超过 2 岁为晚期先天性梅毒。

1. 早期先天性梅毒（early congenital syphilis） 患儿常早产，发育和营养状况差，皮肤松弛，貌似老人，哭声低哑，躁动不安（图 3-1-14）。

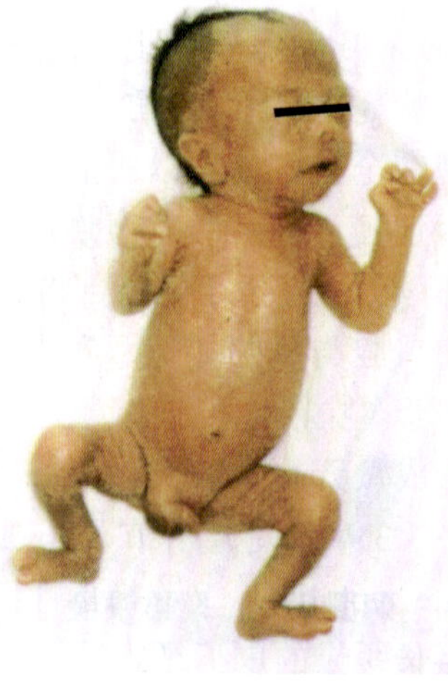
图 3-1-14 先天性梅毒

（1）皮肤黏膜损害：患儿皮下脂肪少，皮肤干燥，可有斑疹、丘疹、疱疹等多种损害，好发于掌跖及腔口周围，如口角、鼻孔、肛周发生线状皲裂，愈后遗留放射性瘢痕。肛周、外阴及四肢屈侧常发生潮湿丘疹和扁平湿疣。少数患者可发生松弛性大疱，称为梅毒性天疱疮。疱内有浆液脓性分泌物，基底有暗红色浸润。黏膜易发生溃疡，口腔可见黏膜斑。梅毒性鼻炎（syphilitic rhinitis）常见，表现为鼻黏膜卡他症状，有血性分泌物，鼻腔堵塞后可致患儿呼吸及吮乳困难，为先天性梅毒的早期特征之一。如继续发展，可破坏鼻骨及硬腭，形成马鞍鼻和硬腭穿孔。

（2）网状内皮系统损害：患儿可有肝、脾及全身淋巴结肿大。肱骨上髁淋巴结肿大是胎传梅毒的主要特征。

（3）骨骼系统损害：①骨软骨炎：长骨的骨骺与骨干间为不整齐的锯齿状，以后骨干与骨骺可松软分离。患肢常因疼痛严重而不愿活动，临床出现假性麻痹，称为梅毒性假瘫。②梅毒性指炎：手指中节梭形肿胀，有时伴有溃疡。③骨膜炎：是骨干的炎症反应，由多层骨膜和新骨构成，皮肤处可触及硬肿块。

（4）中枢神经系统损害：以脑膜炎多见，多在出生后 3～6 个月出现症状，患儿可发生脑软化、脑水肿、癫痫样发作，脑脊液可出现病理性改变。

2. 晚期先天性梅毒（late congenital syphilis） 晚期先天性梅毒的临床表现相当于成人的三期梅毒，无传染性。主要侵犯皮肤、骨骼、牙、眼及神经等，心血管梅毒少见。

（1）皮肤黏膜损害：可发生树胶肿，引起上腭或鼻中隔穿孔、鞍鼻，患者同时可见双眼间距离增宽，鼻孔外翻。

（2）骨骼损害：以骨膜炎、骨炎、软骨炎多见。发生于胫骨的骨膜炎可导致“马刀胫”（saber shin）：胫骨中部肥厚，向前凸出。Clutton 关节：一种罕见的骨损害，通常为两膝关节无痛性、渗出性关节炎，轻度强直，活动受限。

（3）牙齿畸形：①哈钦森牙（Hutchinson teeth）：其特点为恒齿的两个中门齿游离缘狭小，中央呈半月形缺陷，患齿短小，前后径增大，齿角钝圆，齿列不整（图 3-1-15）。当哈钦森牙与基质性角膜炎、神经性耳聋同时出现时，称为哈钦森三联征，是诊断先天梅毒的典型证据。②桑葚齿：指第一臼齿较小，齿尖较低，向中偏斜，形如桑葚。

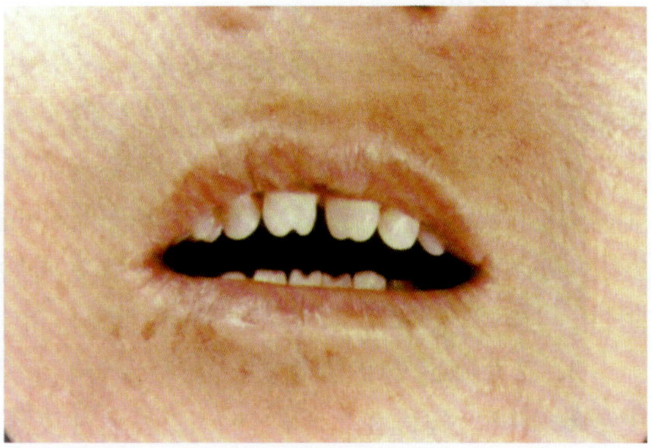
图 3-1-15 哈钦森牙

（4）基质性角膜炎：两侧角膜可先后受累，发作时有畏光、疼痛、流泪、视物模糊。病程经过迟缓，预后难定，有时可致盲。

（5）神经性耳聋：系位听神经受侵所致。多见于 15 岁以下患者，通常侵及两耳，发病突然，时轻时重，可伴头晕及耳鸣，最终发展为耳聋。

3. 先天隐性梅毒 无临床症状，梅毒血清反应阳性为先天隐性梅毒。

五、组织病理

梅毒的基本病变主要是：①血管内膜炎，内皮细胞肿胀与增生；②血管周围炎，有大量淋巴细胞和浆细胞浸润。晚期梅毒除上述变化外，还有上皮样细胞和巨噬细胞肉芽肿性浸润，有时有坏死。

六、实验室检查

1. 显微镜检查 暗视野显微镜或镀银染色显微镜检查法，可在皮肤黏膜损害或淋巴结穿刺液等中找到梅毒螺旋体。

2. 梅毒血清试验 根据所用抗原不同，梅毒血清试验分为以下两大类：

（1）非梅毒螺旋体抗原血清试验：用心磷脂作抗原，测定血清中抗心磷脂抗体（亦称反应素）。目前其一般作为筛选和定量试验，观察疗效、复发及再感染。①性病研究实验室（Venereal Disease Research Laboratory，VDRL）试验。②快速血浆反应素（rapid plasma regain RPR）试验：是 VDRL 抗原的改良，敏感性和特异性与 VDRL 相似，优点是肉眼即可读出结果。③不加热血清反应素（unheated serum reagin，USR）玻片试验：也是 VDRL 抗原的改良，敏感性和特异性与 VDRL 相似。

（2）梅毒螺旋体抗原血清试验：用活的或死的梅毒螺旋体或者其成分作为抗原，测定抗螺旋体抗体，一般用作证实试验，不用于观察疗效。①荧光梅毒螺旋体抗体吸收试验（FTA-ABS）。②梅毒螺旋体血凝试验（treponema pallidum hemagglutination assay，TPHA）：敏感性和特异性均高，操作简便，但对一期梅毒不如 FTA-ABS 试验敏感。③ 19S-IgM FTA-ABS 试验：检测抗梅毒螺旋体 IgM 抗体，可用于梅毒早期诊断和疗效监测，而且可以诊断先天性梅毒。

3. 蛋白质检测 针对梅毒螺旋体的内膜蛋白 Tp15、Tp17、Tp45、Tp47 的检测已经开始应用于临床。螺旋体周浆蛋白适合各期梅毒的检测。感染特异性蛋白 Tp0971、Tp0768 仅出现在现症感染时，因此检测特异性高，且具有更高的敏感性，研究前景良好。

4. 脑脊液检查 用于诊断神经梅毒，包括细胞计数、检测蛋白质含量、VDRL 试验检测等。脑脊液 VDRL 试验是诊断梅毒的可靠依据，结合脑脊液白细胞计数的变化，可诊断活动性神经梅毒并能判断疗效。

七、诊断

1. 一期梅毒的诊断依据 ①流行病学史：有多位性伴侣，不安全性行为，或性伴侣有梅毒感染史。②典型症状：单发硬下疳，也可有多发硬下疳，常发生在外生殖器，无明显疼痛。附近淋巴结肿大。③实验室检查：暗视野显微镜检查，从皮肤黏膜损害或淋巴结穿刺液中查到苍白螺旋体，但检出率较低。非梅毒螺旋体血清学试验阳性，但如感染不足 2 ~ 3 周，该试验可为阴性，应于感染 4 周后复查；梅毒螺旋体血清学试验阳性，极早期可阴性。

2. 二期梅毒的诊断依据 ①有多性伴，不安全性行为，或性伴侣有梅毒感染史、硬下疳史或输血史，病程在 2 年以内；②多形性皮疹，可有全身浅表淋巴结肿大；③实验室检查：暗视野显微镜检查扁平湿疣中查到 TP。非梅毒螺旋体抗原血清学试验及梅毒螺旋体抗原血清学试验均阳性。

3. 三期梅毒的诊断依据 ①流行病学史：有不安全性行为，多性伴或性伴感染史，或有输血史、早期梅毒史，病程 2 年以上。②典型症状，如结节性梅毒疹、树胶肿、主动脉炎、主动脉瓣关闭不全、主动脉瘤、脊髓痨、麻痹性痴呆等。③实验室检查：A. 血清学试验：非梅毒螺旋体抗原试验多为阳性，亦可为阴性；梅毒螺旋体抗原试验阳性。B. 神经梅毒脑脊液检查：白细胞计数≥ 5×10^6/L，蛋白质含量 >500 mg/L。脑脊液荧光螺旋体抗体吸收试验（FTA-ABS）和（或）性病研究实验室（VDRL）试验阳性。

4. 早期隐性梅毒的诊断依据 病期在 2 年内，且符合以下标准：①曾有一期或二期梅毒的临床表现，未治疗或治疗不充分，症状体征已消退；或者与携带梅毒的性伴侣发生性接触史；②非梅毒螺旋体抗原试验由阴转阳，或其滴度较前升高 4 倍或以上；梅毒螺旋体抗原试验阳性。③脑脊液检查阴性。

5. 晚期隐性梅毒的诊断依据 病期在 2 年以上，且符合以下标准：①曾有一期或二期梅毒的临床表现，未治疗或治疗不充分，症状体征已消退；或者与携带梅毒的性伴侣发生性接触史；②非梅毒螺旋体抗原试验阳性，少数可呈阴性；梅毒螺旋体抗原试验阳性。③脑脊液检查阴性。无法判断病期者视为晚期潜伏梅毒。

6. 先天性梅毒的诊断依据 ①母亲有梅毒病史，②有典型症状和体征，③实验室检查在皮肤及黏膜损害或胎盘标本中查到梅毒螺旋体，④非梅毒螺旋体血清学试验阳性，其抗体滴度≥母亲 2 个稀释度（4 倍），或随访 3 个月滴度呈上升趋势有确诊意义；梅毒螺旋体血清学试验阳性，其 IgM 抗体检测阳性有确诊意义，阴性不能排除胎传梅毒。

八、治疗

一般原则：①及早发现，及时正规治疗，越早治疗效果越好。②剂量足够，疗程规则。不规则治疗可增多复发及促使晚期损害提前发生；③治疗后要经过足够时间的追踪和观察。④对所有性伴侣同时进行检查和治疗。

2014—2016 年，WHO 和世界各国相继发布了梅毒的最新诊疗指南。我国现行的梅毒治疗方案（表 3-1-1）采用中国疾病预防控制中心性病控制中心等机构于 2014 年修订的《性传播疾病临床诊疗与防治指南》。

表3-1-1　我国现行梅毒治疗方案

	推荐方案	替代方案	注意事项
早期梅毒（包括一期、二期和早期隐性梅毒）	苄星青霉素 G（长效西林）240 万 U，分两侧臀部肌内注射，1 次 / 周，共 2 ~ 3 次；或普鲁卡因青霉素 G 80 万 U，1 次 / 日，肌内注射，连续 10 ~ 15 日	头孢曲松钠每日 1.0 g，静脉滴注，连续 10 ~ 15 日；盐酸四环素 0.5 g，4 次 / 日，口服，连续 15 日；或多西环素 0.1 g，2 次 / 日，口服，连续 15 日	
晚期梅毒（包括三期梅毒，晚期潜伏梅毒）及二期复发梅毒	苄星青霉素 G 240 万 U，分两侧臀部肌内注射，1 次 / 周，连续 3 周；或普鲁卡因青霉素 G 80 万 U，1 次 / 日，肌内注射，连续 20 日为一个疗程。也可根据情况停药 2 周后进行第二个疗程	多西环素 0.1 g，2 次 / 日，口服，连续 30 日；或盐酸四环素 0.5 g，4 次 / 日，口服，连续 30 日	
心血管梅毒	水剂青霉素 G 首日 10 万 U,1 次 / 日，肌内注射；次日 10 万 U，2 次 / 日，肌内注射；第三日 20 万 U，2 次 / 日，肌内注射；自第四日起用普鲁卡因青霉素 G 80 万 U，1 次 / 日，肌内注射，连续 20 日为一个疗程，总剂量 1200 万 U，共两个疗程	同晚期梅毒	住院治疗，如有心力衰竭，应予控制后再开始治疗。避免吉海反应，青霉素注射前一天口服泼尼松，每次 10 mg，2 次 / 日，连续 3 日
神经梅毒	水剂青霉素 G，每日 1200 万 ~ 2400 万 U，静脉滴注，连续 10 ~ 14 日。继以苄星青霉素 G 240 万 U，肌内注射，1 次 / 周，连续 3 周；或普鲁卡因青霉素 G 240 万 U，1 次 / 日，肌内注射，同时口服丙磺舒每次 0.5 g，4 次 / 日，共 10 ~ 14 日。必要时继以苄星青霉素 G 240 万 U，肌内注射，1 次 / 周，连续 3 周。	同晚期梅毒	避免发生吉海反应，青霉素注射前一天口服泼尼松，每次 10 mg，2 次 / 日，连续 3 日
妊娠梅毒	普鲁卡因青霉素 G 80 万 U，1 次 / 日，肌内注射，连续 10 日。妊娠初 3 个月内注射一个疗程，妊娠末 3 个月注射一个疗程。治疗后每月做一次血清学定量试验	红霉素，每次 0.5 g，4 次 / 日，早期梅毒连服 15 日，二期复发及晚期梅毒连服 30 日。妊娠初 3 个月与妊娠末 3 个月各进行一个疗程	相应病期的青霉素方案治疗，必要时延长疗程。红霉素治疗后加强临床和血清学随访，停止哺乳后多西环素复治，婴儿青霉素补治

续表

	推荐方案	替代方案	注意事项
早期先天性梅毒（胎传梅毒）	脑脊液异常者：水剂青霉素 G 10 万～15 万 U/（kg·d），在最初 7 日以每次 5 万 U/kg 静脉注射或肌内注射，每 12 h1 次，以后每 8 h1 次，直至总疗程 10～14 日；或普鲁卡因青霉素 G，每日 1 次，肌内注射，每次 5 万 U/（kg），连续 10～14 日。脑脊液正常者：苄星青霉素 G，每次 5 万 U/kg，1 次分两侧臀部注射	对青霉素过敏者，可试用红霉素治疗	无条件检查脑脊液者，可按脑脊液异常者进行治疗
晚期先天梅毒（胎传梅毒）	水剂青霉素 G 20 万～30 万 U/（kg·d），静脉注射或肌内注射每 4～6 h1 次，连续 10～14 日；或普鲁卡因青霉素 G，肌内注射，每日 1 次，每次 5 万 U/kg，连续 10～14 日为一个疗程。脑脊液正常者：苄星青霉素 G，5 万 U/kg，1 次分两侧臀肌注射	头孢曲松 250 mg，每日 1 次，肌内注射，连续 10～14 天。	较大儿童的青霉素用量不应超过成人同期患者的治疗用量。8 岁以下儿童禁用四环素
梅毒合并 HIV 感染	苄星青霉素 G 240 万 U，肌内注射，1 次 / 周，连续 3 周；或苄星青霉素 G 240 万 U，肌内注射 1 次，同时加用其他有效抗生素		

吉海反应（Jarisch-Herxheimer reaction）是由于使用高效抗 TP 药物治疗后，螺旋体迅速死亡释放出大量异种蛋白质，引起机体发生急性超敏反应。吉海反应多在用药 3 h 后发生，患者可出现发热、乏力、呼吸加快、心动过速及皮肤损害或骨膜炎症状加重，一般并不严重，可在 12 h 左右缓解；但在晚期梅毒患者中，偶可引起病灶反应，心血管梅毒患者出现心绞痛、心律不齐，甚至发生主动脉瘤破裂或神经梅毒症状加重。可用小剂量糖皮质激素口服预防。

九、随访

梅毒患者经足量规则治疗后还应定期观察，包括全身体检及血清学检查，以了解是否治愈或复发。

1. 早期梅毒　治疗后第一年每 3 个月复查一次，以后每半年复查一次，连续 2～3 年。如血清学反应由阴性转为阳性或滴度升高 4 倍，属血清复发或有症状复发，均应加倍量复治。超过 2 年血清不阴转者属于血清固定，如无临床症状复发，是否再治疗根据具体病情而定。无论再治疗与否，应做神经系统检查，以便早期发现无症状神经梅毒。

2. 晚期梅毒　治疗后复查同早期梅毒，但应连续观察 3 年。血清学反应固定阳性者，应做神经系统检查和脑脊液检查。神经梅毒治疗后 3 个月做一次临床、血清学和脑脊液检查，以后每 6 个月检查一次，直到脑脊液变为正常，此后每年复查一次，至少 3 年。

3. 妊娠梅毒　治疗后，分娩前每月复查梅毒血清学反应，分娩后观察同其他梅毒，但所生婴儿要观察到血清反应阴性为止，如发现滴度升高或有症状发生，应立即进行治疗。

十、梅毒治愈标准

1. 临床治愈　一期梅毒（硬下疳）、二期梅毒及三期梅毒（包括皮肤黏膜、骨骼、眼、鼻等）损害在治疗后愈合、消退，症状消失，随访无复发。以下情况不影响临床治愈的判断：

①继发或遗留功能障碍（视力减退等）；②遗留瘢痕或组织缺损（鞍鼻、牙齿发育不良等）；③梅毒损害愈合或消退，梅毒血清学反应仍阳性。

2. 血清治愈　抗梅毒治疗后 2 年以内梅毒血清学反应由阳性转为阴性，脑脊液检查阴性。

第二节　淋　病

淋病（gonorrhea）由淋病奈瑟菌（*Neisseria gonorrhoeae*）感染引起，主要表现为泌尿生殖系统的化脓性感染，男性最常见的表现是尿道炎，而女性则为宫颈炎。局部并发症在男性中主要有附睾炎和前列腺炎，在女性中主要有子宫内膜炎和盆腔炎。咽部、直肠和眼结膜亦可为原发性感染部位。淋球菌经血行播散可导致播散性淋球菌感染，但临床上罕见。

一、病因

淋球菌，又称淋病奈瑟菌，是一种革兰氏阴性双球菌，卵圆形或肾形，成对排列，接触面平坦或稍凹，直径 0.6 ~ 0.8 μm，常存在于多形核白细胞的细胞质内（图 3-2-1）。淋球菌离开人体后不易生长，对理化因子的抵抗力弱，42 ℃存活 15 min，50 ℃存活 5 min；在完全干燥的环境中 1 ~ 2 h 即死亡，但在不完全干燥的环境和脓汁中则能保持传染性 10 h 以上，甚至数天。淋球菌对一般消毒剂很敏感，在 1∶4000 硝酸银溶液中 7 min 死亡，在 1% 苯酚中 1 ~ 3 min 死亡，0.1% 氯化汞（升汞）溶液亦可使其迅速死亡。

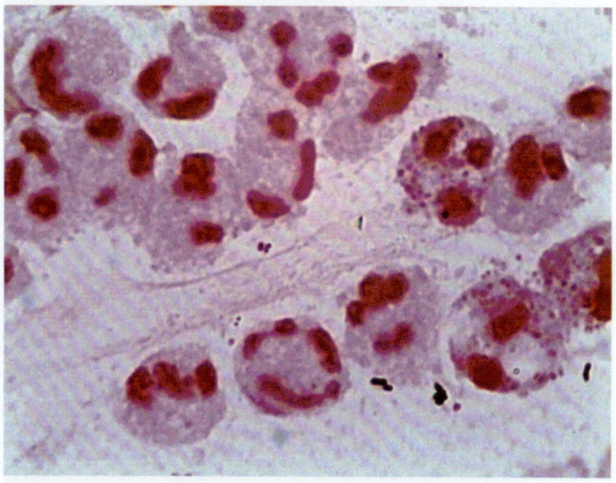

图 3-2-1　淋球菌

二、发病机制

淋球菌主要侵犯黏膜，尤其对单层柱状上皮和移行上皮所形成的黏膜有亲和力。感染后，淋球菌侵入男性前尿道、女性尿道及宫颈等处，通过其表面菌毛含有的黏附因子黏附到柱状上皮细胞的表面进行繁殖，并沿生殖道上行。柱状上皮细胞的吞噬作用使淋球菌进入细胞内繁殖，导致细胞溶解破裂，进入黏膜下层。淋球菌内毒素及淋球菌表面外膜产生的脂多糖与补体结合后产生的化学毒素，能诱导中性粒细胞聚集和吞噬，引起局部急性炎症。如治疗不及时或不充分，淋球菌进入尿道腺体和隐窝，引起慢性淋病。

三、传播途径

1. 性接触传染　人是淋球菌的唯一宿主，淋病患者是其传染源。成人，特别是男性淋病几乎全部属于性接触传染。

2. 非性接触传染　较少见，多因接触含淋球菌的分泌物或被淋球菌污染的用具，特别是女性，因其尿道和生殖道短，很易感染。

3. 宫内感染　妊娠期淋病患者可引起羊膜腔内感染，包括胎儿感染。

4. 产道感染　生产时胎儿经过患淋病母亲的产道时，眼部易被感染，可引起新生儿淋球菌性眼炎。

四、临床表现

淋病可发生于任何年龄，主要是性活跃的中青年。潜伏期一般为 2 ~ 10 天，平均 3 ~ 5 天。

（一）男性无并发症淋病

男性淋病表现为急性尿道炎。早期症状有尿道内发痒、尿道口红肿，有稀薄黏液流出。24 h 后症状加重，出现大量脓性或脓血性分泌物（图 3-2-2）。尿道口潮红、水肿，患者常有尿频、尿急、尿痛的尿道刺激症状。腹股沟淋巴结红肿疼痛。严重者可出现淋菌性包皮龟头炎（图 3-2-3），表现为龟头、包皮内侧红肿，有渗出物或糜烂，包皮水肿，可并发包皮嵌顿；偶见尿道瘘管和窦道。少数患者可出现后尿道炎，尿频加重，会阴部坠胀，夜间有痛性阴茎勃起。一般全身症状较轻，少数可有发热、全身不适、食欲缺乏等。如未经治疗，一般在 10 ~ 14 天症状逐渐减轻，1 个月后症状基本消失，但并未痊愈，淋球菌继续向后尿道或上生殖道扩散，引起并发症。

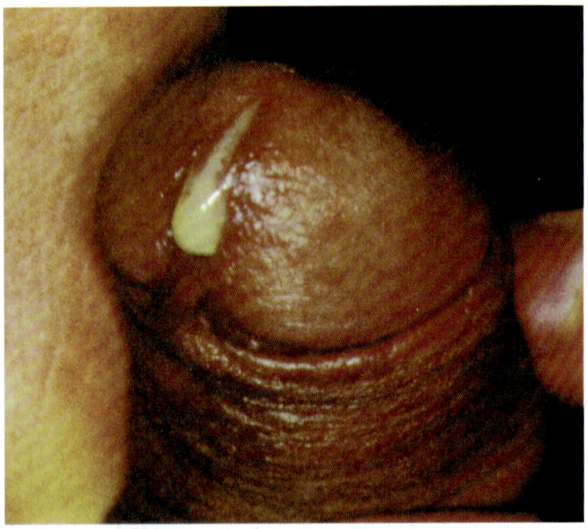

图 3-2-2 淋病

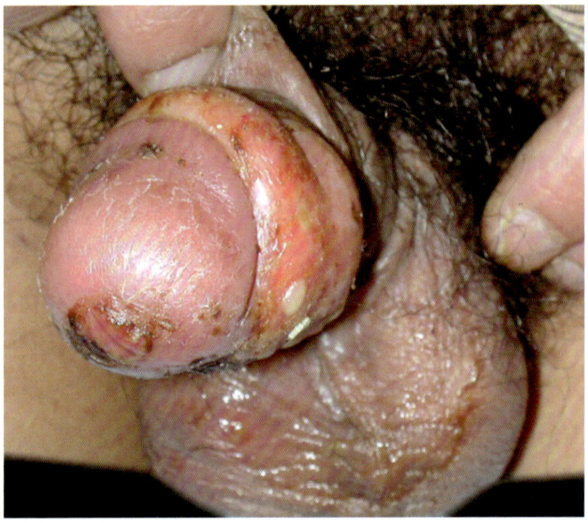

图 3-2-3 淋菌性包皮龟头炎

儿童淋病：男性儿童多发生淋菌性尿道炎和淋菌性包皮龟头炎，有尿痛和尿道分泌物。检查可见包皮红肿、龟头和尿道口潮红，有尿道脓性分泌物。

（二）男性有并发症淋病

男性淋菌性尿道炎患者因酗酒、性交或治疗不当等因素，淋球菌进一步侵入前列腺、精囊、附睾、睾丸等部位，可并发前列腺炎、精囊炎和附睾炎等。

1. 淋菌性前列腺炎 急性期有畏寒、发热、尿频、尿急、尿痛或排尿困难，终末血尿或尿道脓性分泌物，会阴部或耻骨上区坠胀不适感，直肠胀满、排便感。直肠检查示前列腺肿大，表面不平，有触痛。重者可并发急性尿潴留、前列腺脓肿等。

2. 淋菌性精囊炎 急性期有发热、尿频、尿急、尿痛，终末血尿，血精，下腹疼痛。直肠检查可触及肿大发硬的精囊并有剧烈的触痛。

3. 淋菌性附睾炎 多为单侧，附睾肿大、疼痛明显，同侧腹股沟和下腹部有反射性抽痛。检查可见单侧阴囊肿大，阴囊皮肤水肿、发红、发热，触痛明显。

4. 系带旁腺（Tyson 腺）或尿道旁腺炎和脓肿 少见（<1%），系带的一侧或两侧疼痛性肿胀，脓液通过腺管排出。

5. 尿道球腺（Cowper 腺）炎和脓肿 少见，会阴部跳痛、排便痛、急性尿潴留，直肠指检扪及有触痛的肿块。

6. 尿道狭窄 少见，因尿道周围蜂窝织炎、脓肿或瘘管形成而致尿道狭窄。出现尿路梗阻（排尿无力、困难、淋漓不尽）和尿频、尿潴留等。

7. 尿道周围蜂窝织炎和脓肿 罕见，脓肿侧疼痛、肿胀，破裂产生瘘管。体检可扪及有触痛的波动性肿块。常见于舟状窝和球部。

8. 少数发生输精管狭窄甚至阻塞，继发不育。

（三）女性无并发症淋病

50% 的妇女患淋病后无症状，有症状者也多较轻微。常因病情隐匿而难以确定潜伏期。

1. 宫颈炎 分泌物初为黏液性，以后转为脓性。可有外阴瘙痒和烧灼感。检查可见宫颈口充血红肿，有触痛和脓性分泌物。

2. 尿道炎、尿道旁腺炎 主要症状有尿频、尿急、尿痛。体检发现尿道口潮红，黏膜水肿，有脓性分泌物，挤压尿道旁腺可有脓液渗出。

3. 前庭大腺炎 通常单侧，症状为大阴唇的前庭大腺部位红、肿、热、痛。可形成脓肿，触及有波动感，局部疼痛明显，可伴有发热等全身症状。

4. 肛周炎 肛周潮红、轻度水肿，表面有脓性渗出物，伴瘙痒。

5. 儿童淋病 该病多为与患淋病的父母密切接触和共用洗浴用品等感染，表现为外阴阴道炎，自觉局部灼热、瘙痒、尿频、尿急、尿痛。检查可见外阴、阴道、尿道口红肿，阴道及尿道口有脓性分泌物。

（四）女性有并发症淋病

淋菌性宫颈炎未及时治疗，淋球菌上行感染可引起淋球性盆腔炎以及肝周炎等。淋菌性盆腔炎包括子宫内膜炎、输卵管炎、输卵管卵巢囊肿、盆腔腹膜炎、盆腔脓肿等。临床表现无特异性，全身症状明显，如畏寒、发热，食欲缺乏、恶心、呕吐等。慢性下腹痛，不规则阴道出血，有异常阴道分泌物，为脓性或血性白带。腹部和盆腔检查可有下腹部压痛、宫颈举痛、附件压痛或触及包块，宫颈口有脓性分泌物。严重者可造成输卵管粘连、阻塞，以致不孕或宫外孕。肝周炎：表现为上腹部突发性疼痛，深呼吸和咳嗽时疼痛加剧，伴有发热、恶心、呕吐等全身症状。触诊时右上腹有明显压痛，X 线检查可见右侧有少量胸腔积液。

（五）其他部位的淋球菌感染

1. 淋菌性结膜炎 新生儿淋菌性结膜炎常在出生后 2～21 天出现症状，多为经母亲产道感染，多为双侧。成人淋菌性结膜炎多为单侧，常因自我接种或接触被分泌物污染的物品而感染。表现为眼结膜充血、水肿，有脓性分泌物；巩膜有片状充血性红斑；角膜混浊，呈雾状，严重时角膜发生溃疡、穿孔，导致失明。

2. 淋菌性咽炎 见于口交的患者，90%以上感染者无明显症状，少数患者有咽干、咽部不适、灼热或疼痛感。检查可见咽部黏膜充血、咽后壁有黏液或脓性分泌物。慢性者咽部炎症较轻，分泌物较少，经久不愈。

3. 直肠炎 多见于男男同性恋，女性可由阴道分泌物污染引起。通常无明显症状，轻者仅有肛门瘙痒和烧灼感，肛门排出黏液、脓性或脓血性分泌物。重者有疼痛、里急后重，大量脓血便。检查可见肛管和直肠黏膜充血、水肿、糜烂。

（六）播散性淋病

罕见，淋球菌侵入血液，引起菌血症，在全身出现播散性感染。患者可有发热、寒战、全身不适等症状。最常见的是关节炎－皮炎综合征，肢端部位有出血性或脓疱性皮疹，手指、腕和踝部小关节常受累，出现关节痛、腱鞘炎或化脓性关节炎。还可见淋菌性心内膜炎、心包炎、心肌炎、淋菌性脑膜炎、淋菌性肝炎。新生儿播散性淋病少见，可发生淋性败血症、关节炎、脑膜炎等。

五、实验室检查

1. 涂片检查 取尿道或宫颈分泌物涂片，革兰氏染色。如在镜下见到多形核白细胞内有革兰氏阴性双球菌，适用于男性无并发症淋病的诊断。不推荐用于咽部、直肠和女性宫颈感染的诊断。

2. 淋球菌培养 从选择性培养基上分离到圆形、凸起、湿润、光滑、半透明或灰白色的典型菌落，氧化酶试验阳性，挑取菌落镜检可见革兰氏阴性双球菌。适用于男、女性及所有临床标本的淋球菌检查。

3. 核酸检测 用 PCR 等技术检测各类临床标本中淋球菌核酸阳性。核酸检测应在通过相关机构认定的实验室开展。适用于阴道和尿道标本的检查，不推荐评价疗效。

六、诊断及鉴别诊断

诊断标准：①有不安全性行为，多性伴侣或性伴侣感染史，有与淋病患者密切接触史，儿童有受性虐待史，新生儿的母亲有淋病史。②潜伏期 2 ~ 10 天，各种类型淋病的临床表现。③符合实验室检查中任意一项。

须与淋病鉴别的疾病有：

1. 生殖道沙眼衣原体感染 潜伏期 1 ~ 3 周，可有尿急、尿痛，但症状轻，分泌物较少。分泌物涂片见多形核白细胞数量增多，但无革兰氏阴性双球菌。

2. 念珠菌性阴道炎 表现为女性外阴、阴道瘙痒，白带多，呈乳酪样或水样。镜检可见念珠菌孢子和假菌丝。

3. 滴虫阴道炎 自觉阴道轻痒，分泌物增多，为黄色稀薄泡沫状。检查可见阴道或宫颈出血点。阴道分泌物经镜检可见滴虫。

七、治疗

1. 淋菌性尿道炎、宫颈炎、直肠炎 头孢曲松 250 mg，单次肌内注射；或大观霉素 2 g（宫颈炎 4 g），单次肌内注射；或头孢噻肟 1 g，单次肌内注射。如果衣原体感染不能排除，加用抗沙眼衣原体药物。

2. 儿童淋病 禁用喹诺酮类药物，年龄小于 8 岁者禁用四环素类药物。体重大于 45 kg 儿童按成人方案治疗，体重小于 45 kg 儿童按如下方案治疗：头孢曲松 25 ~ 50 mg/kg，单次肌内注射；或大观霉素 40 mg/kg，单次肌内注射。最大不超过成人剂量。如果不能排除衣原体感染，加用抗沙眼衣原体药物。

3. 淋菌性眼炎 新生儿：头孢曲松 25 ~ 50 mg/kg（总量不超过 125 mg），每日 1 次肌内注射，连续 3 日。新生儿不宜应用大观霉素。建议住院治疗，并检查有无播散性感染。新生儿的母亲应进行检查，如患有淋病，同时治疗。成人：头孢曲松 1 g，单次肌内注射；或大观霉素 2 g，每日 1 次肌内注射，连续 3 日。应同时应用生理氯化钠溶液冲洗眼部，每小时 1 次。

4. 淋菌性咽炎 头孢曲松 250 mg，单次肌内注射；或头孢噻肟 1 g，单次肌内注射。如果沙眼衣原体感染不能排除，加用抗沙眼衣原体感染药物。大观霉素对淋菌性咽炎的疗效差，不推荐使用。

5. 有并发症的淋病 头孢曲松 250 mg，每日 1 次肌内注射，连续 10 日；或大观霉素 2 g，每日 1 次肌内注射，连续 10 日。头孢噻肟 1 g，每日 1 次肌内注射，连续 10 日。如果衣原体感染不能排除，加用抗沙眼衣原体药物。

6. 播散性淋病 儿童：体重 >45 kg 者按成人方案治疗，体重 <45 kg 的儿童按如下方案治疗。推荐方案：①淋菌性关节炎：头孢曲松 50 mg/kg，每日 1 次肌内注射或静脉滴注，共 7 ~ 10 日。②脑膜炎或心内膜炎：头孢曲松 25 mg/kg，肌内注射或静脉滴注，每日 2 次，共 14 日（脑膜炎），或 28 日（心内膜炎）。成人：头孢曲松 1 g，每日 1 次肌内注射或静脉滴注，连续 10 日以上；替代方案：大观霉素 2 g，每日 2 次肌内注射，连续 10 日以上。淋菌性脑膜炎：经上述治疗的疗程约 2 周，心内膜炎疗程 >4 周。③淋菌性关节炎：除髋关节外，不宜施行开放性引流，但可以反复抽吸，禁止关节腔内注射抗生素。

治疗结束后 2 周内无性接触并符合以下标准即为治愈：①症状和体征全部消失，②在治疗结束后 4 ~ 7 天淋球菌涂片和培养均为阴性。

第三节　生殖道沙眼衣原体感染

生殖道沙眼衣原体感染（*Chlamydia trachomatis* genital infection）是一种常见的性传播疾病，可引起女性宫颈炎、输卵管炎，并可继发不孕，也可引起男性尿道炎、附睾炎和直肠炎。沙眼衣原体发生母婴传播，感染的新生儿可无症状，也可出现眼炎和肺炎。

以往将沙眼衣原体、生殖支原体、解脲支原体等淋球菌之外的其他病原体引起的泌尿生殖道急慢性炎症称为非淋球菌性尿道炎。但生殖支原体的致病性尚未被完全肯定。解脲支原体的致病性也存在争论，大部分学者认为从中分离出的微小脲原体属于正常菌群，常见于临床无症状携带。

一、病因

病原微生物为沙眼衣原体（*Chlamydia trachomatis*，CT），直径 0.2 ~ 0.4 μm，是严格在细胞内寄生的衣原体属微生物，具有原体和网状体两个发育型，原体有传染性。衣原体对热敏感，其传染性在 60 ℃ 10 min 完全丧失，37 ℃ 48 h 显著下降。衣原体在 4 ℃可存活 24 h，–70 ℃下可长期保存，可被乙醚、0.1% 甲醛溶液、0.5% 苯酚等常用消毒剂灭活。

二、发病机制

本病的发病机制还不十分清楚。沙眼衣原体感染引起生殖道慢性炎症，造成组织损伤，甚至形成瘢痕。沙眼衣原体隐匿感染时，持续释放热休克蛋白 60，导致迟发型变态反应。反复感染对于后遗症和并发症的产生有重要作用。

三、传播途径

生殖道沙眼衣原体感染的患者和无症状感染者均是传染源。

1. 性接触传染　多见，有不安全性行为，多性伴侣或与感染的性伴侣性接触。

2. 非性接触传染　较少见。与患者密切接触。

3. 母婴传播　生产时胎儿经过患病母亲的产道时，眼部易被感染，引起新生儿结膜炎。

四、临床表现

本病主要见于性活跃期的中青年，男性尿道、女性宫颈沙眼衣原体感染多数为无症状感染。有症状者表现为：

（一）男性尿道炎

潜伏期 1 ~ 3 周，表现为尿道刺痒感，可伴有轻度的尿痛和尿道不适，尿道口轻度红肿。分泌物为稀薄浆液或黏液性，量少，有时仅表现为晨起尿道口分泌物结成脓膜（图 3-3-1）。常见的并发症有：①附睾炎：多为单侧，急性起病，可有附睾肿大、发硬、触痛。累及睾丸时阴囊表面皮肤充血、水肿。

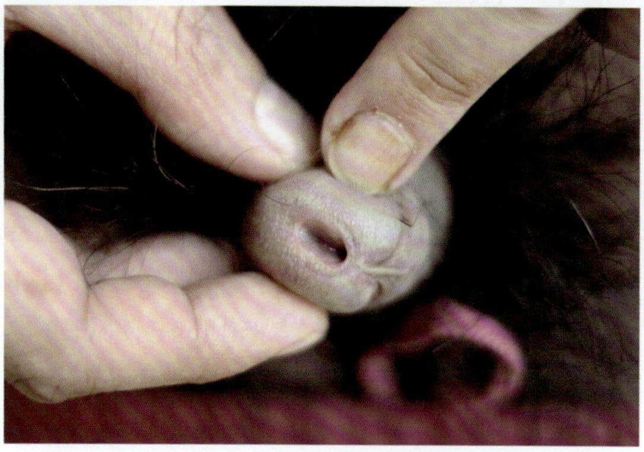

图 3-3-1　沙眼衣原体尿道炎

②前列腺炎：表现为会阴部及其周围轻微疼痛或酸胀感，伴有直肠坠胀感，可伴有排精痛。体检时前列腺呈不对称肿大、变硬或有硬结和压痛。③少见的并发症：环状包皮龟头炎、急性滤泡性眼结膜炎、Reiter综合征（关节炎–结膜炎–尿道炎三联征）、眼色素膜炎、不育症等。

（二）女性生殖道感染

包括：①宫颈炎：最多见，阴道分泌物异常，非月经期或性交后出血及下腹部不适。体检可发现宫颈充血、水肿、糜烂，表面有肥大性滤泡。接触性出血（脆性增加）、宫颈管黏液脓性分泌物，阴道壁黏膜正常。②尿道炎：患者症状多不明显，可有轻度尿道刺激症状。③并发症：部分患者因为未能及时治疗或治疗不当，可导致输卵管性不孕、异位妊娠、子宫内膜炎。还可以出现慢性盆腔炎，表现为下腹痛、阴道分泌物异常、阴道异常出血，病程迁延。

（三）男性和女性共有的表现

①直肠炎：男性多见于同性性行为者。轻者无症状，重者有直肠疼痛、便血、腹泻及黏液性分泌物。②眼结膜炎：出现眼睑肿胀，睑结膜充血及有滤泡，可有黏液脓性分泌物。

（四）新生儿感染

①新生儿结膜炎：由患病的孕妇传染所致，在出生后5～12天发生。表现为轻重不等的化脓性结膜炎，出现黏液性至脓性分泌物，眼睑水肿，睑结膜弥漫性红肿，球结膜炎症性乳头状增生，日久可致瘢痕、微血管翳等。②新生儿肺炎：常在3～16周龄发生。表现为间隔时间短、断续性咳嗽，常不发热，伴有鼻塞、流涕。呼吸急促，可闻及湿啰音。

五、实验室检查

1. 显微镜检查：涂片吉姆萨染色、碘染色或帕氏染色直接镜检可发现沙眼衣原体包涵体。只适用于新生儿眼结膜刮片的检查。

2. 培养法 细胞培养阳性。

3. 免疫学检查 酶联免疫吸附试验、直接免疫荧光法或免疫层析试验检测沙眼衣原体抗原阳性。新生儿衣原体肺炎中沙眼衣原体IgM抗体滴度升高，有诊断意义。

4. 核酸检测 PCR、RNA实时荧光核酸恒温扩增法、转录介导核酸恒温扩增法等检测沙眼衣原体核酸阳性。PCR检测应在通过相关机构认证的实验室开展。

六、诊断

诊断标准：①流行病学史有不安全性行为，多性伴侣或性伴侣感染史。新生儿感染者的母亲有泌尿生殖道沙眼衣原体感染史。②临床表现：男性潜伏期1～3周，出现尿道炎、附睾炎等，女性为宫颈炎、盆腔炎等。③实验室检查：生殖道沙眼衣原体抗原检测阳性，或核酸检测阳性，或细胞培养阳性。

七、治疗

一般原则：早期诊断，早期治疗。及时、足量、规则用药。性伴侣应同时接受治疗，治疗后进行随访。

1. 初发病例 推荐口服治疗方案为阿奇霉素1 g，一次顿服；或多西环素0.1 g，2次/日，连服7～10日。替代方案为米诺环素100 mg，每日2次，共10日；或四环素500 mg，每日4次，共2～3周；或红霉素500 mg，每日4次，共7～10日；或四环素500 mg，每日4次，共7～10日；或罗红霉素150 mg，每日2次，共7～10日；或克拉霉素250 mg，每日2次，共7～10日；或氧氟沙星300 mg，每日2次，共7～10日；或左氧氟沙星500 mg，每日1次，共7～10日；或莫西沙星0.4 g，每日1次，共7日；或司帕沙星200 mg，每日1次，共10日。有研究显示，阿奇霉素顿服方案对某些患者疗效欠佳，而3～5天疗程的方案可能更好。

2. 新生儿沙眼衣原体眼炎和肺炎推荐方案　可用红霉素干糖浆粉剂，50 mg/（kg · d），分 4 次口服，连服 2 周。如有效，再延长 1 ~ 2 周。用 0.5% 红霉素眼膏或 1% 四环素眼膏，出生后立即点眼，有一定的预防作用。

3. 妊娠期感染　禁用多西环素和氧氟沙星。阿奇霉素 1 g，单剂口服，或阿莫西林 0.5 g，每日 3 次，共 7 日。替代方案：红霉素 0.5 g，每日 4 次，共 7 日，或红霉素 0.25 g，每日 4 次，共 14 日。

治愈标准：临床症状消失，无尿道分泌物，尿沉渣检查无白细胞。疗程结束后第 2 周抗原检测试验阴性；疗程结束后第 4 周核酸扩增试验阴性。疗效判定一般不做病原体培养。

八、随访

CT 感染者应该在治疗后 3 个月复查。如不能在治疗后 3 个月复查，则应在初步治疗后 12 个月内复查 CT。对于女性患者，建议在治疗后 3 个月再次进行沙眼衣原体检测，以发现可能的再感染，防止盆腔炎和其他并发症的发生。有下列情况者，治疗后 2 ~ 4 周即进行微生物学随访：①症状持续存在；②怀疑再感染；③怀疑未依从治疗；④无症状感染；⑤红霉素治疗后。

第四节　尖锐湿疣

尖锐湿疣（condyloma acuminatum，CA）是我国目前常见的性传播疾病之一，又称为生殖器疣、性病疣，是由人乳头瘤病毒（human papilloma virus，HPV）感染引起的一种皮肤和黏膜良性赘生物。

一、病因

本病的病原体是 HPV，属 DNA 病毒，由 72 个壳微粒组成，具有 20 面对称结构，含 7.6 kb 碱基，直径为 50 ~ 55 nm。HPV 尚未在体外培养成功，人类是其唯一宿主。HPV 有 100 多种亚型，至少有 40 种可以感染生殖器部位。引起尖锐湿疣的有 6、11、16、18 亚型等，90% 的尖锐湿疣是由 HPV-6 或 11 型引起，HPV-16 和 18 型又称为高危型，长期感染可引起宫颈癌。

二、发病机制

性接触时摩擦产生表皮裂隙，带有病毒颗粒的脱落细胞或角蛋白进入其中。进入人体后，病毒潜伏在基底层细胞中，随表皮复制进入细胞核。细胞分裂时，病毒颗粒随之繁殖和播散，出现临床症状。

三、传播途径

生殖器 HPV 感染主要通过阴道性交传播，亦可通过肛交和口交传播，少数通过间接接触传染。在极少数情况下，孕妇可以通过分娩传播 HPV 给婴儿。

四、临床表现

潜伏期长短不一，一般为 3 周 ~ 8 个月，平均 3 个月。大多数生殖器 HPV 感染具有自限性，能自行清除而不会引起相关疾病。临床常无明显症状，也不易被识别。当 HPV 感染不能清除时，可发展为尖锐湿疣、癌前病变或宫颈癌。

男性好发于龟头、尿道口、冠状沟、包皮内侧、包皮系带、阴茎、肛周和阴囊等处。女性好发于大、小阴唇，阴道口，阴道，尿道，宫颈，会阴，阴阜和肛周等处。同性恋被动肛交者可发生于肛周、肛管和直肠，口交者可出现在口腔。少数患者可见于腋窝、乳房等部位。

初起为细小的淡红色丘疹，后逐渐增大、增多，部分皮损可相互融合，并向四周扩散蔓延。表面湿润柔软，可表现为乳头样、鸡冠样或菜花样（图 3-4-1）。损害可单发或多发。色泽可从粉红至深红（非角化性皮损，图 3-4-2）、灰白（严重角化性皮损，图 3-4-3）乃至棕黑（色素性皮损，图 3-4-4）。少数患者因免疫功能低下或妊娠而发生大体积疣，可累及整个外阴、肛周以及臀沟，称巨大尖锐湿疣。患者一般无自觉症状，少数患者可自觉痒感、异物感、压迫感或灼痛感，因皮损脆性增加、摩擦而发生破溃、浸渍、糜烂、出血或继发感染。女性患者可有阴道分泌物增多或性交后出血。

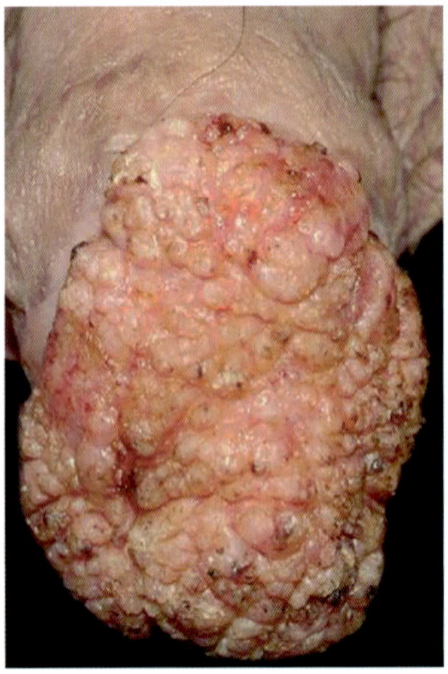

图 3-4-1 尖锐湿疣（菜花样皮损）

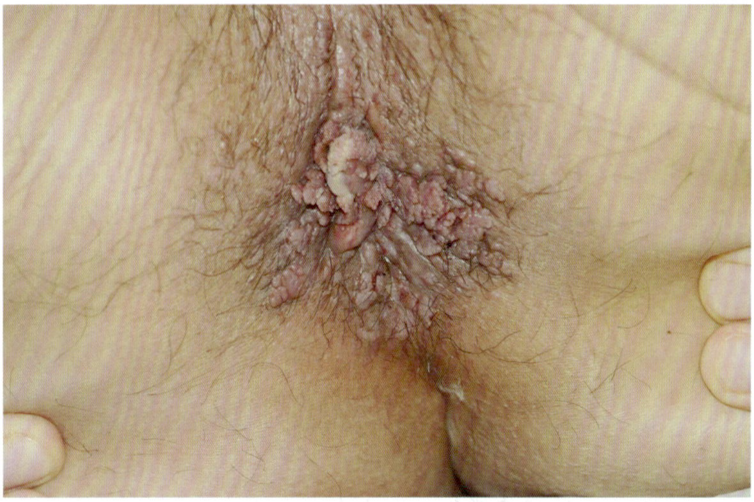

图 3-4-2 尖锐湿疣（非角化性皮损）

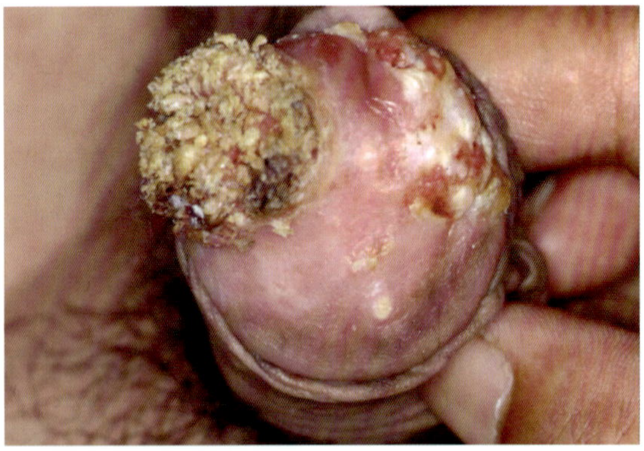

图 3-4-3 尖锐湿疣（严重角化性皮损）

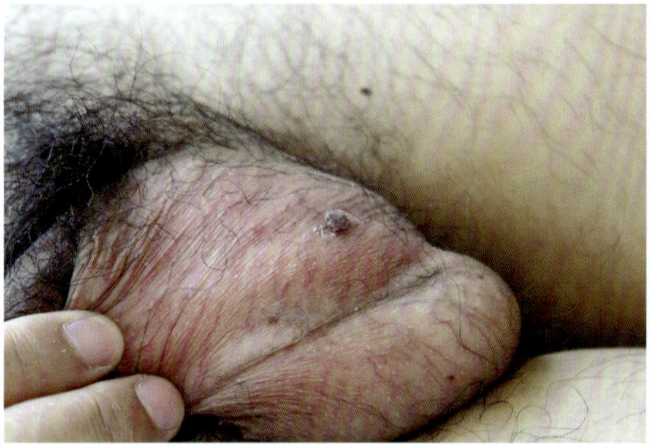

图 3-4-4 尖锐湿疣（色素性皮损）

亚临床感染的皮肤黏膜表面外观正常，如涂布 5% 醋酸溶液（醋酸白试验），可出现边界清楚的发白区域。潜伏感染是指组织或细胞中含有 HPV 而皮肤黏膜外观正常，病变增生角化不明显，醋酸白试验阴性。潜伏感染和亚临床感染是尖锐湿疣复发的重要原因之一。

五、组织病理

角化过度，角化不全，表皮乳头瘤状增生。颗粒层和棘层有空泡细胞，胞浆色淡，核深染，形态不规则。真皮浅层毛细血管扩张，血管周围有较致密的淋巴细胞为主的炎症细胞浸润。有时在角质形成细胞内可见病毒包涵体形成的嗜碱性颗粒。

六、实验室检查

1. 核酸扩增试验 扩增 HPV 特异性基因（L1、E6、E7 区基因）。目前有多种核酸检测方法，包括荧光实时 PCR、核酸探针杂交试验等。应在通过相关机构认定的实验室开展。

2. HPV 检测 可用于检测潜伏感染、高危型 HPV 感染、宫颈癌筛查及对宫颈异常细胞学或组织学的随访，但不作为生殖器疣的诊断方法。

七、诊断及鉴别诊断

根据典型的临床表现、发病部位及接触史，可做出临床诊断。确诊病例除具备临床诊断的指标外，还应有典型的病理表现或核酸检测阳性。

常需要鉴别的疾病有下述几种：

1. 生殖器鳞状细胞癌 多见于 40 岁以上患者，无不洁性交史。损害浸润明显，质坚硬，易出血，常形成溃疡，组织病理学检查显示鳞状细胞异型性明显，排列紊乱。

2. 扁平湿疣 多发生于肛周及外生殖器周围，基底宽，无蒂，外观扁平，疣面潮湿、光滑。暗视野显微镜检查可找到梅毒螺旋体，梅毒血清学反应阳性。

3. 假性湿疣 又称女性绒毛状小阴唇，在成年女性的小阴唇内侧出现鱼卵状或细小绒毛状、排列规则的增生物，互不融合，长期不变，醋酸白试验阴性。

4. 珍珠样阴茎丘疹 发生于青年男性的龟头，沿龟头冠状沟有排列整齐、大小一致的珍珠样丘疹。

5. 鲍恩样丘疹病 为多发的红褐色丘疹，直径 2 ~ 10 mm，无角化，可融合成斑块。损害位于男性的龟头、阴茎，女性的肛周和阴唇等部位，多见于 40 岁以下性活跃人群。组织学上类似于鲍温病，损害可自行消退。

6. 阴茎系带旁腺增生 发生在阴茎系带两侧，针头大小，白色或淡红色丘疹，每侧大多仅 1 ~ 2 个。

7. 皮脂腺异位症 群集针尖大小淡黄色丘疹，醋酸白试验阴性。

有时还需要与脂溢性角化、汗管瘤、大汗腺痒疹、光泽苔藓、传染性软疣等鉴别。

八、治疗

一般原则：尽早去除疣体，尽可能消除疣体周围亚临床感染和潜伏感染，减少复发。对宫颈外生性疣的患者，在开始治疗之前，需要请妇科专家会诊，确定 HPV 型别、明确宫颈上皮内瘤变（cervical intraepithelial neoplasia，CIN）的等级、行脱落细胞学检查并且活检了解病灶是否存在癌变情况。部分肛周疣的患者同时伴有直肠疣，应进行直肠指检和（或）肛镜检查并请肛肠科专家会诊。巨大尖锐湿疣在治疗前需做病理活检明确组织是否发生癌变。

1. 局部药物治疗

（1）0.5% 鬼臼毒素酊外用：2 次 / 日，连用 3 日，间隔 4 日，为一个疗程，可用 1 ~ 3 个疗程。妊娠期忌用。

（2）30% ~ 50% 三氯醋酸溶液外用：通过对蛋白质的化学凝固作用而破坏疣体，适宜治疗小的皮损或丘疹样皮损。妊娠期可用。二氯醋酸与三氯醋酸治疗方法相同。

（3）5%咪喹莫特乳膏：为免疫调节剂，通过刺激局部产生干扰素及其他细胞因子而起作用，局部可出现轻度刺激症状。涂药于疣体上，隔夜 1 次，每周 3 次，用药 10 h 后，以肥皂和水清洗用药部位，最长可用至 16 周。妊娠期忌用。

（4）中药：茶多酚是一种绿茶提取物制剂，外用有一定的抗增生作用。苦参、金银花、蛇床子、鸦胆子等中药通过细胞毒性作用抑制细胞增殖，还可剥脱疣体，另外对 HPV 有抑制和杀灭作用，可有效预防复发。

2. 物理疗法

（1）CO_2 激光治疗：适用于多发性疣、宫颈或阴道内尖锐湿疣等。

（2）冷冻治疗：相对价廉，安全性高，可用于妊娠期，但易复发。单独使用或与光动力疗法等治疗联合应用。液氮冷冻治疗阴道尖锐湿疣时，不推荐用冷探头，因可能有阴道穿孔及瘘管形成的危险。

（3）高频电刀切除术：有效率约 94%，复发率约 22%，适合较大的疣体。

（4）光动力疗法：5- 氨基酮戊酸光动力疗法可通过细胞坏死和凋亡两种途径杀伤 CA 皮损的上皮细胞，被认为是一种简单、高效、复发率低的新疗法。单个疣体直径 <0.5 cm，疣体团块直径 <1 cm 者可直接采用光动力疗法，超出以上疣体大小建议采用其他物理治疗联合光动力疗法。光动力疗法在尿道尖锐湿疣的治疗上有独特的效果，已被国内多项实验所证实，成为治疗首选。有研究提示，光动力疗法可能对亚临床感染有效。

3. 手术治疗 主要用于巨大尖锐湿疣或包皮末端多发性疣。巨大尖锐湿疣需手术去除疣体，然后配合光动力疗法或局部外用药物。

九、随访

尖锐湿疣治疗后的最初 3 个月，应嘱患者至少每 2 周随诊 1 次，如有特殊情况（如发现有新发皮损或创面出血等）应随时就诊，以便及时得到恰当的临床处理。3 个月后，可根据患者的具体情况，适当延长随访间隔期，直至末次治疗后 6 个月。

第五节 生殖器疱疹

生殖器疱疹（genital herpes）主要由单纯疱疹病毒（herpes simplex virus，HSV）Ⅱ型（HSV-2），少数由单纯疱疹病毒Ⅰ型（HSV-1）通过性接触感染。在我国，生殖器疱疹的发病率近年呈上升趋势。生殖器疱疹常呈慢性反复发作，影响患者的身心健康。

一、病因

HSV 属于 DNA 病毒，病毒颗粒直径 0.2 ~ 0.4 μm。核心为线状 DNA，长约 150 kb。外面包裹 162 个壳粒构成的衣壳，衣壳外是脂质和蛋白质包膜。

人类是疱疹病毒的唯一宿主，病毒离开人体不能生存。HSV 对热和干燥较敏感，在 50 ℃湿热环境下或 90 ℃干燥环境下 30 min 即可灭活。对紫外线、X 线、碘、过氧氯酸、甲醛、乙醚等较敏感。但对乙醇、氯仿、酚的敏感性差。

二、发病机制

生殖器疱疹绝大多数由 HSV-2 引起，性接触时通过直接接种或皮肤黏膜的微小伤口侵入易感者。HSV 在角质形成细胞内复制，引起细胞内水肿和炎症细胞浸润，从而引起表皮局灶性炎症和细胞坏死，出现原发性生殖器疱疹。原发性生殖器疱疹消退后，残存的病毒沿神经轴索运送到骶神经节，长期潜伏。当机体抵抗力降低或在某些诱发因素的作用下，体内潜伏的病毒复活，出现复发性生殖器疱疹。近年来口交和肛交行为导致 HSV-1 感染比例增加。HSV 还可在分娩时经产道传给新生儿，引起新生儿 HSV 感染。

三、传播途径

典型和不典型的生殖器疱疹患者、亚临床感染者均是传染源，其中亚临床感染者是主要传染源。HSV 广泛存在于皮损渗出液、精液、前列腺液、宫颈及阴道的分泌物中。主要通过性接触传播，少见宫内感染和产道感染导致母婴传播。罕见飞沫传播和污染物间接接触传播。

四、临床表现

主要发生于性活跃期的人群。本病分原发性、复发性和亚临床感染三种临床类型。

（一）原发性生殖器疱疹

1. 原发性生殖器疱疹　为首次感染 HSV 而出现的症状。潜伏期 2 ~ 12 天。男性好发于龟头、冠状沟、阴茎体等，女性好发于大小阴唇、阴道口、会阴、肛周等。少见的部位包括阴囊、阴阜、大腿、臀部等。有肛交行为者常见肛门、直肠受累。最初的表现为红斑、丘疹或丘疱疹，很快发展为集簇或散在的小水疱，2 ~ 4 天后破溃形成糜烂和溃疡。局部可出现瘙痒、疼痛或烧灼感。常伴腹股沟淋巴结肿大，可有发热、头痛等全身症状。病程 2 ~ 3 周。

2. 复发性生殖器疱疹　多在原发感染后 1 ~ 4 个月复发。复发频率平均每年 3 ~ 4 次，多者可达 10 余次。多在发疹前数小时至 5 天有前驱症状，表现为局部瘙痒、烧灼感、刺痛、隐痛、麻木感和会阴坠胀感等。皮损数目较少，为集簇的小水疱（图 3-5-1），很快破溃形成糜烂或浅表溃疡（图 3-5-2），分布不对称，局部轻微疼痛、瘙痒、烧灼感。多无腹股沟淋巴结肿大，全身症状轻。皮损多在 4 ~ 5 天内愈合。病程常为 7 ~ 10 天。

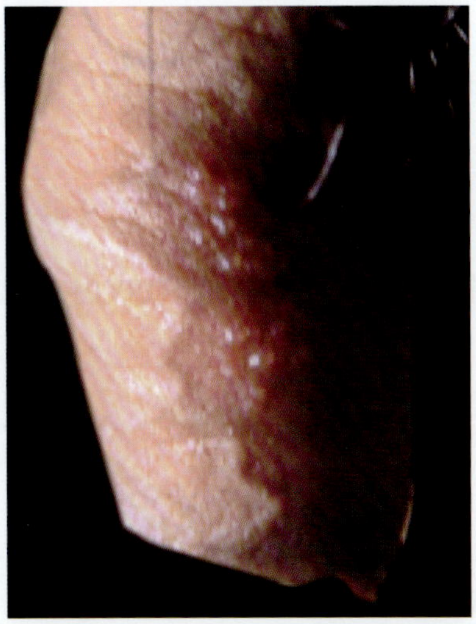

图 3-5-1　生殖器疱疹（集簇的小水疱）

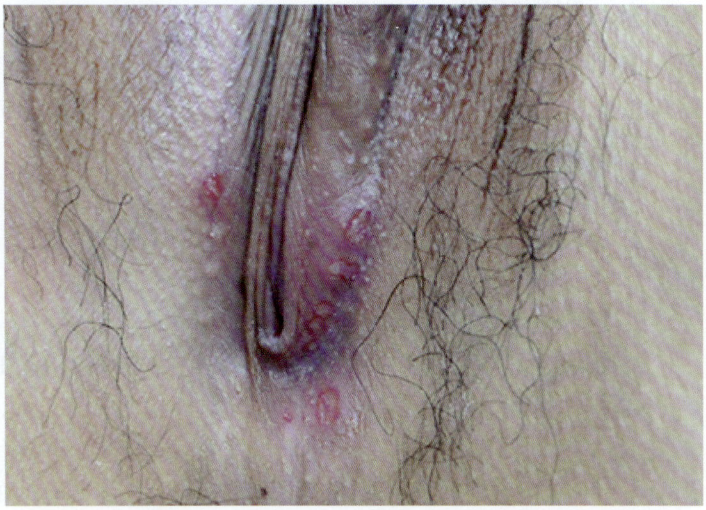

图 3-5-2　复发性生殖器疱疹（浅表溃疡）

（二）不典型的生殖器疱疹

大部分无症状感染并非临床真正无症状，只是皮疹不典型，未能识别而被忽略。不典型损害可为非特异性红斑、裂隙（图 3-5-3）、硬结（或疖肿）、毛囊炎、皮肤擦破、包皮红肿渗液等。

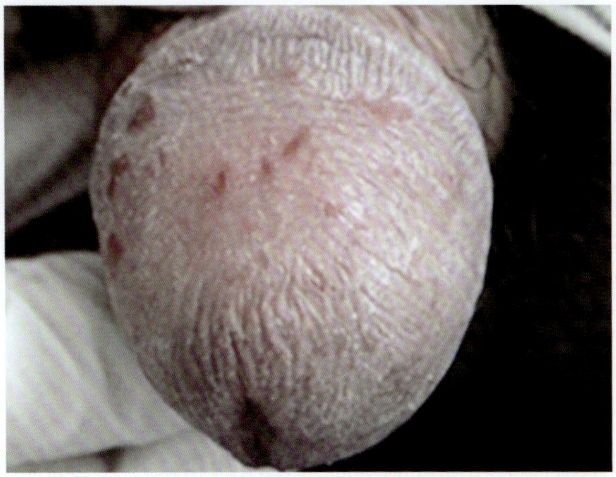

图 3-5-3　不典型生殖器疱疹

（三）亚临床感染

无临床症状和体征的HSV感染。但存在无症状携带病毒，有传染性。

（四）特殊类型

①疱疹性宫颈炎：表现为黏液脓性宫颈炎。出现宫颈充血及脆性增加、水疱、糜烂，甚至坏死。②疱疹性直肠炎：男性同性恋者可出现肛门直肠HSV-2感染，表现为肛门直肠疼痛、便秘、排脓和里急后重，肛周水疱和溃疡，常伴发热、全身不适、肌痛。乙状结肠镜检常见直肠下端黏膜充血、出血和溃疡。③并发症：少见。中枢神经系统并发症包括无菌性脑膜炎、自主神经功能障碍、横断性脊髓炎和骶神经根病。播散性HSV感染包括播散性皮肤感染、疱疹性脑膜炎、肝炎、肺炎等。④妊娠期HSV感染：临床表现和非妊娠者相似，但原发性生殖器疱疹可致孕妇流产、早产或死胎。复发性生殖器疱疹对胎儿无影响。⑤新生儿HSV感染：孕妇感染HSV-2，可在分娩时经产道传染给胎儿。新生儿出生后3~30天，出现高热，疱疹，肝、脾和淋巴结肿大，脑炎，甚至死亡。⑥合并HIV感染的生殖器疱疹：特点包括：病情更严重，病程延长；复发更频繁；并发症多且重；治疗较困难。

五、组织病理

基本损害为表皮局部坏死和细胞内水肿。表皮内水疱系细胞的气球变性所致，周围可见多核巨细胞。真皮血管外红细胞，中性粒细胞、淋巴细胞浸润。

六、实验室检查

1. 细胞学检查（Tzanck涂片） 疱底印片做瑞氏染色，镜下可见多核巨细胞或核内病毒包涵体。

2. 培养法 细胞培养HSV阳性。

3. 抗原检测 酶联免疫吸附试验或免疫荧光试验检测HSV抗原阳性。

4. 抗体检测 HSV-2型特异性血清抗体检测阳性。此外，型别特异性血清学试验可检测不同HSV型别的血清抗体，可用于复发性生殖器疱疹患者无皮损期的辅助诊断，也可用于对患者性伴侣的HSV感染状况的判断及不典型生殖器疱疹的辅助诊断。在血清中检出IgM抗体，表明有该型HSV的近期感染。

5. 核酸检测 PCR等检测HSV核酸阳性。核酸检测应在通过相关机构认证的实验室开展。

七、诊断及鉴别诊断

非婚性接触史或配偶感染史，结合典型的原发性、复发性生殖器疱疹的临床表现，诊断不难。不典型病例结合实验室检查即可确诊。

本病需要与接触性皮炎、硬下疳和白塞病等鉴别：

1. 接触性皮炎 某些患者对避孕套或者润滑剂过敏，出现生殖器肿胀发红，多边界清晰，严重者出现水疱、大疱，可有瘙痒或疼痛。

2. 硬下疳 多为单个圆形溃疡，直径1~2 cm，边界清楚，质硬，不痛。暗视野显微镜检查可查到梅毒螺旋体，梅毒血清学试验可阳性，必要时需复查梅毒血清学检查。

3. 白塞病 部分患者可出现口腔、生殖器溃疡。溃疡一般较深，疼痛，愈后留有瘢痕。患者可伴眼部病变、小腿结节性红斑和中枢神经系统症状。

八、治疗

无症状或亚临床型生殖器单纯疱疹病毒感染无须药物治疗。有症状者的治疗包括全身治疗和局部处理两方面。全身治疗主要是抗病毒治疗和治疗合并感染，局部处理包括清洁创面和防止继发感染。由于生殖器疱疹为终生复发性疾病，尚无彻底治愈方法，常给患者带来很大的心理压力，而心理因素又可影响该病的自然病程。因此，应在患病早期给予医学咨询、社会心理咨询、药物治疗等综合处理措施，以减少疾病复发。

1. 系统治疗

（1）原发性生殖器疱疹：阿昔洛韦 0.2 g，口服，5 次 / 日，连服 7 ~ 10 日；或伐昔洛韦 0.5 g，口服，2 次 / 日，连服 7 ~ 10 日；或泛昔洛韦 0.25 g，口服，3 次 / 日，连服 7 ~ 10 日。

（2）复发性生殖器疱疹：最好在出现前驱症状或症状出现 24 h 内开始治疗。阿昔洛韦 0.2 g，口服，5 次 / 日，连服 5 日；伐昔洛韦 0.5 g，口服，2 次 / 日，连服 5 日或泛昔洛韦 0.25 g，口服，3 次 / 日，连服 5 日。

（3）频繁复发患者（一年复发 6 次以上）：可采用病毒长期抑制疗法。阿昔洛韦 0.4 g，口服，2 次 / 日；或伐昔洛韦 0.5 g，口服，1 次 / 日；或泛昔洛韦 0.25 g，口服，2 次 / 日。连续服用 4 ~ 12 个月。

（4）疱疹性直肠炎：适当增大剂量或延长疗程至 10 ~ 14 日。

（5）播散性 HSV 感染：阿昔洛韦 5 ~ 10 mg/kg，静脉滴注，每 8 h1 次，用 5 ~ 7 日或直至临床症状消退。

（6）妊娠期生殖器疱疹：在孕妇中，阿昔洛韦等药物的安全性尚未明确，如需使用，应权衡利弊并征得患者的知情同意。为防止出现新生儿感染，建议妊娠后期做预防性治疗，每日静脉滴注阿昔洛韦 30 ~ 60 mg/kg，疗程为 10 ~ 21 日。

（7）合并 HIV 感染的生殖器疱疹　适当增加药物的剂量，持续给药至临床症状缓解。如出现阿昔洛韦或泛昔洛韦耐药，可改用膦甲酸钠静脉滴注，剂量 40 ~ 80 mg/kg，每 8 h 1 次，直至症状缓解。

2. 局部治疗　保持患处清洁、干燥。皮损处可外涂 3% 阿昔洛韦乳膏或 1% 喷昔洛韦乳膏、酞酊胺霜等。单独局部治疗的效果远逊于系统治疗。

第六节　艾 滋 病

获得性免疫缺陷综合征（acquired immunodeficiency syndrome，AIDS），简称艾滋病，是由人类免疫缺陷病毒（human immunodeficiency virus，HIV）感染引起的、以严重免疫缺陷为主要临床特征的性传播疾病。对艾滋病目前尚无有效的治愈方法，其正在世界范围内迅速扩展，并成为人类主要的致死性传染病之一。我国自 1985 年发现第一例 HIV 感染者以来，经过散发期和局部流行期，目前已进入快速增长期。

一、病因

根据血清学分型，HIV 可分为Ⅰ型（HIV-1）和Ⅱ型（HIV-2）。1983 年法国学者首次分离出 HIV-1，1986 年在西非分离出 HIV-2。HIV-1 是艾滋病的主要流行型，HIV-2 主要在非洲的少数国家呈局限性流行。我国以 HIV-1 为主要流行株，已发现的有 A ~ G 和 B′8 个亚型，还有不同流行重组型，目前流行的 HIV-1 主要亚型是 AE 重组型。1999 年起在部分地区发现并证实我国有少数 HIV-2 感染者。

HIV 由单链 RNA、反转录酶和结构蛋白组成。典型的病毒颗粒呈球形，直径 100 ~ 120 nm。核心包括两条单股 RNA 链、核心结构蛋白和病毒复制所必需的酶类，含有反转录酶（RT，P51/P66）整合酶（INT，P32）和蛋白酶（PT，P10）。核心外面为病毒衣壳蛋白（P24，P17）。病毒的最外层为包膜，其中嵌有外膜糖蛋白 gp120 和跨膜糖蛋白 gp41。核心的外面为 20 面体的病毒衣壳。最外层为包膜，上有棘突，含有与宿主细胞结合的部位。HIV-1

基因组全长约 9.2 kb，两端是长末端重复序列（LTR），含有结构基因（*gag, pol, env*）、调节基因及辅助基因。*gag* 基因与 *env* 基因编码反转录病毒的结构蛋白，*pol* 基因编码反转录酶与整合酶。HIV 是一种变异性很强的病毒，各基因的变异程度不同，*env* 基因变异率最高。不规范的抗病毒治疗是导致耐药发生的重要原因。HIV-2 和 HIV-1 在形态学上无区别，HIV-2 所含蛋白质的结构及其功能同 HIV-1 基本一致，但包膜蛋白有明显差异。

HIV 进入人体后，其包膜糖蛋白 gp120 与 $CD4^+$ 细胞（包括辅助 T 淋巴细胞、巨噬细胞等）表面的 CD4、CCR5、CXCR4 等分子受体相结合，促使病毒核心进入靶细胞。在细胞核内，反转录酶以病毒 RNA 为模板转录 DNA，合成双链 DNA 后在整合酶的作用下整合到宿主细胞的 DNA 中，成为前病毒，进入潜伏期。一旦受到其他微生物或某些化学制剂的刺激，前病毒被活化而进行自身转录，病毒 DNA 转录形成 RNA，一些 RNA 经加帽、加尾成为病毒的子代基因组 RNA；另一些 RNA 经拼接而成为病毒 mRNA，在细胞核蛋白体上转译成病毒的结构蛋白和非结构蛋白，合成的病毒蛋白在内质网核糖体进行糖化和加工，在蛋白酶作用下裂解，产生子代病毒的蛋白和酶类。Gag 蛋白与病毒 RNA 结合装配成核壳体，通过芽生从细胞质膜释放时获得病毒体的包膜，形成成熟的病毒颗粒。HIV 在繁殖过程中，不断破坏宿主细胞，$CD4^+$ 细胞数目减少，造成免疫抑制。

HIV 对外界的抵抗力较弱。60 ℃以上可被迅速杀死，56 ℃ 30 min 灭活。碘酊、过氧乙酸、乙醚、丙酮、0.2% 次氯酸钠、0.1% 漂白粉、20% 戊二醛、4% 甲醛溶液及 75% 乙醇溶液等多种化学物质均可灭活 HIV，但紫外线或 γ 射线不能灭活。

二、发病机制

HIV 主要侵犯人体的免疫系统，包括 $CD4^+$T 淋巴细胞、巨噬细胞和树突状细胞等，主要表现为 $CD4^+$T 淋巴细胞数量不断减少，最终导致人体细胞免疫功能缺陷，引起各种机会性感染和肿瘤的发生。HIV 进入人体后，在 24 ~ 48 h 内到达局部淋巴结，5 天左右在外周血中可以检测到病毒成分，继而产生病毒血症，导致急性感染，以 $CD4^+$T 淋巴细胞数量短期内一过性迅速减少为特点，大多数感染者未经特殊治疗，淋巴细胞数可自行恢复至正常水平或接近正常水平。由于机体的免疫系统不能完全清除病毒，形成慢性感染，包括无症状感染期和有症状感染期。无症状感染期持续时间变化较大（数月至十余年不等），平均约 8 年，表现为 $CD4^+$T 淋巴细胞数量持续、缓慢减少；进入有症状期后，$CD4^+$T 淋巴细胞再次较快速地减少，多数感染者计数低于 350/μl，部分晚期患者甚至降至 200/μl 以下，并快速减少。HIV 引起的免疫异常除 $CD4^+$T 淋巴细胞数量减少，还包括 $CD4^+$T 淋巴细胞功能障碍和异常免疫激活。

人体通过固有免疫和适应性免疫反应对抗 HIV 的感染。HIV 经破损的黏膜进入人体后，局部固有免疫细胞，如树突状细胞（dendritic cell，DC）、NK 细胞、γδT 淋巴细胞等进行识别、内吞并杀伤处理后，提呈给适应性免疫系统，之后 2 ~ 12 周，人体即产生针对 HIV 蛋白的各种特异性抗体，其中仅中和抗体具有抗病毒作用。特异性细胞免疫主要有特异性 $CD4^+$T 淋巴细胞免疫反应和特异性细胞毒性 T 淋巴细胞（cytotoxic T lymphocyte，CTL）反应。

三、传播途径

艾滋病患者与 HIV 感染者是本病的传染源，主要存在于感染者的血液、精液、阴道分泌物、胸腹水、脑脊液和乳汁中，其传播途径主要有 3 种：

1. 性接触传播 包括同性、异性和双性性接触。

2. 血液及血液制品传播 包括输血、输入血液制品，与静脉药瘾者共用注射器、介入性医疗操作、文身、被 HIV 污染的针头刺伤皮肤等。

3. 母婴传播　也称围生期传播，感染 HIV 的母亲通过胎盘、产道、产后哺乳传染新生儿。

握手拥抱、礼节性亲吻、同吃同饮等日常生活接触不会传播，也未发现 HIV 通过呼吸道、食物、汗液、眼泪、蚊虫叮咬等途径传播的证据。

高危人群包括男同性恋者、静脉吸毒成瘾者、与 HIV 感染者经常有性接触者。

四、临床表现

从感染 HIV 到发展为艾滋病，是一个较为漫长而复杂的过程，根据感染后临床表现及症状严重程度，可大致分为急性期、无症状期和艾滋病期三个时期。

急性期　通常发生在初次感染 HIV 后 2～4 周。30%～70% 的感染者出现 HIV 病毒血症和免疫系统急性损伤所产生的临床症状。大多数患者临床症状轻微，临床表现以发热最为常见，可伴有咽痛、盗汗、恶心、呕吐、腹泻、关节疼痛及全身不适等症状，类似于上呼吸道感染。少数患者可有头痛、皮疹、脑膜脑炎或急性多发性神经炎。体检可发现颈、枕、腋部淋巴结肿大及肝脾大。症状多在 1～3 周后缓解。

无症状期　可从急性期进入此期，或无明显的急性期症状而直接进入。此期患者无临床症状，仅少数有淋巴结肿大，持续时间一般为 6～8 年。其时间长短与感染病毒的数量和型别、感染途径、机体免疫状况的个体差异、营养条件及生活习惯等因素有关。

艾滋病期　为感染 HIV 后的最终阶段。此期主要临床表现为 HIV 相关症状、各种机会性感染及肿瘤。HIV 相关症状主要表现为持续 1 个月以上的发热、盗汗、腹泻，体重减轻 10% 以上。部分患者表现为神经精神症状，如记忆力减退、精神淡漠、性格改变、头痛、癫痫及痴呆等。另外还可出现持续性全身性淋巴结肿大。

HIV 感染的皮肤表现：随着 HIV 感染的进展，90% 的 HIV 感染者 / 艾滋病患者在患病的过程中可发生皮肤黏膜疾病，皮损分为感染性皮损、非感染性皮损和皮肤肿瘤。

（一）感染性皮肤损害

1. 带状疱疹　皮损分布的区域常不只局限于一个皮区，除水疱、大疱外，可有血疱，疼痛剧烈，极易继发细菌感染。泛发型带状疱疹可引起脑炎、肺炎，甚至死亡。

2. 单纯疱疹　较一般患者严重，复发频繁，皮损分布呈局限性或播散性。表现为持续性口腔、生殖器、肛周重度疱疹，发生于肛周者可反复发作，长期不愈，伴深溃疡。

3. 疣　可有寻常疣、扁平疣、传染性软疣。男性同性恋患者的肛周、直肠部常有尖锐湿疣。

4. 真菌感染　发生于口咽部的鹅口疮是免疫缺陷患者最早出现的症状。此外，HIV 感染者常出现浅表真菌感染，如体癣和股癣、手癣和足癣、花斑糠疹、甲真菌病，皮损较非 HIV 感染者广泛，且不典型，须做刮屑镜检和培养。10%～13% 的艾滋病患者可发生隐球菌感染，皮损常表现为传染性软疣样损害，中枢神经系统易受累。还可出现马尔尼菲篮状菌感染，以网状内皮系统受累为特征，70% 的患者有皮肤损害，表现为传染性软疣样丘疹或脓疱。

5. 细菌感染　表现为毛囊炎、多发性皮肤脓肿或疖。痤疮皮损分布广泛，从面、胸、背延及臀部，甚至小腿，有黑头粉刺和囊肿形成。

（二）非感染性皮肤损害

皮损多形性，可类似脂溢性皮炎、获得性鱼鳞病、毛发红糠疹、银屑病等，但通常病情更为严重。还可出现特应性皮炎、光敏性皮炎、玫瑰糠疹、荨麻疹、药疹及多形红斑等疾病的损害。

（三）皮肤肿瘤

1. 卡波西肉瘤（Kaposi sarcoma，KS）　皮损开始为粉红色斑疹，长轴与皮纹方向一致，以后颜色变暗，形成淡紫色或棕色的斑疹或斑块，最后变为出血性皮损和结节。常见于躯干、四肢、鼻尖、口腔黏膜等处（图3-6-1）。

2. 淋巴瘤 皮损无特异性，可为丘疹或结节，诊断主要依靠病理检查。

3. 恶性黑素瘤 中老年人多发，一般可以较早出现转移。

4. 鳞状细胞癌 艾滋病患者发生的鳞状细胞癌病程较快，病变可侵及结缔组织、软骨和骨膜，或转移到附近的淋巴结和内脏。

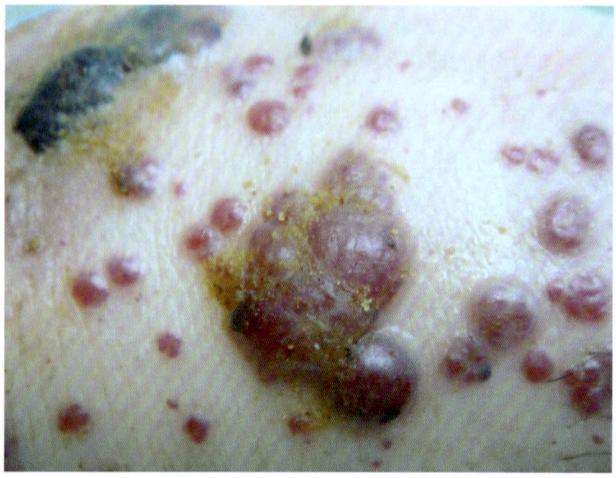

图3-6-1 卡波西肉瘤

五、实验室检查

1. HIV检查 包括：①病毒分离培养。②抗体检测。我国HIV实验室检测主要为HIV抗体检测，在HIV抗体初筛试验阳性后再做确证试验。HIV抗体初筛试验包括酶联免疫吸附试验（ELISA）、凝胶颗粒凝集试验（PA）、免疫荧光法（IF）、免疫酶法（IE）、乳胶凝集试验（LA）等。HIV抗体确证试验为蛋白质印迹法（WB）和免疫沉淀试验。确证试验阳性者才能确定为HIV感染。③抗原检测。④病毒核酸检测。⑤病毒载量检测。病毒载量检测的临床意义包括预测疾病进程、提供开始抗病毒治疗依据、评估治疗效果、指导治疗方案调整，也可作为HIV感染诊断的参考指标。

2. 免疫缺陷的检查 ①外周血淋巴细胞计数：是HIV感染病情进展的衡量标志之一。按计数结果分为三组：A. 淋巴细胞计数 $>2\times10^9$/L，B. 淋巴细胞计数（1～2）$\times10^9$/L，C. 淋巴细胞计数 $<1\times10^9$/L。如不能进行 $CD4^+$ 细胞计数，可用淋巴细胞总数作为替代指标。② $CD4^+T$ 淋巴细胞计数：血液中 $CD4^+T$ 淋巴细胞测定是衡量机体免疫功能的一个重要指标，根据 $CD4^+$ 淋巴细胞数目，将HIV分为三组：A.$CD4^+$ 淋巴细胞数 $\geq 0.5\times10^9$/L，B.$CD4^+$ 淋巴细胞数（0.2～0.5）$\times10^9$/L，C.$CD4^+$ 淋巴细胞数 $<0.2\times10^9$/L。

六、诊断

1. HIV感染诊断标准 受检血清初筛试验阳性，确证试验阳性者。

2. 艾滋病确诊病例 HIV抗体阳性，又具有下述任何一项者，为临床确诊艾滋病患者：①近期内（3～6个月）体重减轻10%以上，且持续发热达38 ℃ 1个月以上；②近期内（3～6个月）体重减轻10%以上，且持续腹泻（每日3～5次）1个月以上；③肺孢子菌肺炎（PCP）；④卡波西肉瘤（KS）；⑤明显的真菌或其他条件致病菌感染。

3. 若HIV抗体阳性者体重减轻、发热、腹泻症状接近上述第一项和第二项标准，且具有以下任何一项，为实验确诊艾滋病患者 ① $CD4^+/CD8^+$ 淋巴细胞计数比值 <1，$CD4^+$ 淋巴细胞计数下降；②全身淋巴结肿大，③明显的中枢神经系统占位性病变的症状和体征，出现痴呆、辨别能力丧失或运动神经功能障碍。

七、治疗

总的来说，目前尚无特效疗法。常用治疗方法有：

1. 抗HIV治疗 目前共有六大类30多种药物（包括复合制剂），分为核苷类反转录酶抑制剂、非核苷类反转录酶抑制剂、蛋白酶抑制剂、整合酶抑制剂、融合抑制剂及CCR5抑制剂。

（1）核苷类反转录酶抑制剂：包括齐多夫定、拉米夫定、替诺福韦、恩曲他滨、扎西他滨等。

（2）非核苷类反转录酶抑制剂：如奈韦拉平、依非韦伦、依曲韦林、利匹韦林等。

（3）蛋白酶抑制剂：如沙奎那韦、利托那韦、替拉那韦、阿扎那韦、达芦那韦等。

（4）整合酶抑制剂：如拉替拉韦。

1996 年何大一医生提出“鸡尾酒”式混合疗法，也称高效抗反转录病毒治疗法（high active antiretroviral therapy，HAART），即采用蛋白酶抑制剂与反转录酶抑制剂联合治疗，取得了良好疗效。联合治疗药物选择的标准有：①经证实有效，②协同作用，③无交叉耐受，④无蓄积毒性，⑤具有实用性。

HAART 目标：①降低 HIV 相关的发病率和病死率，降低非艾滋病相关疾病的发病率和病死率，使患者获得正常的期望寿命，改善生活质量；②抑制病毒复制，使病毒载量降低至检测下限，并减少病毒变异；③重建或者维持免疫功能；④减少异常的免疫激活；⑤减少 HIV 的传播，预防母婴传播。

病毒耐药是导致抗病毒治疗失败的主要原因之一，对抗病毒疗效不佳或失败者可行耐药检测。

2. 免疫调节治疗　可采用 α- 干扰素、白细胞介素 -2（IL-2）、丙种球蛋白、粒细胞 – 巨噬细胞集落刺激因子及粒细胞集落刺激因子等。

3. 机会性感染的治疗　对于合并机会性感染的 HIV 感染者，在感染控制、病情稳定后应及早开始抗病毒治疗。

（1）肺孢子菌肺炎：首选复方磺胺甲噁唑（TMP-SMZ），每日用量 TMP 15 ~ 20 mg/kg，SMZ 75 ~ 100 mg/kg，分 3 ~ 4 次，静脉注射或口服，连续 21 日。

（2）念珠菌感染：用制霉菌素、氟康唑或伊曲康唑治疗。可同时进行 HAART 治疗。

（3）新生隐球菌感染：脑膜炎者首先用两性霉素 B 和 5- 氟胞嘧啶联合治疗，在脑脊液培养转阴后改为氟康唑。对肺炎者推荐使用氟康唑。

（4）马尔尼菲篮状菌感染　首选伊曲康唑治疗，还可用两性霉素 B 和伏立康唑。

4. 卡波西肉瘤的治疗　皮损内注射长春碱，或者放射治疗和联合化疗。

5. 中医药治疗　近年来发现多种中药对 HIV 有抑制作用，如紫花地丁、甘草素、天花粉蛋白等。人参、当归、女贞子等能够增强机体的免疫功能，可随症加减，以减轻临床症状，提高患者的生存质量。

八、预防

树立健康的性观念，普及艾滋病的预防知识。正确使用安全套，采取安全性行为；不吸毒，不共用针具；普及无偿献血，对献血员进行 HIV 筛查；加强医院管理，施行严格消毒制度，控制医院交叉感染，预防职业暴露感染；确保安全的血液供应，防止经血液制品传播 HIV；控制母婴传播，进行 HIV 母婴垂直传播阻断，药物干预配合安全助产，避免母乳喂养。对 HIV 感染 / 艾滋病患者的配偶、性接触者，与其共用注射器的静脉吸毒者以及患者所生的子女，进行医学检查和 HIV 检测，为其提供相应的咨询服务。

思考题

（江　勇　刘全忠）

第4章 皮炎、湿疹

第一节　接触性皮炎

接触性皮炎（contact dermatitis）是由于接触某些外源性物质后，在皮肤、黏膜接触部位发生的急性或慢性炎症反应，表现为边界清楚的红斑、丘疹、肿胀、水疱，甚至大疱。

一、病因及发病机制

本病可以是过敏性的，但大多为刺激性的。有些物质在低浓度时为致敏物，但浓度升高时，具有毒性和刺激性。

（一）刺激性接触性皮炎（irritant contact dermatitis）

接触物本身具有细胞毒作用，即病变由化学或物理因素造成。皮肤炎症的轻重、发病快慢与接触物质的刺激性、浓度和接触时间有密切关系。

本类接触性皮炎的共同特点是：①任何人接触后均可发病；②无一定潜伏期；③皮损多限于直接接触部位，边界清楚；④停止接触后皮损可消退。

最常引起刺激性接触性皮炎的物质为：①碱类：氢氧化钠、氢氧化钾、碳酸钠、氧化钙、氨水等，水泥也有较强的碱性；②金属盐类：锑和锑盐、重铬酸盐、氯化锌、硫酸铜等；③溶剂：石油和煤焦油类、松节油、二硫化碳、脂类、醇类、酮类溶剂等；④醇类；⑤去污剂和清洁剂；⑥消毒剂；⑦其他：如塑料、食物、体液、纺织品等。

（二）变应性接触性皮炎（allergic contact dermatitis）

接触物为致敏因子，本身无刺激性或毒性，多数人接触后不发病，仅少数人接触后经过一定潜伏期，在接触部位的皮肤、黏膜发生变态反应性炎症。

变应性接触物有很多，最常见的为硫酸镍、硫酸新霉素、秘鲁香脂、芳香混合物、硫柳汞、金、甲醛、夸特 -15、杆菌肽、氯化钴及对苯二胺。

本类接触性皮炎是典型的Ⅳ型超敏反应，致敏因子通常为半抗原，与皮肤表皮细胞膜的载体蛋白以及表皮内抗原提呈细胞即朗格汉斯细胞表面的免疫反应性 HLA-DR 抗原结合后，形成完全的抗原复合物。朗格汉斯细胞携带此完全抗原向表皮与真皮交界处移动，并使 T 淋巴细胞致敏，后者移向局部淋巴结副皮质区转化为淋巴母细胞，进一步增殖和分化为记忆 T 淋巴细胞和效应 T 淋巴细胞，再经血流波及全身。上述从抗原形成并由朗格汉斯细胞提呈给 T 淋巴细胞，到 T 淋巴细胞增殖、分化以及向全身播散的整个过程，称为初次反应阶段（诱导期），大约需要 4 天时间。当致敏后的个体再次接触致敏因子，即进入二次反应阶段（激发期）时，致敏因子仍需先形成完全抗原，再与已经特异致敏的 T 淋巴细胞作用，一般在 24 ~ 48 h 内产生明显的炎症反应。

本类接触性皮炎的共同特点是：①有一定潜伏期，首次接触后不发生反应，经过 1 ~ 2 周后再次接触同样致敏物才发病；②典型皮损局限于接触部位，但有时可出现散在或播散；③皮肤斑贴试验阳性。

二、临床表现

根据病程分为急性、亚急性和慢性接触性皮炎，以及特殊临床类型的接触性皮炎。

（一）急性接触性皮炎

起病较急，在接触部位发生边界清楚的红斑、丘疹、丘疱疹，严重时红肿明显并出现水疱或大疱，疱壁紧张，内容物澄清，水疱破后为糜烂面，有时发生组织坏死（图 4-1-1）。常自觉瘙痒或灼痛，严重病例可有全身反应，搔抓后可将致病物质带到远隔部位产生类似皮损。去除接触物后经积极处理，1～2 周内可痊愈，遗留暂时性色素沉着。交叉过敏、多价过敏及治疗不当易导致反复发作、迁延不愈或转化为亚急性和慢性炎症。

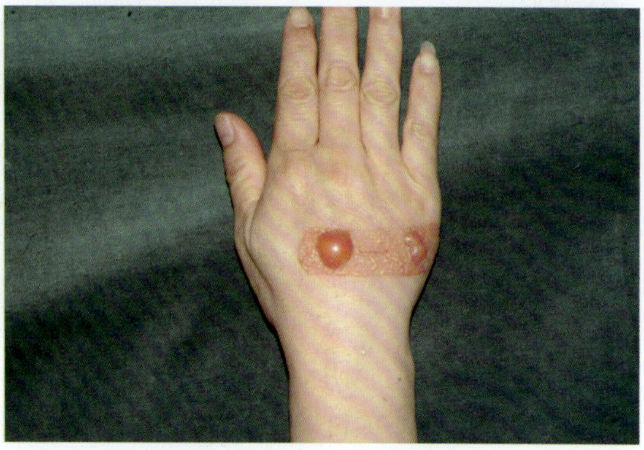

图 4-1-1　急性接触性皮炎

（二）亚急性和慢性接触性皮炎

如接触物的刺激性较弱或浓度较低，皮损开始可呈亚急性，为轻度红斑、丘疹，边界不清楚。长期反复接触可导致局部皮损慢性化，为皮损轻度增生及苔藓样变。

（三）特殊类型接触性皮炎

1. 化妆品皮炎（cosmetic dermatitis） 由接触化妆品或染发剂后所致的急性、亚急性或慢性皮炎。病情轻重程度不等，轻者为接触部位出现红肿、丘疹、丘疱疹，重者可在红斑基础上出现水疱甚至泛发全身（图 4-1-2）。

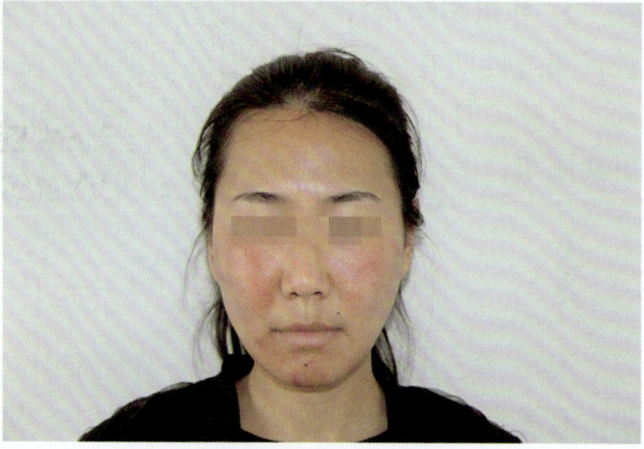

图 4-1-2　化妆品皮炎

2. 尿布皮炎（diaper dermatitis） 由尿布更换不勤，产氨细菌分解尿液产生较多的氨刺激皮肤导致。多累及婴儿的会阴部、臀部等处，有时可蔓延至腹股沟及下腹部。皮损大片潮红，亦可发生斑丘疹和丘疹，边界清楚，皮损形态与尿布包扎方式一致。延误治疗者可发生脓疱、糜烂及溃疡。

3. 漆性皮炎 油漆或其挥发性气体引起的皮肤致敏，多累及暴露部位，以手指、面部为主。表现为潮红、肿胀、丘疹、丘疱疹、水疱，重者可融合成大疱，自觉瘙痒及灼热感。

三、组织病理

组织病理主要表现为急性或亚急性炎症。若由变态反应引起，真皮乳头及乳头下血管扩张充血，周围水肿，常见淋巴细胞、组织细胞和嗜酸性粒细胞浸润。基层和棘层呈海绵状，细胞内水肿较轻。若由原发性刺激引起，表皮浅层病变常比深层严重，细胞间水肿较轻，细胞内水肿显著，出现细胞核固缩和空泡形成，甚至坏死。真皮内血管周围炎性细胞常以中性粒细胞为主，很少侵入表皮内。

四、诊断及鉴别诊断

根据发病前接触史和典型临床表现进行诊断；除去原因后经适当处理，皮损很快消退。应注意鉴别刺激性接触性皮炎和变应性接触性皮炎（表 4-1-1）。

表4-1-1　刺激性与变应性接触性皮炎的鉴别

	刺激性	变应性
易患人群	任何人	具有遗传易感性人群
应答机制	非免疫性	迟发型超敏反应
接触物特性	无机或有机类刺激物	低分子量半抗原
接触物浓度	通常高浓度	较低浓度即可致敏

斑贴试验

斑贴试验（patch test）：是诊断本病最简单可靠的方法。变态反应为阳性反应，且在除去受试物后，皮肤反应往往增强，并可持续 4 天或更长时间。原发刺激反应在去除受试物后皮肤反应逐渐减弱。注意事项：该试验不宜在皮炎急性发作期间进行，不宜采用高浓度的原发刺激物做测试。为避免假阴性反应，在病情允许的情况下，服用激素或免疫抑制剂期间及停用后一周内者，不宜做该项试验。在服用抗组胺药期间，一般不宜做该项试验。

五、治疗

治疗原则：寻找病因，迅速脱离接触物并积极对症处理。变应性接触性皮炎治愈后应避免再次接触致敏原，防止复发。

1. 内用药物治疗　视病情轻重可内服糖皮质激素。

2. 外用药物治疗　急性期红肿明显时，外用炉甘石洗剂，渗出液多时用 3% 硼酸溶液湿敷；亚急性期有少量渗出液时外用糖皮质激素糊剂或氧化锌油，无渗出液时用糖皮质激素霜剂，有感染时加用抗生素外用制剂；慢性期选用具有抗炎作用的软膏。尿布皮炎者应注意随时更换尿布，保持阴部和臀部清洁、干燥，少用肥皂以免加重刺激，局部可外用氧化锌油等。

第二节　湿　疹

湿疹（eczema）是由多种内、外因素引起的真皮浅层及表皮炎症。急性期皮损以丘疱疹为主，有渗出倾向；慢性期以苔藓样变为主，易反复发作（图 4-2-1）。

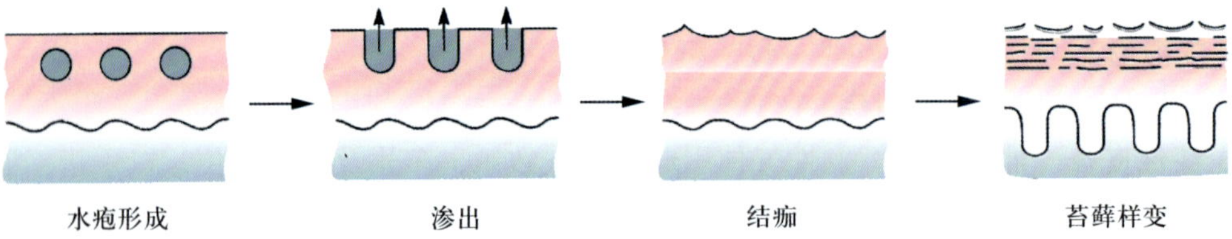

图 4-2-1　湿疹的演变过程

一、病因及发病机制

发病原因复杂，与变态反应有一定关系，一般认为是多种内在、外在因素相互作用而导致。

1. 内在因素　包括慢性感染病灶（如慢性胆囊炎、扁桃体炎、肠寄生虫病等）、内分泌及代谢改变（如月经紊乱、妊娠等）、血液循环障碍（如小腿静脉曲张等）、神经精神因素（如精神紧张、过度疲劳等）、遗传因素（如过敏体质），其中遗传因素与个体的易感性及耐受性有关。

2. 外在因素　食物（如鱼、虾、牛羊肉等）、吸入物（如花粉、尘螨、微生物等）、生活环境（如日光、炎热、干燥等）、动物毛皮、各种化学物质（如化妆品、肥皂、合成纤维等）

可诱发或加重。

个体对各种因素的敏感性受遗传素质、健康状况、年龄、环境等多种因素的影响。某些患者发病可能由迟发型超敏反应介导。

二、临床表现

根据病程和临床特点，本病可分为急性、亚急性和慢性湿疹。

（一）急性湿疹（acute eczema）

皮损具有多形性，常为红斑基础上的针头至粟粒大小的丘疹、丘疱疹，严重时出现小水疱，融合成片，边界不清楚，皮损周边丘疱疹逐渐稀疏，常因搔抓形成点状糜烂面，有明显浆液性渗出。自觉瘙痒剧烈，搔抓、热水烫洗可加重。如继发感染则形成脓疱、脓痂、淋巴结肿大，甚至出现发热等全身症状；如合并单纯疱疹病毒感染，可形成严重的疱疹性湿疹。好发于面、耳、手、足、前臂、小腿外露部位，常对称分布，严重者可弥漫全身（图 4-2-2）。

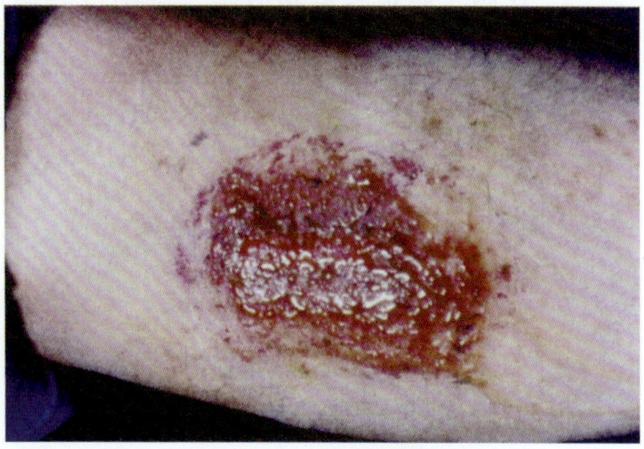

图 4-2-2　急性湿疹

（二）亚急性湿疹（subacute eczema）

因急性湿疹炎症减轻或不适当处理后病程较久发展而来。表现为红肿及渗出减轻，但仍有丘疹及少量丘疱疹，皮损呈暗红色，有少许鳞屑及轻度浸润，自觉仍有剧烈瘙痒（图 4-2-3）。再次暴露于致敏原、新的刺激或处理不当可导致急性发作。如经久不愈，可发展为慢性湿疹。

（三）慢性湿疹（chronic eczema）

由急性湿疹及亚急性湿疹迁延而来，或自开始炎症就表现为慢性化。皮损浸润性暗红斑上有丘疹、抓痕及鳞屑，局部皮肤肥厚、表面粗糙，有不同程度的苔藓样变、色素沉着或色素减退（图 4-2-4）。自觉有明显阵发性瘙痒。病情时轻时重，延续数月或更久。好发于手、足、小腿、肘窝、股部、乳房、外阴、肛门等处，多对称发病。

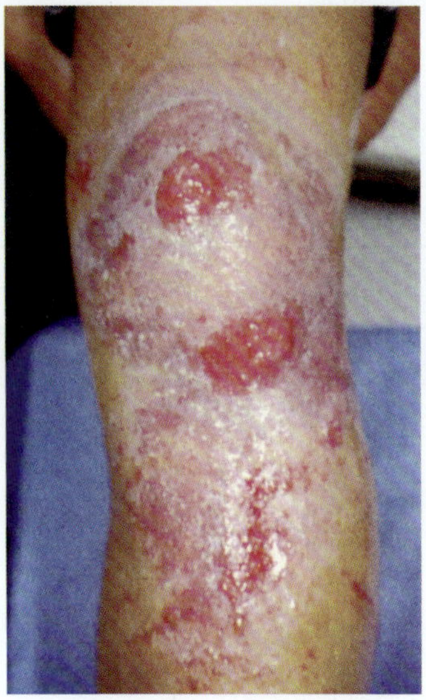

图 4-2-3　亚急性湿疹

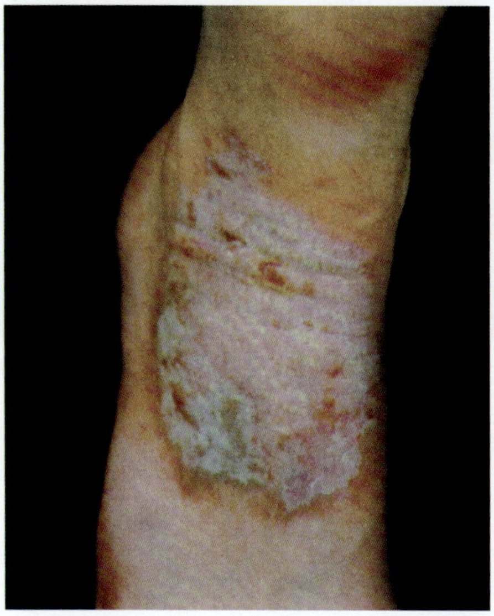

图 4-2-4　慢性湿疹

（四）几种特殊类型的湿疹

1. 手部湿疹 由于手部接触外界刺激的机会较多，很难确定病因。皮损呈亚急性或慢性湿疹表现，起病缓慢，在手指、手背等处有干燥暗红斑，浸润肥厚，边缘清楚，表面干燥粗糙，冬季形成裂隙。除特应性体质外，某些患者发病还可能与职业、情绪等因素有关。

2. 乳房湿疹 多见于哺乳期妇女，常发生于乳头、乳晕，呈暗红斑、丘疹和丘疱疹，边界不清，可有糜烂、渗出和裂隙。单侧或双侧对称发病，瘙痒明显，裂隙处疼痛，停止哺乳后易痊愈。仅发生于乳头部位者称为乳头湿疹。

3. 外阴、阴囊和肛门湿疹 常因过度搔抓、热水烫洗而红肿、渗出、糜烂，局部瘙痒剧烈，长期反复发作可慢性化，皮肤呈苔藓样变。

4. 钱币状湿疹 密集小丘疹和丘疱疹融合成的圆形或类圆形钱币状斑片，边界清楚，直径1～3 cm，急性期潮红、渗出明显，慢性期皮损肥厚、色素增加，表面覆有干燥鳞屑，自觉瘙痒剧烈，好发于四肢。

三、组织病理

急性期表现为表皮内呈海绵样，真皮浅层毛细血管扩张，血管周围有淋巴细胞浸润，少数为中性和嗜酸性粒细胞。慢性期为角化过度与角化不全，棘层肥厚明显，真皮浅层毛细血管壁增厚，胶原纤维变粗。

四、诊断及鉴别诊断

根据急性期皮疹多形性、有渗出倾向、剧烈瘙痒、对称分布，慢性期的苔藓样变等特征不难诊断。应注意急性湿疹需与急性接触性皮炎鉴别（表4-2-1），慢性湿疹须与慢性单纯性苔藓鉴别（表4-2-2），手足湿疹应与手足癣鉴别（表4-2-3）。

表4-2-1 急性湿疹与急性接触性皮炎的鉴别

	急性湿疹	急性接触性皮炎
病因	复杂，多属内因，不易查清	多属外因，有接触史
好发部位	任何部位	主要在接触部位
皮损特点	多形性，对称，无大疱及坏死，炎症较轻	单一形态，可有大疱及坏死，炎症较重
皮损边界	不清楚	清楚
自觉表现	瘙痒，一般不痛	瘙痒、灼热或疼痛
病程	较长，易复发	较短，去除病因后迅速自愈，不接触不复发
斑贴试验	常阴性	多阳性

表4-2-2 慢性湿疹与慢性单纯性苔藓的鉴别

	慢性湿疹	慢性单纯性苔藓
病史	由急性湿疹发展而来，有反复发作的亚急性湿疹病史，急性期先有皮损后有痒感	多先有痒感，搔抓后出现皮损
病因	各种内、外因素	神经精神因素为主
好发部位	任何部位	颈部、肘膝关节伸侧、腰骶部
皮损特点	圆锥状、米粒大小灰褐色丘疹，融合成片，浸润肥厚，有色素沉着	多角形扁平丘疹，密集成片，呈苔藓样变，边缘见扁平发亮丘疹
演变	可急性发作，有渗出倾向	慢性，干燥

表4-2-3　手足湿疹与手足癣的鉴别

	手足湿疹	手足癣
好发部位	手、足背	掌跖或指趾间
皮损性质	多形性，易渗出，边界不清，分布多对称	深在性水疱，无红晕，领圈状脱屑，边界清楚，常单发
甲损害	甲病变少见	常伴甲增厚、污秽、脱落
真菌检查	阴性	阳性

五、预防及治疗

避免各种可疑致病因素，避免食用辛辣食物及饮酒和过度烫洗。

1. 内用药物治疗　目的在于抗炎、止痒。可用抗组胺药、镇静安定剂等，一般不宜使用糖皮质激素。急性期可用钙剂、维生素 C、硫代硫酸钠等静脉注射或普鲁卡因静脉封闭，有继发感染者加用抗生素。中医疗法对急性湿疹宜清热泻火，凉血利湿，方用龙胆泻肝汤加减；亚急性湿疹宜健脾利湿，方用胃苓汤加减。

2. 外用药物治疗　目的在于清洁、止痒、抗菌、抗炎、收敛，促进角质正常化。急性期无渗液或渗出液不多者可用氧化锌油，渗出液多者可用 3% 硼酸溶液湿敷，渗出液减少后用糖皮质激素霜剂，可和油剂交替使用；亚急性期可选用糖皮质激素乳剂、糊剂，为防止和控制继发性感染，可加用抗生素；慢性期选用软膏、硬膏、涂膜剂；顽固性局限性皮损可用糖皮质激素皮损内注射，每周 1 次，一般 4～6 次为一个疗程。

第三节　特应性皮炎

特应性皮炎（atopic dermatitis，AD）曾称异位性皮炎、遗传过敏性皮炎，是一种慢性、复发性、炎症性皮肤病，患者往往有剧烈瘙痒，严重影响生活质量。本病通常初发于婴儿期，1 岁前发病者约占全部患者的 50%，该病呈慢性经过，部分患者病情可以迁延到成年，但也有成年发病者。在发达国家，本病儿童中患病率可高达 10%～20%。在我国 1998 年学龄期青少年（6～20 岁）的总患病率为 0.70%，2002 年城市学龄前儿童（1～7 岁）的患病率为 2.78%。

本病除有特定的湿疹表现外，还具有以下三个特点：①常有易患哮喘、过敏性鼻炎、湿疹的家族性倾向；②对异种蛋白过敏；③约 70% 的患者血清中 IgE 水平升高，外周血嗜酸性粒细胞增多。

一、病因及发病机制

病因尚不完全清楚，可能与下列因素有关：

1. 遗传学说　根据流行病学调查，儿童发病与父母过敏体质明显相关。母亲一方有特应性皮炎者，子女出生后 3 个月内发病率可达 25% 以上，2 岁内发病率可达 50% 以上；若父母双方均有特应性疾病史，子女特应性皮炎发病率可高达 79%。遗传因素主要影响皮肤屏障功能与免疫平衡。

丝聚蛋白（filaggrin）是位于颗粒层中的中间丝相关蛋白。丝聚蛋白通过参与角质形成细胞的终末角化过程，在表皮屏障中发挥重要作用。近年遗传学研究发现丝聚蛋白基因突变引起丝聚蛋白表达下降，而使皮肤屏障功能紊乱，导致特应性皮炎。带有丝聚蛋白基因突变的特应性皮炎患者常表现为发病早、病情重且持久。

2. 免疫学说　特应性皮炎的异常免疫反应涉及多个环节，如朗格汉斯细胞和皮肤树突细胞对变应原的提呈、Th2 为主的异常免疫反应、调节性 T 细胞功能障碍、IgE 过度产生和嗜酸性粒细胞升高等。此外，角质形成细胞产生细胞因子和炎症介质也参与了炎症反应等。其中 Th1/Th2 失衡与特应性皮炎的发生关系密切。Th1 与 Th2 通过细胞因子参与 IgE 合成的调控：Th1 合成 IFN-γ、IL-2 等；Th2 合成 IL-4、TNF-α 等。其中，IL-4 可促进 IgE 合成，而 IFN-γ 对 IL-4 诱导的 IgE 合成具有抑制作用。

特应性皮炎的急性期以 Th2 细胞占主导地位，患者的血清 IgE 升高，IgE 与肥大细胞和嗜碱性粒细胞结合，使机体处于特异性致敏状态。再次接触同一致敏原时，致敏原和 IgE 受体结合，抗原肽 -MHC 分子复合物形成，诱导肥大细胞、嗜碱性粒细胞脱颗粒并释放趋化因子。趋化因子对炎症和成熟 T 淋巴细胞的迁移有促进作用，从而引起特应性皮炎的发生。急性期后，浸润的 T 细胞表达多种皮肤归巢黏附分子及脂质趋化受体。表皮朗格汉斯细胞和炎症性表皮树突状细胞表面 IgE 高亲和力受体（FceRI）表达增多，IgE 结合这些受体后，引起速发型超敏反应和 T 细胞介导的迟发型反应。Th17 和 Th22 细胞与成纤维细胞和角质细胞来源的趋化因子和细胞因子共同驱动了组织的重塑和纤维化。

3. 皮肤屏障破坏 特应性皮炎患者神经酰胺和丝聚蛋白缺乏，导致皮肤屏障异常，水分丢失，皮肤干燥，对外界环境中的变应原的屏障作用减弱。

4. 微生物的定植 皮肤屏障异常导致皮肤表面菌群失调。其中金黄色葡萄球菌定植增多。而金黄色葡萄球菌通过产生蛋白酶、释放外毒素促进特应性皮炎的急性加重和慢性迁延。

5. 其他环境因素 包括环境变化、生活方式改变、过度洗涤、感染原和变应原等。心理因素（如精神紧张、焦虑、抑郁等）也在特应性皮炎的发病中发挥一定作用。

二、临床表现

本病的症状多样，炎症可由急性到慢性，反复发作，有剧烈瘙痒，病程较长。在不同年龄阶段有不同临床表现，通常可分为婴儿期、儿童期、青年与成人期（图 4-3-1）。

1. 婴儿期 约 50% 的特应性皮炎患者于 1 岁内发病，以出生 2 个月后为多。初发为颊面部的瘙痒性红斑，继而在红斑基础上出现针头大小的丘疹、丘疱疹，密集成片，皮损呈多形性，边界不清，搔抓、摩擦后很快形成糜烂、渗出和结痂等；皮损可迅速扩展至其他部位（如头皮、额、颈、腕、四肢屈侧等）（图 4-3-2）。

病情时重时轻，某些食品或环境等因素可使病情加剧。一般在 2 岁以内逐渐好转、痊愈，部分迁延并发展为儿童期特应性皮炎。

2. 儿童期 多在婴儿期缓解 1 ~ 2 年后发生并逐渐加重，少数自婴儿期持续发展到儿童期。皮损累及四肢屈侧或伸侧，常限于肘窝、腘窝等处，其次为眼睑、颜面部（图 4-3-3）。皮损暗红色，渗出较轻，常伴抓痕等继发皮损，久之形成苔藓样变。此期瘙痒仍剧烈，形成“瘙痒－搔抓－瘙痒”的恶性循环。少数

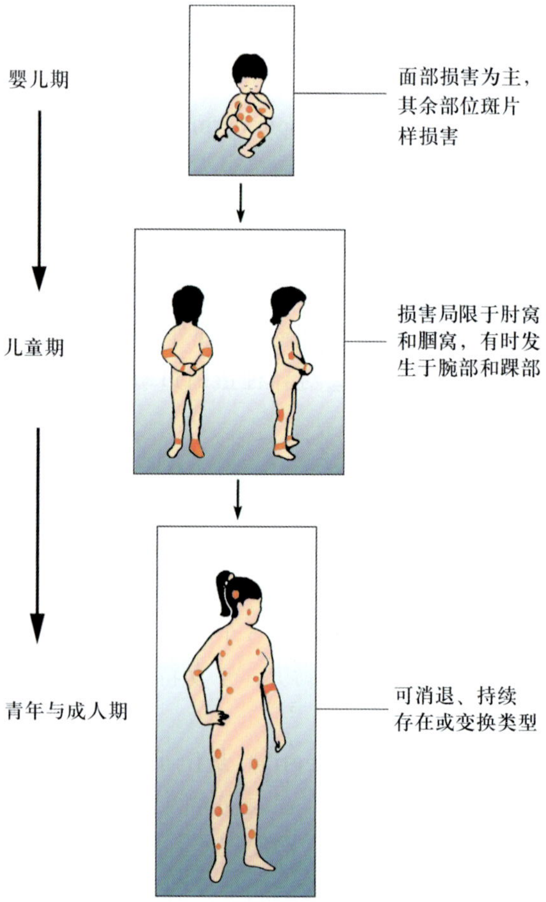

图 4-3-1 特应性皮炎的分期

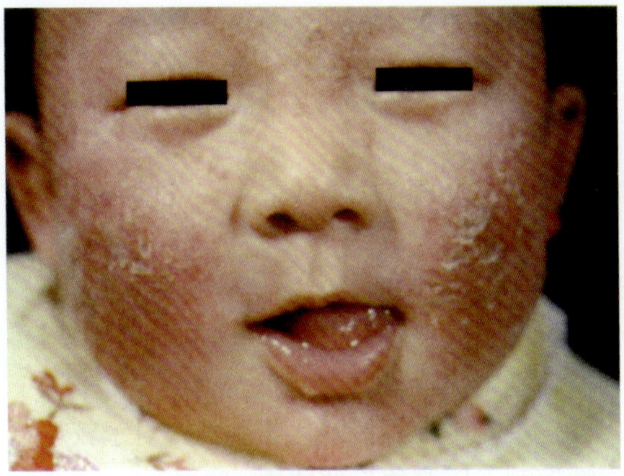

图 4-3-2　特应性皮炎婴儿期

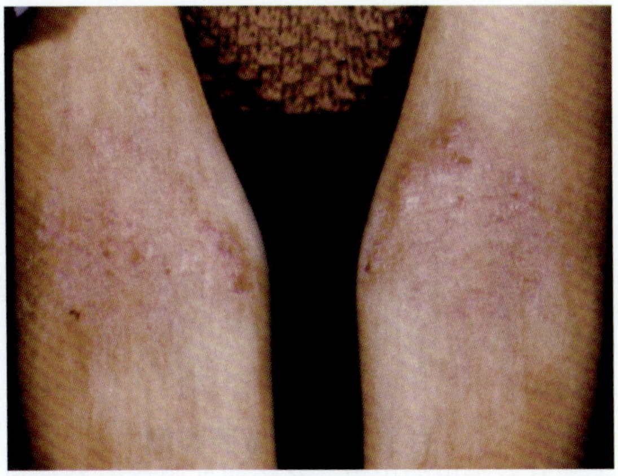

图 4-3-3　特应性皮炎儿童期

呈痒疹样损害，正常皮色或暗褐色，表面粗糙，散布于四肢伸侧，附近淋巴结可肿大。

3. 青年与成人期　指 12 岁以后青少年期及成人阶段的特应性皮炎，可从儿童期发展或直接发生。皮损为局限性苔藓样变，有时可呈急性、亚急性湿疹样改变，部分患者皮损表现为泛发性干燥丘疹。瘙痒剧烈，搔抓出现血痂、鳞屑及色素沉着等继发皮损，好发于肘窝、腘窝、四肢、躯干（图 4-3-4）。患者常伴全身皮肤干燥或轻度鱼鳞病样改变，手掌纹理粗重，面色较苍白，眼眶周围轻度淡褐色色素沉着。

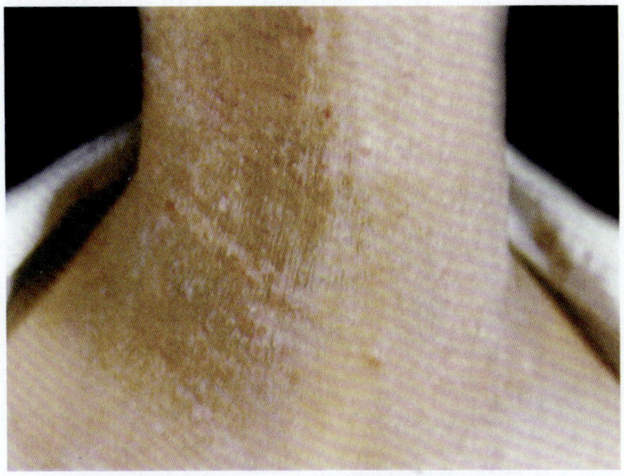

图 4-3-4　特应性皮炎青年与成人期

三、诊断及鉴别诊断

（一）诊断

目前国际上常用的特应性皮炎诊断标准为 Williams 1994 年制定的标准（表 4-3-1）。

表4-3-1　Williams诊断标准

持续 12 个月的皮肤瘙痒加上以下标准中的三项或更多：
1. 2 岁以前发病
2. 身体屈侧皮肤受累（包括肘窝、腘窝、踝前或颈周，10 岁以下儿童包括颊部）
3. 有全身皮肤干燥史
4. 个人史中有其他过敏性疾病或一级亲属中有过敏性疾病史
5. 有可见的身体屈侧湿疹样皮损

（二）鉴别诊断

本病需与下列疾病进行鉴别：

1. 湿疹　常无家族史，无一定好发部位。

2. 慢性单纯性苔藓　皮损为苔藓样变和多角形扁平丘疹，无个人和家族遗传过敏史，无特殊的皮损发生和发展规律，无血清学和皮肤点刺试验的异常发现。

3. 婴儿脂溢性皮炎　常发生于婴儿的头皮、耳后、眉间及鼻唇沟处，以灰黄色或棕黄色油腻性鳞屑为特征性皮损，无遗传过敏性家族史。

四、预防及治疗

1. 患者教育 患者教育十分重要，医生应向患者和家属说明本病的性质、临床特点和注意事项。

2. 基础治疗 外用润肤剂等基础皮肤护理对特应性皮炎的治疗非常重要，有助于恢复皮肤屏障功能。

3. 外用药物治疗 原则与湿疹相同。①糖皮质激素：是控制病情、缓解症状的一线药物，应根据年龄和皮损状况适当选用，同时注意长期使用可能引起的不良反应。②钙调神经磷酸酶抑制剂：多用于面颈部和褶皱部位，包括他克莫司软膏和吡美莫司乳膏。吡美莫司乳膏多用于轻中度特应性皮炎，他克莫司软膏用于中重度特应性皮炎。③外用抗微生物制剂：对于较重患者尤其有渗出的皮损，系统或外用抗生素有利于病情控制，应避免长期使用。

4. 内用药物治疗 ①抗组胺药：对于瘙痒明显或伴有睡眠障碍、荨麻疹、过敏性鼻炎等的患者，可选用第一代或第二代抗组胺药。其中第一代抗组胺药由于可通过血脑屏障，有助于患者改善瘙痒和睡眠。②系统使用抗感染药物：对于病情严重（特别是有渗出者）或已证实有继发细菌感染的患者，可短期给予系统抗感染药物。③糖皮质激素：原则上尽量不用或少用此类药物。对病情严重、其他药物难以控制的患者可短期应用。④免疫抑制剂：适用于病情严重且常规疗法不易控制的患者，如环孢素等。

5. 紫外线疗法 紫外线是治疗特应性皮炎的有效方法，窄谱中波紫外线（NB-UVB）和UVA1安全有效。也可用光化学疗法（PUVA治疗），但要注意副作用。

第四节 自身敏感性皮炎

自身敏感性皮炎（autosensitization dermatitis）是指在某种皮肤病变基础上，由于处理不当或理化因素刺激，患者对自身组织产生的某种物质敏感性增高而产生更广泛的皮肤炎症反应，又称自身湿疹化（autoeczematisation）。

一、病因及发病机制

本病病因尚不十分清楚。发病前常有接触性皮炎、钱币状湿疹等原发病灶，处理不当（过度搔抓、外用药物刺激等）或继发化脓性感染而使原有皮损恶化，出现红肿、糜烂及较多的渗液，加上创面不清洁、痂屑堆积，以致组织分解产物、细菌产物及外用药物等被机体免疫系统视为过敏原，引发变态反应。

二、临床表现

在原有病变附近或远隔部位皮肤（以四肢为主，下肢为甚，其次为躯干及面部）发生散在或群集的小丘疹、丘疱疹、水疱及脓疱等，1～2周内可泛发全身。皮损可互相融合，多对称分布。瘙痒剧烈，可有灼热感，伴发浅表淋巴结肿大，重者有全身不适、发热。原发病灶好转后，继发性皮损经数周可逐渐消退，若再有类似刺激仍可发生。病程10天到数月不等。

感染性湿疹样皮炎（infectious eczematoid dermatitis）为自身敏感性皮炎的特殊类型。常见于有较多分泌物的溃疡、窦道、慢性化脓性中耳炎及腹腔造瘘开口周围皮肤，发病与分泌物及其中细菌毒素的刺激有关。初发时皮肤潮红，继而出现丘疹、水疱、糜烂，瘙痒剧烈，亦可累及远隔部位。局部淋巴结可肿大，有压痛。

三、诊断

根据原有湿疹等原发病灶，因处理不当或继发感染局部皮损突然加重，并出现全身泛发或远隔部位出现以丘疱疹、水疱为主的湿疹样损害，应考虑为自身敏感性皮炎。有溃疡、窦道、慢性化脓性中耳炎等病史者则考虑感染性湿疹样皮炎。

四、治疗

正确处理原发病灶，可外用生理盐水或 3% 硼酸溶液湿敷，以避免局部刺激。原发病灶明显感染者应做细菌培养，根据药敏试验结果选用抗生素。瘙痒明显者内服抗组胺药。病情严重者可考虑使用糖皮质激素。

第五节　淤积性皮炎

淤积性皮炎（stasis dermatitis）又称静脉曲张性湿疹，是下肢静脉功能不全的一个常见表现。

一、病因及发病机制

主要原因是静脉曲张后静脉压增高、静脉淤血、毛细血管通透性增加，纤维蛋白原漏出后形成管周纤维蛋白鞘，阻碍了氧气弥散和营养物质的输送，移行至组织中的白细胞还可释放蛋白水解酶造成皮肤炎症。

二、临床表现

多累及下肢静脉高压患者，尤其是下肢静脉曲张者。发病可急可缓，急性者多由深静脉血栓性静脉炎引起，中老年女性多见，表现为下肢迅速肿胀、潮红、发热，浅静脉曲张并出现湿疹样皮损。发病缓慢者开始为小腿下 1/3 轻度水肿，胫前及两踝附近出现暗褐色色素沉着及斑疹（含铁血黄素沉积）；继发湿疹样改变时可出现急性皮损（如水疱、渗液、糜烂及结痂）或慢性皮损（如干燥、脱屑、苔藓样变）；由于内踝等处皮下组织较薄，病程较长者可因外伤或感染而形成不易愈合的溃疡。

三、诊断及鉴别诊断

根据小腿存在不同程度的静脉曲张以及典型皮损，本病一般不难诊断。

本病的湿疹样皮损须与接触性皮炎、肥厚性扁平苔藓、自身敏感性皮炎及进行性色素性紫癜性皮病进行鉴别，溃疡则需与各种可引起小腿溃疡的疾病进行鉴别。

四、治疗

治疗的目的主要是控制静脉高压。患者应卧床休息并抬高患肢，可用弹力绷带等促进静脉回流。外用药物治疗原则参照皮炎和湿疹，但应慎用糖皮质激素，顽固者可使用钙调磷酸酶抑制剂；有溃疡形成时，用生理盐水清洗后外用 2% 莫匹罗星软膏，局部照射氦氖激光可促进愈合。溃疡面有脓性分泌物时（尤其是出现蜂窝织炎时）应全身使用抗生素。对上述治疗无效或反复发作者，可行静脉曲张根治术。

第5章 药疹和荨麻疹类皮肤病

药疹（drug eruption）又称药物性皮炎（dermatitis medicamentosa），属于药物不良反应，临床发生率呈不断升高趋势。引起药疹的药物种类繁多，其临床表现各异。一种药物在不同宿主可以引起不同的皮疹，而相同的皮疹可以由不同的药物所致。了解药疹的这种特性对于临床做出正确诊断十分重要。荨麻疹（urticaria）是皮肤科的常见病，其病因大多与变态反应有关。荨麻疹的临床表现典型，诊断容易，但病因复杂，特别是慢性自发性荨麻疹，给治疗带来了很大挑战。

第一节　药　疹

药疹是药物最为常见的不良反应，指药物通过各种途径，包括口服、注射、吸入、冲洗、灌注、含化、哺乳、漱口、滴眼、滴鼻等进入机体后所引起的皮肤、黏膜炎症反应。重者出现全身症状和脏器损伤，甚至危及生命。

有资料显示，所有住院患者中药疹发生率为 1%～3%，其中 75% 由抗生素所致。

一、病因及发病机制

大多数药物引起药疹的概率极低，约 1‰。而某些药物，如阿莫西林药疹发生率高达 51‰，氨苄西林为 42‰。其他药物按所致药疹发生率排序依次为头孢菌素 13‰，安乃近 8.0‰及巴比妥类 4.0‰。

引起药疹的常见药物主要有以下几类：①抗生素类：是最常见的引起药疹的药物，特别是阿莫西林、氨苄西林及长效磺胺；②解热镇痛类；③安眠镇静与抗惊厥药，包括苯妥英、苯巴比妥、卡马西平及甲丙氨酯等；④血液制品及疫苗；⑤某些中药制剂；⑥抗痛风药：主要是别嘌醇；⑦其他：抗结核药及化疗药等。

值得注意的是，机体被某种药物致敏后，再次使用与致敏药物化学结构相似的药物可引起相似反应，这一现象称为交叉致敏（cross-sensitization），如头孢菌素与青霉素。而某些患者可同时对多种化学结构完全不同的药物产生过敏，称为多价致敏（polysensitization）。

药疹发生机制复杂，包括免疫机制与非免疫机制两大类。其中，免疫机制引发的药疹占主导地位，而非免疫机制引起的药疹占次要地位。

1. 免疫机制　一种药物激发免疫应答的能力由多种因素所决定，包括药物的分子特性及应用途径、药物代谢的个体差异、个体的免疫遗传背景及年龄等。药物可通过各型超敏反应导致药疹发生，其中尤以Ⅰ型和Ⅳ型超敏反应介导者多见。一般说来，药物分子量超过 10KD 才具有免疫原性，如血清、疫苗和蛋白质制品，而多数药物分子量较小，须与组织大分子结合形成药物－组织大分子复合物后成为完全抗原，引发超敏反应。抗原提呈细胞向 T 细胞提呈抗原可活化不同的 T 细胞亚群，而每一 T 细胞亚群可介导不同的免疫反应类型进而导致不同的临床表现。Th1 细胞活化后产生 INF-γ 和 IL-2，临床表现为麻疹样药疹、接触性皮炎等，中毒性表皮坏死松解型药疹可能也与此机制有关；而 Th2 细胞活化后，主要产生 IL-4、IL-5 或 IL-13，进而导致 IgE 抗体形成，临床表现为荨麻疹等。

对各种抗原产生免疫反应和不同个体产生不同反应模式均受免疫遗传背景的控制和影响。如药疹在特应性素质个体的发生率高于非特应性素质个体。女性药疹发生率高出男性 35%。此外，药疹在系统性红斑狼疮患者中的发生率较正常人增高，HIV 感染者药疹发生率为非感染人群的 10 倍。由此可见，免疫系统和免疫能力在其中至关重要。

与药疹发生有关的免疫机制包括：①Ⅰ型速发型超敏反应，引起荨麻疹、血管性水肿与过敏性休克等；②Ⅱ型细胞毒型超敏反应，引起血小板减少性紫癜、粒细胞减少症和溶血性贫血；③Ⅲ型免疫复合物型超敏反应，引起荨麻疹性血管炎、过敏性肺炎与肾小球肾炎；④Ⅳ型迟发型超敏反应，引起剥脱性皮炎、麻疹样或湿疹样药疹；⑤未确定型，如光敏性药疹、固定性药疹、药源性红斑狼疮样综合征以及天疱疮与大疱性类天疱疮等；⑥肉芽肿型反应，可发生于局部用药者。

免疫机制引起的药疹有下列特点：①有一定的潜伏期，初次用药为 1 ~ 2 周，平均 7 ~ 9 天，致敏者再次用药常在数分钟至 48 h 发病；②药疹发生与否和药理性质无关，和药物剂量无平行关系；③痊愈后重复用药可再次发病；④高敏状态下，可发生交叉致敏和多价致敏；⑤抗过敏药物（如糖皮质激素）治疗有效。

2. 非免疫机制

（1）效应途径的非免疫活化：阿司匹林等非甾体抗炎药、阿片类药物、多黏菌素 B、造影剂等，可直接或间接引起组胺等炎性介质释放，导致荨麻疹和（或）血管性水肿发生。血管紧张素转化酶抑制剂可通过影响激肽代谢而诱发血管性水肿。

（2）原有皮肤病恶化：多种药物能引起原有皮肤病恶化，如锂能以剂量相关方式加重痤疮和银屑病，β- 受体阻滞剂能诱导银屑病样皮炎，西咪替丁可导致皮肤红斑狼疮症状恶化。

（3）遗传性酶或蛋白缺陷：与药物代谢过程中形成的毒性中间产物的代谢、降解相关的酶类缺陷可导致药疹的发生。例如，环氧化物水解酶是芳香族抗惊厥药（如苯妥英、卡马西平及苯巴比妥）衍生的毒性环氧化物代谢所必需的酶类，苯妥英超敏反应综合征通常发生在环氧化物水解酶缺陷的个体。磺胺诱发的皮肤反应可能也和类似酶缺陷造成活性中间代谢产物清除障碍有关。

（4）药物累积作用：药物反应呈剂量依赖性，与药物摄入总量有关，例如米诺环素引起的色素沉着。

此外，还存在药物相互作用等途径。

二、临床表现

临床常见的药疹类型为：发疹型药疹（39%）、荨麻疹和（或）血管性水肿型药疹（27%）、固定型药疹（16%）及多形红斑型药疹（5.4%）。此外还可见其他类型的药疹。

1. 发疹型药疹（exanthematic drug eruption） 包括麻疹 / 猩红热样药疹（morbilliform or scarlatiniform drug eruption），是最为常见的药疹类型。可由几乎所有药物引发，但抗生素特别是氨苄西林、阿莫西林和长效磺胺所致最为常见。皮疹通常发生于首次用药的数天至 1 周内，也可较晚出现，但一般不超过 2 周。麻疹样发疹为全身弥漫性鲜红色斑疹及斑丘疹，粟粒至绿豆大小，对称性分布，躯干明显（图 5-1-1）。猩红热样发疹为迅速融合的全身性红斑、潮红，类似猩红热。也可有两种皮疹同时或先后发生。可伴中度发热，但瘙痒明显为其特征。少有内脏损伤。如未及时停用致敏药物，本型药疹可演变成更为严重的剥脱性皮炎型药疹。

2. 荨麻疹和（或）血管性水肿型药疹（urticaria and/or angioedema drug eruption） 可由免疫机制及非免疫机制引起。阿司匹林等非甾体类抗炎药是引起非免疫性荨麻疹最常见的原因，而免疫性荨麻疹则主要由青霉素及 β- 内酰胺类抗生素诱发。

荨麻疹型药疹的特征性表现是红色瘙痒性风团，从小点状至大片状（图 5-1-2），瘙痒剧烈，可伴刺痛感，致敏个体在用药后数分钟至数小时内出现风团，也可在数天后发生。单个皮损持续时间一般不超过 24 h。荨麻疹型药疹可单独发生，但常与血管性水肿伴发。当真皮深层和皮下组织受累水肿时，形成的血管性水肿表现为组织疏松部位的非凹陷性水肿。值得注意的是，荨麻疹可伴发支气管痉挛、喉头痉挛或低血压，而累及黏膜的血管性水肿可为致死性超敏反应的临床表现之一。

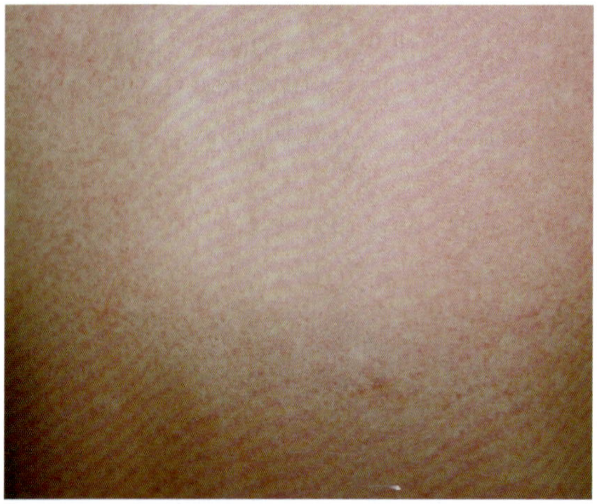

图 5-1-1 麻疹样药疹

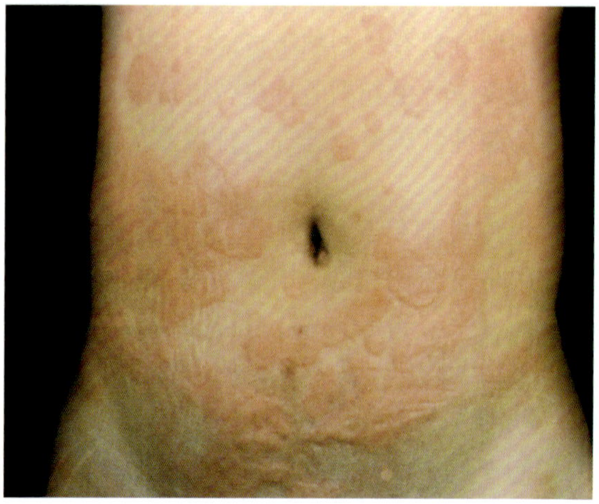

图 5-1-2 荨麻疹型药疹

3. 固定型药疹（fixed drug eruption） 本型常见，因再次用药时皮损在同一部位复发，故而得名。诱发本型药疹的药物通常间断应用，非甾体抗炎药和磺胺类药物是本型药疹的主要原因，巴比妥、四环素等药物也可诱发。

皮损单个，也可多发。可发生于身体各个部位，以口周和外生殖器多发，约占 50%。皮损初有痒感，为边界清楚的紫红色圆形或卵圆形斑片，很快演变成类似多形红斑的虹膜状损害，中央可形成水疱、糜烂，伴有灼痛（图 5-1-3）。大小和数目与复发次数有关，可从数毫米至十余厘米。病程数天至 2 周。皮损消退后遗留持续性蓝灰色或浅褐色色素沉着为本病特征，常为回顾性诊断的重要线索。

4. 多形红斑型药疹（erythema multiforme drug eruption） 常由解热镇痛类、磺胺类和巴比妥类药物引起，也可由疫苗诱发，是一种皮肤黏膜急性炎症性疾病。特征性损害为虹膜样或靶形损害，对称分布于四肢末端（图 5-1-4）。常突然起病，少数患者可有轻度黏膜损害，伴有

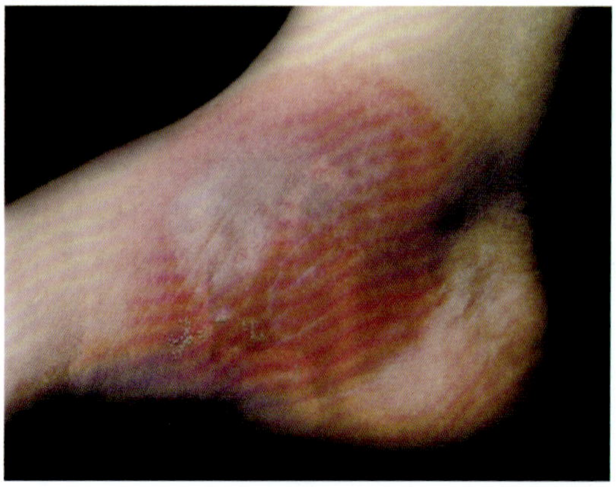

图 5-1-3 固定型药疹

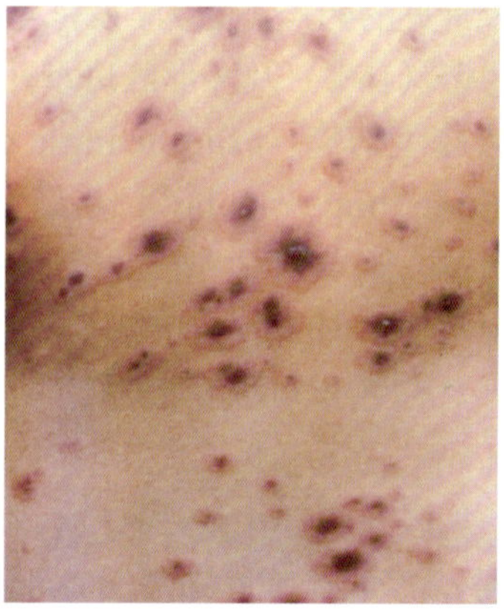

图 5-1-4 多形红斑型药疹

全身不适和喉痛。与更为严重的重症多形红斑型药疹及中毒性表皮坏死松解型药疹不同的是，绝大多数经典的自限性多形红斑患者并非由药物引起，而与单纯疱疹病毒等感染有关。因此，诊断中应注意鉴别。

5. 重症多形红斑型药疹　本型为重型药疹，致敏药物以磺胺类、非甾体抗炎药和抗惊厥药最为常见。初有发热及流感样症状，经过 1 ~ 14 天突然起病。

黏膜损害常为首发症状，或与躯干皮损同时出现，且症状严重。多发生两处以上，最常累及唇红、口腔和结膜（图 5-1-5），其次为生殖器部位，形成糜烂、渗血、黑褐色血痂，疼痛明显。累及消化道、呼吸道黏膜者，进食困难，影响呼吸。

皮肤损害和分布与多形红斑类似，为固定性斑疹和可触及性靶形红斑。范围广泛，易于融合、坏死，并有水疱和大疱形成，部分为血疱。少数患者皮肤附属器受累，表现为甲脱落和甲沟炎。

全身症状明显，包括发热、关节痛和营养不良。危重病例可伴有胃肠道出血、肝炎、肺炎或急性肾小管坏死。此型药疹人群年发病率为（1.2 ~ 6.0）/ 百万，死亡率为 5%。

6. 中毒性表皮坏死松解型药疹（toxic epidermal necrolysis，TEN）　本型为重型药疹，常由磺胺类、解热镇痛类、巴比妥类药物和抗生素引起。急性起病，开始为非特异性表现，常见发热、咽痛和全身不适，病情进展迅速，1 ~ 3 天后出现皮肤黏膜损害。

初发皮损为广泛性紫红色或暗红色斑片，随即形成大小不等的松弛性大疱，疱间互相交通，皮肤稍擦即破，露出暗红色或出血性糜烂面，尼氏征阳性。灰红色坏死松解的表皮波及全身，导致表皮剥脱，形似Ⅱ度烧伤，极具特征（图 5-1-6）。此型药疹早期皮损即触痛明显，对早期诊断有重要意义。

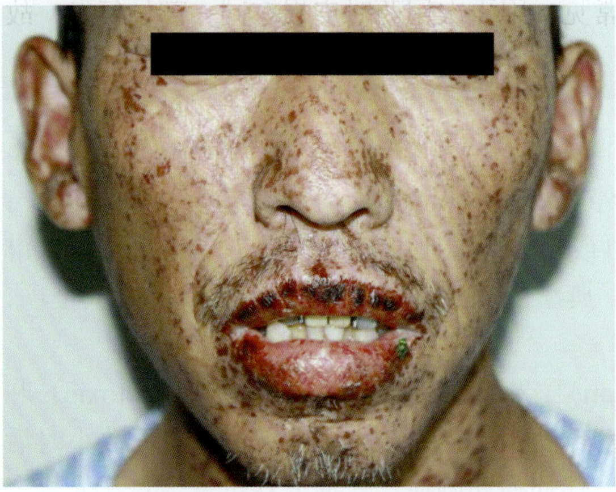

图 5-1-5　重症多形红斑型药疹

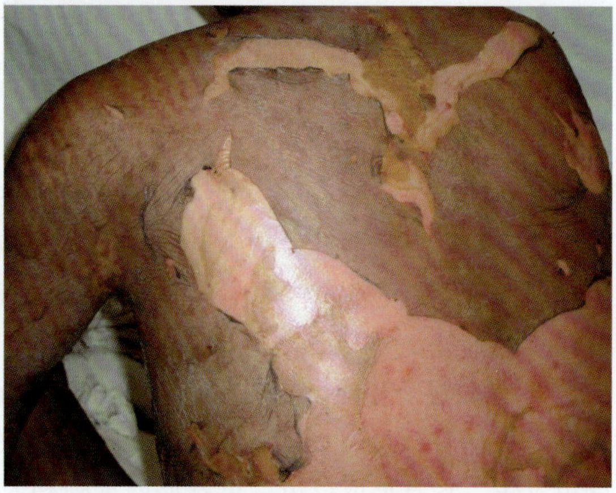

图 5-1-6　中毒性表皮坏死松解型药疹

黏膜损害几乎累及所有患者，常见部位包括口腔、咽部、眼部以及外生殖器，形成广泛性糜烂和渗血，疼痛明显，造成流涎、畏光、进食困难和排尿疼痛。

多系统受累可危及生命，败血症、消化道出血及水和电解质紊乱是主要的死亡原因。中性粒细胞降低常与不良预后相关。本型药疹人群年发病率为（0.4 ~ 1.2）/ 百万，死亡率约 30% 左右。

7. 剥脱性皮炎型药疹（exfoliative dermatitis drug eruption）　本型为重型药疹，亦称红皮病型药疹。最常见的药物因素是链霉素、磺胺、抗疟药、苯妥英、青霉素及卡马西平等。多由发疹型药疹演变而来，特别是在未停用致敏药物的情况下更易发生；也可由发生于身体皱褶处的红斑、渗出开始，逐渐泛发形成。

临床特征为全身弥漫性潮红、浸润、肿胀和脱屑，可有少量渗液、结痂，其中广泛性红斑伴大量脱屑尤为突出。脱屑大小不一，可呈糠秕状或片状鳞屑，也可出现手套、袜套样剥脱

（图 5-1-7）。黏膜不受累或轻度充血、糜烂。全身症状较重，包括乏力、发热、淋巴结肿大，严重时出现肝、肾损伤。

8. 药物超敏反应综合征（drug-induced hypersensitivity syndrome，DHS） 亦称伴发嗜酸性粒细胞增多及系统症状的药疹（drug reaction with eosinophilia and systemic symptoms，DRESS）。常于用药后 2 ~ 6 周内发生，多见于环氧化物水解酶缺陷的个体。发病突然，临床特征为发热、皮疹、淋巴结肿大、血液学异常及内脏器官受累，经治疗症状缓解后可出现二次发疹或加重，称双峰现象。引起本病的药物主要是抗癫痫药（苯妥英、卡马西平、苯巴比妥）、别嘌醇、氨苯砜、柳氮磺吡啶、头孢类抗生素，少数也可由米诺环素、美西律、拉米夫定及抗结核药等引起。人疱疹病毒 -6 型（HHV-6）、巨细胞病毒、EB 病毒等也参与发病。典型临床表现具有双峰性，第一次高峰与药物过敏有关，第二次高峰与 HHV-6 等感染有关。

皮损表现为面部、躯干及四肢的麻疹样、猩红热样及多形红斑样损害，可演变为红皮病样（图 5-1-8）。面部水肿具特征性。也可出现无菌性脓疱、紫癜性损害。系统损害以淋巴结、肝受累最为常见，也可合并肾及肺部等器官损害。

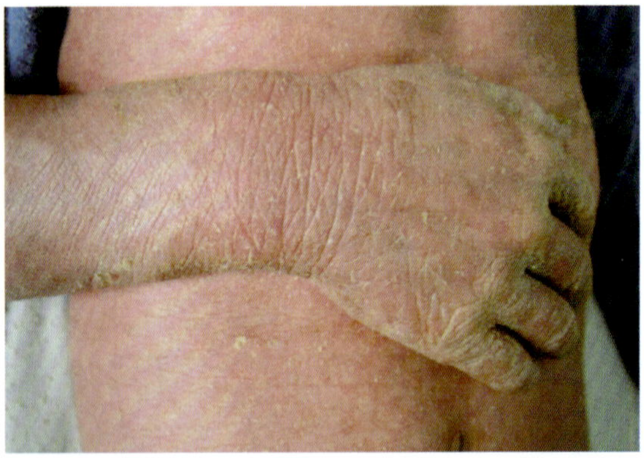

图 5-1-7 剥脱性皮炎型药疹

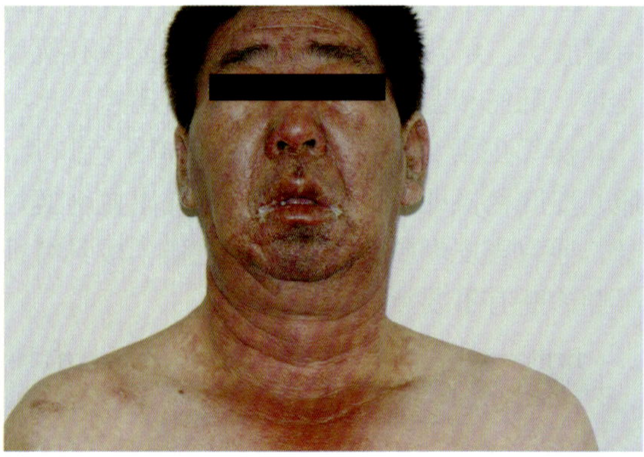

图 5-1-8 药物超敏反应综合征

药物超敏反应综合征诊断标准为：①皮疹，停药后迁延 2 周以上；②发热，体温 >38 ℃；③血液学异常［嗜酸性粒细胞≥ 1.5×10^{9}/L，和（或）异形淋巴细胞≥ 5%］；④系统受累（淋巴结肿大、肝功能损害等）；⑤ HHV-6 再激活。典型的药物超敏反应综合征具备以上全项，非典型的具备 1 ~ 4 项。

9. 光敏性药疹（photosensitivity drug eruption） 光敏性药疹包括光毒性（phototoxic）和光变态反应性（photoallergic）发疹。①光毒性发疹：使用某些药物并暴露于日光下数小时后即可发生，轻者形成红斑，重者形成水肿和大疱，伴灼痛和刺痒，任何人均可发生；②光变态反应性发疹：使用某些药物和日光照射后，经变态反应过程在暴露部位出现红斑、丘疹、丘疱疹以及水疱和糜烂，伴有瘙痒。常见药物有氯丙嗪、四环素、噻嗪类、补骨脂、喹诺酮类和非甾体抗炎药。

10. 痤疮样药疹（acneiform drug eruption） 引起此型药疹的常见药物有糖皮质激素、雄激素、口服避孕药、碘剂、异烟肼等。皮损为炎性丘疹、丘脓疱疹等痤疮样发疹，对称分布，密集存在，好发于面部、胸、肩背部等。多见于用药时间较长者，停药后可自行消失。

11. 脓疱性药疹（pustular drug eruption） 又称急性泛发性发疹性脓疱病（acute generalized exanthematous pustulosis，AGEP），1991 年由 Roujeau 及其同事报道。大多数患者病前有使用抗生素的病史，表现为急性泛发性脓疱和发热。皮疹为红斑基础上针头至粟粒大小的浅表脓疱，密集或散在，多累及躯干及四肢近端。停药后数天至 2 周皮损即可消退，伴有脱屑。对糖皮质类激素治疗敏感。

12. 其他类型 包括药物诱发的天疱疮和大疱性类天疱疮、红斑狼疮、血清病型药疹、紫癫型药疹、结节性红斑型药疹和皮肤色素沉着等。

三、实验室检查

普通类型药疹常规实验室检查常无特异性改变，对诊断无明确意义。白细胞总数、嗜酸性粒细胞计数、异形淋巴细胞检查及 HHV-6 和巨细胞病毒定量对药物超敏反应综合征的诊断和治疗具有辅助意义。此外，具备条件时，可酌情选用皮肤点刺或皮内试验、斑贴试验、放射性变应原吸附试验以及淋巴细胞转化试验等。

四、诊断及鉴别诊断

事实上，除以上介绍的常见类型外，药疹可模拟几乎所有皮肤病的皮损，皮疹类型多样。因此，对于药物治疗过程中突然出现的瘙痒性对称性皮疹（固定型药疹与荨麻疹例外），在进行鉴别诊断时均应首先考虑药疹的可能。

诊断依据：①有明确服药史；②有一定的潜伏期，初次用药多在 1 ~ 2 周内出现，少数也可长达 6 周后出现皮损，抗痛风药别嘌醇及抗结核药引起的药疹潜伏期较长，首次用药可长达 90 天。致敏患者再次用药，可在数分钟至 2 天内发病；③突然发病，皮疹多泛发、对称；④符合药疹的临床类型；⑤排除类似的传染病、皮肤病与内科疾病。有时病毒感染与药疹的临床鉴别有一定困难，但药疹较病毒感染引起的皮疹皮损颜色更为鲜红，倾向于融合，瘙痒明显，而病毒感染则全身症状重而瘙痒轻或无。血常规、病毒及血清学检测有助于二者鉴别。借鉴先前的经验，在评估某一药物引起特定类型药疹的可能性时，使用该药物的人群中药疹发病率及所致药疹的特定类型也具有重要的参考价值，特别是在患者同时或先后应用多种药物时。

目前，确定致敏药物尚无理想方法，有体内试验和体外试验两种。体内试验常借助皮内试验法，用于查明是否存在青霉素、链霉素、普鲁卡因和抗血清等药物的速发型超敏反应。如无合适的剂型用于皮内试验，而患者又须使用该药治疗，可在药疹痊愈后严密观察的情况下给予小剂量口服激发（治疗量的 1/8 ~ 1/4），以查明可疑药物，称为再激发试验。此试验仅适用于轻型药疹患者，重型药疹患者慎用。相反，治疗中去除可疑药物而药疹消退也是探查致敏药物的一种方法，称为去激发试验。此外，有条件者也可采用体外试验查明可疑致敏原。

五、治疗

尽早确定并停用致敏药物是治疗药疹的关键。在接受多种药物治疗出现药疹时，所有非必需药物也应停用。对严重类型的药疹则应停用一切可疑致敏药物。此外，在药疹治疗当中应特别注意避免应用与致敏药物化学结构相似或致敏性高的药物，以防发生交叉致敏或多价致敏。同时鼓励患者多饮水或加大补液量，以促进致敏药物的排泄。

1. 轻型药疹　指仅有皮疹、瘙痒或伴以中低度发热而无明显全身中毒症状与脏器损害者。可选抗组胺药物、维生素 C 及钙剂等。根据患者皮损特点及自觉症状选择强效糖皮质激素或炉甘石洗剂外用。一般不需系统应用糖皮质激素，但病情较重者少量应用可显著缩短病程。

2. 重型药疹　指皮损泛发、严重并伴有全身中毒症状和脏器损害者，包括重症多形红斑型药疹、中毒性表皮坏死松解型药疹、剥脱性皮炎型药疹和药物超敏反应综合征，可危及生命。尽早诊断并采取积极的治疗措施，对改善患者预后有重要意义。其治疗原则与方法如下：

（1）早期足量应用糖皮质激素：一般初始治疗采用 1.5 ~ 2 mg/（kg · d）泼尼松等效剂量，常选用长效制剂地塞米松静脉滴注，肝功能损伤明显时宜选用甲泼尼龙。糖皮质激素初始治疗足量的标志是：治疗 2 ~ 3 天内体温基本控制，无新发皮疹出现，原有皮疹颜色转暗，尼氏征转为阴性，渗出停止或明显减少。如未达到前述标准，应在初始治疗量基础上加量 50%。必要时可选用甲泼尼龙冲击疗法，病情控制后逐渐减量，一般每 3 ~ 4 天可撤减激素 1/4 ~ 1/2

量，3 周左右撤完。剥脱性皮炎型撤减激素的速度应适宜放慢，以免病情反跳。糖皮质激素应用过程中要时刻注意不良反应，特别是消化道出血、电解质紊乱、激素性糖尿病以及念珠菌感染等，应及时加以预防、治疗。

（2）静脉注射人血丙种球蛋白：对高热、全身受累严重的重症药疹可考虑应用，200 ~ 400 mg/(kg · d) 静脉滴注，连续 3 ~ 5 天为一个疗程，可以与糖皮质激素联合应用，有助于缓解病情。

（3）抗病毒治疗：对药物超敏反应综合征的患者，如 HHV-6 和巨细胞病毒定量升高，可给予更昔洛韦等抗病毒治疗。

（4）加强支持疗法，维持内环境稳定：患者大多伴高热，口腔黏膜糜烂，导致食欲下降和进食困难。同时，表皮剥脱、糜烂渗出导致大量蛋白质丢失。因此，支持疗法对于患者康复至关重要。通过对出入水量及血压的监测，确定补液的性质和剂量，应注意补充足够的热量、蛋白质及维生素。鉴于患者连续应用大剂量糖皮质激素，应注意对血压、血糖、血钾及消化道出血等指标的监测，如有异常，应及时处理。

（5）加强护理与防治并发症：加强创面护理，注意消毒及隔离，防治感染。重型药疹患者表皮大片坏死剥脱与创面大量渗出，加之糖皮质激素的应用，极易发生感染，如发生局部感染、肺炎、肾炎甚至败血症。必要时可预防性应用抗生素。此外，还应注意：①加强眼部护理，防止眼内感染、睑球粘连或泪道闭锁。眼部分泌物应及时冲洗，抗生素及糖皮质激素滴眼液交替应用，睡眠时应用眼膏保护。②加强口腔护理，防治鹅口疮。保持口腔清洁，应用氯己定及 2% 碳酸氢钠溶液漱口。如发生鹅口疮，应及时局部或系统应用抗真菌制剂，防止感染扩散。③加强肝、肾功能检测：肝、肾功能损害明显时，应及时处理，并调整药物用量。

（6）皮损局部处理：主要根据皮肤科外用药物治疗原则进行处理。渗出明显时，暴露疗法与湿敷疗法交替进行，必要时用油剂保护。注意药物吸收，以免发生中毒。如有大疱，可进行疱液抽吸，促进创面干燥愈合。

六、预防

1. 加强宣教。对较为明确的致敏药物，应用红笔标于病历首页，并告知患者。
2. 用药前详细询问过敏史，这对特应性体质或 AIDS 患者尤为重要。
3. 严格掌握药物适应证，尽可能减少用药品种，杜绝滥用药物。
4. 必须进行皮试的药物，如青霉素、链霉素、普鲁卡因等，应严格按照操作规程执行。
5. 及时发现药疹前驱症状，早期诊断，早期治疗。
6. 重视严重药物不良反应的易感人群基因筛查，拟用别嘌醇的患者应筛查 *HLA-B*5801*（与汉族人 *DRESS*、*SJS* 和 *TEN* 相关），卡马西平患者应筛查 *HLA-B*1502*（与汉族人 *SJS* 和 *TEN* 相关），氨苯砜患者应筛查 *HLA-B*1301*（与汉族人 *DRESS* 有关）。

第二节 荨麻疹

荨麻疹（urticaria）是一种皮肤、黏膜小血管扩张及渗出增加引起的局限性水肿，十分常见。以暂时性风团为其特征，周边可绕以红晕或潮红，伴剧烈瘙痒，部分有刺痛感，可与血管性水肿伴随发生，严重时出现呼吸系统、循环系统和（或）消化系统症状。据估计，有 15% ~ 25% 的人在一生中曾发作过荨麻疹类疾病。

一、病因及发病机制

荨麻疹病因众多，多数难以确定，尤其是慢性荨麻疹。常见病因包括：

1. 食物 为急性荨麻疹的常见原因之一，如鱼、虾、蟹、贝类、螺母、奶酪或变质蛋白质、调味剂等。蛋类和牛奶与儿童荨麻疹关系密切，食品添加剂常是慢性荨麻疹的致病原因。

2. 药物　也是荨麻疹的常见原因，如免疫介导青霉素、呋喃唑酮、磺胺、疫苗和血清制品。还有可致肥大细胞脱颗粒的阿司匹林、吗啡、可待因、箭毒碱、奎宁、阿托品、毛果芸香碱、罂粟碱、右旋糖酐和造影剂等，均可直接诱发组胺释放，导致荨麻疹。

3. 感染　扁桃体、鼻窦、牙齿、胆囊、前列腺、膀胱与肾的细菌性感染可成为急性或慢性荨麻疹的原因。上呼吸道感染，尤其是链球菌感染，与儿童急性荨麻疹关系密切。消化道幽门螺杆菌感染在少数患者为重要原因。此外，真菌、肝炎病毒、柯萨奇病毒以及寄生虫感染也可成为发病因素。

4. 吸入物　如植物花粉、尘螨、羽毛、甲醛、丙烯醛、大豆粉、动物皮屑、气溶胶、驱虫粉、真菌及乳胶粉等。

5. 物理原因　如冷、热、日光、摩擦、振动及压力等因素。

6. 化学原因　如酒精、荨麻、昆虫毒素、美容剂、薄荷脑、纺织品等。

7. 系统性疾病　如血清病、风湿热、系统性红斑狼疮、幼年类风湿关节炎、桥本甲状腺炎等可成为荨麻疹特别是慢性自发性荨麻疹的致病原因。某些肿瘤如霍奇金病可发生荨麻疹。

8. 其他　运动后进食，或进食后运动，可引起风团、血管性水肿，甚至过敏性休克，与特殊体质和食物有关；严重的情绪应激状态会导致或加剧荨麻疹症状。此外，医疗植入物（心脏瓣膜、金属牙齿、钢板及吻合器等）也可诱发荨麻疹。

荨麻疹的发病机制包括免疫介导和非免疫介导两类。免疫介导最常见，多数为Ⅰ型超敏反应，少数为Ⅱ型或Ⅲ型超敏反应。非免疫介导涉及肥大细胞非免疫途径诱导的介质释放，无抗原、抗体参与。

二、临床表现

根据荨麻疹临床表现、病程持续时间及诱发因素，可分为：①自发性荨麻疹，包括急性（6 周以内）和慢性（6 周以上）荨麻疹；②诱导性荨麻疹，包括物理性及非物理性荨麻疹。

（一）自发性荨麻疹

1. 急性自发性荨麻疹（acute spontaneous urticaria）　以儿童和青年人多见，常突然发病。初为皮肤瘙痒，随后出现风团，数目不等，大小不一，直径数毫米至数厘米，巨大者达数十厘米，呈圆形、椭圆形、环形或不规则形，红色或皮肤色。开始孤立、散在，逐渐扩大，互相融合，可波及全身。如渗出急剧，可致风团呈苍白色，表面凸凹不平，呈橘皮样，周边绕以红晕（图 5-2-1）。持续数分钟至数小时消退，退后不留任何痕迹。但新的损害陆续再发，呈插曲式发作，为本病特征。自觉剧烈瘙痒，部分有灼痛感，常为患者就诊或夜间急诊原因。累及胃肠道者，造成黏膜水肿，可出现腹痛甚至绞痛，似急腹症，但腹痛与皮损症状消长一致，容易识别。累及喉头黏膜者，有呼吸困难、憋气甚至窒息。累及心血管系统者，可伴有心慌、烦躁、头晕、低血压甚至过敏性休克。伴有高热、寒战等全身症状者，应注意有无感染可能。本型具有自限性，病程不超过 6 周，多数 3 周内痊愈。近 50% 的急性荨麻疹患者可查到原因，如感染、饮食和药物等。

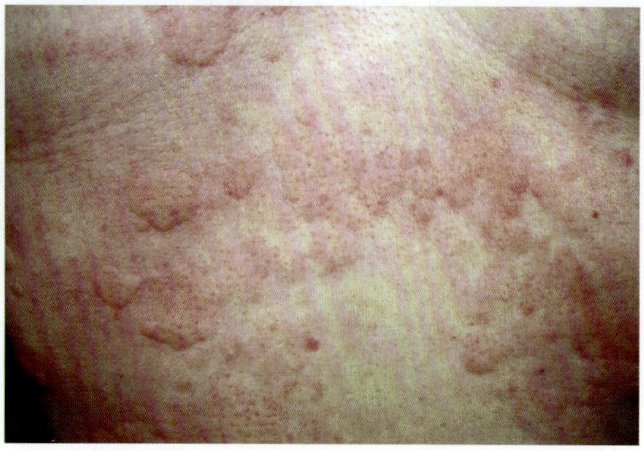

图 5-2-1　急性荨麻疹

2. 慢性自发性荨麻疹（chronic spontaneous urticaria）　以成年人多见，症状多为轻度或中度发作，病程 6 周以上。风团呈阵发性，无症状间隔可为数天，也可每天发作。50%

的慢性荨麻疹患者在 1 年内症状消失，少数患者病程迁延数年或更长。

（二）诱导性荨麻疹

1. 物理性荨麻疹

（1）人工荨麻疹（urticaria factitia） 也称皮肤划痕症（dermatographism），为最常见的物理性荨麻疹。较弱的机械切力刺激 1 ~ 5 min 后即可引起条状风团，伴有痒感（图 5-2-2）。病因不明，部分患者可由药物（如青霉素）或感染诱发，其他可能与 IgE 介导有关。皮肤划痕试验阳性可证实诊断。避免搔抓、紧身腰带或裤袜刺激，避免使用可疑药物，必要时给予抗组胺药控制症状。

（2）迟发性压力性荨麻疹（delayed pressure urticaria） 本病少见，皮肤受压或拍打后 3 ~ 12 h 出现深在性弥漫性水肿，伴有灼痛、瘙痒和胀满感，持续 8 ~ 24 h。可出现关节痛、发热、乏力等全身症状。好发于掌跖、躯干与臀部，诱因包括负重行走、搬运、久坐和拍打等。压力激发试验 15 磅 20 min 诱发迟发性风团或血管性水肿可证实诊断。单用抗组胺药效果差，联合白三烯受体拮抗剂有效，必要时予小剂量泼尼松口服。

（3）冷接触性荨麻疹（cold contact urticaria） 皮肤受冷如接触冷水、冷物品或冷空气出现的荨麻疹。可分为获得性和家族性两类。获得性冷接触性荨麻疹（acquired cold contact urticaria）女性多见。受冷部位出现瘙痒性红斑和风团，常见于面、手部位（图 5-2-3）。严重时如冬泳、冷水浴可引起头痛、低血压、心悸，甚至晕厥、死亡。部分患者血清 IgE 升高，被动转移阳性。冰块试验（ice cube test）诱发 5 ~ 15 min，复温后观察结果，阳性可证实诊断。可为原发性，也可继发于冷球蛋白血症、巨球蛋白血症以及结缔组织病等。家族性冷接触性荨麻疹（familial cold contact urticaria）罕见，为常染色体显性遗传。幼年发病，常持续终生。皮损为灼痛性红斑、风团样丘疹，无瘙痒。发病机制不明，被动转移阴性。冰块试验即刻反应阴性，迟发反应（9 ~ 36 h）阳性。

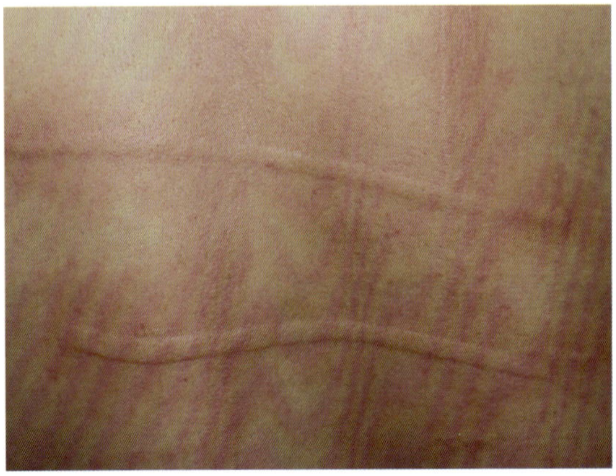

图 5-2-2 人工荨麻疹

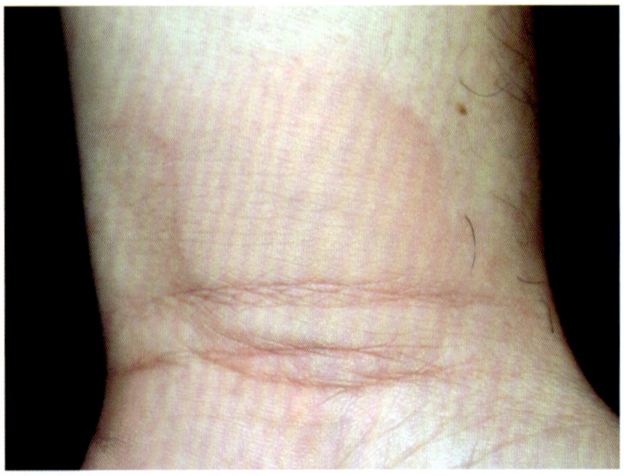

图 5-2-3 冷接触性荨麻疹

（4）热接触性荨麻疹（heat contact urticaria） 本病罕见，包括局限性热接触性荨麻疹和迟发性家族性局限性热接触性荨麻疹。二者均表现为受热部位（热接触或肢体浸入热水，50 ~ 55 ℃）出现瘙痒性风团，极少伴发全身症状。不同之处在于前者受热后 5 min 内诱发皮损，持续约 1 h；后者受热 1 ~ 2 h 产生皮损，持续 10 h 以上，具有家族性，多幼年发病，被动转移阴性。发病机制不明，可能与非变态反应引起的组胺释放有关。局部热激发试验 30 min 阳性可证实诊断。

（5）日光性荨麻疹（solar urticaria） 是由紫外线（UV）或可见光照射皮肤引起的少见疾病，女性多见，20 ~ 40 岁多发。日晒后 5 ~ 20 min 出现皮肤瘙痒、红斑和风团（图 5-2-4），偶尔合并血管性水肿、支气管痉挛，甚至晕厥。避光后 1 ~ 2 h 消退。暴露部位、遮盖部位均可出现，此与衣物的折光性和致病光谱有关。致病光谱包括 UVB、UVA 和可见光，多数患者对 UVB（波长 290 ~ 320 nm）最敏感。发病机制不明，通常为特发性。有观点认为患者血液循环中存在某种色基，循环至皮肤并在日光照射情况下转变成光变应原而致病。少数继发于系统性红斑狼疮、红细胞生成性原卟啉病，偶可作为化学物质（如沥青）和某些药物的光敏性反应。光照射试验（单色或广谱光源）阳性可证实诊断和确定致病光谱。

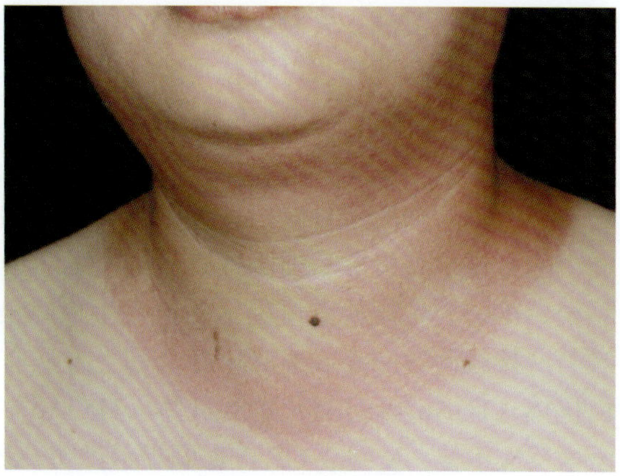

图 5-2-4　日光性荨麻疹

2. 非物理性荨麻疹

（1）胆碱能性荨麻疹（cholinergic urticaria）　为体温升高所致的一种常见疾病，好发于 23 ~ 28 岁青年。因运动、热水浴、摄入热饮热食、出汗、情绪激动或发热导致体温升高 0.7 ~ 1 ℃即可诱发本病，局部热激发试验阴性。皮损特点为小风团，直径 2 ~ 3 mm，数目不定，伴有皮肤瘙痒、针刺感或灼痛（图 5-2-5）。皮损常在 30 ~ 60 min 消退，持续数小时的皮疹倾向融合而类似普通荨麻疹的表现。常累及躯干和肢体近心端，掌跖与面部不受累。极少病例出现恶心、呕吐、头痛、流涎等全身症状。非免疫介导肥大细胞脱颗粒为胆碱能性荨麻疹的发病原因。运动、情绪激动等刺激胆碱能性神经释放乙酰胆碱，引起肥大细胞和嗜碱性粒细胞膜的连锁变化，从而激活肥大细胞释放颗粒。运动试验或热水浴试验阳性可证实本病。

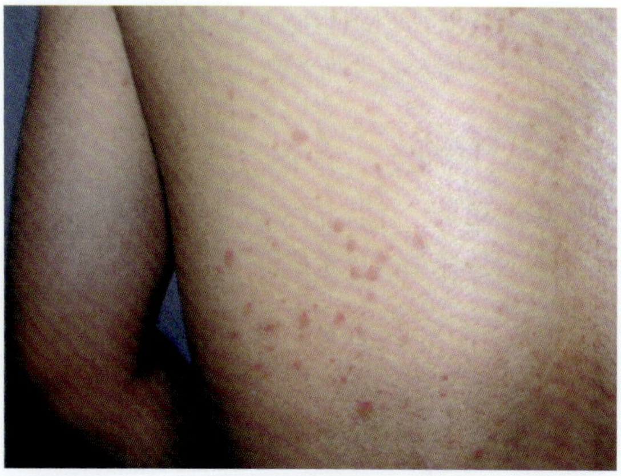

图 5-2-5　胆碱能性荨麻疹

（2）水源性荨麻疹（aquagenic urticaria）　本病罕见，系皮肤接触任何温度的水后数分钟至 30 min 内发生的小风团性损害，伴有瘙痒。由角质层内水溶性抗原引起，免疫介导肥大细胞脱颗粒。37 ℃水湿敷试验 20 min，如诱发局部风团可证实诊断。水源性瘙痒症（aquagenic pruritus）为接触水后仅出现瘙痒而无风团，常为特发性，见于皮肤干燥的老年人或真性红细胞增多症患者，水湿敷试验仅有瘙痒，而无风团。

（3）接触性荨麻疹（contact urticaria）　指皮肤接触某些物质后引起的速发性红斑和风团反应。接触物包括：二甲基亚砜、苯甲酸（消毒防腐剂），动植物类如荨麻、昆虫、水母毒素、动物产品，化学制品（乳胶蛋白），纺织品，木料和药物等。依发病机制分为免疫性和非免疫性两类。免疫性接触性荨麻疹：较少见，可能为 IgE 介导。直接或间接接触部位出现速发性红斑、风团和瘙痒。可疑接触物斑贴试验阳性可确定诊断，15 ~ 30 min 观察结果。非免疫性接触性荨麻疹：较多见，发病机制不明，可能与非免疫途径激活补体有关。接触部位发生红斑、风团和瘙痒，常在接触后数分钟内出现。严重时皮疹泛发全身，可伴有血管性水肿和过敏反应综合征。

（4）运动诱导性荨麻疹（exercise-induced urticaria）　又称运动诱导的过敏性反应（exercise-induced anaphylaxis），本病少见。进食后 2 h 内运动，可引起皮肤瘙痒、风团、血管性水肿，晕厥甚至过敏性休克。发病与进食后运动有关。单独运动或进食不会发病。小麦、豆制品、甲壳类食物为常见致敏食物。NSAIDs 类药物如阿司匹林可加重病情。而胆碱能性荨麻疹，可由运动或情绪激动引起，可资鉴别。

三、实验室检查

实验室检查的项目应根据患者的病史、症状与体征来确定。

血常规检查可提示细菌感染、寄生虫感染、药物反应、白血病等。尿常规检查可提示泌尿系统感染。粪常规检查可提示肠道寄生虫感染。乙型肝炎和丙型肝炎可伴发冷球蛋白血症，后者与冷接触性荨麻疹或荨麻疹性血管炎发病有关。甲状腺功能异常和（或）存在抗甲状腺球蛋白抗体（TGAb）、过氧化物酶抗体（TPOAb）及抗核抗体时，荨麻疹患者对抗组胺药和糖皮质激素反应不佳。X 线或 CT 检查可提示鼻窦、牙齿、肺部感染病灶。C13 呼气试验有助于胃幽门螺杆菌的发现。诱发试验可证实或排除物理性荨麻疹。皮肤点刺试验（skin prick test）和血清变应原检测可发现和证实可疑变应原。斑贴试验（patch test）对接触性荨麻疹确定接触物和证实诊断有益。皮肤活组织检查对发现以中性粒细胞浸润为主的荨麻疹有诊断价值，此类患者对抗组胺药反应不佳。自体血清皮肤试验有助于针对 IgE 或高亲和力 IgE 受体的自身抗体的发现。

四、诊断

依据病史、症状与体征，必要时结合特异性临床试验容易诊断，但病因确定困难。详细的病史询问、仔细的体检和必要的实验室检查对发现潜在病因是非常必要的，尤其是慢性自发性荨麻疹。

五、鉴别诊断

风团数量少和小的荨麻疹需与丘疹性荨麻疹鉴别，伴腹痛、呕吐或腹泻者应与急腹症或急性胃肠炎鉴别。少数患者还需与离心性环状红斑、荨麻疹性血管炎、成人 Still 病鉴别。

六、治疗

积极寻找并去除病因，避免各种促发因素。抗组胺药为荨麻疹治疗一线药物，可使 80% 的患者病情得到缓解。对少数累及呼吸系统、消化系统或心血管系统的重症病例，糖皮质激素能迅速控制病情。对严重呼吸窘迫或过敏性休克患者应立即抢救。

（一）全身治疗

1. 抗组胺药　依据药物特性和发病特点合理选择。可单独使用第二代抗组胺药如氯雷他定、地氯雷他定、（左）西替利嗪、咪唑斯汀等，或与第一代抗组胺药如氯苯那敏、赛庚啶、酮替芬、苯海拉明和异丙嗪等联合使用。如皮疹白天发作，可在晨起时给予非镇静类抗组胺药；白天、夜晚都有发作者可在睡前 1 h 增服镇静类抗组胺药。如一种抗组胺药疗效不佳，可两种药物联合。必要时还可合用组胺 H2 受体拮抗剂，如雷尼替丁等。此外，某些荨麻疹对特定药物反应较好。赛庚啶 2 mg，每日 3 次，口服，或羟嗪 25 mg，每日 3 次，口服，对冷接触性荨麻疹效果较好。酮替芬 1～2 mg，每日 2 次，口服，用于胆碱能性荨麻疹。盐酸多塞平 25 mg，每日 1～2 次，口服，用于荨麻疹瘙痒严重的患者。

2. 糖皮质激素　对皮疹广泛、瘙痒剧烈或伴有腹部绞痛、呼吸困难与过敏性休克者应用。可肌内注射、静脉点滴或静脉注射地塞米松 5～15 mg，常能迅速缓解病情，病情一旦控制，即应减量，并逐渐停用。应用前应排除系统性感染。

3. 肾上腺素　对出现休克、喉头水肿及呼吸困难者，应及时皮下或肌内注射 0.1% 肾上腺素。心脑血管疾病患者慎用。

4. 抗生素　合并感染，特别是伴有高热、寒战等全身中毒症状时应用。

5. 白三烯受体拮抗剂　可联合抗组胺药用于慢性自发性荨麻疹的治疗。对阿司匹林等非甾体抗炎药诱发性荨麻疹、迟发型压力性荨麻疹治疗效果更佳。

6. 羟氯喹　可用于控制日光性荨麻疹。

7. 钙剂和硫代硫酸钠　具有降低毛细血管通透性和非特异性抗过敏作用。

8. 其他　对难治性荨麻疹患者，在知情同意的前提下谨慎使用甲氨蝶呤、环孢素 A、硫唑嘌呤及部分生物制剂。

（二）光疗

可减少真皮肥大细胞数量，已成功用于肥大细胞增生症的治疗。对顽固性慢性自发性荨麻疹可以试用。

（三）局部治疗

炉甘石洗剂外涂患处，有清凉止痒效果。

七、预防

避免摄入可疑致敏食物、调味品、药物，避免接触可疑致敏物，防治感染病灶等措施均可减少荨麻疹的发生。

第三节　血管性水肿

血管性水肿（angioedema）又称巨大荨麻疹（giant urticaria），是一种血管通透性增高所致的皮肤深层组织暂时性局限性水肿，可累及黏膜下层，较为常见。有遗传性和获得性两种类型。

一、病因

获得性血管性水肿发病与荨麻疹相似，多数患者为特发性，无明确原因。可由药物、食物、吸入物、造影剂、昆虫毒素和物理因素等引起，由Ⅰ型超敏反应或非免疫机制介导。极罕见者由非遗传性缺陷引起的 C1 酯酶抑制因子（C1-INH）缺乏造成。药物引起者以血管紧张素转换酶抑制药（ACEI）（如卡托普利、依那普利）和非甾体抗炎药（NSAIDs）常见。

遗传性血管性水肿为常染色体显性遗传，致病基因位于 11 号染色体（11q12-13.1）。分为两型，Ⅰ型为遗传性 C1-INH 缺乏（85%），Ⅱ型为遗传性 C1-INH 功能障碍（15%）。C1-INH 是一种丝氨酸蛋白酶抑制剂，正常情况下以较高浓度存在于血浆，是唯一已知的 C1r 和 C1s 的血浆抑制因子，同时也是血浆血管舒缓素的抑制因子之一，具有重要功能。

二、临床表现

（一）获得性血管性水肿

获得性血管性水肿（acquired angioedema，AAE）急性或慢性反复发作，多见于组织疏松部位（眼睑、口唇及包皮）以及手、足、四肢等，腹部脏器（胃、肠）与上呼吸道（喉、舌）也可受累。皮损为突然出现的暂时性局限性水肿，质地柔软，边界不清，呈淡红色、苍白色或肤色（图 5-3-1）。一般在 2～3 天内消退，无任何痕迹，但可在同一部位再发。自觉有胀满感、麻木感，可伴瘙痒，单独发生或与荨麻疹伴发。累及胃肠道者可引起腹部不适，

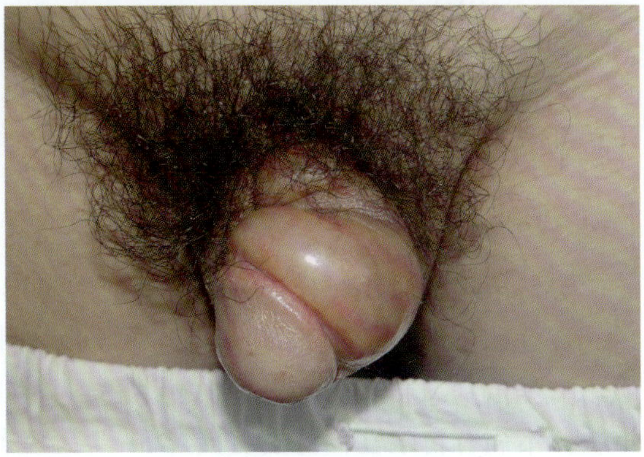

图 5-3-1　血管性水肿

甚至绞痛。累及喉头者可出现呼吸困难，甚至窒息。

（二）遗传性血管性水肿

遗传性血管性水肿（hereditary angioedema，HAE）少见，儿童或成人发病，有明确家族史。轻微外伤、手术、感染及突然温度变化与情绪应激能诱发本病。典型损害为急性暂时性局限性水肿，持续 1～3 天，可有麻刺感，无瘙痒，无风团，终生反复发作。累及皮下组织（面部、手、四肢、外生殖器、臀部）、腹部脏器（胃、小肠、膀胱）和上呼吸道（喉头）。损害达数厘米或波及整个肢体。发生在腹部脏器表现可类似急腹症。发生在喉头致急性喉水肿，严重者导致患者死亡。

三、实验室检查

血清学检查显示：遗传性血管性水肿Ⅰ型为 C1-INH 水平低下，C4 和 C2 降低，C1q 正常；Ⅱ型为 C1-INH 水平正常或升高，C4 和 C2 降低，C1q 正常。

四、诊断及鉴别诊断

根据典型皮损、好发部位及自觉症状，常能正确诊断。早年发生的无痒性水肿，或出现胃肠或喉水肿且有阳性家族史常提示 HAE，应进行 C1-INH 及血清补体检查。对血管性水肿伴发淋巴细胞增生性疾病的患者，应注意有无获得性 C1-INH 缺乏及 C1q 降低。

AAE 应与 HAE 鉴别。胃肠道血管性水肿还需与急腹症鉴别。本病偶尔需与早期蜂窝织炎、淋巴管炎或脂膜炎鉴别。

五、治疗

获得性血管性水肿的治疗与荨麻疹相同。

1. 糖皮质激素　对获得性 C1-INH 缺乏症的患者有较好疗效。

2. 抗组胺药、糖皮质激素及肾上腺素　对 HAE 无效，其预防可采用达那唑 200 mg，每日 2～3 次，口服；司坦唑醇 2 mg，每日 3 次，口服，1～3 个月减少到维持剂量 2 mg，每日 1 次，口服，或 2 mg，隔日 1 次，口服，以增加 C1-INH 合成，提高 C4 水平。对急性喉水肿患者还可输注浓缩 C1-INH，缺乏时也可输注新鲜冰冻血浆，必要时行气管插管或气管切开。

第四节　丘疹性荨麻疹

丘疹性荨麻疹（urticaria papulosa）又称急性单纯性痒疹（acute prurigo simplex），是一种以风团样丘疹伴阵发性剧痒为特征的皮肤病。好发于儿童，多见于春秋季节。

一、病因

某些节肢动物如螨、蚤、蚊等叮咬为常见原因。发病机制为叮咬时残留皮内的唾液引起的Ⅰ、Ⅱ或Ⅳ型超敏反应。少数由食物过敏或消化障碍引起。

二、临床表现

突然出现的风团样丘疹，呈圆形或纺锤形，黄豆至蚕豆大小，伴有轻度水肿，淡红或鲜红色。炎症明显时中心有水疱，甚至形成张力性大疱，自觉剧痒（图 5-4-1）。皮损多发于四肢、躯干，呈散在或群集分布，有时可见 3～4 个丘疹呈线状排列。皮损可分批出现，新旧交替或重叠。本病有自限性，每批皮损经 3～7 天痊愈，皮损消退后遗留色素沉着。

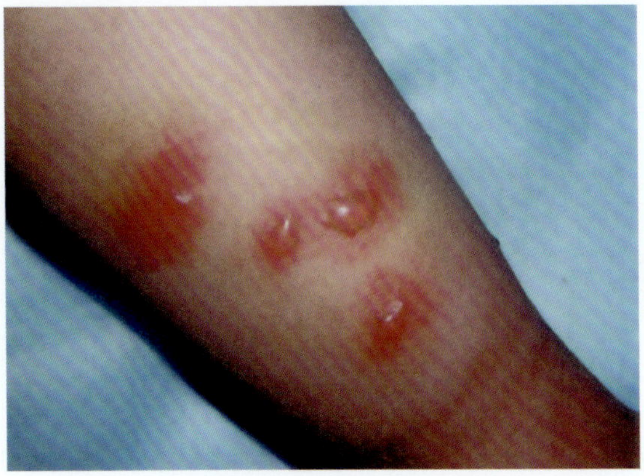

图 5-4-1　丘疹性荨麻疹

三、诊断及鉴别诊断

根据典型风团样丘疹、阵发性剧痒及皮损分布易于诊断。

应与水痘鉴别。水痘典型损害为粟粒至绿豆大小水疱，周边有明显红晕，散在分布于躯干和面部，部分累及头皮，伴有口腔损害及发热等全身症状。

四、治疗

积极寻找并去除病因，改善居住与周边环境，避免螨、蚤、蚊等节肢动物叮咬及进食可疑致敏食物。

治疗采用抗组胺药内服，如咪唑斯汀、氯雷他定、西替利嗪、赛庚啶或酮替芬等。外用糖皮质激素乳膏、炉甘石洗剂等，禁忌搔抓。遇皮损量多、有水疱或大疱以及剧痒难忍时，可短程少量内服糖皮质激素，能迅速缓解症状。遇继发感染时外用抗生素软膏，必要时给予口服抗生素治疗。

（于建斌）

第6章 瘙痒性皮肤病

瘙痒为皮肤病中最常见的症状，为一种引起搔抓欲望的不愉快的皮肤感觉。瘙痒既可以是皮肤疾病的表现，也可能是系统性疾病的线索。近年来，神经生理学研究显示，引起瘙痒的介质有胺类、脂类、蛋白质/多肽、蛋白水解酶、过速激肽、类鸦片肽。这些物质表达于不同的皮肤细胞中，如角质形成细胞、上皮细胞、内皮细胞，不同的痒觉感受器与来源不同的配体特异性结合后，传递冲动导致瘙痒。瘙痒往往由多种因素共同作用引起，包括皮肤屏障功能破坏、物理性刺激、内源性介质对神经直接作用、精神压力等。根据中枢和外周神经发生机制的研究，瘙痒分为以下几类：①皮肤源性瘙痒，如荨麻疹、疥疮；②神经病性瘙痒，如带状疱疹后遗神经痛伴随的瘙痒；③神经源性瘙痒，如胆汁淤积性瘙痒；④心因性瘙痒，如寄生虫恐怖症；⑤混合性瘙痒，由两种或两种以上的机制引起，如特应性皮炎。

瘙痒性皮肤病（pruritic dermatoses）又称神经功能障碍性皮肤病，为一组发病因素多而复杂的疾病。如瘙痒症常与糖尿病、肝胆疾病、慢性肾衰竭、血液病、神经衰弱有关，慢性单纯性苔藓常与急躁、焦虑、失眠、胃肠功能障碍有关，痒疹常与虫咬、消化不良、贫血、恶性肿瘤及遗传有关。瘙痒性皮肤病一般易反复，病程长，不易治愈。本章主要介绍瘙痒症（pruritus）、慢性单纯性苔藓（lichen simplex chronicus）和痒疹（prurigo）。

瘙痒性皮肤病的诊断主要根据病史、皮损部位、临床特点及实验室检查。瘙痒性皮肤病的治疗应尽可能找出并去除病因和诱发因素。口服治疗常用药物有抗组胺药、镇静催眠药。外用药物以止痒保护剂及糖皮质激素为主。中药外洗、冷冻、紫外线照射、浅层X线放疗也有一定的疗效。

瘙痒性皮肤病的预防应对原发病进行积极的治疗，注意生活规律，解除精神紧张，少食烟酒及辛辣食物，戒除搔抓习惯，避免使用碱性强的肥皂或热水烫洗，防止蚊虫叮咬，加强营养，改善卫生状况。

第一节 瘙痒症

瘙痒症（pruritus）是指临床上无原发性皮肤损害而仅有瘙痒的皮肤病。有时可因搔抓出现继发性损害。根据皮肤瘙痒部位及范围分为全身性和局限性两类。

知识拓展：瘙痒与疾病

一、病因

全身性瘙痒与某些系统性疾病如糖尿病、原发性胆汁性肝硬化、慢性肾衰竭、缺铁性贫血、甲状腺疾病、淋巴瘤、内脏恶性肿瘤、寄生虫病、艾滋病等有关。月经不调、妊娠、温度、日光、酒类、化学和生物刺激，以及吩噻嗪、阿片、合成激素等药物亦可引起本病。

局限性瘙痒往往与内裤过紧、痔疮、阴道念珠菌病、滴虫病、接触卫生巾等有关，啡肽和内啡肽等可为引起瘙痒的化学介质，但目前瘙痒发生的具体机制尚未明确。

二、临床表现

（一）全身性瘙痒（pruritus universalis）

瘙痒为阵发性，以夜间明显，严重者影响睡眠；可开始为全身性，或由局部发展为全身；皮肤上常见抓痕、血痂、苔藓样变及色素沉着（图 6-1-1）；有时可继发毛囊炎、疖病及淋巴结炎；老年人常因皮脂腺功能减退，皮肤干燥，引起老年性瘙痒症；冬季气候干燥引起皮肤脱屑、瘙痒，称为冬季瘙痒症。

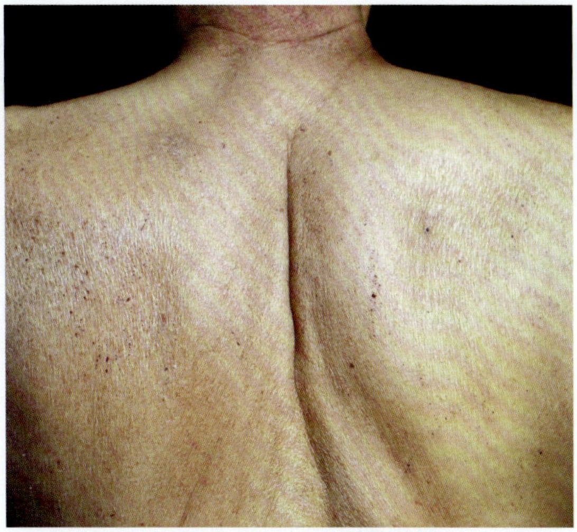

图 6-1-1　皮肤瘙痒症

（二）局限性瘙痒（pruritus localis）

以局部皮肤瘙痒为主要临床表现，按照不同发病部位而诊断为肛门瘙痒症、阴囊瘙痒症、女阴瘙痒症、小腿瘙痒症和头皮瘙痒症；局部皮损因长期搔抓而出现糜烂、皲裂、肥厚、苔藓样变及色素沉着；常因夜间剧痒引起失眠、精神抑郁。

三、实验室检查

在部分肛门瘙痒症患儿中可在肛门处查到蛲虫，部分女性阴部瘙痒患者可查到念珠菌或阴道滴虫。

四、诊断

根据全身性或局限性瘙痒，仅有继发改变而无原发性皮损，易于诊断。

1. 发病时仅有瘙痒，未见任何原发性皮疹，可因搔抓而出现继发性皮损。
2. 可见湿疹样皮炎、苔藓样变、抓痕等继发性损害。
3. 部分患者患有糖尿病、甲状腺疾病、胆道疾病。
4. 实验室检查可发现蛲虫、滴虫、真菌。

五、鉴别诊断

1. 慢性湿疹　有原发性皮损及病情演变过程。

2. 慢性单纯性苔藓　苔藓样变出现早且明显。

3. 虱病　可查到虱和虱卵。

六、治疗

仔细追查原发疾病，并进行相应治疗。戒除搔抓及不良习惯是根治关键。

1. 全身治疗　可选用抗组胺药及镇静止痒药。剧痒者可静脉注射葡萄糖酸钙或硫代硫酸钠，也可用普鲁卡因静脉封闭。老年患者可酌情采用性激素，男性用丙酸睾酮，女性用己烯雌酚。

2. 局部治疗　可外用 1% 麝香草酚炉甘石洗剂，1% 薄荷脑软膏及 1% 达克罗宁洗剂、乳剂，1% 冰片乳剂，糖皮质激素霜剂及软膏。局部瘙痒者可用静脉封闭疗法。

3. 物理疗法　包括糠浴、淀粉浴、矿泉浴、皮下输氧、紫外线照射等多种方法。

4. 中医治疗　中药辨证治疗，可配合针灸及中药外洗。

病例分析：慢性单纯性苔藓

第二节 慢性单纯性苔藓

慢性单纯性苔藓（lichen simplex chronicus）又名神经性皮炎（neurodermatitis），是一种常见的慢性瘙痒性皮肤病，以皮肤的苔藓样变和阵发性剧痒为特征。

一、病因及发病机制

本病病因及发病机制尚不清楚。一般认为与大脑皮质兴奋和抑制功能失调有关。患者常有精神紧张、焦虑、易怒等精神症状。胃肠道功能障碍、内分泌异常、体内感染灶、日晒、机械性刺激、进食辛辣食物、饮酒等也会诱发和加剧本病。

二、临床表现

本病呈慢性经过，易复发，无渗出倾向，根据病变范围分为局限型及播散型。

（一）局限型

临床多见于青壮年。好发于颈项、四肢伸侧、腰、会阴、阴囊、眼睑、外耳等部。皮疹初为成群的粟粒至绿豆大小扁平丘疹，圆形或多角形，渐融合成边界清楚的苔藓样斑块，淡红、黄褐色或正常肤色，表面光滑或有少量鳞屑（图 6-2-1）。皮疹剧痒，影响睡眠、工作。

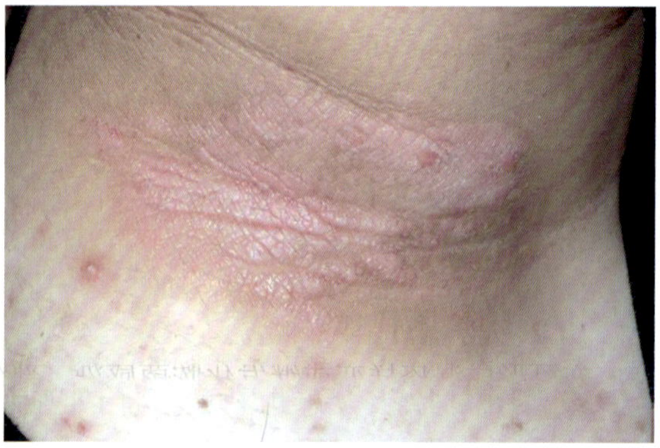

图 6-2-1 慢性单纯性苔藓

（二）播散型

好发于成人及老年人；皮疹散发全身；皮损多呈苔藓样变，有色素沉着，伴有抓痕、血痂；剧痒。

三、诊断

1. 好发于颈、腰、四肢伸侧或散发全身。
2. 皮损为边界清楚的苔藓样斑块，无渗出倾向。
3. 阵发性剧痒，影响睡眠、工作。

四、鉴别诊断

1. 湿疹 有急性湿疹的发病过程，部位不定，可见渗出倾向，皮疹呈多形性。

2. 皮肤淀粉样变 好发于小腿伸侧，粟粒至绿豆大小圆顶丘疹，密集成片，不融合，多呈念珠状排列。组织病理学检查有特异性，刚果红试验阳性。

3. 扁平苔藓 皮疹为多角形扁平丘疹，暗红或紫红色，表面平滑，有光泽，可见 Wickham 纹，常累及外阴及口腔黏膜，组织病理学检查有特异性。

4. 瘙痒症 无原发性皮损，瘙痒，可见抓痕，病程长时可见苔藓样变。

五、治疗

1. 解除精神紧张，限制辛辣食物，禁烟酒，避免搔抓、热水肥皂洗浴。
2. 对有神经衰弱、胃肠道功能紊乱、感染灶者予以治疗。

3. 全身治疗 口服抗组胺药和镇静、催眠药。

4. 局部治疗 局部外用糖皮质激素乳剂、软膏及焦油类各种止痒剂。还可选用泼尼松龙局部封闭。

5. 物理治疗　视病情选用紫外线治疗、磁疗、矿泉浴、浅层 X 线照射。

6. 中药辨证治疗。

第三节　痒　疹

痒疹（prurigo）是一组急性或慢性炎症性皮肤病的总称。其主要损害为风团样丘疹、结节和继发性皮疹，奇痒难忍，致病原因比较复杂。其包括的病种及分类目前尚无一致意见，本节仅介绍小儿痒疹和成人痒疹。

一、病因及发病机制

病因不清，多认为与变态反应有关，如虫咬、食物过敏、药物过敏、环境改变、胃肠道功能紊乱、病灶感染，也可能与遗传有关。

二、临床表现

（一）小儿痒疹

小儿痒疹（prurigo infantilis）又称 Hebra 痒疹，多在幼儿期发病，常发生于丘疹性荨麻疹或荨麻疹之后。好发于四肢伸侧，两侧对称，以下肢为著。初起为风团样丘疹、丘疱疹，风团消退后，留有粟粒至绿豆大淡红色、褐色坚硬小结节，即痒性小结节，长期搔抓可出现苔藓样变。亦可形成湿疹样变或继发化脓菌感染，部分伴腹股沟淋巴结肿大及色素沉着。可反复发作，少数患者一直延续至成年。腋窝与腹股沟淋巴结肿大即痒性横痃（prurigo bubo），无痛，无化脓。病程呈慢性，患儿常伴营养不良、贫血、消瘦，易激动，瘙痒剧烈，常延至青春期始逐渐消退，少数患儿至成人时期仍然不愈。

（二）成人痒疹

成人痒疹（prurigo of adult）又称寻常性痒疹（prurigo vulgaris），多见于成年人。好发于躯干、四肢伸侧，对称。初起为粟粒至绿豆大小风团样丘疹、丘疱疹，风团消失后继以坚实的小丘疹，结痂，多剧痒（图 6-3-1）。病程久，易反复，反复搔抓后留有苔藓样变。

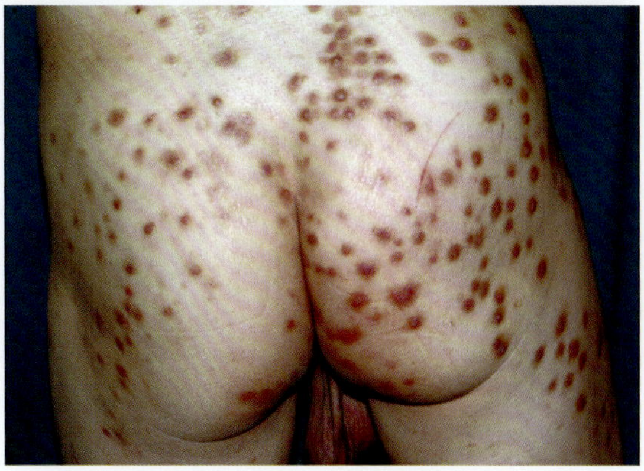

图 6-3-1　成人痒疹

三、诊断

发病有年龄特征，多见四肢伸侧风团样丘疹、丘疱疹，反复发作后遗留坚实的小丘疹，剧痒，伴浅表淋巴结肿大，苔藓样变，湿疹样变。

四、鉴别诊断

1. 丘疹性荨麻疹　多在春秋季发病，病程短，皮疹为梭形风团样丘疹，上有小水疱。

2. 慢性湿疹　无一定好发部位，与年龄、季节无明显联系，以苔藓样皮疹为主。急性期多有渗出。

五、治疗

1. 尽可能去除病因和诱发因素，改善营养及卫生状况，防止虫咬，纠正胃肠功能失调，治疗原发疾病。

2. 可给予抗组胺药、钙剂、维生素。成人痒疹可静脉注射葡萄糖酸钙或硫代硫酸钠，适当给予镇静止痒药，症状严重者可采用糖皮质激素局部封闭。

3. 外用炉甘石洗剂、糖皮质激素软膏及焦油类软膏，也可行糠浴、硫黄浴。

（喻　楠）

红斑鳞屑性皮肤病

第7章

第一节 银屑病

银屑病（psoriasis）是一种具有多基因遗传背景的慢性、复发性、免疫介导的炎症性皮肤疾病。其特征性皮损为边界清楚的红色斑块，表面覆以银白色鳞屑。本病临床呈慢性病程，春冬季节易复发或加重，而夏秋季节多缓解，严重影响患者的生活质量。

一、流行病学

银屑病在全球范围均有发病，累及所有种族，但有种族差异性。男女均可患病。其患病率与地理位置和环境等因素有关。全球患病人数约占总人口2%。银屑病在国外的患病率为1%～4%，以欧洲和北美洲的白人最为常见，黑人少见。我国的患病率为0.123%，城市高于农村，北方高于南方。尽管从婴儿至老年人各年龄段均可患病，但最常见发病年龄为20～30岁。约75%患者40岁以前起病。另一个常见发病高峰年龄段为50～60岁。

二、病因与发病机制

银屑病病因及发病机制尚未完全明确。目前认为该病是一种由遗传因素和环境因素共同作用导致的免疫性疾病。

1. 遗传因素 银屑病遗传方式可能为多基因遗传。①银屑病的发病有家族倾向，有银屑病家族史的患者占整体银屑病患者的35%～90%。②单卵双生子银屑病皮损的分布情况、严重程度和起病年龄都类似，其发病一致率（concordance rate）约为65%，明显高于双卵双生子的30%。③单亲或双亲患病使子女的发病概率成比例增加。父母中有一人患病，其子女患病的可能性是30%；父母双方均患病，其子女的患病概率可达60%；并且有家族史者发病早于无家族史者。④银屑病患者的人类白细胞抗原（human leukocyte antigen，HLA）存在表达异常。HLA系统中Ⅰ类抗原A3、A13、A28、B13、B17、B27、B37、CW6和Ⅱ类抗原DR7在银屑病患者中表达的频率高于正常人。全基因组扫描或全基因组关联研究（Genome-wide Association Study，GWAS）已经确定的银屑病易感基因位点有*IL-12B*、*IL-23R*、*IL-23A*、*LCE3B/3C/3D*、*PSORS1-9*、*ZNF313*、*ERAP1*、*TNFAIP3*、*TRAF3IP2*、*NFKBIA*、*PTPN22*等。

2. 免疫因素 近年来的研究表明，银屑病是免疫介导的炎症性疾病。T细胞、朗格汉斯细胞、树突状细胞等免疫细胞在银屑病的发病中起重要作用，其中T细胞占主导地位。多种亚型的T细胞如Th1、Th17、自然杀伤（natural killer，NK）细胞、记忆性T细胞、γδT细胞等均参与银屑病的免疫应答。朗格汉斯细胞和树突状细胞通过激活T细胞参与银屑病的发生和发展。免疫细胞分泌多种细胞因子，主要是Th1型细胞因子如干扰素（interferon，IFN）-γ、肿瘤坏死因子（tumor necrosis factor，TNF）-α、白细胞介素（interleukin，IL）-2及IL-12和Th17型细胞因子如IL-17、IL-23及IL-22，诱导角质形成细胞过度增殖、表皮增生及血管生成，在皮肤微环境炎症过程中起重要作用。此外，趋化因子通过介导T细胞在银屑病皮损的浸润，从而参与炎症过程。

3. 环境因素 内、外环境的诱发因素均可导致遗传易感个体发生银屑病。可促发或加重银屑病的因素有感染、外伤、手术、妊娠、吸烟、药物等。其中感染如细菌及病毒感染被认为是促发或加重银屑病的重要因素之一。链球菌感染，尤其是急性扁桃体炎在临床最为常见，多与点滴状银屑病的发病相关。此外，牙周炎、呼吸道、胃肠道或泌尿生殖系统感染亦可诱发银屑病。

4. 精神神经因素 压力、焦虑、精神紧张等是银屑病一种常见的系统性诱发因素。50%以上银屑病患者存在抑郁症状。精神紧张可诱发银屑病首次发病，亦可诱发原有银屑病加重。银屑病加重多见于精神应激数周至数月后。

5. 其他因素 部分药物可诱发银屑病，如锂剂、干扰素、β受体阻滞剂和抗疟药。Meta分析证实，肥胖、吸烟和饮酒均与银屑病相关。

三、临床表现

银屑病临床表现多种多样，根据皮损形态和临床症状常分为四型：寻常型、脓疱型、关节病型和红皮病型。其中，寻常型占90%以上。

（一）寻常型银屑病（psoriasis vulgaris）

皮损初起为粟粒至扁豆大小的淡红色丘疹或斑丘疹，渐融合成斑块，边界明显，表面被覆多层银白色鳞屑（图7-1-1）。刮除成层鳞屑，可见鳞屑黏附较为牢固，犹如刮蜡烛（蜡滴现象）；刮去鳞屑后可见淡红色发光半透明薄膜（薄膜现象），这是表皮内棘细胞层；再刮去此膜则出现小的出血点，称为点状出血现象（Auspitz征），这是因为真皮乳头顶部毛细血管迂曲扩张及乳头上部表皮变薄。蜡滴现象、薄膜现象及点状出血现象为本病特征性改变，具有诊断价值。本型皮疹可发生于全身各处，多分布于肘、膝、头皮及腰骶部。少数可见于腋窝及腹股沟等皮肤皱褶部，通常掌跖很少发生，皮疹常对称分布。患者有不同程度的瘙痒。

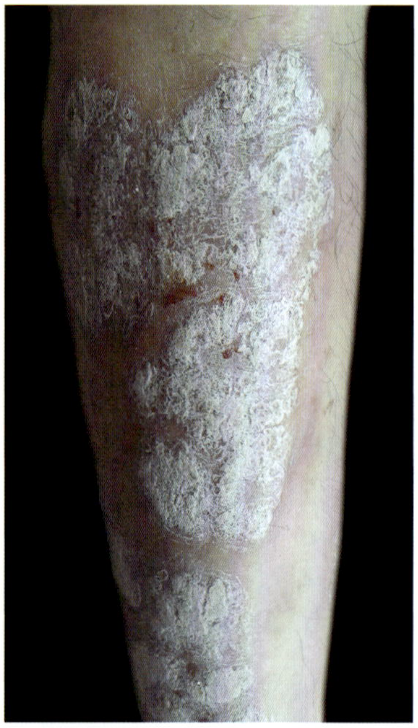

图7-1-1 寻常型银屑病

根据皮损形态的不同，可分为点滴状银屑病（psoriasis guttate）（图7-1-2）、斑块状银屑病（plaque psoriasis），其他类型包括钱币状银屑病（psoriasis nummularis）、地图状银屑病（psoriasis geographica）、环状或回状银屑病（psoriasis annulata or gyrata）等；亦可融合扩延至全身，称为泛发性银屑病（psoriasis universalis）。少数皮疹湿润、渗出或形成蛎壳状，称为蛎壳状银屑病（psoriasis rupioides）。

点滴状银屑病占整体银屑病患者比例约2%，常见于儿童和青少年。起病前多有上呼吸道感染，尤其是咽喉部的链球菌感染史。本型起病急，皮疹数日内即可遍布全身。典型皮疹为直径0.3～0.5 cm大小的丘疹或斑丘疹，色潮红，覆以少许鳞屑（见图7-1-2）。自觉有不同程度的瘙痒。半数以上患者抗链球菌溶血素“O”试验（抗链O水平升高）阳性。本型预后良好，经对症治疗后，皮损多数周至数月后消退，少数皮疹可持续呈慢性病程。

头皮是寻常型银屑病最常见的发病部位。皮损表现为边界清楚的淡红色－深红色斑块，表面覆以肥厚鳞屑，有时呈石棉样外观，其上发呈束状，无断发或脱发。皮损可扩散到前额发际外数厘米（图7-1-3）。10%的寻常型银屑病患者有黏膜损害，常见于口唇、舌、龟头及包皮内侧，呈边界清晰的淡红色斑，鳞屑不明显。甲亦可受累，发生率为10%～50%，表现为甲“顶针状”凹陷（图7-1-4），甲床肥厚、横沟、纵嵴、畸形，甲剥离或甲缺如等（图7-1-5）。

根据疾病活动程度，寻常型银屑病可分为进行期、静止期及退行期：①进行期：为急性发

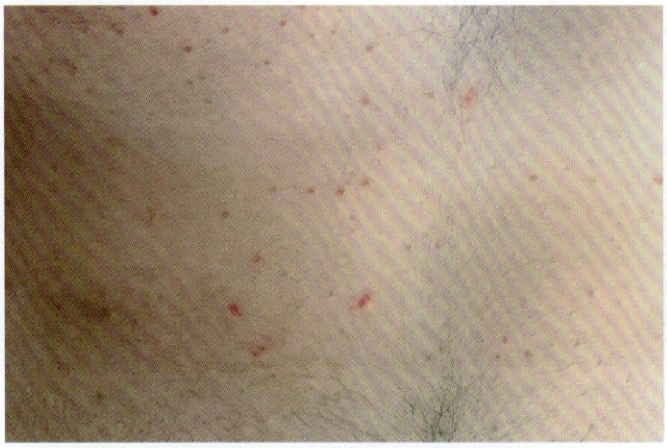

图 7-1-2 点滴状银屑病

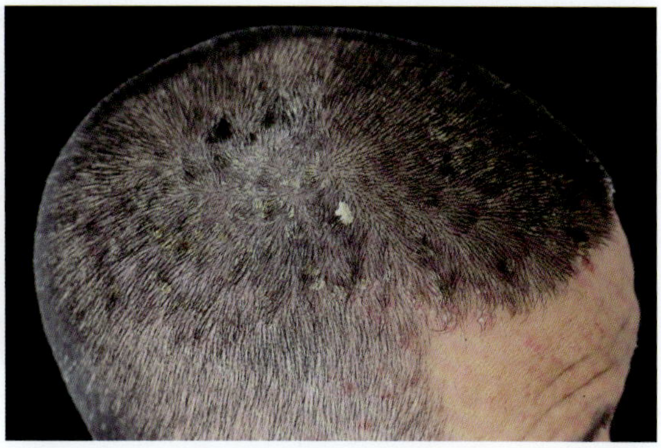

图 7-1-3 头皮银屑病

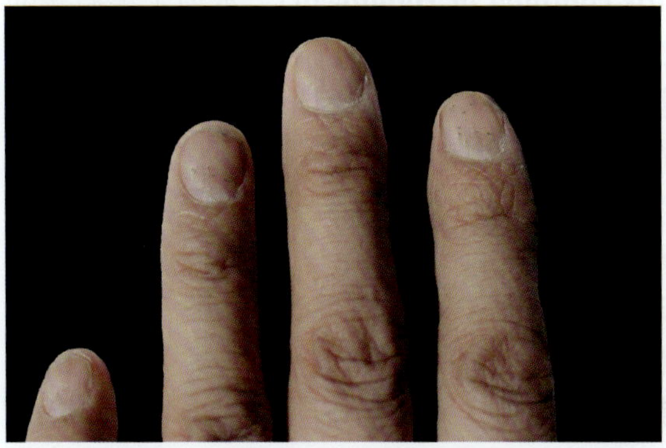

图 7-1-4 “顶针状”甲凹陷

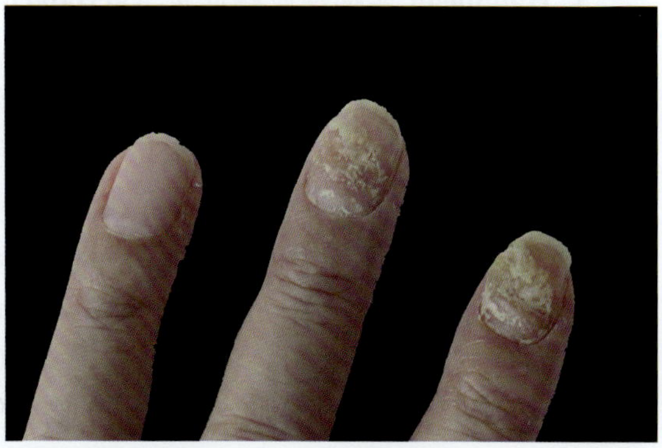

图 7-1-5 银屑病甲损害

作阶段，旧皮损无消退，新皮损不断出现，新发皮损鲜红，鳞屑较薄，周围常有炎症性红晕。针刺、搔抓、外伤等损伤可导致受损部位出现典型的银屑病皮损，称为同形反应（isomorphic phenomenon）或 Köebner 现象。②静止期：病变停止发展，炎症减轻，基本上无新疹出现，但原有皮损不消退，浸润明显，鳞屑较多。③退行期：炎症基本消退，鳞屑较少且易被剥除，皮疹缩小、变平、消退，遗留色素沉着斑或色素减退斑。

（二）脓疱型银屑病（pustular psoriasis）

本型根据皮损形态及分布分为泛发性和局限性，后者包括掌跖脓疱病和 Hallopeau 连续性肢端皮炎。

1. 泛发性脓疱型银屑病（generalized pustular psoriasis，GPP） 本型是银屑病中较重的类型，以红斑和无菌性脓疱为主要表现，临床较为少见。常见的诱发因素包括糖皮质激素或免疫抑制剂快速减量、外用刺激性药物、合并感染、妊娠等。皮损初发为急性炎性红斑，在正常皮肤或银屑病皮损表面迅速出现多数密集、针头至粟粒大小、淡黄色或黄白色无菌浅在性小脓疱，可融合形成片状脓湖（图 7-1-6）。此外，起病阶段亦可以环状皮损为特征，红斑、鳞屑和脓疱在进展阶段持续出现。皮损可迅速泛发全身。在四肢屈侧、腹股沟、腋窝及其他皱襞部位，常出现糜烂、渗液、结痂或脓痂。口腔黏膜亦可出现群集或散在的小脓疱，舌面常有地图状或较深的沟纹，称为地图舌或沟纹舌。指（趾）甲可受累，出现萎缩、碎裂或溶解，有的甲板肥厚、混浊，甲板下有堆积成层的鳞屑，甲床下亦可见小脓疱。大多急性发病，伴全身不适、乏力、关节疼痛和肿胀、弛张性高热等全身症状，白细胞总数增高，血钙偏低，红细胞沉降率加快。病程可持续数月甚至更长时间，脓疱消退过程中可表现为全身泛发红斑脱屑，成为红皮病。重症患者可出现低蛋白血症、肝肾损害、继发感染，甚至全身器官衰竭死亡。

2. 掌跖脓疱病（pustulosis of the palms and soles） 皮损限于手掌及足跖，对称分布，以大、小鱼际或足弓部红斑基础上粟粒大小无菌性脓疱为特征（图 7-1-7）。脓疱不易破裂，1～2

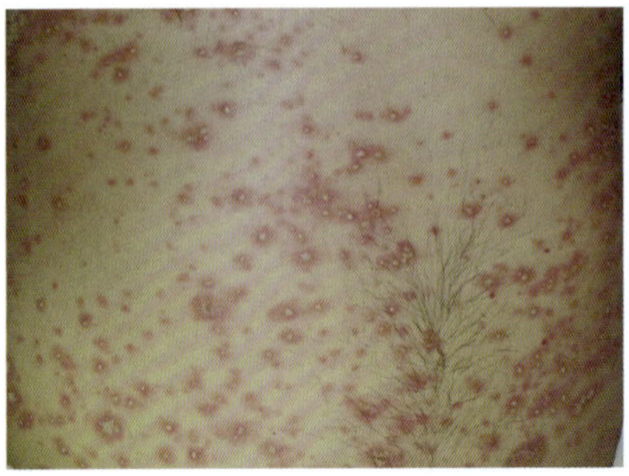

图 7-1-6 泛发性脓疱型银屑病

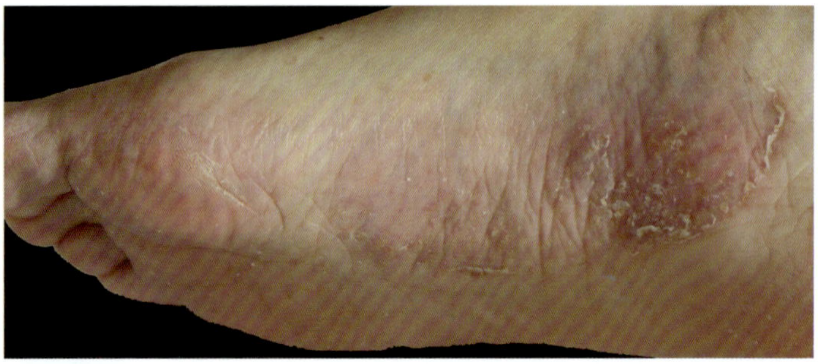

图 7-1-7 掌跖脓疱病

周后脓疱干涸、结痂、脱屑，鳞屑下又出现成群新疱。本型一般无全身症状，自觉轻度瘙痒。

3. Hallopeau 连续性肢端皮炎（acrodermatitis continua of Hallopeau） 本型是银屑病的一种罕见类型。皮损主要侵犯手、足的肢端，初发时为一个手指或足趾的两侧，出现无菌性小脓疱，几天以后脓疱干涸、结痂，痂皮脱落后遗留下鲜红的糜烂面，但不久又有新的脓疱出现，损害不断扩展，可以侵犯整个指（趾）、手背及足背。甲床也可出现脓疱，并出现甲板脱落。病人可有地图舌。本型无全身症状。

（三）关节病型银屑病（psoriasis arthropathica）

本型又称为银屑病关节炎（psoriatic arthritis，PsA）。5% ~ 30% 的银屑病患者可出现关节病变。多数患者的关节症状晚于皮损约 10 年出现，少数患者（10% ~ 15%）关节症状先于或与皮损同时出现。任何关节均可受累。根据银屑病关节炎的 CASPAR（Classification of Psoriatic Arthritis）分型标准，可分为以下临床亚型：外周型 PsA、中轴型 PsA、肌腱端炎 PsA、腱鞘滑膜炎 PsA 以及指趾炎 PsA。指（趾）间关节是最常见的受累关节，包括指（趾）远端关节和指（趾）近端关节，表现为关节红肿、疼痛，活动受限，临床可表现为典型的“香肠样”指（趾）（图 7-1-8）。患者可具有类风湿关节炎样表现，累及多个小、中关节，最终可

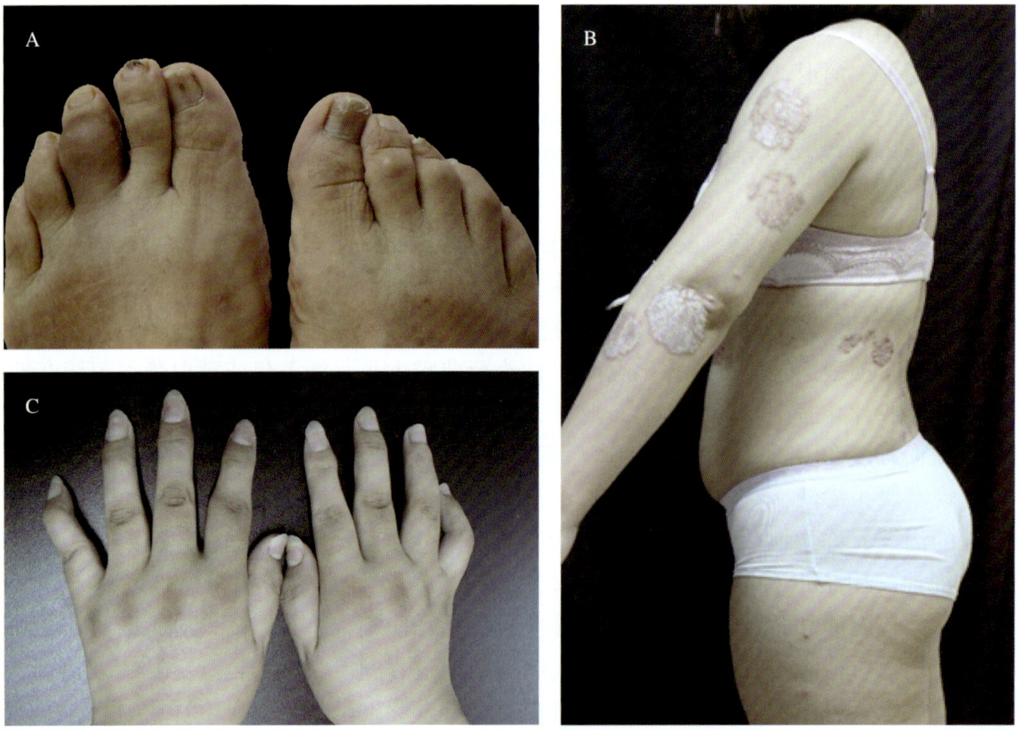

图 7-1-8 关节病型银屑病。A，B. 躯干、四肢可见多发大小不等红色斑疹、斑块，表面覆以肥厚银色鳞屑；C. 双手指间关节肿胀、畸形，左手腕关节肿胀

导致关节破坏和畸形。中轴关节受累时，表现类似于强直性脊柱炎，并可伴有骶髂关节、膝关节受累。患者可伴有发热，红细胞沉降率增快，C 反应蛋白升高，多数患者类风湿因子阴性，部分患者 HLA-B27 阳性。关节超声检查可发现早期滑膜增厚、血供改变和关节腔积液，X 线检查显示受累关节被侵蚀、骨溶解，增强 MRI 显示滑膜血管翳及增厚、附着点的炎性水肿、透明软骨的侵蚀破坏、骨质溶解及骨质增生（图 7-1-9）。本型银屑病亦可出现甲损害。

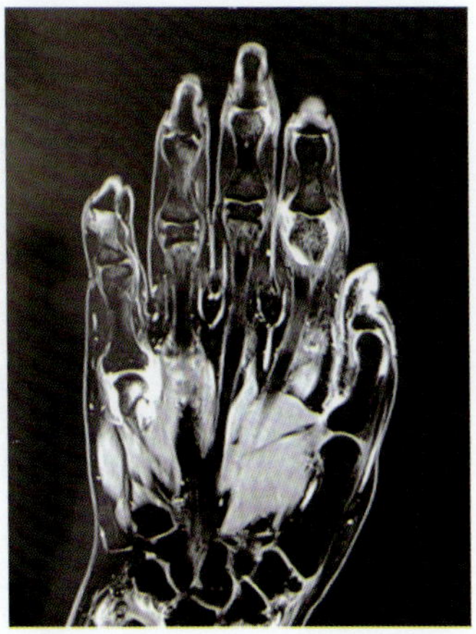

图 7-1-9 关节病型银屑病左手 MRI：1. 左手多发掌指及指间关节、左腕关节滑膜炎及附着点炎，结合病史符合银屑病关节炎。2. 左手及左尺侧腕关节、远端尺桡关节少量积液。3. 左手部分指屈肌腱鞘少量积液。

病例分析：银屑病

（四）红皮病型银屑病（erythroderma psoriaticum）

本型银屑病以泛发红斑和鳞屑为主要特征，临床较为少见，约占银屑病患者的 1%。其发病多由于突然停药或减量不当，包括长期外用强效糖皮质激素或口服大剂量糖皮质激素、免疫抑制剂、生物制剂，或外用强刺激性药物、光毒性或系统感染所致。病程可为急性或慢性进行性。临床表现为全身皮肤弥漫性潮红、浸润肿胀并伴大量糠状鳞屑，发生在手足者常呈片状角质剥脱（图 7-1-10）。可有甲受累，表现为甲混浊、增厚、变形或脱落。患者常伴有发热、畏寒、头痛、关节疼痛等全身炎症症状，皮疹处瘙痒或疼痛。实验室检查提示红细胞沉降率增快，C 反应蛋白升高，外周血白细胞计数升高、低蛋白血症。

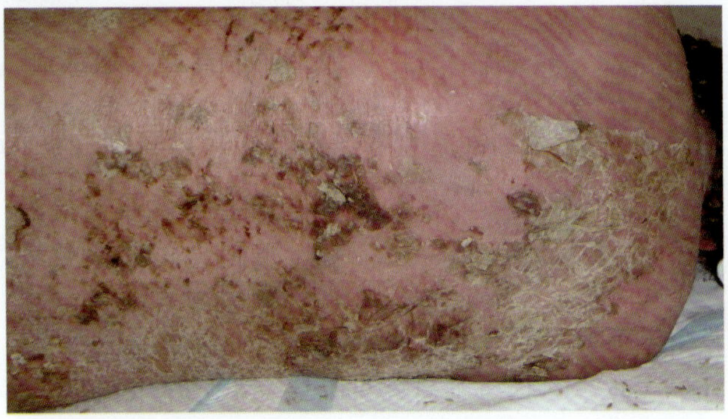

图 7-1-10 红皮病型银屑病

四、组织病理

银屑病的典型病理表现包括角化过度，角化不全，颗粒层变薄或消失，棘层肥厚，表皮突向下延伸呈棒状外观，真皮乳头上方棘层变薄，真皮乳头及浅层毛细血管扩张、延伸和迂曲，血管周围淋巴细胞、中性粒细胞浸润（图 7-1-11）。寻常型银屑病可在角质层内存在中性粒细胞聚集，称为 Munro 微脓疡（图 7-1-12）。而脓疱性银屑病常见表皮海绵状脓疱内的中性粒细胞聚集，称为 Kogoj 海绵脓疡（图 7-1-13）。这两种脓疡具有特征性，为活动性银屑病的标志性组织学表现。

五、诊断与鉴别诊断

根据典型临床表现，即可进行诊断和临床分型。对于非典型病例，组织病理学检查具有较高诊断参考价值。辅助诊断方面，在皮肤镜下可见亮红色背景上规则分布的点状血管伴有白色鳞屑，此外环状血管和发夹样血管具有很高的特异性。

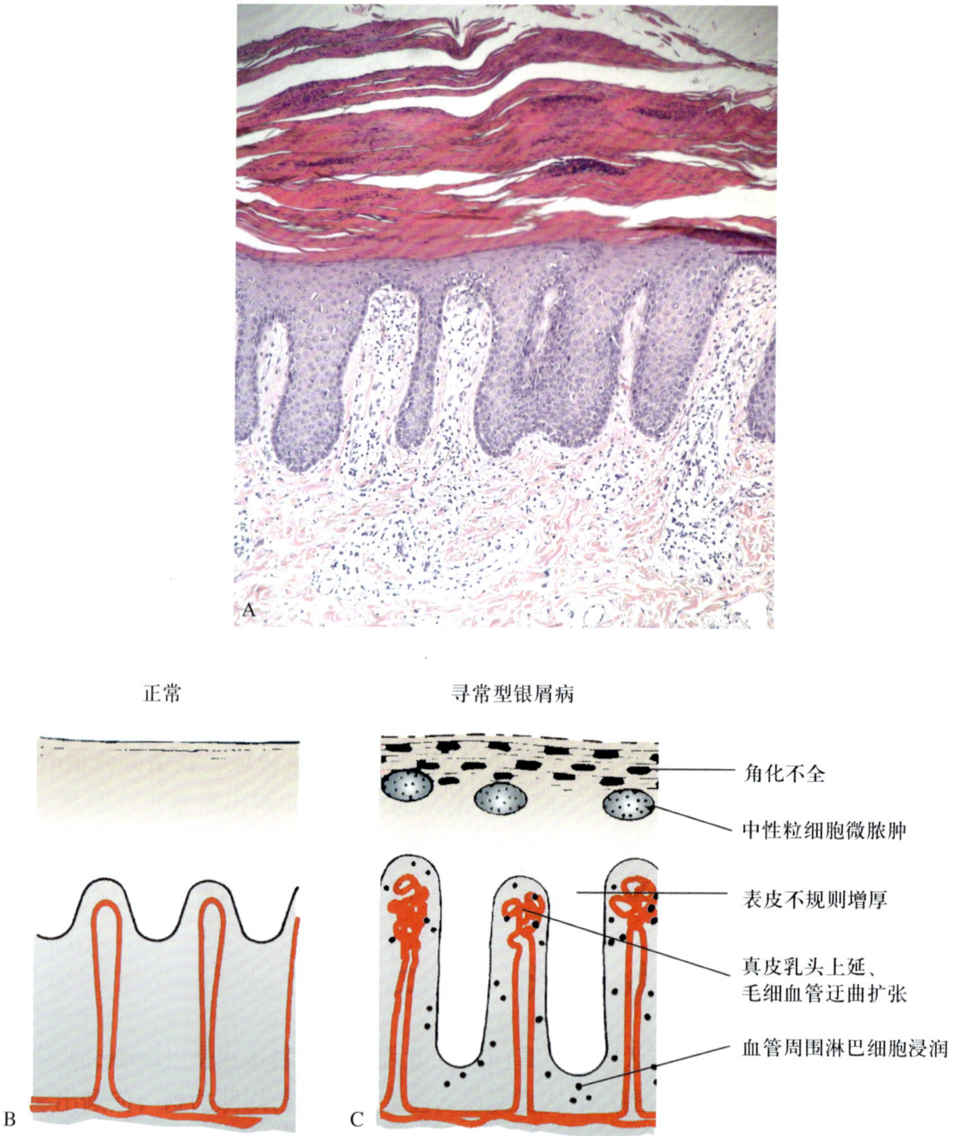

图 7-1-11 寻常型银屑病病理图（A）与示意图（B，C）

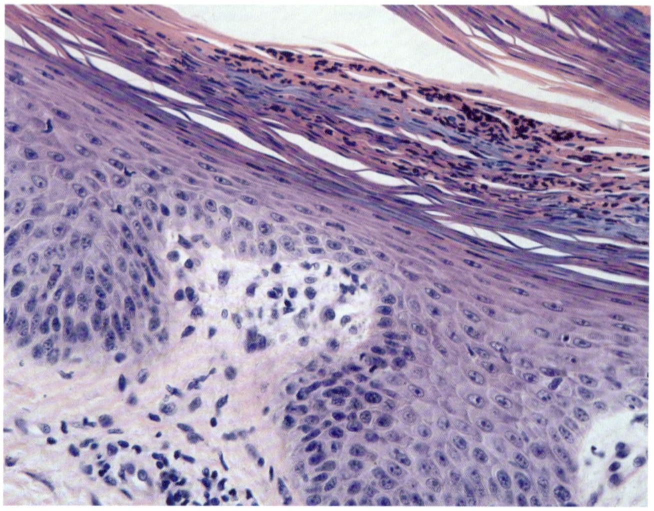

图 7-1-12 Munro 微脓疡

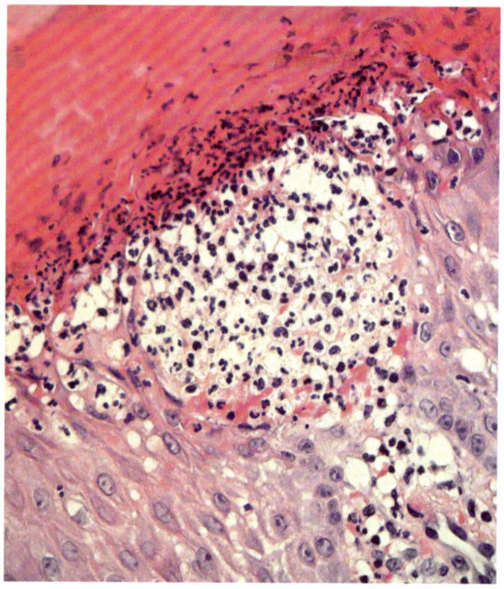

图 7-1-13 Kogoj 海绵脓疡

本病应与下列疾病相鉴别：

1. 玫瑰糠疹　本病皮损好发于躯干和四肢近端，典型皮损为椭圆形、圆形、柳叶状淡红色或红褐色斑片，表面覆盖糠秕状鳞屑，皮损沿皮纹分布，存在“前驱斑”或“母斑”。病程具有一定的自限性。典型皮疹多持续 6～8 周后消退，偶可持续数月。

2. 湿疹　发生在皱褶部位的银屑病应与亚急性湿疹相鉴别，后者瘙痒剧烈，可有丘疱疹、水疱或渗出。发生在四肢的慢性斑块状银屑病应与慢性湿疹相鉴别，后者多伴剧烈瘙痒，皮损苔藓样变，Ausptiz 征阴性。

3. 二期梅毒疹　本病典型皮疹为躯干、四肢、掌跖部位暗红色、铜红色斑疹、斑丘疹，可伴有领圈样脱屑。患者有不洁性接触史或输血史。部分患者病程中存在硬下疳。实验室检查提示梅毒血清学试验阳性。

4. 脂溢性皮炎　头皮和颜面部位银屑病应与脂溢性皮炎相鉴别。后者典型皮损为边界欠清的淡红色斑片，表面鳞屑少且薄，皮疹油腻，无束状发，Ausptiz 征阴性。

5. 头癣和甲真菌病　头皮银屑病应与头癣相鉴别。后者常见于儿童，有脱发和断发，皮损部位可真菌病原学检查阳性。指（趾）甲银屑病应与甲真菌病相鉴别，后者常同时伴有手足癣，可出现多个甲受累，但很少所有甲同时受累，甲屑真菌病原学检查阳性。

六、治疗

银屑病尚无根治方法，治疗目的是控制病情、减缓疾病向全身发展的进程，减轻患者自觉症状及皮肤损害，尽量避免复发，改善患者生活质量。由于疾病病程慢性迁延，治疗宜采用长期疗法，避免使用短期的、激进的治疗方法，以防止疾病病情反弹。治疗过程中，应与患者沟通并定期对患者病情进行评估，根据病情严重程度选择合适的治疗方案。治疗原则：①正规：使用目前皮肤科学界公认的治疗药物和方法；②安全：各种治疗方法均以确保患者安全为首要，不能为了追求近期疗效而忽视可能的严重不良反应；③个体化：在选择治疗方案时，需全面考虑患者的病情、需求、耐受性、经济承受能力、既往治疗史及药物的不良反应等，综合并合理地制订治疗方案。

1. 外用药物治疗　皮损面积小于体表面积 3% 的局限性银屑病应以外用药物治疗为主。急性期应使用温和、无刺激性的外用药物，稳定期和消退期则可选用作用较强的药物，但应从低浓度开始，先小面积使用。应加强润肤剂的使用，以减少药物的局部刺激。

（1）维生素 D_3 衍生物：维生素 D_3 可抑制银屑病表皮的过度增殖，并通过促进角化包膜形成和激活转谷氨酰胺酶来诱导表皮正常分化、成熟，此外，维生素 D_3 还可抑制中性粒细胞部分功能。目前维生素 D_3 衍生物已成为国内外银屑病治疗指南推荐的一线治疗药物。常用的维生素 D_3 衍生物包括卡泊三醇软膏、骨化三醇软膏、他卡西醇软膏，一般用药 1～2 周后显效。维生素 D_3 衍生物具有一定的刺激性，不宜用于面部及皮肤皱襞处，对于急性期皮损应慎用。每次治疗面积不宜超过体表面积的 40%，且各种维生素 D_3 衍生物药膏均有每周最大使用剂量限制。

（2）糖皮质激素：糖皮质激素具有很好的抗炎作用，在银屑病治疗中疗效肯定。目前外用糖皮质激素仍是银屑病治疗的重要手段。应根据皮损类型选择适宜的剂型，如霜剂、软膏或硬膏。一般连续用药 2 周可明显改善患者症状。面部皮损慎用。对于屈侧和生殖器部位银屑病，宜选用弱效或中效糖皮质激素。长期使用糖皮质激素可导致皮肤萎缩、毛细血管扩张、毛囊炎、色素沉着等不良反应，故应避免长期持续应用糖皮质激素。临床可与维生素 D_3 衍生物联合应用以提高疗效并减少不良反应。

（3）蒽林：蒽林（地蒽酚、蒽三酚）具有明确的抗表皮增殖作用，以及抑制 T 淋巴细胞增殖和中性粒细胞趋化作用，对于慢性斑块状银屑病疗效肯定。蒽林适用于轻度 – 重度斑块状银屑病。但其刺激性较强，禁用于进行期寻常型银屑病、脓疱型银屑病和红皮病型银屑病，皮肤皱褶处慎用。

（4）维 A 酸制剂：他扎罗汀具有降低表皮增殖并抑制银屑病相关分化的作用，可用于治疗斑块状银屑病，为单一治疗的二线药物或联合用药。高浓度他扎罗汀可引起红斑、瘙痒以及急性或亚急性皮炎等不良反应，因而禁用于进行期寻常型银屑病、红皮病型银屑病、面部及反向银屑病。

（5）焦油制剂：焦油制剂具有一定的抗炎和止痒作用。可用于治疗伴有瘙痒的轻中度银屑病患者。常用黑豆馏油、松馏油、煤焦油软膏等，浓度一般为 5% ~ 10%。禁用于哺乳期和妊娠期妇女。

（6）钙调磷酸酶抑制剂：通过阻断钙调磷酸酶信号通路，抑制 T 细胞活化，对银屑病皮损具有良好的治疗效果，尤其适用于面部、皮肤皱褶处银屑病皮损的治疗，可作为一线药物。其外用疗效接近于糖皮质激素，且不会导致皮肤萎缩。临床常用的钙调磷酸酶抑制剂包括他克莫司乳膏和吡美莫司乳膏。

2. 系统性药物治疗 一线药物包括甲氨蝶呤、环孢素、维 A 酸类，二线药物包括硫唑嘌呤、羟基脲、来氟米特、麦考酚酸酯、抗生素等。近年来随着对银屑病发病机制的深入研究，生物制剂应用逐渐增多，且具有良好的疗效，但其长期治疗的疗效和安全性尚需进一步观察。

（1）抗生素类：适用于伴有扁桃体炎或咽炎的急性点滴状银屑病及进行期的寻常型银屑病。首选青霉素类或红霉素类。

（2）系统用维 A 酸类药物：主要是阿维 A 酯和其游离的代谢产物阿维 A，目前已基本不用阿维 A 酯。阿维 A 适用于重度寻常型银屑病、红皮病型银屑病和脓疱型银屑病。对于慢性斑块状银屑病，起始剂量为 0.5 mg/（kg・d），可根据临床疗效和副作用增加剂量，最大不超过 75 mg/d。对于红皮病型银屑病，起始剂量为 0.25 mg/（kg・d），而对于脓疱型银屑病，起始剂量可达 1 mg/（kg・d）。阿维 A 最主要的副作用是致畸作用，处于生育年龄的女性在用药前、用药期间及停药 2 ~ 3 年内应避孕，此外，其副作用还包括口干、唇炎、脱发、掌跖皮肤脱屑、高甘油三酯血症、肝肾功能异常、胃肠道不适等。

（3）免疫抑制剂：①甲氨蝶呤（methotrexate，MTX）：适用于慢性斑块状寻常型银屑病、脓疱型银屑病、红皮病型银屑病、严重的甲银屑病，以及外用药物或其他疗法无效的银屑病。一般每周 7.5 mg，每周重复给药，症状控制后渐减至每 10 ~ 14 天服 7.5 mg，直至每周 2.5 mg 巩固并维持疗效。MTX 禁用于肾功能损害、妊娠和哺乳期、显著的肝功能异常、严重的贫血、白细胞减少和血小板减少、活动性感染、活动性消化道溃疡的患者。②环孢素 A（cyclosporin A，CsA）：CsA 可阻止 T 淋巴细胞活化并释放细胞因子，对重度银屑病疗效肯定，适用于关节型和脓疱型银屑病。CsA 具有肾毒性，不适合长期用药，故选择 CsA 应监测肌酐清除率并考虑后续的替代疗法。其推荐的起始剂量为 3 mg/（kg・d），最大剂量不可超过 5 mg/（kg・d）。③雷公藤多苷：适用于关节病型和脓疱型银屑病，临床副作用较轻，主要包括胃肠道反应和月经紊乱。④他克莫司（tacrolimus）：为钙调神经磷酸酶抑制剂，具有很强的免疫抑制作用，推荐剂量为 0.15 mg/d，分 2 ~ 3 次服用。

（4）糖皮质激素：禁用于寻常型银屑病，仅在红皮病型及泛发性脓疱型银屑病患者应用其他疗法无效时使用。应警惕停药或减量不当诱发疾病反复或加重。临床上与免疫抑制剂或维 A 酸类药物联合应用，一般不单独使用。

（5）生物制剂：近 20 年来，银屑病生物疗法得以快速发展，其主要的治疗靶点是 TNF-α、IL-12/23 以及 IL-17。目前已获美国食品药品监督管理局（FDA）批准用于临床治疗的生物制剂包括英夫利昔单抗（infliximab）、依那西普（etanercept）、阿法西普（alefacept）、阿达木单抗（adalimumab）、戈利木单抗（golimumab）、优特克单抗（ustekinumab）和苏金单抗（secukinumab）。上述生物制剂主要适用于中、重度斑块状银屑病和关节病型银屑病，具有良好疗效。影响生物制剂疗效的因素包括肥胖、吸烟、长病程以及抗药抗体的产生。禁用于合并肝炎、结核及肿瘤的患者。

(6) 中医中药：强调辩证施治，对于不同症候如血热风盛型、血瘀肌肤型、血虚风燥型、湿热蕴藉型、火毒炽盛型、风湿阻络型、热度伤阴型、肝肾阴虚型等给予不同的治疗方案。临床常予清热凉血、凉血活血及活血化瘀治疗，具有一定疗效。

3. 物理治疗

(1) 浸浴疗法：包括温泉浴、海水浴、中药浴，通过改善皮肤微循环，减轻炎症浸润。

(2) 紫外线光疗：长波紫外线（UVA）和中波紫外线（UVB）均对银屑病具有一定疗效。UVA 波长 320 ~ 400 nm，单用 UVA 照射治疗可使银屑病得以轻至中度的改善。波长 290 ~ 320 nm 的宽谱 UVB 适用于治疗中、重度银屑病或局部顽固性斑块，宽谱 UVB 可导致红斑、晒伤、色素沉着，长期照射有致癌风险。波长 311 nm 窄谱 UVB 疗效肯定，优于宽谱 UVB，红斑、色素沉着、DNA 损伤及致癌等副作用小，可用于各种类型的寻常型银屑病。而红皮病型和脓疱型银屑病慎用。

(3) 光化学疗法（PUVA 治疗）：适用于其他疗法不能控制的顽固性银屑病，且皮损范围超过体表面积 30% 者。方法为口服或外用光敏剂如 8- 甲氧沙林（8-methoxypsoralen，8-MOP,）或 5- 甲氧沙林（5-methoxypsoralen，5-MOP）后采用长波紫外线（UVA）照射，一般每周 2 次。对光敏感、皮肤肿瘤、严重器质性疾病、儿童及妊娠期妇女禁用。

（何焱玲　彭世光）

第二节　毛发红糠疹

毛发红糠疹（pityriasis rubra pilaris）是一种慢性鳞屑性炎症性皮肤病，以皮肤潮红、糠样鳞屑及毛囊角化性丘疹为特征，多伴有掌跖角化。目前将其分为六型，即典型成人型、非典型成人型、典型少年型、少年限局型、非典型少年型及 HIV 相关型。

一、病因与发病机制

病因尚不清楚。儿童期发病者遗传因素可能起重要作用，遗传方式一般为常染色体显性遗传。成人期发病者可能与维生素 A 缺乏、甲状腺功能或肾上腺 – 垂体系统功能障碍等有关，但尚未证实。

二、临床表现

本病可发生于 1 个月至 80 岁以上的任何年龄，有两个发病高峰，即 10 岁以内和 40 ~ 60 岁，无明显性别差异。

典型的毛发红糠疹常从头皮、颜面部开始向下蔓延。头皮先有较厚的灰白色糠秕样鳞屑，很快累及面部，表现为颜面潮红，有较多细碎鳞屑，类似于干性脂溢性皮炎，以后可泛发全身。

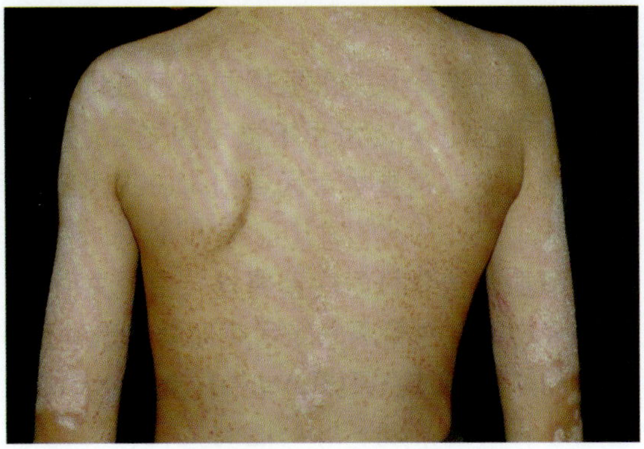

图 7-2-1　毛发红糠疹

本病特征性皮疹为毛囊角化性丘疹和散在的糠状鳞屑性红斑（图 7-2-1）。丘疹为针尖至粟粒大，干燥而坚硬，顶端尖锐或呈圆锥形，顶端中心有小角质栓，并有毳毛贯穿。角质栓伸入毛囊较深，除去角栓可见小凹陷。

毛囊性丘疹多见于手背、手腕及肘膝关节伸侧，以手指第一和第二指关节背面最为显著，具有诊断意义。多数丘疹聚集成片，呈“鸡皮”样外观，用手指触摸时有刺手感。丘疹可相互融合成黄红色或淡红色斑块，边界清楚，表面覆糠状鳞屑，其边缘仍可见到孤立的毛囊角化性丘疹。掌跖常伴有角化过度、皲裂，可产生疼痛。久病者指（趾）甲常失去光泽，发生纵嵴或横沟，但无银屑病特征性点状凹陷，是诊断的线索之一。发生于口周者，可出现放射状皲裂。

病情严重时皮疹泛发全身，可发展为脱屑性红皮病。皮疹间仍有岛屿状正常皮肤是毛发红糠疹性红皮病的特点。红皮病消退后，角化性丘疹再次出现。

患者自觉皮肤干燥，有紧绷感，易发生皲裂。一般对健康影响不大，皮疹经夏季日光曝晒后常加重。本病病程呈慢性，部分患者可于 2 ~ 3 年后自行缓解或痊愈。典型成人型预后最好，自然缓解率达 80%，且大多数不再复发。幼年发病者虽症状较轻，但病程较长，不易消退。

三、组织病理

毛囊性丘疹表现为圆锥形毛囊角栓，棘层肥厚，表皮突和真皮乳头增宽，角化过度伴有灶状毛囊旁角化不全，真皮轻中度炎症细胞浸润。非毛囊性皮损表现为垂直和水平方向交替出现的角化过度和角化不全，灶状或融合性颗粒层增厚，棘层肥厚，表皮突的长度及宽度不甚规则，真皮浅层血管轻度扩张及其周围淋巴细胞浸润。

四、诊断与鉴别诊断

依据典型皮损即毛囊角化性丘疹及糠状鳞屑性红斑，初起于头皮、面部，渐延及颈侧、躯干及四肢伸侧，掌跖角化过度，严重者呈脱屑性红皮病，结合组织病理学检查，一般诊断不难。应与寻常型银屑病、维生素 A 缺乏症和毛周角化病等疾病鉴别。

五、治疗

1. 全身治疗　目前尚无特效治疗，除一般对症处理外，可选用下列药物：

（1）维生素 A：每日 15 万 ~ 30 万单位，分 3 次口服，儿童每日 10 万单位。对胃肠道吸收不良者，可肌内注射。如用药 2 个月后无效则停用，显效者可继续服用。长期大剂量应用时应注意不良反应，如食欲缺乏、皮肤瘙痒、毛发干枯、脱发、口唇皲裂、骨折、颅内压升高（头痛、呕吐）等。

（2）维 A 酸类：常用药物有阿维 A 和异维 A 酸。育龄期女性须慎用，服药期间严格避孕。阿维 A 的半衰期很长，育龄期女性服用该药治疗结束后须严格避孕 3 年；服用异维 A 酸治疗结束后，须避孕至少 1 个月。阿维 A 开始剂量为 0.5 mg/（kg · d），可加到最大剂量 1 mg/（kg · d），顿服，最高剂量不超过每天 60 mg，须连续服药数月，但停药后可复发。异维 A 酸的剂量为 0.5 ~ 0.7 mg/（kg · d），分次服用，以后可每隔 2 ~ 3 周适当增加剂量，大剂量为 1 mg/（kg · d），连服 4 个月。

（3）维生素 E：每次 100 mg，每日 1 次，口服，可保护维生素 A 不被氧化，增强维生素 A 的疗效。

（4）糖皮质激素：仅适用于急性进行期或继发红皮病的患者，如泼尼松 20 ~ 40 mg/d 口服，与维 A 酸类药物合用效果更好，但停药后皮疹常复发。

（5）免疫抑制剂：仅建议用于病情较严重的患者，特别是继发红皮病的患者可酌情选用。常用的有甲氨蝶呤，每周 10 ~ 25 mg 口服、肌内注射或静脉滴注。此外，还可选用硫唑嘌呤，每日 50 ~ 100 mg，分 2 ~ 3 次口服，用药前须检测硫嘌呤甲基转移酶，用药期间应注意观察血常规和肝功能的变化。环孢素 A 治疗本病的效果不如银屑病。

2. 局部治疗　原则为保湿安抚、溶解角质。

（1）保湿润滑剂：可外用凡士林、硅油等润肤剂。

（2）维 A 酸类制剂：外用 0.025% ~ 0. 05% 维 A 酸软膏对某些轻症病例疗效较好，但外用于面部及皱襞部位时应慎重，以免刺激。

（3）角质松解剂：常用的有 2% ~ 5% 水杨酸软膏、10% ~ 20% 尿素软膏等。长期大面积应用水杨酸制剂时，应注意可致全身吸收中毒。

（4）糖皮质激素制剂：外用亦有一定疗效。

3. 物理疗法　糠浴、淀粉浴及矿泉浴等浴疗，窄谱中波紫外线（NB-UVB）及光化学疗法（PUVA）均有一定疗效。

第三节　玫瑰糠疹

玫瑰糠疹（pityriasis rosea）是一种以覆有糠状鳞屑的椭圆形或圆形、淡红色或黄褐色斑疹为典型皮损的炎症性、自限性皮肤病。

一、病因与发病机制

尚未明确。多数认为与病毒，尤其是人疱疹病毒和柯萨奇 B 组病毒感染有关。真菌、细菌或螺旋体等其他病原微生物说法未被充分证实。也有人认为是某种感染的一种过敏疹或胃肠中毒的皮肤表现。

二、临床表现

本病常见，好发于中青年，无明显性别差异。皮疹好发于躯干、股部或上臂等处，初起皮损为椭圆形或圆形玫瑰色斑疹，其长轴与皮纹平行，有的皮损呈环状，可迅速扩大至 2 ~ 3 cm，边界清楚，表面覆有糠状鳞屑，称为母斑或先驱斑（herald patch）。经 1 ~ 2 周后，逐渐在躯干及四肢近端出现多个 0.2 ~ 1 cm 大的斑疹，称为子斑或继发斑，常呈椭圆形，多对称分布，边缘覆环状游离缘向内的细薄鳞屑，散在或密集，但彼此不融合，皮疹长轴与皮纹走向一致是其特点（图 7-3-1）。大部分患者自觉症状轻微，亦可有不同程度的瘙痒。

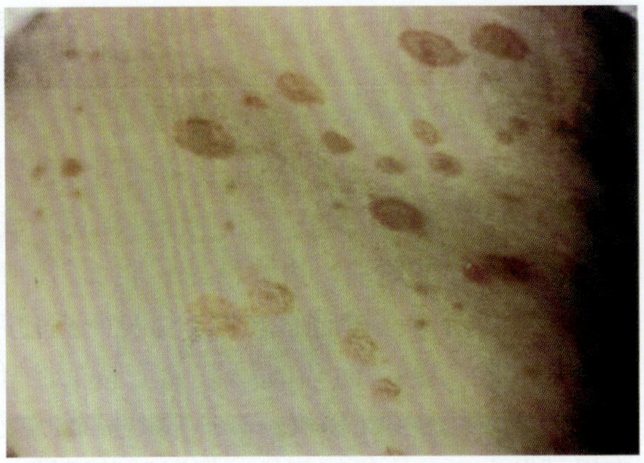

图 7-3-1　玫瑰糠疹

本病春秋季节多发，有自限性，病程为 4 ~ 10 周，少数患者可迁延半年以上。愈后一般不复发。此外，本病尚有一些特殊类型：仅出现母斑而无子斑者称为顿挫型；皮疹有渗出倾向者称为渗出型，常伴有明显瘙痒；此外还有丘疹型、水疱型、荨麻疹型及多形红斑型等。

三、组织病理

为非特异性亚急性或慢性皮炎改变，表现为局灶性角化过度及角化不全，轻度棘层肥厚，轻度海绵水肿，有时表皮内见红细胞，真皮浅层血管周围淋巴组织细胞浸润，可有红细胞外溢。

四、诊断与鉴别诊断

根据好发部位、先驱斑、椭圆形或圆形玫瑰色斑疹且其边缘覆环状游离缘向内的细薄鳞屑、皮疹长轴与皮纹平行等特点不难诊断。须与银屑病、二期梅毒疹、花斑糠疹、体癣、药疹及脂溢性皮炎等鉴别。

五、治疗

本病有自限性，以对症治疗为主，以减轻症状、缩短病程为目的。急性期禁忌热水洗烫和肥皂搓洗，禁用具有刺激性的外用药物，避免饮酒及进食辛辣刺激性食物。炎症及瘙痒明显时，可给予口服抗组胺药，静脉注射硫代硫酸钠或葡萄糖酸钙，外用炉甘石洗剂、保湿剂或糖皮质激素等。窄谱中波紫外线（NB-UVB）照射适用于皮疹泛发者，可缩短病程。

（马伟元 孙 青）

第四节 扁平苔藓

扁平苔藓（lichen planus）是一种发生于皮肤、毛囊、黏膜和指（趾）甲的原因不明的慢性自限性炎症性皮肤病。典型皮损为紫红色扁平丘疹，常伴发口腔和（或）生殖器黏膜损害。组织病理学改变具有一定特征性。

一、病因及发病机制

病因尚未明确，可能与遗传或代谢异常、病毒感染（如丙型肝炎病毒感染）、药物反应及某些系统性疾病有关。精神紧张可诱发本病，吸烟、饮酒可加重病情。越来越多的证据表明，扁平苔藓可能一种是 T 细胞介导的自身免疫病。

二、临床表现

扁平苔藓多见于成人，发病率无明显性别差异。皮损表现形态多样，一般原发损害为粟粒至绿豆大小的扁平丘疹，紫红色、红褐色、浅蓝色或浅灰色，逐渐增大呈多角形、类圆形或不规则形，可形成斑块，边界清楚，表面常有蜡样光泽，丘疹中央微有凹陷，覆有少许糠状鳞屑，用液状石蜡擦拭后放大镜下可见灰白色带有光泽的小斑点及纵横交错的网状条纹，称为 Wickham 纹（Wickham striae），具有特征性（图 7-4-1）。皮疹常散在或局限性分布，急性型可泛发全身，有时可见新皮疹在抓痕上呈线状或串珠状排列的同形反应（Köebner phenomenon）。皮损可发生于身体任何部位，但以四肢远端，尤其是手背、腕部、前臂及踝部多见。

扁平苔藓常累及黏膜，口腔颊黏膜可见白色树枝状或网状细纹或溃烂（图 7-4-2）；生殖器部位，如龟头或小阴唇，亦可出现类似损害。黏膜损害可单独发生。指（趾）甲病变常见，

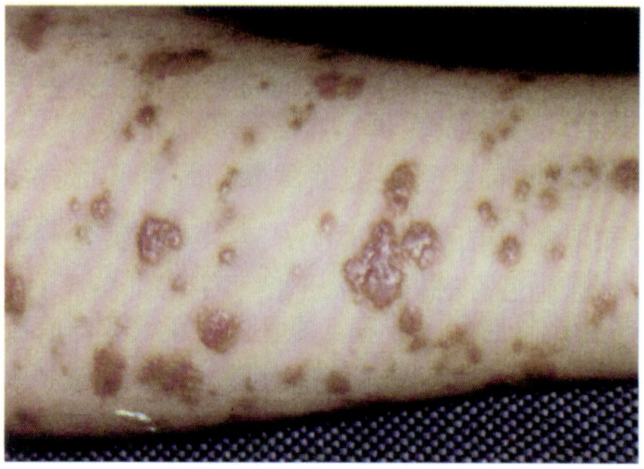

图 7-4-1 扁平苔藓

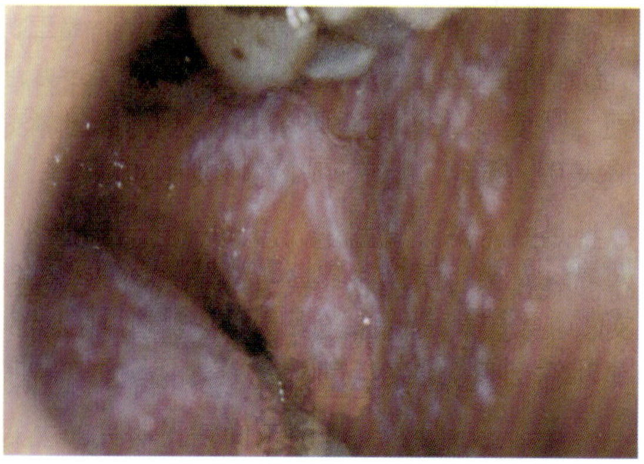

图 7-4-2 扁平苔藓口腔黏膜损害

表现多样，如甲板变形、增厚、萎缩及甲下色素沉着，甚至暂时性或永久性甲脱失，有时可见甲皱襞的甲小皮向前过度增长覆盖甲床，形成甲翼状胬肉（pterygium unguis）。甲损害亦可单独发生。头皮损害可导致永久性秃发。

自觉症状主要为不同程度的瘙痒。黏膜损害时常有局部疼痛或烧灼感。

自然病程 1～2 年，有复发倾向。

临床上可见许多特殊类型扁平苔藓，如甲扁平苔藓、色素性扁平苔藓、肥厚性扁平苔藓、线状扁平苔藓、萎缩性扁平苔藓、溃疡性扁平苔藓及大疱性扁平苔藓等。

三、组织病理

表皮角化过度，颗粒层呈楔形增厚，棘细胞层不规则肥厚，表皮突呈锯齿状，基底细胞液化变性；表皮真皮界限模糊；真皮浅层可见以淋巴细胞为主的带状浸润和噬黑素细胞。有时在表皮下部可见胶样小体（Civatte 小体，Civatte body）。黏膜病变与皮肤相似，但颗粒层常缺失（图 7-4-3）。

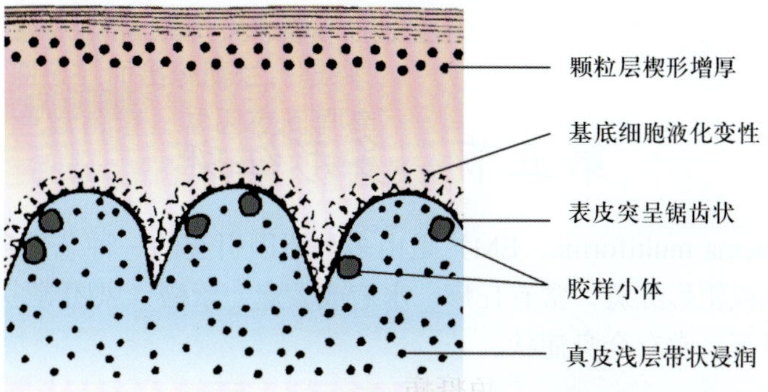

图 7-4-3　扁平苔藓组织病理改变模式图

四、诊断

诊断依据：多见于成人；好发于四肢屈侧，多对称分布；典型皮疹为紫红色多角形扁平丘疹，可见 Wickham 纹；常有口腔和（或）生殖器黏膜损害；指（趾）甲常受累；组织病理改变具有一定特征性。

五、鉴别诊断

1. 皮肤淀粉样变病　皮疹常对称分布于小腿伸侧；褐红色，为半球形或略扁平的丘疹，表面粗糙多无光泽，多密集成片；无黏膜损害；自觉瘙痒；组织病理学检查显示刚果红试验阳性。

2. 慢性单纯性苔藓　好发于颈部、肘部、骶部、外阴及肛周等处；皮损呈典型苔藓样变，无 Wickham 纹及黏膜损害；自觉瘙痒剧烈。

3. 结节性痒疹　好发于四肢伸侧和躯干；多为棕褐色半球形结节，触之坚硬；散在分布，一般不互相融合；瘙痒剧烈。

4. 点滴状银屑病　发病前 1～2 周常有上呼吸道感染史，扁桃体常肿大；皮疹多呈鲜红色或暗红色丘疹，有多层银白色鳞屑，可引出薄膜现象和点状出血征［Auspitz 征（Auspitz sign）］。

六、治疗

消除紧张情绪，戒除烟酒，停用可能激惹本病的药物，处理存在的慢性病灶。

1. 局部治疗　局部外涂糖皮质激素霜剂或软膏，对小面积肥厚皮损可用糖皮质激素封包或皮损内注射。0.01%～0.1% 阿维 A 软膏、0.1% 他克莫司乳膏或 1% 吡美莫司乳膏亦可试用。对口腔黏膜损害可使用糖皮质激素喷雾剂或凝胶剂。

2. 系统治疗　对于皮损较广泛的患者可选用阿维 A 每天 30 mg 口服，但需长期维持治疗。急性泛发或损害较严重者，可给予糖皮质激素口服，一般采用小、中剂量泼尼松每天 30～60 mg，症状缓解或皮损消退后可逐渐减量停用。瘙痒剧烈者，可给予抗组胺药物或镇静剂口服。对糖皮质激素、维 A 酸治疗效果不佳的严重病例，可口服环孢素，剂量为 1～6 mg/(kg・d)。另外，吗替麦考酚酯（mycophenolate mofetil）、沙利度胺、柳氮磺吡啶等亦可试用。近期有生物制剂巴利昔单抗（basiliximab）治疗严重口腔扁平苔藓有效的报道。

3. 其他治疗　对顽固的扁平苔藓，PUVA 或窄谱 UVB 疗法有效。对于肥厚性损害，可选用液氮冷冻、激光照射或外科手术切除等方法。

病例分析：扁平苔藓

七、预后

病程较长，但大多数预后良好。

（骆志成）

第五节　多形红斑

多形红斑（erythema multiforme，EM）是由多种原因引起的一种急性自限性炎症性疾病。皮损典型者为虹膜样或靶形红斑，常有丘疹、水疱或大疱、紫癜、风团等多种表现。重症型皮损泛发，黏膜损害显著，常有全身症状。

一、病因及发病机制

病因复杂，近年来认为单纯疱疹病毒感染与多形红斑发病关系较为密切。轻症型抗原主要是微生物（尤其是单纯疱疹病毒），重症型抗原主要是药物（如非甾体类抗炎药、抗生素和抗癫痫药等）。某些血管性疾病、自身免疫性疾病或肿瘤可伴发多形红斑。月经来潮、妊娠、寒冷及日光照射等可诱发本病。发病机制未完全明确，目前认为可能与细胞及抗原抗体免疫复合物介导的变态反应有关。近年来有倾向认为重症多形红斑（Stevens-Johnson syndrome，SJS）是一种独立疾病。

二、临床表现

依皮损和病情严重程度可分为两型，即轻症型多形红斑（EM minor）和重症型多形红斑（EM major）。急性发病，可有发热、头痛、关节痛、肌痛、乏力及全身不适等前驱症状。

（一）轻症型多形红斑

又称普通型，临床最为常见，认为与单纯疱疹病毒感染有关。春秋季好发，多见于青年女性。部分病例在发病 1～2 周前有单纯疱疹病毒感染史。皮疹以红斑、丘疹为主，初起为水肿性鲜红斑或扁平丘疹，随病情进展皮损逐渐扩大，中央变为暗红色或紫红色，有时中心可出现水疱或紫癜，边缘潮红，呈虹膜状或靶形外观（图 7-5-1），邻近皮损可互相融合。有时可直接在红斑基础上发生水疱或大疱。有时可见口腔黏膜损害。皮损好发于四肢远端如手、腕、足、踝及面颈部。

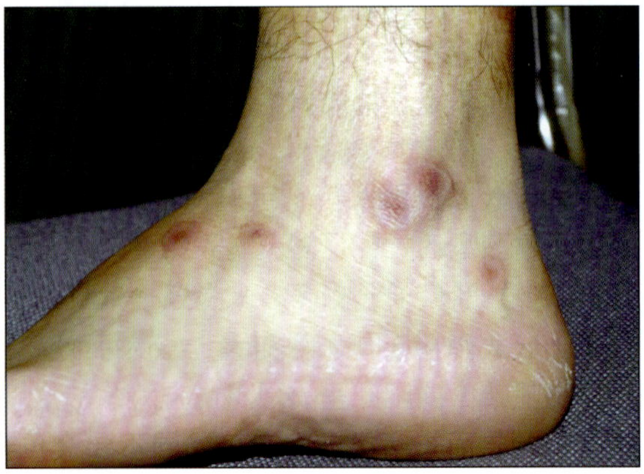

图 7-5-1　多形红斑

多对称分布。自觉瘙痒、刺痛或灼热感，可伴有发热、头痛、关节痛或全身不适。病程一般为 2～3 周，有复发倾向。皮损消退后，局部可有轻度脱屑及暂时性色素沉着。

（二）重症型多形红斑

又称 Stevens-Johnson 综合征，可发生于任何年龄。发病急骤，患者常有高热、畏寒及疲乏等全身症状。皮损发展迅速，泛发全身，为水肿性鲜红色斑（典型靶形红斑少见），其上很快出现水疱或大疱，形成大片糜烂面，瘙痒、疼痛明显。黏膜损害广泛且显著，眼、口腔、泌尿外生殖器及肛门甚至呼吸道和消化道均可出现损害。此型病情严重，易合并感染和电解质紊乱，治疗不及时可导致死亡。病程 4～6 周，多不复发。

病例分析：Stevens-Johnson 综合征

此外，临床上还可见某些特殊类型，如寒冷性多形红斑（cold EM）和持久性多形红斑（persistent EM）。

三、组织病理

表皮有角质形成细胞坏死，基底细胞液化变性，可见空泡变性或表皮下水疱形成。真皮浅层血管周围有以淋巴细胞为主的炎症细胞浸润，常见血管外红细胞溢出。

四、诊断

诊断依据：可有前驱症状，皮疹呈多形性，典型者为水肿性虹膜样或靶形红斑，重症型常有大疱，黏膜损害显著；皮损多见于四肢远端，对称分布，重症型泛发全身；自觉瘙痒、刺痛或烧灼感，重症型全身症状显著。

五、鉴别诊断

1. 丘疹性荨麻疹　儿童常见，好发于春夏秋季，多与昆虫叮咬有关；皮损好发于四肢和躯干，为红色风团样丘疹，常有水疱，但无靶形红斑，无黏膜损害；常呈季节性反复发作，剧烈瘙痒。

2. 固定型药疹　发病前有明确用药史；红斑孤立存在，好发于皮肤黏膜交界处和暴露部位；消退后留色素沉着，经久不退；使用同类药物后常复发。

3. 离心性环状红斑　多发于中青年，夏季多见；皮损分布于四肢和躯干，尤以臀部和股部多见；红斑呈环状、多环状，无靶形红斑，多无黏膜损害；自觉轻度瘙痒；病程较长；组织病理学检查表皮无角质形成细胞坏死。

4. 冻疮　冬季发病，我国多见于南方地区；青年女性较多见；皮损好发于手、足、耳郭及面颊，不累及黏膜；自觉痒痛，遇热加剧。

5. 大疱性类天疱疮　多发于老年人；皮损以张力性厚壁大疱为主，常有血疱，累及黏膜者少见；皮损好发于躯干、四肢伸侧、腋窝和腹股沟；病程慢性；免疫病理检查示基底膜带 IgG 和（或）C3 呈线状沉积。

六、治疗

积极寻找病因并给予对症处理，如停用可疑致敏药物、消除各种感染等。

1. 内用药物治疗　可给予抗组胺药物口服，静脉注射 10% 葡萄糖酸钙或硫代硫酸钠。皮损较广泛或有大疱及重症型应尽快短程使用糖皮质激素（中、小剂量泼尼松口服，或氢化可的松每天 200～400 mg 或地塞米松每天 10～20 mg 静脉滴注），并加强支持治疗，保证热量、蛋白质及维生素的供给。维持水电解质平衡。可酌情选用适当抗生素预防或控制感染。

2. 局部治疗　轻症者可给予炉甘石洗剂或糖皮质激素霜剂局部外涂；有大疱时，可无菌操作抽去疱液；有皮肤糜烂渗液时，可用 3% 硼酸溶液湿敷。重症患者应加强护理。对眼部损害可用无菌生理盐水冲洗，可的松眼药水和抗生素眼药水或药膏交替滴眼；对口腔损害可用

5% 氯已定或 2% 碳酸氢钠溶液漱口。

3. 预防治疗 合并单纯疱疹病毒感染的复发性多形红斑患者，可给予核苷类抗病毒药物预防性治疗，如阿昔洛韦 400 mg，3 次 / 天，或伐昔洛韦 300 mg，2 次 / 天，连续 6 个月以上，可有效抑制复发。

4. 中医治疗 辨证施治。

七、预后

一般预后良好，但轻症者易复发，重症型可遗留眼疾或内脏功能障碍甚至死亡。

（骆志成）

第六节 红 皮 病

红皮病（erythroderma）又称剥脱性皮炎（exfoliative dermatitis），是一类由多种原因引起的严重的炎症性皮肤病，炎症性红斑面积达到体表面积的 90% 以上。以全身皮肤弥漫性潮红、肿胀、浸润及大量脱屑为特征，常有明显的全身症状。

一、病因及发病机制

引起红皮病的原因很多，一般可归纳为以下四种情况：

1. 药物过敏 如抗生素、巴比妥类、磺胺及抗疟药等易引起红皮病。由药物引起的红皮病呈增多趋势。

2. 原发皮肤病治疗不当 原发皮肤病时不规范使用糖皮质激素、外用刺激性制剂及处理不及时等均可导致红皮病的发生。常见的原发皮肤病有银屑病、湿疹、特应性皮炎及脂溢性皮炎等。

3. 恶性肿瘤 某些恶性肿瘤可引发红皮病，其中以淋巴网状系统恶性肿瘤最为常见，如皮肤 T 细胞淋巴瘤、霍奇金病、白血病及 Sézary 综合征（Sézary syndrome，SS）等。

4. 原因不明 约有 1/3 病例暂时找不到明确的原因，称为特发性红皮病。主要见于老年男性，多有顽固瘙痒，病程长，治疗反应差。

红皮病患者由于受内、外因素的刺激，皮肤功能发生严重障碍，进而出现相应的临床症状。如屏障功能障碍，导致皮肤丧失对表面微生物（尤其是细菌）的抵抗作用而易发生感染；体温调节功能障碍，使患者热量散发过度，易发生低体温状态，同时通过蒸发或渗出丢失过多的体液引起水、电解质紊乱；皮肤组织增生和代谢加快使脱屑过多造成蛋白质丢失，从而发生低蛋白血症。

二、临床表现

成人多见，男性发病率高于女性。依据皮损表现及临床经过，可分为原发型和继发型。

1. 原发型红皮病 多由药物过敏引起。发病较快，急性经过。初起为麻疹样或猩红热样发疹，迅速发展为全身弥漫性红肿，皮肤呈鲜红色，肿胀显著，常有糜烂渗液，尤以皱褶部位明显。恢复期表现为大量脱屑，多为大片状或糠状鳞屑，手掌和足跖部可呈手套或鞋垫样大片表皮剥脱。患者自觉瘙痒剧烈。该型红皮病黏膜损害显著，可出现结膜炎、角膜炎或全眼球炎；口腔黏膜红肿，可形成溃疡而疼痛；外阴及肛周可出现糜烂，常继发感染而有脓性分泌物。整个病程 1 ~ 2 月。

2. 继发型红皮病 多由其他皮肤病发展而来或伴发于恶性肿瘤。发病缓慢，全身症状较轻，多呈慢性经过，全身皮肤弥漫性潮红，呈暗红色，浸润明显，肿胀、渗液及脱屑较轻，但常有色素沉着或色素减退。一般躯干较四肢明显，肢体屈侧较伸侧明显。患者常出现指（趾）甲病变，部分患者可有弥漫性脱发和掌跖角化过度。黏膜损害轻或无。瘙痒往往较剧烈，常见抓痕，易继发感染。在红皮病症状消退后，可复现原有皮肤病的皮损。病程可达数月至数年。

红皮病常发生内脏损害，严重时出现脏器功能衰竭。常见肝、脾及淋巴结肿大。肾损害时，可出现蛋白尿、血尿甚至肾衰竭。血流动力学改变导致心率加快、心律失常甚至心力衰竭。由于大量失水和蛋白消耗，易出现水、电解质紊乱以及低蛋白血症和贫血。由于皮肤散热大幅度增加，影响体温调节功能，患者常出现寒战、发热或低体温状态。

三、组织病理

常表现为皮肤非特异性炎症改变，但可见原有皮肤病的某些特征。伴发肿瘤时可出现特征性骨髓象或外周血象。

四、诊断

根据临床表现，诊断不难。关键问题是要详细询问病史，进行全面系统的体格检查、必要的实验室或其他辅助检查，尽可能寻找病因或原发疾病。

五、治疗

红皮病在急性期应住院治疗。药物引起者应停用致敏或刺激性药物；继发于其他皮肤病者应积极控制原有疾病；恶性肿瘤引起者应针对肿瘤情况，合理采用手术、化学治疗或放射治疗。尽快恢复皮肤正常生理功能。

1. 支持治疗　应保证饮食营养成分丰富，可口服多种维生素，必要时可静脉输注白蛋白、血浆或全血；积极补液，纠正水、电解质紊乱；加强护理，保持环境清洁、温暖。急性期患者应卧床休息。

2. 内用药物治疗　有过敏或瘙痒显著者，给予抗组胺药物或镇静剂。糖皮质激素是控制红皮病的主要药物（但红皮病型银屑病时不宜轻易使用），主张短程治疗，常用剂量为泼尼松每天 30 ~ 60 mg，口服，病情危重者可静脉滴注地塞米松或氢化可的松，也可合并使用免疫抑制剂。并发感染者应选用有效抗生素。有内脏损害或功能障碍时，应给予相应的内科处理。

3. 外用药物治疗　原则是消炎、润肤、止痒和防治继发感染等。急性期应选用性能温和的制剂，如氧化锌油、植物油和糖皮质激素乳膏。润肤剂可选用凡士林等。局部继发感染时，加用抗生素软膏。瘙痒剧烈、鳞屑显著者可选用淀粉浴、糠浴或矿泉浴等。

4. 中医治疗　辨证施治。

六、预后

取决于原发疾病及并发症。继发于皮肤病和药物过敏所致而无严重并发症者，一般预后良好。伴发于恶性肿瘤者、合并严重内脏损害及难以控制的感染者则预后较差，终致死亡。

病例分析：红皮病

（骆志成）

第8章 物理性皮肤病

第一节 光线性皮肤病

光线性皮肤病是因日光或其他光线照射引起的或使原有皮损加剧的皮肤黏膜疾病。光线也可使皮肤老化、甚至导致癌变。随着旅游事业的发展、野外工作的需要以及臭氧层破坏日益加剧等原因，光线性皮肤病的发病率在不断增加，在高原地区尤为常见。

日光包含紫外线（ultravoilet ray，UV；180～400 nm）、可见光和红外线。按照波长不同，紫外线分为短波紫外线（UVC，180～290 nm）、中波紫外线（UVB，290～320 nm）和长波紫外线（UVA，320～400 nm）。UVC 被臭氧层和大气吸收，不能到达地表，对人体产生辐射损伤作用的主要是 UVB 和 UVA。

光线性皮肤病可分为以下几类：

1. 光线所致的皮肤损伤反应 如日晒伤、晒黑、皮肤光老化、项部菱形皮肤、胶样粟丘疹等。

2. 特发性光敏性皮肤病 如多形性日光疹、慢性光化性皮炎、日光性荨麻疹、种痘样水疱病等。

3. 光感性皮肤病 又分为外源性和内源性光感性皮肤病。外源性包括光接触性皮炎、光敏性药物反应、食物引起的日光性皮炎等，内源性包括卟啉病、烟酸缺乏症等。

4. 光致癌相关性皮肤病 光化性角化病、家族性黑素瘤、鳞状细胞癌等。

5. 紫外线致细胞或 DNA 损伤的遗传性疾病 着色性干皮病等。

6. 光加重的皮肤病 如结缔组织病（红斑狼疮、皮肌炎等）、色素障碍性皮肤病（雀斑、黄褐斑等）、水疱大疱性皮肤病（天疱疮等）、感染性疾病（单纯疱疹等）、红斑鳞屑性皮肤病（多形红斑、光敏性银屑病、光化性扁平苔藓等）。

7. 其他与光照相关的皮肤病 职业性光敏性皮炎、职业性电光性皮炎、化妆品光感性皮炎等。光线作用于机体可引起异常反应，包括光毒性反应（phototoxic reaction）和光变态反应（photoallergic reaction）。光毒性反应属于非免疫性反应，发病机制不完全清楚。光变态反应属于免疫应答反应，机制可能与光通过化学反应改变抗原结构，刺激机体产生免疫反应相关。光毒性反应与光变态反应在临床上有时不易区分，二者可同时存在或以其中一种为主，鉴别要点见（表 8-1-1）。本节分别介绍临床常见的日晒伤和多形性日光疹。

表8-1-1 光毒性反应与光变态反应的鉴别

	光毒性反应	光变态反应
发病人群	任何个体	少数光敏体质人群
潜伏期	无	有
皮损形态	日晒伤	多形，常以一种为主
发病部位	局限于光暴露部位	不限于光暴露部位
病程特点	病程短，发病急	病程长，反复发作

续表

	光毒性反应	光变态反应
被动转移试验	阴性	阳性
光敏剂	浓度高，不发生化学变化	浓度低，发生化学变化

一、日晒伤

日晒伤（sunburn）又称晒斑、日光性皮炎（solar dermatitis），是人体接受过量日光照射后，在皮肤暴露部位发生的急性光毒性反应，皮损主要表现为红斑、水疱，伴烧灼痛。好发春末夏初。多在照射后数小时发生，其严重程度与光线强度、照射时间、肤色、种族等有关。

（一）病因及发病机制

本病是因相对过量的日光照射引起的急性炎症反应，UVB 是主要的致病光谱，UVA 剂量过大时也可致病。强烈的日光照射使细胞中蛋白质和核酸吸收大量的紫外线，产生一系列生物化学反应，造成角质形成细胞坏死，释放前列腺素、白三烯、组胺、白介素、干扰素等炎症介质，导致真皮血管扩张，渗出增加，出现红肿和疼痛。同时黑素前体一过性出现和色素合成加速，引起色素沉着。

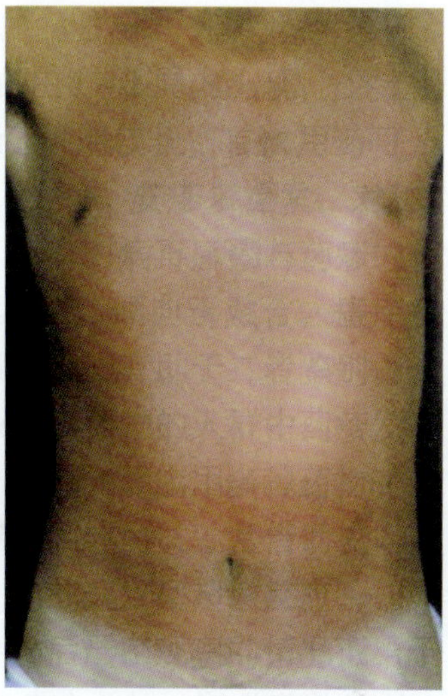

图 8-1-1　日晒伤

（二）临床表现

多见于妇女、儿童、海水浴及水面作业者。皮损为日晒数小时至十余小时后，在曝光部位突然出现境界清楚的水肿性红斑，严重者发生水疱或糜烂，自觉灼热和疼痛（图 8-1-1）。经过 1 ~ 2 天，红斑逐渐变暗、脱屑、消退后留有色素沉着。病程持续约 1 周可以恢复。皮损面积较大时，可以出现全身症状，如发热、头痛、乏力、恶心等，甚至心悸、谵妄或休克。

（三）诊断和鉴别诊断

根据日晒后暴露部位境界清楚的红斑伴灼痛，本病不难诊断。应与刺激性接触性皮炎鉴别，后者没有季节性，有明确的接触史，皮疹局限于接触部位，以自觉瘙痒为主。

（四）预防和治疗

1. 预防　可通过经常参加户外活动，增加皮肤对紫外线的耐受。避免烈日暴晒，外出时戴宽檐帽、穿长衣服或打伞。外出前涂抹防晒霜。

2. 治疗

（1）局部治疗：以消炎、安抚、止痛为原则。一般外用炉甘石洗剂或糖皮质激素霜剂，严重者可用 3% 硼酸液、鲜牛奶稀释液或生理盐水冷湿敷。每隔 2 ~ 3 小时冷湿敷 30 分钟，直到炎症缓解。

（2）系统治疗：轻者可选择口服抗组胺药，常用西替利嗪 10 mg，口服，每日 1 次；或氯雷他定 10 mg，口服，每日 1 次；或依巴斯汀 10 mg，口服，每日 1 次，以及维生素 C、非甾体类抗炎药。重者或疗效欠佳者可口服小剂量糖皮质激素。

病例分析：日晒伤

二、多形性日光疹

多形性日光疹（polymorphic light eruption，PLE）是季节性反复发作、具有多形性皮损的慢性光变态反应性皮肤病。1900 年由 Carl Rasch 最早描述，是最常见的光变态反应性疾病，病因尚不明确。

（一）病因及发病机制

目前认为是多种原因引起的迟发型光变态反应，光敏试验提示大多数患者的致病光谱在UVA范围内，少数为UVB或UVB和UVA共同致病。

1. 遗传 3%～45%的患者有家族性光过敏史。

2. 内分泌改变 女性患者多见，部分患者发病前有口服避孕药史，妊娠影响疾病的过程。

3. 免疫学改变 光合产物如热休克蛋白可能激发机体产生迟发型超敏反应。另外，日光能导致T细胞活化和亚群比例改变。近年研究发现患者在UVB照射后可使角质形成细胞和血清中白介素及干扰素表达上调，促使中性粒细胞和淋巴细胞聚集，产生炎症反应。

4. 微量元素和代谢异常 某些微量元素参与了DNA损伤后的修复过程，部分多形日光疹患者的血锌下降，血锰升高，影响损伤修复。色氨酸代谢异常是本病的重要原因。

5. 氧化损伤 光激发试验表明氧化损伤在发病中起一定作用，患者超氧化物歧化酶的活性下降，清除体内氧自由基的能力下降，氧自由基引起组织损伤和坏死。

6. 其他 花生四烯酸代谢异常参与发病。吸烟、饮酒等可促使发病。

（二）临床表现

本病有明显的季节性，常在春季或初夏发生或加重，秋冬季节自然缓解或消退。此后每年季节性复发，慢性病程。多发于中青年女性。潜伏期为24～48 h。主要累及曝光部位，发病频率由高到低依次为胸前V形区、上肢桡侧、手背、面部、肩胛和下肢，反复发作后可以累及非曝光部位。皮疹表现为多形性，如红斑、斑丘疹、丘疱疹、水疱、结节、斑块或苔藓化等。对单个患者而言，常以一种皮疹形态为主。最常见的是丘疹型和丘疱疹型，其次是痒疹型和红斑水肿型。患者自觉瘙痒明显，全身症状轻微。病程长短不一，预后一般不出现色素沉着和瘢痕（图8-1-2）。

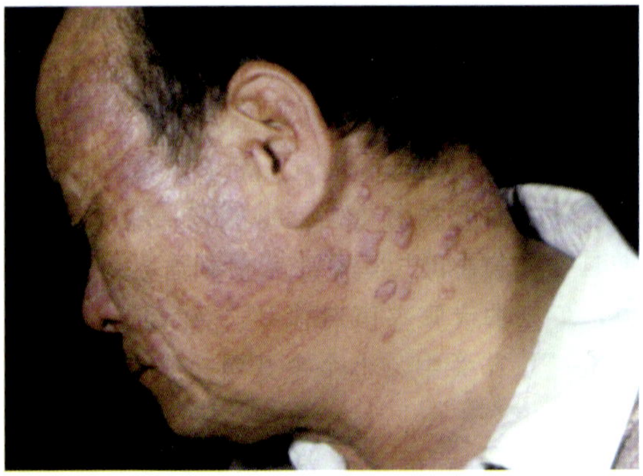

图8-1-2 多形性日光疹

（三）实验室检查

紫外线红斑反应试验：红斑反应高峰的出现较正常人晚，红斑反应的强度高于正常人，持续时间较正常人持久，红斑反应消退后无明显的色素沉着。

光激发试验：阳性率为48%～100%。

光斑贴试验：部分患者可确定致敏物种类，但多数患者试验结果为阴性。

（四）诊断和鉴别诊断

诊断依据：中青年女性发病，有潜伏期或春夏季节反复发作，以曝光部位为主的多形性皮疹伴明显瘙痒。紫外线红斑试验呈异常反应，部分患者光斑贴试验阳性。病理特点是真皮乳头高度水肿，真皮全层血管周围以淋巴细胞为主的炎性细胞浸润。

本病应与下列疾病鉴别：

1. 光线性痒疹 儿童发病。日晒后数小时至数天出现红色的丘疹、结节，病理类似皮炎改变。

2. 慢性光化性皮炎 多见于老年男性，持续时间3个月以上，皮疹无特异性，类似于湿疹、皮炎。

3. 亚急性皮肤型红斑狼疮 皮疹为丘疹鳞屑性或环状红斑，有特征性的病理变化和免疫学异常。

4. 卟啉症：为血色素形成过程中卟啉生物合成在不同环节发生障碍所致的一组疾病，本病大多为遗传性，部分为获得性，卟啉为光感物质，卟啉病的皮肤表现常为光敏感、水肿性的红色斑片、水疱、瘢痕。

（五）预防及治疗

1. 预防　经常参加户外活动，增加皮肤对紫外线的耐受。避免烈日暴晒，外出时戴宽檐帽、穿长衣服或打伞。外出前涂抹防晒霜。避免外用焦油类药膏；避免内服光敏药物，如氯苯那敏、四环素、喹诺酮类、磺胺类、灰黄霉素、异丙嗪等；避免食用光敏食物，如灰菜、无花果、芥菜、泥螺、香菇、木耳等。

2. 治疗　外用炉甘石洗剂或糖皮质激素霜剂。口服抗组胺药物为主，症状明显或反复发作时，可以口服烟酰胺、羟氯喹、硫唑嘌呤、β- 胡萝卜素，严重者可口服中等剂量的糖皮质激素。

病例分析：多形性日光疹

第二节　其他物理性皮肤病

一、痱子

痱子（miliaria）又称粟粒疹，是在高温潮湿环境下所致丘疹、水疱性浅表性的炎症性皮肤病。临床分为白痱、红痱、脓痱、深痱。

（一）发病机制

在高温潮湿的季节和环境中，机体过多的汗液不能蒸发，致使表皮汗管口角质浸渍肿胀，汗液排泄不畅。当汗管内汗液内压升高时，在汗管不同水平上发生破裂，溢出的汗液刺激周围组织产生丘疹、水疱。

（二）临床表现

1. 白痱　又称晶形粟粒疹（miliaria crystallina）。汗液在角质层内或角质层下汗管溢出，引起针头大小透明水疱，壁薄，内容物清，无红晕，自觉症状轻，轻度脱屑，有自限性。好发于颈、躯干部。常见于高热且出汗量大、长期卧床和过度虚弱者。

2. 红痱　又称红色粟粒疹（miliaria rubra）。汗液在表皮螺旋汗管处溢出，引起针头大小丘疹或丘疱疹，有轻度红晕，自觉有轻度烧灼感及刺痒。好发于颈、躯干、臀部。

3. 脓痱　又称脓疱性粟粒疹（miliaria pustulosa）。多由红痱发展而来，顶端为针头大小的浅表性小脓疱，脓疱通常是无菌的。通常发生在其他皮炎引起汗管损伤、破坏和阻塞之后。好发于皮肤皱襞处，小儿常见于头颈部。

4. 深痱（miliaria profunda）　阻塞的汗管在表皮与真皮交界处破裂，形成密集的、与汗孔一致的非炎症性水疱、丘疹、丘疱疹，出汗时皮疹增大，皮疹广泛时可引起头痛、头晕、发热。常见于热带反复发生红痱的患者。

（三）诊断及鉴别诊断

根据夏季或高温湿热的环境下发病；皮损为针尖至针头大小丘疹、丘疱疹；自觉症状不重，病程短等不难诊断。有时需与急性湿疹鉴别，湿疹皮疹呈多形性，对称分布，病程长，易反复。

（四）治疗

1. 改善环境、通风散热，衣着宽大。勤换衣被，勤洗浴，浴后擦痱子粉。

2. 外用痱子粉、1% 薄荷炉甘石洗剂、5% 明矾水。脓痱用 2% 鱼石脂炉甘石洗剂，黄连扑粉。继发感染时内服抗生素。

病例分析：白痱

二、冻疮

冻疮（chilblain）是由于寒冷引起的末梢部位局限性红斑、肿胀性损害。常见于冬季，病程缓慢，天气变暖后自愈。

（一）病因

局部皮肤受到寒冷刺激后，小动脉收缩，若时间过长，则血管麻痹性扩张，导致皮肤缺血、缺氧，血浆渗入组织间隙造成水肿坏死。

（二）临床表现

常见于儿童、青年女性及末梢循环不良者。好发于肢端及暴露部位，如手指、手背、足趾、面颊、耳郭、鼻尖等处。皮损为局限性隆起性水肿性暗紫红色肿块，界限不清，质软，皮温低，严重者可有水疱、糜烂、溃疡，愈后遗留萎缩性瘢痕。自觉瘙痒和肿胀感，受热后加重，有溃疡者自觉疼痛。

（三）诊断和鉴别诊断

根据发病季节，好发于儿童、女性及末梢循环不良者，皮损常见于四肢末梢露出部位，表现为紫红色水肿性斑块，皮温低，可有水疱、糜烂、溃疡形成等，不难诊断。需与多形红斑进行鉴别，多形红斑好发于春秋季，对称分布，典型表现可见虹膜样皮损。

（四）治疗

局部注意保暖，保持干燥。可口服血管扩张剂如烟酸、硝苯地平、烟酸肌醇、芦丁片；口服维生素 E、C。无破溃者可外用维生素 E 软膏、樟脑酊、辣椒酊。有溃疡者外用 5% 硼酸软膏、红霉素软膏、当归冻疮膏、猪油蜂蜜软膏。还可采用红外线、特定电磁波（TDP）、音频电疗、氦氖激光照射。

病例分析：冻疮

三、手足皲裂

手足皲裂（rhagadia manus and pedalis）指手足部皮肤由各种原因所致的干燥裂隙，临床依裂隙深浅程度分为三度。

（一）病因

手足皮肤特别是掌跖足跟角质层较厚，无皮脂腺，冬季汗液分泌少，受到摩擦、外伤、酸碱、有机溶剂及真菌感染等诸因素影响，使皮肤角化过度，失去原有的保护能力，易出现皲裂。

（二）临床表现

常见于成年人及老年人，尤其是从事户外工作的体力劳动者，秋冬季多见。多见于手指屈侧、手掌、足跟、足跖外侧。皮损依据皲裂深浅程度分为三度：Ⅰ度仅达表皮，无出血、疼痛；Ⅱ度深达真皮浅层，有轻度疼痛，不出血；Ⅲ度深达真皮深层、皮下组织，常引起出血和疼痛。

（三）诊断

依据好发于手足皮肤，秋冬季发病，多见于户外工作的体力劳动者；局部皮肤干燥肥厚，可见沿皮纹发展的深浅、长短不一的裂隙；伴有不同程度的疼痛等，容易诊断。应与以下疾病鉴别：

1. 手足癣 单侧发病，不仅限于足跟，可累及掌、跖、指（趾）间。皮疹表现为丘疹、水疱。常伴有甲病变，真菌镜检及培养阳性。

2. 手足湿疹 常位于手足背部，皮疹呈多形性，伴有瘙痒。

3. 掌跖角化症 系先天性疾病，因角化过度易造成皲裂，但和季节无明显相关性，常年发病。

（四）治疗

1. 加强防护，冬季保暖，少接触碱性洗涤剂，外涂润肤油脂。
2. 局部外用 10%～20% 尿素软膏、1% 尿囊素软膏，也可用凡士林、甘油擦剂等。

（燕华玲）

病例分析：手足皲裂

第9章 皮肤血管炎

血管炎（vasculitis）是指以血管及其周围组织的炎症及坏死表现为临床病理特征的一组疾病，其组织病理学表现为血管壁纤维蛋白样变性、血管壁及其周围炎症细胞浸润或肉芽肿形成等。血管炎可以是原发性，也可以继发于药物、感染、肿瘤和系统性炎症性疾病。皮肤血管炎（cutaneous vasculitis）是发生在皮肤血管壁的炎症，既可仅累及皮肤，也可以是系统性血管炎在皮肤上的表现，或是系统疾病的表现之一。

皮肤血管炎病因复杂，可归纳为：①感染：细菌、病毒、真菌、支原体和寄生虫等感染；②某些药物（抗生素、抗惊厥药、避孕药、干扰素等）、化学物质和食物等；③系统性炎症性疾病，如合并系统性红斑狼疮、类风湿关节炎、异常蛋白血症等；④恶性肿瘤；⑤自身血管组织抗原引起的自身免疫反应。大约 50% 的患者为特发性的。

皮肤血管炎发病机制十分复杂，大致可分为免疫性和非免疫性，其中免疫性占绝大多数。免疫机制在皮肤血管炎的发病中起着非常重要的作用，主要有：

1. 免疫复合物在血管壁的沉积 是大多数皮肤血管炎的早期事件。微生物、药物等抗原过剩时形成的可溶性免疫复合物沉积在血管壁基膜，通过传统途径和（或）替代途径使补体系统活化，引发一系列反应，使中性粒细胞的溶酶体释放多种溶酶体酶，最终导致血管内皮损伤。因此，免疫复合物 - 补体 - 中性粒细胞之间的连锁反应是免疫复合物血管炎发病机制的中心环节。

2. 抗中性粒细胞胞质抗体（antineutrophil cytoplasmic antibody，ANCA） 是一类以中性粒细胞和单核细胞胞质成分为靶抗原的自身抗体，是原发性系统性血管炎的重要血清学标志，具有诊断和监测疾病活动的价值。丝氨酸蛋白酶 3（serine proteinase 3，PR3）和髓过氧化物酶（myeloperoxidase，MPO）是其主要的靶抗原。感染、药物和某些化学物质可激发 ANCA 的产生。

3. 抗心磷脂抗体 其结合于血管内皮细胞，是引起微血管血栓形成的重要因素。

4. 细胞免疫 在所有血管炎的炎症浸润细胞中均有 T 淋巴细胞，T 淋巴细胞介导了持久的炎症反应。活化的巨噬细胞也参与了炎症过程，并且与血管炎中白细胞碎裂的机制密切相关。嗜酸性粒细胞浸润是 IgE 速发性变态反应所致血管炎的病理特征。

少数血管炎主要由非免疫性机制引起，可能与病原体直接侵犯血管、血管壁成分改变、血管通透性及静脉压、血液黏稠度、季节、温度等有关。

血管炎的分类至今尚无统一标准。目前临床上较主张采用综合分类法，即主要根据受累血管大小（分为小血管性、中等大小血管性和大血管性），同时兼顾临床症状、血管炎的病理生理机制和组织病理学特征等进行分类（表 9-0-1）。皮肤血管炎大多为“小血管为主性血管炎”。

皮肤血管炎临床表现复杂多变，皮损可表现为紫癜、坏死、溃疡等，与受累血管的大小、炎症反应的程度和类型等因素有关（表 9-0-2）。皮肤血管炎诊断须结合临床表现、组织病理和其他辅助检查来确定。

表9-0-1　皮肤血管炎综合分类方法（2010年Carlson等）

1. 小血管性血管炎
1.1　中性粒细胞性血管炎
1.1.1　免疫复合物介导（直接免疫荧光阳性）
A）皮肤（特发性）白细胞碎裂性血管炎（CLA，IgM/IgG）
B）继发于感染或药物的白细胞碎裂性血管炎（LCV，IgM/IgG，ANCA 相关超敏性血管炎、过敏性血管炎）
C）过敏性紫癜（IgA）
D）婴儿急性出血性水肿（IgA）
E）荨麻疹性血管炎（IgM/IgG）
F）感染性心内膜炎（IgM/IgG/IgA）
G）慢性局限性纤维化性血管炎：持久隆起性红斑（IgA）、面部肉芽肿（IgM/IgG）、炎性假瘤
1.1.2　偶发性血管炎（直接免疫荧光阴性）
A）Sweet 综合征
B）手背脓疱性血管炎
C）坏疽性脓皮病
1.2　嗜酸性粒细胞性血管炎
A）原发性嗜酸细胞性血管炎
B）继发于结缔组织病或寄生虫感染的嗜酸性血管炎
C）部分 Churg-Strauss 综合征病例
1.3　肉芽肿性
A）疱疹后损害
B）类脂质渐进性坏死（部分损害）
1.4　淋巴细胞性血管炎
A）立克次体和病毒感染
B）部分苔藓样皮肤病，如苔藓样糠疹、移植物抗宿主病、冻疮
C）少见的药物反应和节肢动物叮咬反应
2. 混合性，以小到中等大血管为主的血管炎
2.1　中性粒细胞性血管炎
2.1.1　免疫复合物介导的血管炎（直接免疫荧光阳性）
A）冷球蛋白血症性血管炎（IgM）
B）HBV 和 HCV 相关的血管炎（IgM）
C）结缔组织病相关的血管炎（如红斑狼疮、类风湿关节炎、干燥综合征，IgM/IgG）
2.1.2　ANCA 相关 / 微免疫血管炎（直接免疫荧光阴性）
A）伴多血管炎肉芽肿病
B）显微镜下多血管炎（显微镜下结节性多动脉炎）
C）Churg-Strauss 综合征（变应性肉芽肿病）
D）药物引起的 ANCA 血管炎
2.1.3　混杂性 / 其他
A）白塞综合征

续表

B）败血症性血管炎
C）炎症性肠病
D）恶性肿瘤相关血管炎
2.2　淋巴细胞性血管炎
A）恶性萎缩性丘疹病
B）病毒和立克次体感染
C）与结缔组织病相关的血管炎（干燥综合征、红斑狼疮）
D）白塞综合征
3. 肌性血管（中到大血管性）
3.1　中性粒细胞性血管炎
A）结节性多动脉炎
B）结节性血管炎或 Bazin 硬红斑
3.2　嗜酸粒细胞性血管炎
青少年颞动脉炎
3.3　肉芽肿性血管炎
A）巨细胞（颞）动脉炎
B）高安动脉炎
C）疱疹后损害
D）结节性血管炎（硬红斑）
3.4　淋巴细胞性血管炎
A）Sneddon 综合征
B）恶性萎缩性丘疹病
C）闭塞性血栓性血管炎
D）浅表血栓性静脉炎（Mondor 病、硬化性淋巴管炎）
E）川崎病
F）淋巴细胞性易栓性动脉炎
G）斑状动脉炎，可能是结节性多动脉炎的异型

表9-0-2　受累血管大小不同与临床表现的差别

小血管	中等大小血管	大血管
紫癜	大且深的皮下结节	肢体肿胀、坏疽
水肿性红斑	坏死、溃疡	感觉异常
坏死性小丘疹	网状青斑	静脉曲张
水疱、血疱	凹陷性掌 / 指瘢痕	下肢跛行
片状出血	指、趾坏疽	双下肢血压不一致
小结节	单神经炎	无脉症

第一节　过敏性紫癜

病例分析：过敏性紫癜

知识拓展：过敏性紫癜

过敏性紫癜（anaphylactoid purpura）又称亨－许紫癜（Henoch-Schönleinpurpura，HSP）。过敏性紫癜是一种累及皮肤和（或）其他器官毛细血管与细小血管的系统性小血管炎，好发于下肢，尤其是小腿伸侧和足踝部的可触性紫癜，可伴有关节痛、消化道和肾损伤。

一、病因和发病机制

病因复杂，主要由细菌、病毒、食物（如牛奶，鸡蛋）、药物（如青霉素，阿司匹林）、化学毒素等致敏因子引起。60% 以上儿童发病前有上呼吸道感染等症状，其中 A 组溶血性链球菌被认为是重要致敏原。此外，部分患者可能与恶性肿瘤和自身免疫性疾病相关。发病机制以 IgA 介导的Ⅲ型超敏反应为主，由 IgA 循环免疫复合物沉积在血管壁，激活补体，趋化中性粒细胞，释放炎症介质，导致真皮浅层毛细血管与细小血管的白细胞碎裂性血管炎而出现各种临床症状。有学者认为遗传性 C2 或 C4 缺陷患者易发生紫癜性肾炎。白三烯 E4 和 IgE 亦可能在本病发病中起作用（图 9-1-1）。

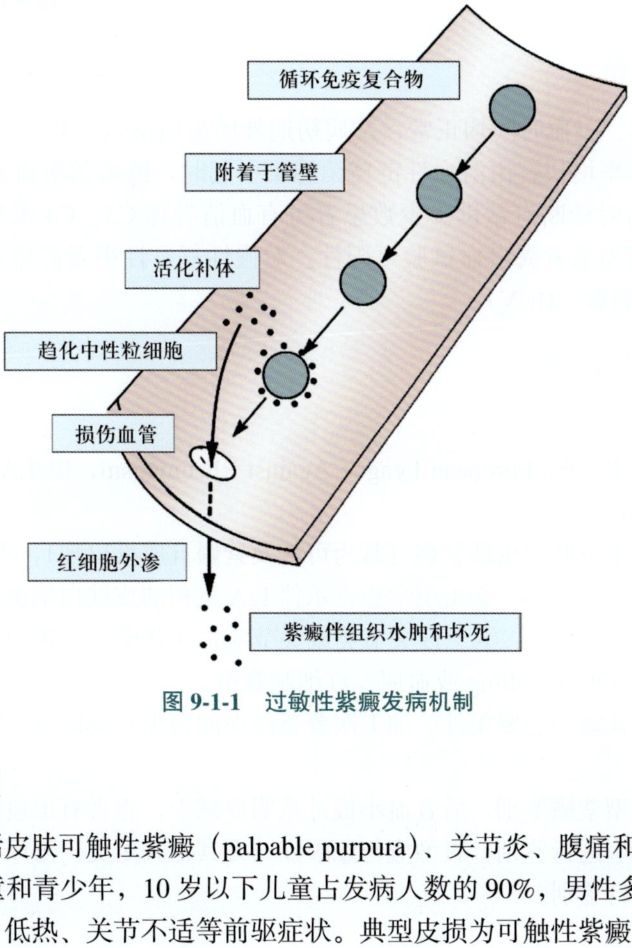

图 9-1-1　过敏性紫癜发病机制

二、临床特征

经典四联征包括皮肤可触性紫癜（palpable purpura）、关节炎、腹痛和血尿。

本病多见于儿童和青少年，10 岁以下儿童占发病人数的 90%，男性多发。发病前 1～3 周常有上呼吸道感染、低热、关节不适等前驱症状。典型皮损为可触性紫癜，即针尖至黄豆大小略隆起于皮面的瘀点或瘀斑，部分融合成片。皮损除紫癜外，尚有水肿性红斑、小血疱、坏死性紫癜或靶样出血性损害，但罕见结节和溃疡形成。好发于下肢伸侧，尤其是小腿和足踝部，对称分布，广泛时波及臀部、躯干和上肢。皮损分批反复出现。偶有无皮肤损害仅见关节痛或腹痛者（图 9-1-2）。

仅累积皮肤者称为单纯型；若并发关节疼痛、肿胀，称为关节型（Schönlein 型），多见膝、踝大关节受累，发生率 75%；若出现腹痛、腹泻、恶心、呕吐、便血，称为腹型（Henoch

型），可发生于本病的任何阶段，发生率 60%，严重时可并发肠套叠和（或）肠穿孔；伴有肾损害者称为肾型，发生率 30%～90%，最常见的表现是血尿，其次为蛋白尿、管型尿，严重者出现肾功能不全。上述各型若合并出现，称为混合型。

病程长短不一，多在 6～12 周恢复，但易复发，5%～10% 为慢性病程。除严重并发症外，一般预后良好。肾型患者病变程度和预后密切相关，应定期随访监测肾情况。

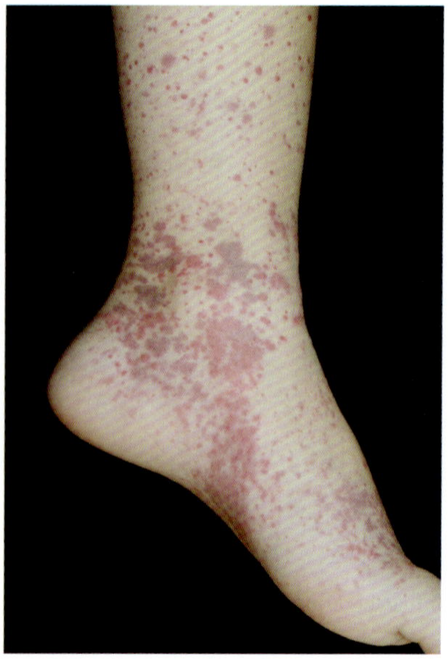

图 9-1-2 过敏性紫癜

三、组织病理

特征为真皮浅层毛细血管和细小血管的白细胞碎裂性血管炎（leukocytoclastic vasculitis），血管内皮细胞肿胀，管壁纤维蛋白样变性，血管及其周围中性粒细胞浸润，伴有核尘和红细胞外溢。直接免疫荧光显示真皮浅层血管壁 IgA、补体 C3 沉积。

四、实验室检查

血小板计数，出、凝血时间均正常；发病初期外周血白细胞总数（尤其是嗜酸性粒细胞）可升高，红细胞沉降率增快；由溶血性链球菌感染引起时，链球菌溶血素 O 和链激酶效价可升高。血清 IgA 升高对诊断有帮助。少数患者可有血清补体 C3、C4 水平下降。肾型患者可有血尿、蛋白尿，腹型患者粪潜血试验可阳性。对慢性复发性患者需检查血清乙型肝炎病毒（HBV）和丙型肝炎病毒（HCV）。

五、诊断和鉴别诊断

（一）诊断

欧洲抗风湿病联盟（the European League Against Rheumatism，EULAR）2010 年推荐的过敏性紫癜分类标准为：

必要条件：多发于下肢的皮肤紫癜（常为可触及紫癜且成批出现），不伴血小板减少。

次要条件：①弥散性腹痛；②组织学检查示伴 IgA 沉积的皮肤白细胞碎裂性血管炎，或伴 IgA 沉积的增生性肾小球肾炎；③急性关节炎或关节痛；④肾受累：蛋白尿 >0.3 g/24 h，或晨尿白蛋白与肌酐比值 >30 mmol/mg 或血尿、红细胞管型。

上述条件中皮肤紫癜为必要条件，加上次要条件中的至少一条即可诊断为过敏性紫癜。

（二）鉴别诊断

应与血小板减少型紫癜鉴别，后者血小板计数明显减少，患者有出血倾向；关节型应与系统性红斑狼疮、风湿病进行鉴别；腹型应与急腹症（尤其是阑尾炎、泌尿系结石）鉴别；肾型应与其他类型肾病进行鉴别。

六、治疗

去除可疑致敏因素，积极防治各种感染，避免可疑药物和食物，注意休息。

1. 单纯型 酌情选用抗组胺药物和降低毛细血管通透性及脆性的药物（维生素 C、维生素 E、芦丁、钙剂等）。氨苯砜可缩短皮损病程。

2. 关节型 可选非甾体类抗炎药等。

3. 腹型 可给予糖皮质激素控制症状，辅助解痉、制酸等对症药物。消化道出血患者给予止血剂。

4. 肾型　给予糖皮质激素治疗，顽固肾损害患者应加用免疫抑制剂如环磷酰胺和硫唑嘌呤等，与双嘧达莫配合使用。

5. 静脉滴注丙种球蛋白可减轻肾、消化道损害。

第二节　变应性皮肤血管炎

变应性皮肤血管炎（allergic cutaneous vasculitis）又称为皮肤白细胞碎裂性血管炎（cutaneous leukocytoclastic vasculitis）、过敏性血管炎、坏死性血管炎等。变应性皮肤血管炎是一种主要累及真皮浅层小静脉的超敏反应性皮肤小血管炎。其临床特征为双下肢可触性紫癜、风团样损害、结节、溃疡与坏死为主的多形性皮损。

一、病因及发病机制

病因复杂，如细菌（A 组溶血链球菌、分枝杆菌等）、病毒（甲、乙、丙型肝炎病毒，流感病毒等）、真菌、寄生虫、药物（如青霉素、丙硫氧嘧啶、氨基水杨酸等）、自身免疫性疾病和恶性肿瘤等，约半数病例病因不明。发病机制以 IgG 介导的Ⅲ型超敏反应为主，IgG 循环免疫复合物沉积在小静脉及中等静脉管壁，导致血管炎症损伤。

二、临床表现

青年人多发，女性多于男性。急性期可有轻度全身症状，如发热、头痛、肌肉痛等。好发于静脉压较高的下肢和踝部以及持重或受压部位，上肢及躯干少见。常对称分布。皮损呈多形性，起病通常为可触性紫癜、红斑、丘疹，进而发展出现水疱、血疱、多形红斑样及风团样损害，后期以结节、坏死、溃疡为主。可触性紫癜是本病标志性损害，风团样损害、结节、坏死和溃疡为特征性表现。常伴踝部水肿。皮损消退后遗留色素沉着或萎缩性瘢痕。自觉轻痒、烧灼感或疼痛。本病多起病急，病程长，易反复发作，迁延数年。仅有皮肤损害为皮肤型，合并肾、胃肠道、肺、心脏和中枢神经系统受累时，称为系统性变应性血管炎（图 9-2-1）。

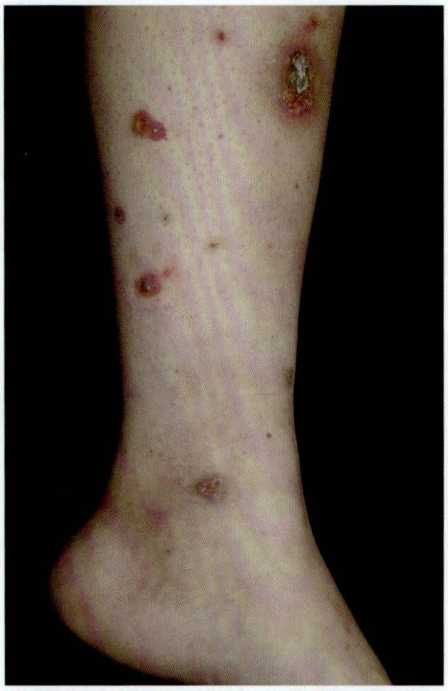

图 9-2-1　变应性皮肤血管炎

三、组织病理

标志性改变为白细胞碎裂性血管炎。主要侵犯真皮上部毛细血管后静脉，血管内皮细胞肿胀，管腔狭窄甚至闭塞。血管壁纤维蛋白样变性，血管及其周围有明显的以中性粒细胞为主的浸润及核尘，红细胞外溢。直接免疫荧光检查可见血管壁 IgG、IgM 和补体 C3 沉积。

四、实验室检查

白细胞总数可增高，急性期可出现嗜酸性粒细胞增高、血小板计数轻度减少、红细胞沉降率加快，或伴补体下降。系统损害患者可出现血尿、蛋白尿、粪潜血试验阳性等。对慢性复发性患者应检查血清 HBV 和 HCV。

五、诊断与鉴别诊断

依据可触性紫癜、丘疹、风团样损害、结节、坏死与溃疡为主的多形性皮损以及组织病理学特征进行诊断。

应与过敏性紫癜鉴别，后者皮损主要为紫癜，直接免疫荧光为血管壁有 IgA 沉积。组织病理检查有助于与其他类型血管炎鉴别。

六、治疗

积极寻找病因，去除感染灶，停用可疑致敏药物。急性期应卧床休息，抬高患肢。

1. 轻症患者 首选沙利度胺每天 75 ~ 150 mg 或氨苯砜每天 100 ~ 150 mg。

2. 皮损广泛、症状严重者 应选用糖皮质激素治疗，如泼尼松每天 30 ~ 40 mg，可联合应用沙利度胺；对于病情进展迅速、有严重脏器损害者，应用糖皮质激素与免疫抑制剂如环磷酰胺等联合治疗。

3. 可酌情选用非甾体抗炎药、抗组胺药物、秋水仙碱等。

4. 局部治疗。以预防创面感染、促进创面修复为原则，如外用抗生素制剂。

第三节 白塞综合征

白塞综合征（Behcet syndrome，BS）又称白塞病（Behcet disease）或眼 – 口 – 生殖器综合征（oculo-oral-genital syndrome）。白塞综合征是一种以血管炎为病理基础的慢性、反复发作的多系统疾病，主要表现为口腔溃疡、外生殖器溃疡和眼虹膜炎三联综合征，病情严重时可累及中、大血管，出现多系统损害。1937 年 Behcet 首先报告本病。

一、病因和发病机制

病因不明，多认为是一种多因素性免疫异常性疾病，主要涉及：

1. 遗传因素 本病具有地域分布差异及家族聚集倾向，目前发现人类主要组织相容性复合体（MHC）Ⅰ类基因相关基因 A（*MI-CA*）和人类白细胞抗原亚型 *HLA-B51* 是与白塞病相关性最强的易感基因。

2. 自身免疫学说 发现患者血清中循环免疫复合物和补体 C3 升高，存在抗口腔黏膜抗体、抗血管壁抗体和抗磷脂抗体等自身抗体，患者血清和皮肤中 T 细胞升高，中性粒细胞功能亢进。

3. 感染 某些细菌（如溶血性链球菌、分枝杆菌）、病毒（单纯疱疹病毒）可能启动具有遗传易感性人群的异常免疫反应。

4. 环境因素 如日本是高发地区，可能与有机氯、有机磷、铜离子等有关。

二、临床表现

本病好发于 20 ~ 30 岁人群，男性多于女性。病情呈反复发作和缓解交替过程。

1. 口腔溃疡 复发性疼痛性口腔溃疡为最常见的首发症状，发病率为 98%，每年发作 3 次以上是诊断的必要条件。溃疡为圆形或椭圆形，直径 2 ~ 10 cm 或更大，深浅不一，中间为淡黄色坏死性基底，边界清楚，周围有红晕，愈后一般不留瘢痕。单发或多发，多见于唇、舌、齿龈、颊黏膜、软腭、硬腭，甚至咽、喉等处，口臭明显。溃疡呈自限性，1 ~ 2 周愈合，易复发是其主要特点（图 9-3-1）。

2. 眼部损害 各型眼损害发生率约为 50%，一般出现较晚。男性易受累，且症状重、预后差。主要表现为虹膜睫状体炎、葡萄膜炎、前房积脓、结膜炎和角膜炎，也可发生脉络膜炎、视神经乳头炎、视神经萎缩和玻璃体病变等，严重者可致青光眼、白内障、失明等。

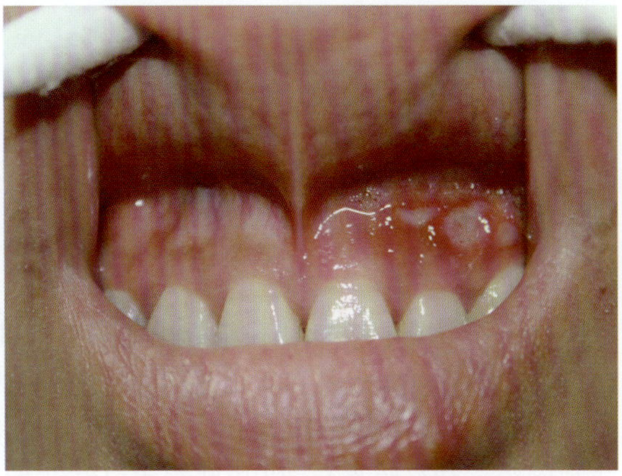

图 9-3-1　白塞综合征口腔溃疡

3. 生殖器溃疡　发病率为 80% 左右，临床表现与口腔溃疡相似，疼痛明显，但溃疡数目和发作频率较少，愈合较慢，愈后可有瘢痕。好发于外生殖器、肛周、会阴等处。女性更易发生，且阴道和宫颈也可累及（图 9-3-2）。

4. 皮肤损害　发生率为 60%～80%，多于黏膜病变后出现，皮损类型多样：①结节性红斑样皮损：最常见，好发于小腿伸侧，为多个蚕豆至胡桃大小的皮下结节，呈淡红、暗红或紫色，轻到中度压痛，极少破溃。皮损持续时间 1 个月左右，可有新皮损出现，新旧损害并存（图 9-3-3）。②毛囊炎、痤疮样皮损：多见于头面、胸背、下肢和阴部，皮损为绿豆大小无菌性丘脓疱疹，周围有红晕，反复出现。③针刺试验（pathergy test）阳性：约半数患者针刺试验阳性，表现为皮内注射无菌盐水或无菌针头刺伤皮肤真皮层后，于 24～48 h 在针刺部位出现 2 mm 大小的红色毛囊炎或脓疱，有诊断价值。

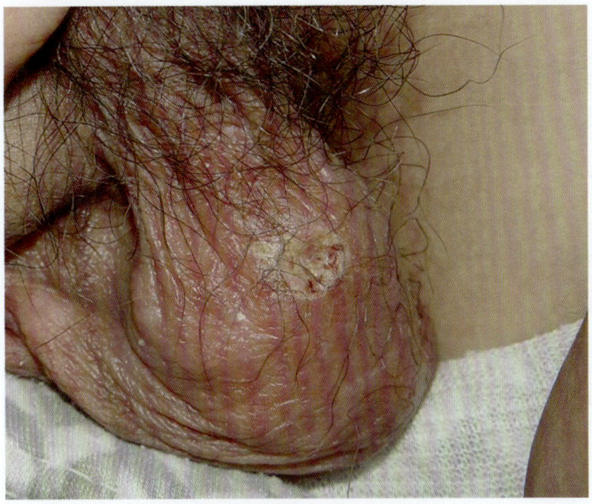

图 9-3-2　白塞综合征外阴溃疡

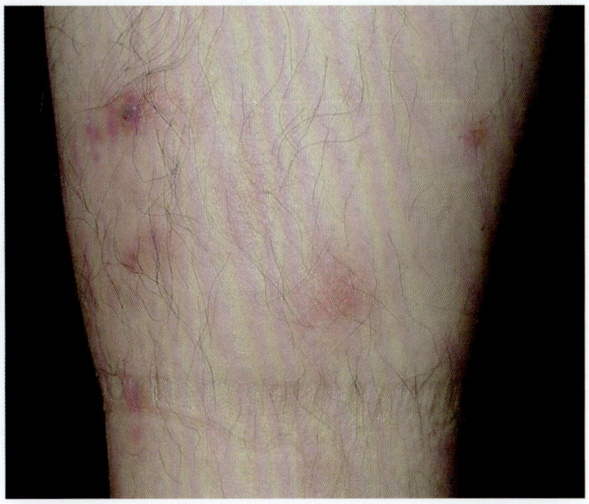

图 9-3-3　白塞综合征结节性红斑与毛囊炎样损害

5. 其他系统损害　约 40% 的患者出现关节痛；20%～40% 的患者出现大中血管炎，发病率男性高于女性，静脉病变多于动脉病变，是致残、致死的主要原因；5%～10% 的患者出现中枢神经系统病变，与多发性硬化类似，预后较差；其他还可表现为心肌炎、间质性肺炎、胸膜炎、消化道溃疡、附睾炎、尿道炎等。

三、实验室检查

无诊断性实验室检查方法，但相关检查结果能提示器官受累情况。可有白细胞增多、贫血、α_2 球蛋白升高、红细胞沉降率增快、C- 反应蛋白升高、IgA 升高、循环免疫复合物及类风湿因子阳性，血清黏蛋白及血浆铜蓝蛋白增高。部分患者血清抗口腔黏膜抗体阳性，细胞免疫功能降低。

四、组织病理

基本病变为血管炎，主要侵犯真皮细小静脉，可累及真皮或皮下组织的中、大血管。口腔和皮肤损害早期表现为白细胞碎裂性血管炎，晚期表现为淋巴细胞浸润为主的血管炎。

五、诊断及鉴别诊断

（一）诊断

1990 年国际白塞病协作组提出的诊断标准：

必要条件：复发性口腔溃疡（在 12 个月内至少发作 3 次）

次要条件：①复发性生殖器溃疡；②眼部损害（虹膜睫状体炎、葡萄膜炎，或玻璃体病变，或视网膜、脉络膜炎）；③皮肤损害（结节性红斑、假性毛囊炎、丘疹脓疱性损害或未进行糖皮质激素治疗的青春后期患者的痤疮样结节）；④皮肤针刺试验阳性。注意使用这个标准可造成约 3% 的无口腔溃疡症状的患者漏诊。

上述条件中，必要条件，同时存在任何 2 条次要条件即可诊断。

白塞病的诊断分为三型：病程中疼痛性口腔溃疡、生殖器溃疡、眼部损害和皮肤损害均出现者为完全型，缺一项者为不全型，缺两项者为可疑型。

（二）鉴别诊断

本病应与阿弗他口腔溃疡、女性阴部溃疡、结节性红斑、口腔癌和多发性硬化症等疾病进行鉴别。

六、治疗

尚无特效治疗方法，治疗目的是对症治疗、控制症状、防止复发和减少重要器官的不可逆损伤。

1. 局部治疗 以减轻刺激和促进溃疡愈合为原则。皮肤黏膜病变，尤其是生殖器溃疡时，应保持局部清洁，外用抗生素软膏避免继发感染；口腔溃疡时，可应用四环素溶液、硫糖铝混悬液，疼痛明显者涂抹利多卡因软膏等局部麻醉药；眼部损害时，可选用糖皮质激素滴眼液。

2. 为减少口腔、生殖器溃疡和皮肤损害的复发，可选用沙利度胺、羟氯喹、秋水仙碱和氨苯砜等。

3. 糖皮质激素能迅速有效控制症状，适用于全身中毒症状严重伴有高热者，严重的口腔及生殖器溃疡，进展期眼病，中枢神经系统病变，严重的大血管炎和关节病变等。免疫抑制剂单独或与糖皮质激素合用适用于重症或顽固患者以及糖皮质激素疗效不佳者。

4. TNF-α 单克隆抗体或拮抗剂可试用于对糖皮质激素和免疫抑制剂治疗不佳的顽固性患者。

第四节 结节性红斑

结节性红斑（erythema nodosum）是一种皮肤反应模式，为发生在皮下组织的间隔性脂膜炎。临床特征为双侧胫前突然出现疼痛性皮下结节，青年女性多见。典型病理改变为间隔性脂膜炎（septal panniculitis）。病程中无溃疡及瘢痕形成，愈后不留痕迹，但易反复发作。

一、病因及发病机制

病因复杂，与细菌感染密切相关，尤其是溶血性链球菌感染，病毒与真菌也可诱发；药物如溴剂、碘剂、磺胺类及口服避孕药等也与本病有关；雌激素可促使本病发生；一些系统性疾病（如结节病、白塞综合征、溃疡性结肠炎、Sweet 综合征等）或恶性肿瘤（如淋巴瘤、白血病等）也可出现相似症状。发病机制主要涉及Ⅳ型及Ⅲ型超敏反应。

二、临床特征

中青年女性好发，男女比例为 1∶3，春秋季节常见。急性起病，初期可有发热、头痛、肌肉痛和关节痛等前驱症状。典型皮损为突然出现的红斑及疼痛性皮下结节，直径 1 ~ 10 cm，略隆起于皮肤，表面光滑发亮，皮温升高，压痛明显；数个至数十个；对称分布；多见于双侧胫前，少数可波及股部、上臂、颈部等，面部罕见。数天后结节软化变平，呈暗红色，不破溃，逐渐消退，愈后不留瘢痕。病程 3 ~ 6 周，皮损可自行缓解，但易反复发作（图 9-4-1）。

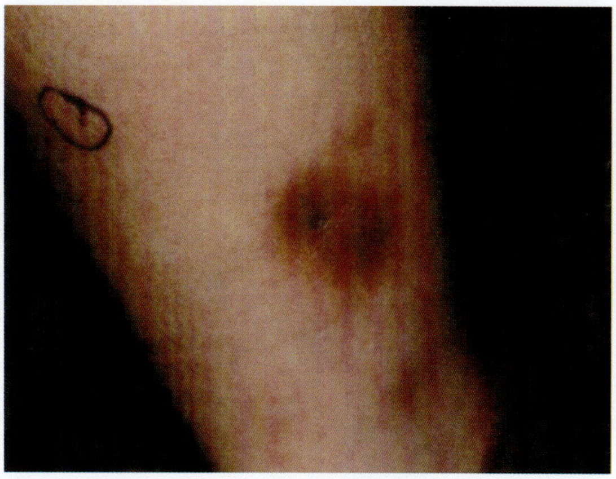

图 9-4-1　结节性红斑

临床上分为两种类型：急性结节性红斑（acute erythema nodosum）和慢性结节性红斑（chronic erythema nodosum）。前者如上述表现，见于大多数患者；后者见于少数老年女性，结节单侧或双侧发生，炎症及疼痛较轻，呈离心性发展。病情反复发作或经久不愈，持续数月至数年。

三、组织病理

特征为脂肪小叶间隔性脂膜炎。早期在脂肪小叶间隔中、小血管周围可见中性粒细胞、淋巴细胞和组织细胞呈放射状浸润，管腔扩张、充血，内皮细胞肿胀，红细胞外溢常见。免疫荧光检查可见血管壁免疫球蛋白和补体成分沉积。晚期陈旧性损害以淋巴细胞和组织细胞浸润为主，可见噬脂细胞和异物巨细胞构成肉芽肿。

四、诊断及鉴别诊断

根据发病前有感染史或药物服用史以及典型临床表现不难诊断，必要时可结合组织病理学确诊。

应与结节性脂膜炎、结节性血管炎或硬红斑等鉴别。

五、治疗

积极去除病因、控制炎症是治疗和防止复发的关键。急性期应卧床休息，抬高患肢。

1. 疼痛明显者可应用非甾体抗炎药止痛。

2. 碘化钾溶液口服，开始为饱和溶液每天 3 次，每次 5 滴，逐日每次增加 1 滴至每次 15 滴，每天 3 次维持；或碘化钾片每天 300 ~ 900 mg。症状控制后在 2 ~ 3 周内逐渐减量至停用。治疗期间注意观察甲状腺功能。

3. 对严重病例可选用糖皮质激素治疗（如泼尼松每天 15 ~ 30 mg），能迅速控制症状。

4. 可酌情选用秋水仙碱、沙利度胺、羟氯喹等治疗。

第五节　结节性血管炎

结节性血管炎（nodular vasculitis）又称 Whitfield 硬红斑（erythema induratum of Whitfield）。结节性血管炎是一种慢性复发性脂肪间隔血管炎与小叶性脂膜炎，主要累及皮下脂肪的中、小动脉，早期以中性粒细胞浸润为主，后期出现脂肪坏死和肉芽肿性反应。与结核分枝杆菌有关的称为硬红斑。临床特征为中年女性小腿屈侧疼痛性紫红色皮下结节和浸润块，可破溃。

一、病因及发病机制

病因尚不明确，可能是细菌如溶血性链球菌、结核分枝杆菌感染和药物（如丙基硫脲嘧啶）引起的超敏反应性血管炎，反复发作者与自身免疫性结肠炎、结肠癌可能有关。其中硬红斑（erythema）和结核分枝杆菌感染关系非常密切。

二、临床表现

中年女性多见。好发于下肢，特别是小腿屈侧，胫前和大腿也可波及。皮损为大小不等的紫红色皮下结节或浸润块，表面皮肤发红，有自发痛或压痛。分布常不对称，为单侧性或两侧轻重不等，也可沿血管走向呈线状排列。慢性经过，反复发作，可迁延数月或数年。结节消退前可有破溃，遗留萎缩性瘢痕。本病不侵犯内脏，预后良好（图 9-5-1）。

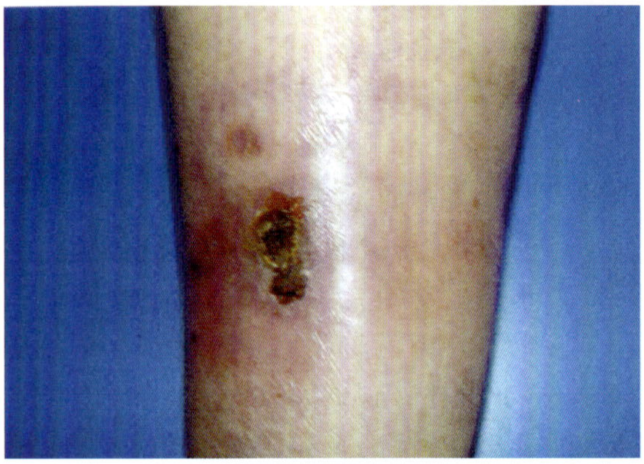

图 9-5-1 结节性血管炎

三、组织病理

组织病理表现为脂肪间隔血管炎伴小叶性脂膜炎。早期病变可见脂肪小叶间隔中、小血管的炎性改变，管壁中性粒细胞浸润，内皮细胞肿胀、形成血栓。后期发生脂肪小叶性坏死。肉芽肿性反应为非特异性或结核样，内有上皮样细胞、淋巴细胞和多核巨细胞，抗酸染色阴性。

四、实验室检查

应进行结核病的筛查，如结核菌素皮内试验、结核抗体、红细胞沉降率和胸部 X 线检查等。此外，少数病例可有抗“O”增高，合并活动性结核时，红细胞沉降率升高。

五、诊断及鉴别诊断

根据中年女性小腿屈侧疼痛性紫红色结节，可有破溃，慢性经过，以及组织病理学特征可进行诊断。

本病须与结节性红斑、皮肤型结节性多动脉炎等鉴别。

六、治疗

1. 去除病因，急性期卧床休息。
2. 有结核病灶者，需至少 9 个月的三联抗结核治疗。
3. 碘化钾对 50% 的患者有效，用法参照结节性红斑治疗，但对结核患者应慎用。
4. 无结核病灶者可应用糖皮质激素。
5. 酌情选用秋水仙碱、非甾体抗炎药及氨苯砜等。
6. 局部治疗。若有溃疡形成，局部给予预防和控制感染、促进创面愈合的治疗。

第六节　色素性紫癜性皮肤病

色素性紫癜性皮肤病（pigmentary purpuric dermatosis）又称特发性色素性紫癜、慢性毛细血管炎、慢性色素性紫癜等。色素性紫癜性皮肤病是一组以瘀点为主要特征的疾病，包括进行性色素性紫癜性皮肤病、毛细血管扩张性环状紫癜、色素性紫癜性苔藓样皮炎。以毛细血管周围淋巴细胞浸润、红细胞外溢为病理特征。

一、病因及发病机制

病因尚不明了，淋巴细胞介导的Ⅳ型超敏反应引起毛细血管炎症，可导致毛细血管的通透性、脆性增加。重力作用、静脉压力升高是重要的局部诱发因素。某些药物也可引起本组疾病。

二、临床表现

1. 进行性色素性紫癜性皮肤病（progressive pigmentary purpuric dermatosis） 又称为 Schamberg 病。初起皮疹为群集的帽针头大小的红色瘀点，密集成片，并逐渐向外扩展，稍后逐渐转变为黄褐色（含铁血黄素染色），但新发瘀点不断发生，似辣椒面样散在分布于陈旧皮损中，形成特征性改变。多见于小腿、踝部、足背等处，常见于中老年男性，多无自觉症状，或有轻度瘙痒。病程缓慢，数年后可自愈。

2. 毛细血管扩张性环状紫癜（purpura annularis telangiectodes） 又称 Magocchi 病。早期皮疹为直径 1～3 cm 的环状斑，由红色毛细血管扩张及瘀点构成，逐渐向四周扩散，形成环状、多环状或同心圆状。皮疹消退后可有轻度色素沉着，一般无自觉症状。多对称发生于小腿，可向上发展至大腿、臀部和躯干。任何年龄均可发病，女性多见。病程缓慢，数年后有自愈倾向。

3. 色素性紫癜性苔藓样皮炎（pigmentary purpuric lichenoid dermatosis） 又称 Gougerot-Blum 病。皮疹为细小铁锈色苔藓样丘疹，伴紫癜样损害，易融合成边界不清的斑片或斑块，常伴有不同程度瘙痒。多对称发生于小腿、大腿和躯干下部。40～60 岁男性好发，病程慢性（图 9-6-1）。

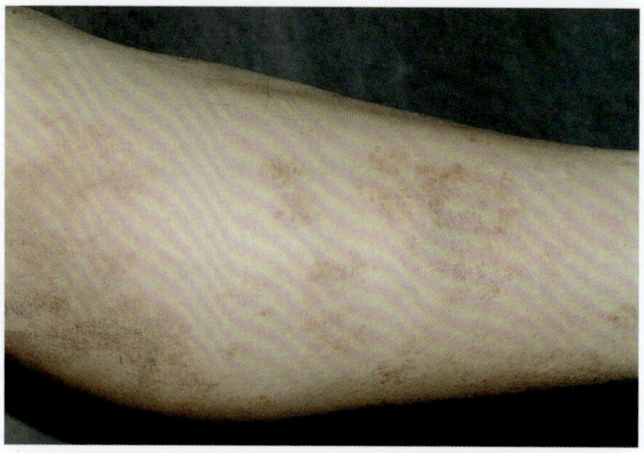

图 9-6-1　色素性紫癜性苔藓样皮病

三、组织病理

本组疾病病理变化相似，表现为真皮乳头红细胞外溢、浅层血管周围淋巴细胞及组织细胞浸润，可见含铁血黄素细胞。色素性紫癜性苔藓样皮炎中真皮浅层可见苔藓样淋巴细胞浸润。

四、诊断及鉴别诊断

根据各自临床表现诊断不难。须与过敏性紫癜、瘀积性皮炎等相鉴别。

五、治疗

应避免过久站立、行走和剧烈运动，注意休息和抬高患肢。

局部应用糖皮质激素有效；可联合应用维生素 C、芦丁和丹参；如有瘙痒可口服抗组胺药。

（黄　熙　于建斌）

第10章 结缔组织病

第一节 红斑狼疮

红斑狼疮（lupus erythematosus，LE）是一种经典的自身免疫病，为病谱性疾病，70%～85%的患者有皮肤受累。病谱的一端为皮肤型红斑狼疮，以皮肤损害为主，包括慢性皮肤型红斑狼疮（chronic cutaneous lupus erythematosus，CCLE）、亚急性皮肤型红斑狼疮（subacute cutaneous lupus erythematosus，SCLE）、急性皮肤型红斑狼疮（acute cutaneous lupus erythematosus，ACLE）；另一端为系统性红斑狼疮（systemic lupus erythematosus，SLE），是红斑狼疮中最严重的类型，除皮肤黏膜外，常累及多个内脏器官和系统。此外，还有一些特殊类型的LE，如新生儿红斑狼疮（neonatal lupus erythematosus，NLE）、药物性红斑狼疮（drug-induced lupus，DIL）等。在这一病谱中，CCLE又可细分为盘状红斑狼疮（discoid lupus erythematosus，DLE）、疣状红斑狼疮、肿胀性红斑狼疮、深在性红斑狼疮（即狼疮性脂膜炎）、冻疮样红斑狼疮以及Blaschko线状红斑狼疮等类型，其中以DLE最为常见。SCLE则是介于DLE和SLE之间的中间类型，常伴有系统症状，但较少累及肾和中枢神经系统。需要指出的是，上述类型的划分不是绝对的，大约有20%的SLE患者在病程中出现DLE样皮损，约50%的SCLE患者满足SLE分类标准，此外，约5%的DLE患者可发展为SLE。

病因尚不清楚，目前认为与本病发病相关的因素包括：

1. 遗传因素 SLE患者的一级或二级亲属患本病或其他自身免疫性疾病的频率高于一般人群；同卵双生子均发病的比例（24%～69%）明显高于异卵双生子（2%～9%）；SLE患者存在遗传易感性，如人类白细胞抗原（human leukocyte antigen，HLA）Ⅱ类D区的DR_2、DR_3、DQA_1、DQB_1和HLA Ⅲ类基因中C_4AQ异常。近年来大样本的中国汉族SLE患者和正常人全基因组关联分析（genome wide association study，GWAS）结果除了证实之前研究发现的中国汉族人易感位点BLK、IRF5、STAT4、TNFAIP3、TNFSF4、6q21和22q11.21外，还发现了9个新的SLE易感位点：ETS1、IKZF1、RASGRP3、SLC15A4、TNIP1、7q11.23、10q11.22、11q23.3和16p11.2。

2. 性激素 本病好发于女性，尤其是育龄期女性，并且妊娠可诱发或加重SLE。在动物模型中也发现雌激素可使NZB/NZW狼疮小鼠病情加剧，而雄激素则可缓解其病情，说明性激素与SLE发生相关。

3. 环境因素 ①物理因素：LE皮损对日光敏感，紫外线照射可诱发或加重本病。研究表明，紫外线照射可改变皮肤组织中DNA的化学结构，增加其抗原性，引起抗DNA抗体产生；此外，紫外线照射可诱导DNA低甲基化，从而激发或加重LE。②感染因素：虽至今尚未从组织中分离出相关的病原体，但某些感染（尤其是病毒感染）可诱发或加重本病。③精神心理行为因素：精神抑郁、劳累等与本病发病有一定关系。④药物因素：多种药物如肼苯达嗪、普鲁卡因胺、甲基多巴、异烟肼、青霉素等能诱发药物性红斑狼疮。

LE是一种自身抗体介导的，以炎症为突出表现的自身免疫性疾病。目前认为本病的发病机制可能是在具有LE易感基因的基础上，某些环境因素通过异常的表观遗传调控，导致机体的免疫功能紊乱，包括抑制性T细胞功能受损、B细胞多克隆活化产生多种自身抗体、细胞因子分泌及其受体表达异常等。近年来的研究表明，SLE 患者 T 细胞 DNA 存在病理性低甲基化，从而使 T 细胞自身免疫相关基因过度表达，具有自身反应性，刺激 B 细胞产生大量自身抗体；而 T 细胞发生病理性 DNA 低甲基化的原因及机制与转录调节蛋白 RFX1 水平降低、凋亡相关蛋白 Gadd45a 水平升高、ERK 信号通路缺陷及羟甲基化酶 TET2 过表达相关。LE 患者 B 细胞产生多种自身抗体，这些自身抗体与血细胞某些抗原通过Ⅱ型超敏反应可致血细胞减少；抗原抗体复合物沉积通过Ⅲ型超敏反应引起肾小球肾炎、浆膜炎、关节炎、血管炎等；而Ⅳ型超敏反应可能参与内脏和皮肤损伤及病程慢性化。

一、盘状红斑狼疮

盘状红斑狼疮（discoid lupus erythematosus，DLE）为 CCLE 最常见的临床类型。多见于中年人，男女比例约为 1∶3。

（一）临床表现

皮损初起为扁平或边缘微隆起的盘状红斑或斑块，表面附有黏着性鳞屑，剥去鳞屑可见其下的角栓和扩大的毛囊口，皮损中央逐渐萎缩、色素减退，而周围多有色素沉着（图 10-1-1）。

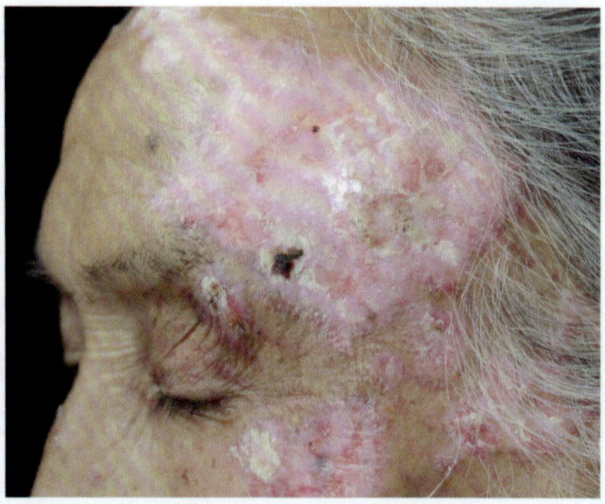

图 10-1-1　面部盘状红斑狼疮

皮损好发于面部，特别是鼻背、面颊，呈蝶形分布，亦可累及头部、耳郭、唇。唇部皮损以下唇常见，易附有灰白色鳞屑，可见糜烂及萎缩。头皮受累可致永久性脱发。皮损仅累及头面部者为局限性 DLE，同时累及躯干及手足四肢时则称为播散性 DLE。一般无自觉症状或有轻微瘙痒灼热感，日晒可使皮损加重或复发。全身症状无或轻微，少数患者（多见于播散型）可伴有低热、乏力或关节痛等。本病病程呈慢性，极少数患者经久不愈的皮损晚期可继发鳞状细胞癌。

（二）实验室检查

播散型 DLE 患者可出现白细胞减少、红细胞沉降率（血沉）加快、ANA 滴度升高，有发展为 SLE 的可能，应密切监测。

（三）组织病理及免疫病理

可见角化过度、表皮萎缩、基底细胞液化变性、毛囊角栓、基底膜增厚、色素失禁等，真皮血管和附属器周围较密集的淋巴细胞浸润，呈团块状，胶原纤维间可有黏蛋白沉积（图 10-1-2、图 10-1-3）。

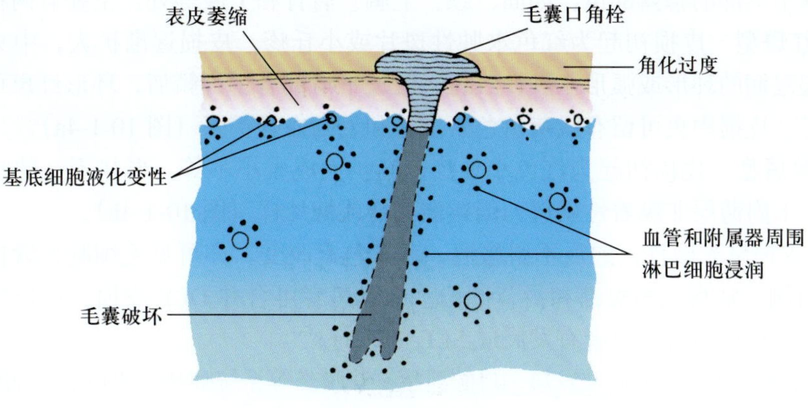

图 10-1-2　盘状红斑狼疮组织病理改变模式图

直接免疫荧光检查，即狼疮带试验（lupus band test，LBT），在 DLE 皮损表皮和真皮交界处可见 IgG、IgM 和 C3 颗粒样带状沉积，阳性率为 80%～90%。正常皮肤直接免疫荧光检查一般为阴性。

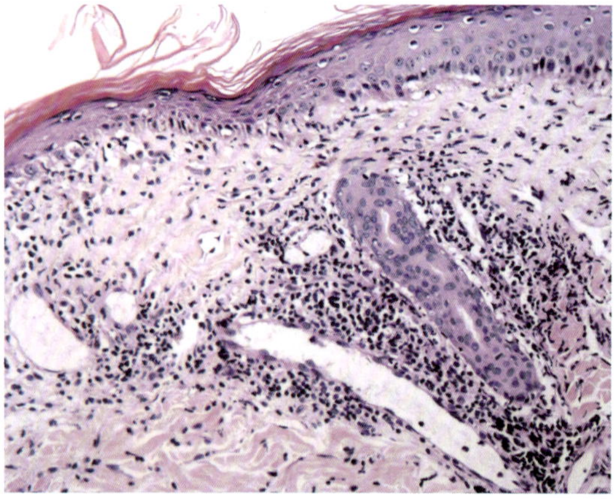

图 10-1-3 盘状红斑狼疮组织病理改变

（四）诊断及鉴别诊断

本病依据典型皮损结合组织病理学改变及直接免疫荧光检查不难诊断。但应注意有无系统受累，以与 SLE 鉴别，此外尚需与扁平苔藓、脂溢性皮炎、多形性日光疹、白癜风等鉴别。对于诊断明确的 DLE，进一步评估狼疮皮肤损害的活动性和损毁严重程度有助于指导治疗、随访以及开展临床研究。目前可采用皮肤型红斑狼疮病变面积和严重程度指数（Cutaneous Lupus Erythematosus Disease Area and Severity Index，CLASI）这一评分工具进行测量、评估。

（五）治疗

治疗目标包括减少皮肤的急性炎症以及防止继发性的色素减退和瘢痕形成。消除患者恐惧心理，告诫患者避免日晒，外出时使用遮光剂及戒烟等。

1. 局部治疗 外用糖皮质激素制剂，皮损顽固、数目少者可行糖皮质激素皮损内注射。

2. 全身治疗 用于皮损较广泛或伴有全身症状者。

（1）抗疟药：常用羟氯喹每天 0.2～0.4 g，分 2 次口服，是皮肤型红斑狼疮的一线用药选择；因羟氯喹能缓慢沉积在视网膜色素上皮细胞，引起视网膜病，用药超过半年应检查眼底，以后每 3 个月复查一次。

（2）沙利度胺：初始量每天 200 mg，分 2 次口服。出现疗效后减为每天 100 mg，维持 3～5 个月。对抗疟药不敏感者可选用。应注意沙利度胺对胎儿有致畸性，停用沙利度胺后至少 1 个月才能受孕。

（3）维 A 酸类药物：对疣状 DLE 效果好。可用异维 A 酸 0.5 mg/(kg · d)。

（4）糖皮质激素：泛发病例可用小剂量泼尼松每天 15～30 mg，病情好转后缓慢减量。

二、亚急性皮肤型红斑狼疮

1979 年首次报道亚急性皮肤型红斑狼疮（subacute cutaneous lupus erythematosus，SCLE），占所有 LE 的 10%～15%，好发于中青年女性。

（一）临床表现

多累及躯干上部的暴露部位，如面、颈、上胸、肩背和上肢等处，主要有两种皮损表现。

1. 环形红斑型 皮损初起为红色水肿性斑片或小丘疹，皮损逐渐扩大，中央消退，形成边缘轻度隆起浸润的环形或弧形水肿性红斑，红斑平滑或有少许鳞屑，环形红斑可融合成多环形或不规则形。皮损中央可留有浅灰色色素沉着和毛细血管扩张（图 10-1-4a）。

2. 丘疹鳞屑型 皮损初起为红色小丘疹，渐扩大成大小不等、形状不一的暗红色或淡红色斑或斑块，上附薄层非黏着性鳞屑，似银屑病样或糠疹样（图 10-1-4b）。

SCLE 的皮损呈光敏性，愈后不留瘢痕，多有色素改变，亦可见毛细胞血管扩张。皮损不易累及上臂内侧、腋窝、侧腹部和指节部位。部分患者可合并 DLE 皮损。环形红斑型患者病情相对较稳定，丘疹鳞屑型患者有发展成 SLE 的倾向。

SCLE 部分患者伴有关节痛及发热、口腔溃疡、浆膜炎等系统症状，也可有白细胞减少、ANA 等实验室检查异常，故约 50% 患者符合 SLE 分类标准，但严重累及肾及中枢神经系统较少见。

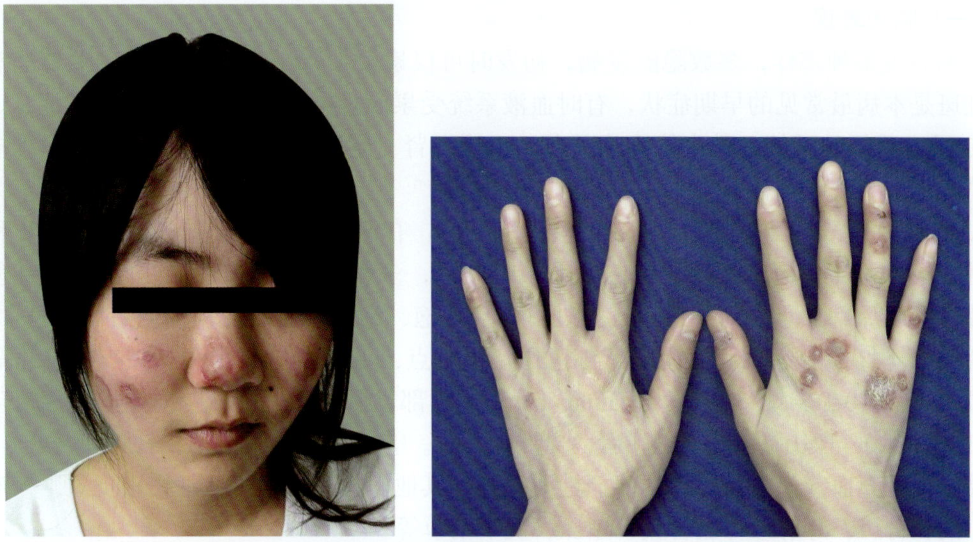

A　　　　　　　　　　B

图 10-1-4　应急性皮肤红斑狼疮

A. 面部环形红斑形；B. 手部丘疹鳞屑型

（二）实验室检查

可有贫血、血沉增快、白细胞减少、补体降低等，约 80% 患者 ANA 阳性，60% ~ 70% 患者抗 Ro/SSA 和抗 La/SSB 抗体阳性，是本病的免疫学特征。其中环形红斑型抗 La/SSB 抗体阳性率更高，少有抗 dsDNA 抗体、抗 Sm 抗体阳性。

（三）组织病理及免疫病理

与 DLE 相似，但无明显的角化过度、毛囊角栓、表皮萎缩和基底膜增厚，真皮血管及附件周围淋巴细胞浸润较轻，但表皮基底细胞液化变性及真皮水肿更显著。

皮损区直接免疫荧光检查示表皮与真皮交界处免疫球蛋白和补体不规则颗粒状线形沉积，10% ~ 25% 患者正常皮肤直接免疫荧光检查亦可阳性。

（四）诊断和鉴别诊断

根据皮损特点及分布、实验室检查可作出诊断。环形红斑型应与多形红斑、离心性环形红斑、Sweet 综合征等鉴别。丘疹鳞屑型应与银屑病、玫瑰糠疹等鉴别。SCLE 皮肤损害的活动性和损毁严重程度同样可采用 CLASI 这一评分工具进行测量、评估，以指导治疗、随访或开展临床试验。

（五）治疗

消除患者恐惧心理，注意休息，勿过度劳累，避免日晒。本病主要以内服药物治疗为主。

1. 抗疟药　用法及注意事项同 DLE。

2. 沙利度胺　用法及注意事项同 DLE。

3. 氨苯砜　有一定的效果，用法为每天 100 mg。

4. 糖皮质激素　依据病情选用中小剂量（每天 20 ~ 45 mg），病情控制后逐渐减量维持，其间应依据病情变化调整剂量。

5. 病情严重、顽固或糖皮质激素疗效差者可使用免疫抑制剂。

三、系统性红斑狼疮

系统性红斑狼疮（systemic lupus erythematosus，SLE）是以免疫性炎症为突出表现的自身免疫病，可先后或同时累及全身多器官系统，故临床表现较复杂，临床异质性大，病情往往也较严重。多见于 15 ~ 45 岁女性，男女患病率约为 1∶9 ~ 1∶7。

（一）临床表现

早期表现多种多样，多数隐匿发病，初发时可仅累及 1 ~ 2 个系统，发热、关节痛和面部蝶形红斑是本病最常见的早期症状，有时血液系统受累或肾炎也可成为本病的首发症状。皮肤为 SLE 最常受累的系统，其次依次为关节、血液、肾、浆膜和神经系统。其自然病程多表现为病情的加重与缓解交替。

1. 皮肤黏膜表现　约 90% 的 SLE 患者有皮损，有诊断意义的皮损包括：①面颊和鼻梁部水肿性的蝶形红斑（malar erythema）（图 10-1-5），多表现为边界清楚的鲜红或紫红色水肿性斑片，日晒后常加重，部分患者皮损处可出现水疱、结痂。多数皮损消退后留有色素沉着，但不留瘢痕。②四肢远端和甲周的紫红色斑疹、瘀点、毛细血管扩张和指尖点状萎缩等血管炎样损害（图 10-1-6）。③狼疮发（lupus hair）：额部发际毛发干燥，参差不齐、细碎易断。④ DLE 皮损：见于 10% ~ 15% 的患者，男性较多见。⑤口、鼻黏膜溃疡，软腭和（或）硬腭、口腔黏膜出现充血或出血性斑片、疼痛性溃疡等。其他非特异性损害包括雷诺现象、大疱、脂膜炎、网状青斑、荨麻疹样血管炎、紫癜、皮下结节等。

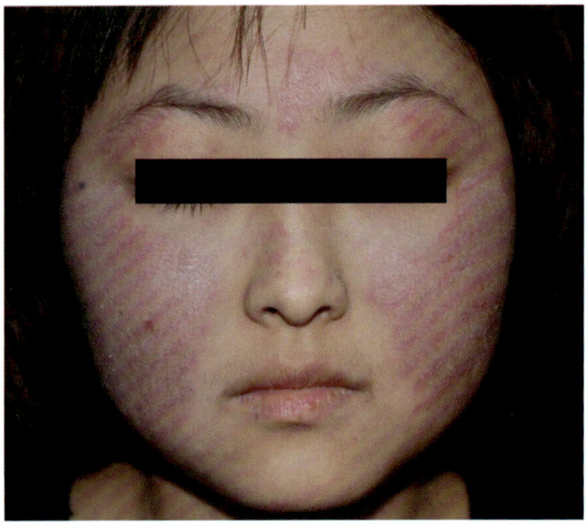

图 10-1-5　面部蝶形红斑

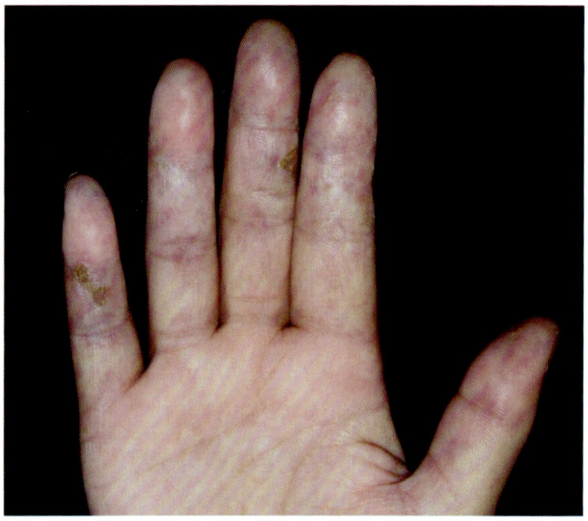

图 10-1-6　肢端血管炎

2. 发热　发热、疲乏是 SLE 常见的全身症状。热型不规则，以低热为主，疾病活跃时常有高热。

3. 关节肌肉　95% 的患者有关节疼痛，伴或不伴受累关节肿胀，多呈对称性、隐袭性，常在疾病活动期加重，可累及全身大、小关节，最常累及指、趾、膝、腕关节，受累关节一般不发生畸形。少数患者可出现缺血性骨坏死，以股骨头受累最常见。可有肌痛，但肌无力不明显。

4. 血液系统　常见白细胞减少和（或）贫血和（或）血小板减少。贫血可能为慢性病贫血或肾性贫血。短期内出现重度贫血常为溶血性贫血。

5. 狼疮性肾炎　约 75% 的 SLE 患者有肾受累，表现为肾炎和肾病综合征，尿检出现轻重不一的蛋白、红细胞、管型，临床亦可出现水肿、高血压，随着病情发展，后期可出现肾功能不全甚至尿毒症，可导致死亡。如果进行肾活检，几乎 100%SLE 有不同程度的肾受累。世界卫生组织（WHO）将狼疮性肾炎的组织病理分为 6 型：正常或微小病变型（Ⅰ型）、系膜增殖型（Ⅱ型）、局灶节段增殖型（Ⅲ型）、弥漫增殖型（Ⅳ型）、膜性（Ⅴ型）和硬化型（Ⅵ型）。病理分型对指导治疗和估计预后有积极意义，Ⅰ型和Ⅱ型病情相对较轻，预后较好，Ⅲ型、Ⅳ型、Ⅴ型病情相对较重，Ⅵ型预后差。一旦有较明显的肾损害表现，应尽可能完善肾活检。

6. 心血管、肺表现　以心包炎最常见，表现为心包积液；心肌炎亦不少见，可出现心动过速、奔马律和心脏扩大，心电图可出现低电压、ST 段变化、PR 间期延长等改变；此外部分患者尚可出现冠状动脉炎和周围血管病变。肺部可出现双侧干性胸膜炎和（或）胸腔积液，病程长者常出现急性和亚急性弥漫性间质性肺炎或慢性肺间质纤维化，出现活动后气促、干咳、呼吸困难等症状并影响肺的通气功能，甚至导致呼吸衰竭。

7. 精神神经系统表现　神经精神性狼疮是病情严重的表现之一，常在急性期或终末期出现。轻者仅有性格改变、偏头痛、记忆力减退或轻度认知障碍，重者可表现为脑血管意外、昏迷、癫痫持续状态等，还可出现脊髓和周围神经损害。其精神症状需与应用糖皮质激素后引起的精神症状相鉴别，长期使用皮质类固醇激素或免疫抑制剂的患者出现神经精神症状要注意排除颅内感染。

8. 消化系统　常见症状有恶心、呕吐、腹痛、腹泻等症状，甚至出现呕血、便血；还可出现肝功能异常、肠系膜血管炎、急性胰腺炎等临床表现。

9. 其他表现　SLE 患者还可出现眼底中心血管周围絮状白斑、视乳头水肿等变化，也可有口干、眼干、淋巴结肿大等表现。

（二）实验室检查

实验室检查有助于诊断及鉴别诊断、评估病情和判断疗效。

1. 血、尿常规　血常规可见全血细胞减少。尿常规检查可有蛋白尿、血尿、管型尿，24 小时尿蛋白定量对于判断狼疮性肾炎病情活动有重要意义。

2. 血沉增快，在病情活动期更明显；总补体、C3、C4、C1q 下降，循环免疫复合物水平升高。

3. 抗核抗体（antinuclear antibody，ANA）和抗可提取性核抗原（extractable nuclear antigen，ENA）抗体　90% 以上的患者 ANA 阳性，但其滴度不一定与疾病活动性相关。抗 dsDNA 和抗 Sm 抗体是 SLE 的标记抗体，且与肾受累相关，抗 dsDNA 抗体滴度与疾病活动性相关。SLE 患者还可检测到其他抗 ENA 抗体（包括 U1RNP、Ro/SSA、La/SSB 等）、抗心磷脂抗体等。

当 SLE 患者其他内脏器官受累时可出现相应的肺功能、胸部 X 线检查、心电图、超声检查、肾活检、头部磁共振和脑脊液检查等异常。

（三）组织病理和免疫病理

皮损组织病理改变虽与 DLE 基本相同，还可伴有真皮浅层水肿、胶原纤维间黏蛋白沉积及小血管血管炎改变如红细胞外渗、管壁纤维蛋白沉积等，但血管和附属器周围的炎症细胞浸润不如 DLE 致密。

皮损区 LBT 显示表皮与真皮交界处免疫球蛋白和 C3 颗粒状沉积，阳性率可高达 60% ~ 90%，无皮损曝光处皮肤 LBT 阳性率也可高达 50% ~ 70%。

（四）诊断和鉴别诊断

1. 诊断　临床上有多器官 / 系统受累表现，而且自身抗体阳性时，应警惕 SLE。SLE 的诊断主要根据病史、临床表现和实验室检查综合判断。目前多采用美国风湿病学会（ACR）1997 年修订的 SLE 分类标准（表 10-1-1），符合该分类标准 11 项中的 4 项或 4 项以上者，在除外感染、肿瘤和其他结缔组织病后，可诊断 SLE。

表10-1-1　SLE分类标准（1997年ACR修订）

1. 蝶形红斑
2. 盘状红斑
3. 光敏感
4. 口腔溃疡
5. 非侵袭性关节炎
6. 浆膜炎（胸膜炎或心包炎）

续表

7．肾损害：持续蛋白尿（尿蛋白 >0.5 g/d 或尿蛋白 >+++）或有细胞管型
8．神经病变：癫痫发作或精神症状（除外由药物、代谢病引起）
9．血液学异常：溶血性贫血伴网织红细胞增多，或两次或两次以上白细胞 <4000/mm^3、淋巴细胞 <1500/mm^3 或血小板 <100 000/mm^3
10．免疫学异常：抗 dsDNA 抗体（+）；或抗 Sm 抗体（+）；或抗心磷脂抗体（+），包括抗心磷脂抗体，或狼疮抗凝物，或持续至少 6 个月的梅毒血清假阳性反应，三者中具备 1 项
11．ANA 阳性
*11 项中具备 4 项或 4 项以上即可诊断 SLE

2009 年系统性红斑狼疮国际临床合作组（Systemic Lupus International Collaborating Clinic，SLICC）对 1997 年 ACR 的 SLE 分类标准进行了修订，并在随后的 3 年通过大样本研究进行了验证，于 2012 年正式提出（表 10-1-2），将之分为临床标准和免疫学标准。SLE 确诊需满足的四项指标中至少包含一项临床标准和一项免疫学标准。此外，活检证实的狼疮肾炎，伴有 ANA 阳性或抗 ds-DNA 阳性即可确诊 SLE。与 1997 年 ACR 分类标准比较，SLICC 分类标准细化了 SLE 的诊断指标，有效减少了 SLE 病例的误诊，提高了诊断的敏感性，有利于狼疮的早期诊断；但特异性较 1997 年 ACR 分类标准相对较低。在我国该分类标准仍需进一步验证。

表10-1-2 SLE分类标准（2012年SLICC修订）

临床标准
1．急性皮肤狼疮，包括狼疮颊部红斑（不包括颊部盘状红斑）、大疱性狼疮、中毒性表皮坏死松解型 SLE、狼疮斑丘疹性皮疹、狼疮光敏性皮疹（排除皮肌炎） 或亚急性皮肤狼疮［非持久性银屑病样和（或）环形、多环形皮损，消退后不留瘢痕，偶尔伴有炎症后色素异常或毛细血管扩张］
2．慢性皮肤狼疮，包括经典的局限性（颈部以上）或泛发性盘状红斑、肥大型（疣状）狼疮、狼疮性脂膜炎（深在性）、黏膜狼疮、肿胀型红斑狼疮、冻疮样狼疮、盘状狼疮 / 扁平苔藓重叠
3．口腔溃疡，包括上颚、颊黏膜、舌部溃疡，或鼻部溃疡。排除其他病因，如血管炎、Behcet 病、疱疹病毒感染、炎性肠病、反应性关节炎和进食酸性食物
4．非瘢痕性脱发（头发弥漫性变薄或变脆伴断发），排除其他病因，如斑秃、药物、铁缺乏和雄激素源性脱发
5．滑膜炎：累及 2 个或 2 个以上的关节，肿胀或积液或关节压痛，伴 30 分钟以上的晨僵
6．浆膜炎：典型的胸膜炎持续 1 天以上，或胸腔积液，或胸膜摩擦音，或心电图证实有心包炎。排除其他病因，如感染、尿毒症和 Dressler 心包炎
7．肾病变：尿蛋白 / 肌酐（或 24 小时尿蛋白）显示 >500 mg 蛋白 /24 小时，或出现红细胞管型
8．神经系统病变：癫痫发作、精神病、多发性单神经炎（排除其他已知病因，如原发性血管炎）、脊髓炎、外周或颅神经病变（排除其他已知病因，如原发性血管炎、感染和 1 型糖尿病）、急性精神混乱状态（排除其他病因，包括中毒 / 代谢性、尿毒症和药物）
9．溶血性贫血
10．白细胞减少（至少一次 < 4000/mm^3），排除其他已知病因，如 Felty 综合征、药物和门静脉高压 或淋巴细胞减少（至少一次 < 1000/mm^3），排除其他已知病因，如糖皮质激素、药物和感染
11．血小板减少（至少一次 <100 000/mm^3），排除其他已知病因，如药物、门静脉高压和血栓性血小板减少性紫癜

续表

免疫学标准
1．ANA 水平高于实验室参考值范围
2．抗 ds-DNA 抗体水平高于实验室参考值范围（ELISA 法检测需高于实验室参考值 2 倍以上）
3．抗 Sm 抗体阳性：有抗 Sm 核抗原的抗体
4．抗磷脂抗体阳性：狼疮抗凝物阳性，或快速血浆反应素试验假阳性，或中高滴度抗心磷脂抗体（IgA、IgG 或 IgM）阳性，或抗 β_2 糖蛋白 1 阳性（IgA、IgG 或 IgM）
5．低补体：低 C3，或低 C4，或低 CH50
6．无溶血性贫血者，直接 Coombs 试验阳性

* 患者如果满足下列条件至少 1 条，则归类于 SLE：①有活检证实的狼疮肾炎，伴有 ANA 阳性或抗 ds-DNA 阳性；②患者满足分类标准中的 4 条，其中包括至少 1 条临床标准和 1 条免疫学标准 。

2. 鉴别诊断　本病应与皮肌炎、硬皮病、类风湿性关节炎、成人 Still 病、日光性皮炎等疾病鉴别，还应注意排除感染和肿瘤。

3. 病情严重程度和疾病活动性的评价　为便于指导治疗以及开展临床研究，对诊断为 SLE 的患者一般还应评估其病情严重程度和疾病活动性。SLE 按照病情严重程度可分为轻型 SLE、重型 SLE 以及狼疮危象。其中，轻型 SLE 为非致命性，所累及的靶器官（包括肾、血液系统、肺、心脏、消化系统、中枢神经系统、皮肤、关节）功能正常或稳定；重型 SLE 有重要脏器受累并出现功能障碍；狼疮危象是指急性的危及生命的重症 SLE，包括急进性狼疮性肾炎、严重的中枢神经系统损害、严重的溶血性贫血、血小板减少性紫癜、粒细胞缺乏症、严重心脏损害、严重狼疮性肺炎、严重狼疮性肝炎、严重的血管炎等。SLE 的疾病活动性可通过临床表现和相关实验室指标来反映，较常用的活动性评估工具包括 SLE 疾病活动度指数（Systemic Lupus Erythematosus Disease Activity Index，SLEDAI）、系统性狼疮活动性测量（Systemic Lupus Activity Measure，SLAM）、2004 版英岛狼疮评估组指数（British Isles Lupus Assessment Group 2004 Index，BILAG-2004）等。

（五）治疗

1. 一般治疗　加强健康教育，使患者正确认识疾病，消除对疾病的恐惧和对药物不良反应的担心，树立治疗的信心，坚持正规治疗，定期随访。患者应避免日晒，使用防紫外线用品，避免受凉和劳累，预防各种感染，控制高血压等。育龄期女性患者应避免妊娠，采用非药物的避孕措施，病情持续稳定的患者可在医生的监护下生育。

2. 药物治疗　目前尚无根治办法，但恰当的治疗可使大多数患者的病情缓解。由于 SLE 为慢性病程，反复迁延，应强调长期随访的重要性。

（1）全身症状轻微，仅有皮损、关节痛或轻度浆膜炎，无明显内脏损害的轻型 SLE 患者，可使用非甾体抗炎药、抗疟药（用法和注意事项同 DLE），一般不需要系统使用糖皮质激素。

（2）糖皮质激素：是治疗中重度 SLE 的主要药物，应秉承早期、足量和持续给药的治疗原则。依据病情轻重给予泼尼松 0.5 ~ 2 mg/(kg · d)，根据临床和实验室指标的改善逐渐减量，并较长时间维持治疗，若出现病情变化，应及时调整剂量。重症狼疮性肾炎、神经精神性狼疮需采用大剂量糖皮质激素冲击疗法，如甲基泼尼松龙每天 500 mg 静脉滴注，连续使用 3 天，以尽快控制病情。应积极预防和及时处理糖皮质激素的副作用。

（3）免疫抑制剂：对中重度 SLE、单用糖皮质激素疗效较差或有禁忌证者，常合并使用免疫抑制剂，包括环磷酰胺、环孢素、霉酚酸酯、硫唑嘌呤、他克莫司等。狼疮性肾炎患者可使用环磷酰胺静脉冲击或口服霉酚酸酯诱导治疗，并用霉酚酸酯或环磷酰胺维持治疗。霉酚酸酯或环磷酰胺治疗抵抗的患者可选用环孢素或他克莫司治疗。神经精神性狼疮时可使用甲氨蝶呤鞘内注射。

（4）静脉滴注免疫球蛋白（intravenous immunoglobulin，IVIg）：对于重症溶血性贫血或重症血小板减少的患者及用糖皮质激素治疗疗效不满意的患者，可考虑使用大剂量 IVIg，可按 0.4 g/（kg・d）给药，连用 3～5 天，2～4 周重复 1 次。

（5）生物制剂：采用利妥昔（抗 CD20 单克隆抗体）对部分难治性重症 SLE 有效。抗 B 淋巴细胞刺激因子（B-lymphocyte stimulator，BLyS）单克隆抗体可以显著降低部分 SLE 患者狼疮疾病活动度，且较安全，仅轻度增加严重感染事件。

（6）其他：血浆置换、血液透析和干细胞移植等可依患者具体情况选用。中医中药应辨证施治。

（六）预后

SLE 是一种高度异质性的疾病，其预后较前已有显著改善，5 年存活率在 90% 以上，10 年存活率在 80% 以上。多系统脏器严重损害和感染，尤其是伴有急进性狼疮性肾炎和严重神经精神狼疮，是急性期 SLE 患者的主要死因；SLE 远期死因主要为慢性肾功能不全和长期使用大剂量糖皮质激素的不良反应。

（龙　海　陆前进）

第二节　皮　肌　炎

皮肌炎（dermatomyositis，DM）是一种以眶周水肿性红斑和进行性对称性四肢近端肌无力为特征的慢性自身免疫性疾病，病理上以横纹肌肌纤维变性、坏死及炎性细胞浸润为特点，常累及多个脏器，可伴发肿瘤或其他结缔组织病。各年龄组均可发病，发病年龄呈双峰态势，低峰多见于儿童，发病年龄多在 5～10 岁；高峰多见于成人，年龄 45～60 岁。男、女之比为 1∶2.5。临床分为 6 型：①皮肌炎（DM）；②多发性肌炎（polymyositis，PM）；③儿童（幼年）皮肌炎（juvenile dermatomyositis，JDM）；④伴有恶性肿瘤的 PM/DM（副肿瘤性皮肌炎）；⑤与其他结缔组织病伴发的 PM/DM（重叠综合征）；⑥无肌病性皮肌炎（amyopathic dermatomyositis，ADM）。DM 比 PM 多见，前者可见于成人和儿童，后者主要见于成人。

一、病因和发病机制

本病病因尚不明确，目前认为与遗传因素、环境因素（感染、紫外线、药物）、免疫因素有关（图 10-2-1）。

1. 遗传因素 研究表明 PM/DM 和 SLE、系统性硬皮病等结缔组织病一样与人类白细胞抗原 - Ⅱ（HLA- Ⅱ）类基因相关联，其中白种人发病与 *HLA-DRB1*0301* 和 *HLA-DQA1*0501* 有关，亚洲人发病与 *HLA-B7* 有关，其他还包括非 *HLA* 分子例如 *IL1RN A1*、*PTPN22* 等。

2. 环境因素 环境因素包括感染、紫外线、药物等。

（1）感染：病毒是最常见的感染病原体，包括柯萨奇病毒、流感病毒、EB 病毒、人 T 细胞淋巴瘤病毒、微小病毒 B19 等；也有报道称皮肌炎的发病与溶血性链球菌、枯草杆菌、伯氏疏螺旋体等病原体感染有关。

（2）紫外线：皮肌炎好发于春夏季，皮疹多在暴露部位，可能与紫外线诱导细胞产生 SNF2 家族蛋白有关。研究发现纬度越低，紫外线照射越强，发生皮肌炎的可能性越大，且患者出现抗 Mi-2 抗体阳性概率亦越高。

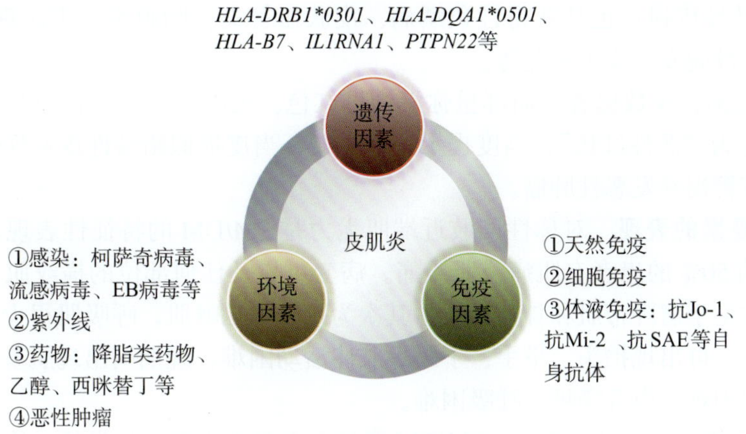

图 10-2-1 皮肌炎发病机制

（3）药物：最常见的诱发药物为降脂类药物：他汀类、苯氧芳酸类、烟酸类，其他还有乙醇、西咪替丁、抗菌药、非甾体抗炎药及疫苗等均可诱发皮肌炎。

（4）肿瘤：本病在成人常合并恶性肿瘤如鼻咽癌、卵巢癌、乳腺癌、肺癌等，具体机制尚不明确。当肿瘤得到有效控制后，皮肌炎症状能够缓解。

3. 免疫因素 目前认为皮肌炎是一种免疫介导的自身免疫性微血管病变，天然免疫、细胞免疫和体液免疫均参与皮肌炎的发病。体液免疫和补体沉积是皮肌炎肌肉病变的主要原因，而细胞免疫介导的细胞毒作用则是引起多发性肌炎肌肉病变的原因。在皮肌炎及多发性肌炎发病中还有许多自身抗体和细胞因子、炎症因子的参与，包括抗 Jo-1、抗 Mi-2、抗 SAE、抗 MDAS、抗 TIFI-γ 等自身抗体，以及 IL-1α、IL-1β、TNF-α、HMGB1、IFN-β 等细胞因子或炎症因子。

二、临床表现

1. 皮肤受累的表现 皮肤病变的程度与肌肉病变不相平衡。

（1）特征性皮损：包括 Heliotrope 征（上眼睑水肿性淡紫红色斑片）（图 10-2-2），Gottron 征（图 10-2-3）（掌指关节、指间关节或肘关节伸侧紫红色角化性丘疹或斑块，伴有鳞屑、萎缩或色素沉着），披肩征（颈及上胸部 V 形区及肩背部弥漫性红斑、色素沉着、萎缩及毛细血管扩张的皮肤异色症改变），“技工手”样改变（手掌、手指侧面皮肤过度角化、脱屑、粗糙增厚，似长期从事手工操作的劳动者之手），甲周病变（甲皱襞毛细血管扩张，可见甲周红斑或瘀点、手指溃疡、甲周栓塞、网状青斑等）。

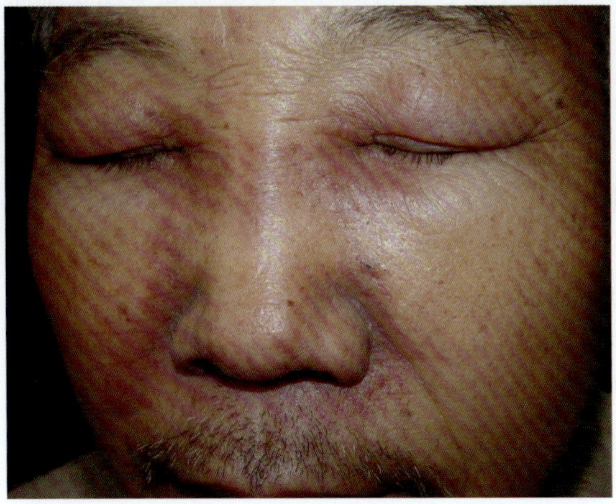

图 10-2-2 Heliotrope 征

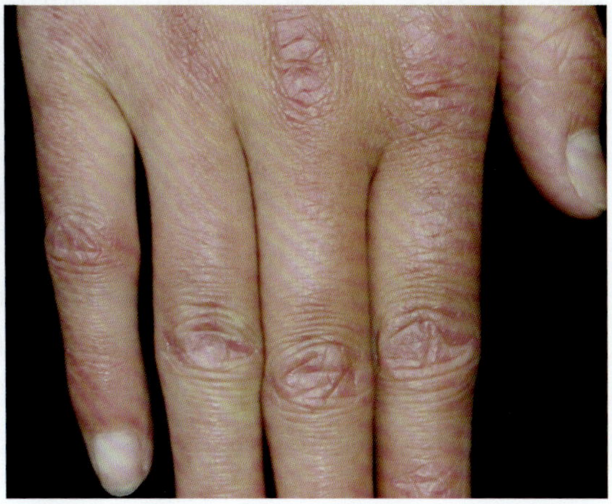

图 10-2-3 Gottron 征

（2）非特异性皮损：包括获得性鱼鳞病、皮肤血管炎、脂膜炎、雷诺现象、口腔溃疡、日光过敏、弥漫性脱发、皮下钙化等。

（3）少见皮损：少数患者颜面部呈弥漫性鲜红色、火红色或棕红色斑片，伴毛细血管扩张似醉酒状，称为“恶性红斑”，高度提示恶性肿瘤；当皮损似脂溢性皮炎样红斑且波及范围大时，亦需高度警惕并发恶性肿瘤。

2. 骨骼肌受累的表现 对称性四肢近端肌无力是PM/DM的特征性表现，早期伴有肌肉非凹性肿胀，约50%的患者有肌痛或肌压痛。病变可累及任何部位的横纹肌，以肢体近端肌肉受累为主，常见于肩胛带肌和骨盆带肌，其次为颈肌和咽喉肌，呼吸肌很少受累，面肌和眼轮匝肌受累罕见。可出现抬头、举手、下蹲等肢体活动困难，晚期则出现肌萎缩或纤维化。严重时可发生吞咽困难、声音嘶哑、呼吸困难。

3. 皮肤和骨骼肌外受累的表现 PM/DM常伴有全身性表现，如发热、体重减轻、全身乏力、贫血等。关节受累通常见于疾病早期，表现为关节痛，关节炎呈非对称性、非浸润性。肺部受累最常表现为间质性肺炎、肺纤维化、胸膜炎，临床上出现胸闷、气短、咳嗽、咳痰、呼吸困难、发绀等，肺部受累是影响多发性肌炎预后的重要因素之一。消化道受累较常累及咽部和食管上端横纹肌，临床上出现吞咽困难、饮水呛咳、液体从鼻孔流出；累及食管下段和小肠时出现食物反流、食管炎以及吸收障碍，类似于进行性系统性硬化症的改变。心脏受累发生率为6%～75%，但有明显临床症状者少见，有临床症状者多表现为心律不齐、传导阻滞，极少患者表现为充血性心力衰竭和心脏压塞，这是患者死亡的重要原因之一。肾受累相对较少见，表现为蛋白尿、血尿、管型尿，暴发型PM可表现为横纹肌溶解及肾衰竭。

4. 伴有恶性肿瘤的PM/DM 40岁以上患者伴发恶性肿瘤的概率为20%～30%，一般发病年龄越大，肿瘤的发病率越高。肿瘤可在肌炎之前、同时或之后出现。以鼻咽癌、卵巢癌、肺癌、胃癌、乳腺癌为多发，也可见淋巴瘤、白血病。在皮肌炎和恶性肿瘤共存者中女性较男性更为多见。

5. 伴有其他结缔组织病的PM/DM 约20%的患者可与其他结缔组织病如SLE、硬皮病、类风湿关节炎、干燥综合征等重叠发生。在皮肌炎患者中最常见的重叠疾病是硬皮病，此型称为“硬皮病性皮肌炎”。

6. 儿童（幼年）皮肌炎 发病急，通常先有皮肤病变（占65%），然后出现进行性肌无力、肌肿胀和压痛，可伴有发热。以小血管炎症为特征，研究报道80%的儿童皮肌炎患者有甲皱毛细血管改变，血管炎和皮下钙化较为突出。胃肠血管炎所致的穿孔是JDM死亡原因之一。儿童型皮肌炎很少发生内脏恶性肿瘤。

7. 无肌病性皮肌炎 有少数皮肌炎患者具有DM典型皮损且持续6个月或以上无肌炎表现或实验室检查（血清酶学、肌电图、肌肉磁共振和肌活检）无异常或有轻微异常者称为无肌病性皮肌炎（ADM）。

三、实验室检查

1. 常规检查 血沉增快，可有贫血、白细胞增多、蛋白尿、γ球蛋白升高，补体C3、C4减少，尿中肌酸排出量增高（每天>200 mg）。

2. 血清肌酶谱 肌酶包括肌酸激酶（creatine kinase，CK）、醛缩酶（aldolase，ALD）、乳酸脱氢酶（lactate dehydrogenase，LDH）、门冬氨酸氨基转移酶（aspartic aminotransferase，AST）、碳酸酐酶Ⅲ等，其中以CK最敏感。绝大多数患者在病程的某一阶段可出现肌酶活性增高，是诊断本病的重要血清学指标之一。肌酶活性增高表明肌肉有新近损伤，为肌细胞膜通透性增加所致，因而其升高与病情变化呈平行关系。

3. 肌红蛋白测定 肌红蛋白仅存于心肌和横纹肌，当肌肉出现损伤、炎症或剧烈运动时肌红蛋白均可升高。多数皮肌炎患者血清中肌红蛋白升高，与疾病活动性平行，且较 CK 更为敏感，有助于肌炎的早期诊断，但特异性低。

4. 肌电图　肌电图检查对于 PM/DM 是一项敏感的非特异性指标。活动性患者可表现肌电图异常，呈现肌源性损害，表现为典型的三联征改变，即运动电位时限缩短、低波幅、自发电位增多。晚期患者可出现肌源性和神经源性混合损害表现。肌电图缺少诊断的特异性，但有助于提示是否有活动性肌病存在。

5. 皮肤活检与肌活检　皮肌炎皮损的组织病理呈非特异性改变，表现为表皮萎缩、基底细胞液化、真皮血管及附属器周围淋巴细胞浸润。肌活检是 PM/DM 诊断和鉴别诊断的依据。肌肉的特征性组织病理改变为肌纤维肿胀、横纹消失，肌浆透明变性，肌纤维粗细不均甚至断裂，呈颗粒或空泡变性，血管与肌肉间有炎症细胞浸润；晚期肌肉纤维化。

6. 自身抗体　肌炎的自身抗体分为肌炎特异性自身抗体（myositis specific autoantibodies，MSAs）和肌炎相关性自身抗体（myositis associated autoantibodies，MAAs）。

（1）肌炎特异性抗体（MSAs）：①抗氨基酰 tRNA 合成酶（anti-aminoacyl-tRNA synthetase，ARS）抗体（包括抗 Jo-1、EJ、PL-12、PL-7 和 OJ 抗体），其中检出率较高的是抗 Jo-1 抗体，PM 患者阳性率为 20%～30%，DM 患者阳性率是 10%，在伴有肺间质性病变患者中阳性率为 66%～70%。抗 ARS 阳性的患者常伴有发热、肺间质性病变、关节炎、雷诺现象、“技工手”等临床症状，被称为“抗合成酶综合征（anti-synthase syndrome，ASS）”。②抗信号识别颗粒（anti-signal recognition particle，SRP）抗体，多见于 PM 患者，其阳性率低，为 4%～5%。抗 SRP 阳性患者的病理学特点是肌纤维明显坏死，但常无明显的炎性细胞浸润。③抗 Mi-2 抗体，为 DM 的特异性抗体，阳性率为 4%～20%，阳性者中 95% 可出现皮疹。

（2）肌炎相关性抗体（MAAs）：60%～80% 的患者可出现抗核抗体（antinuclear antibody，ANA），多为斑点型；20% 的患者类风湿因子（rheumatoid factor，RF）阳性；也可见抗肌红蛋白抗体、抗肌球蛋白抗体、抗肌钙蛋白抗体、抗原肌球蛋白抗体、抗 Scl-70 抗体、抗 SSA 抗体和抗 SSB 抗体等非特异性抗体。

7. 影像学检查　磁共振成像（magnetic resonance imaging，MRI）和 ^{31}P 磁共振波谱分析（^{31}P magnetic resonance spectroscopy，^{31}PMPS）对临床诊断（确定活检部位）、观察病情演变以及指导临床用药具有重要意义。^{31}PMRS 有助于诊断肌力减弱但肌酶正常的 PM/DM。

四、诊断及鉴别诊断

（一）诊断标准

目前临床上对 PM/DM 的诊断仍采用 1975 年 Bohan/Peter 建议的诊断标准（简称 B/P 标准）。

（1）对称性近端肌无力表现，可累及肢带肌、颈前屈肌、咽肌、呼吸肌。

（2）血清肌酶增高：如 CK、ALD、丙氨酸转氨酶（alanine aminotransferase，ALT）、AST 和 LDH。

（3）肌电图示肌源性损害。

（4）肌活检异常：表现为肌纤维变性、坏死、再生、嗜碱性变性伴炎性渗出等特征性肌炎改变。

（5）皮肤特征性皮损。

确诊 DM 应具备上述 1～4 条标准中的 3 条加上典型皮损，确诊 PM 应具备上述 1～4 条标准；拟诊 DM 应具备上述 1～4 条标准中的 2 条加上典型皮损，拟诊 PM 需具备上述 1～4 条标准中的任何 3 条。

（二）鉴别诊断

皮肌炎需与 SLE、系统性硬皮病、日光性皮炎等疾病进行鉴别；多发性肌炎需与重症肌无力、进行性肌营养不良症、感染性肌病、代谢性肌病、药物性肌病、激素性肌病等进行鉴别。

五、治疗

PM/DM 是一组异质性疾病，临床表现因人而异，治疗方案强调个体化原则，在治疗前应对患者的整体情况进行评估。

1. 一般治疗 急性期卧床休息，预防感染，避免受凉和日晒，注意营养，给予高蛋白、高维生素、高热量、低盐饮食等支持疗法。不可忽视对症处理和早期被动运动以及功能训练，防止肌肉萎缩。对于出现呼吸、吞咽困难的 PM/DM 患者，应加强呼吸道护理、吸氧，必要时机械通气，胃肠道或静脉营养补液，维持水、电解质、酸碱平衡，预防感染，合理使用抗生素、抗真菌药等至关重要。

2. 糖皮质激素 到目前为止，糖皮质激素仍然是治疗 PM/DM 的首选药物。通常用不含氟的中效糖皮质激素如泼尼松，剂量取决于病变的严重程度。初始剂量一般为 1～2 mg/（kg · d），或等效剂量的其他糖皮质激素，顿服或分次口服。常在用药 1～2 个月后症状开始改善，待病情控制后逐渐减量，以临床症状改善、肌力测定和血清肌酶水平三项指标评价疗效，三者中临床症状改善最为重要，通常肌力改善比血清肌酶下降滞后 1 个月。激素减量宜慢，正常情况下每 2～3 周减原剂量的 1/10，当减至维持量 0.1 mg/（kg · d）时，需维持数月或数年，疗程一般不少于 2～3 年。减量过快或骤然停药均可使病情复发，当上述指标发生异常改变时，则需重新加大剂量控制病情。对重症患者或大剂量泼尼松治疗无效者可用甲泼尼龙冲击治疗，方法为甲泼尼龙每天 500～1000 mg，静脉滴注，连用 3 日，然后用原剂量激素巩固治疗。糖皮质激素治疗期间，要注意防止并发症。此外，还须注意糖皮质激素使用中出现低钾血症所致的肌无力，此与 PM 复发易于混淆。

3. 免疫抑制剂 作为二线用药与糖皮质激素合用，以提高疗效，减少病变复发和激素用量，降低激素所致的不良反应。常用甲氨蝶呤（methotrexate，MTX），7.5～20 mg，口服，每周 1 次，或 15～30 mg，静脉注射，每周 1 次，其作用快于硫唑嘌呤，使用前应查肺功能；硫唑嘌呤（azathioprine，AZA）1～2 mg/（kg · d），口服，不可肌内注射，通常使用 4～6 个月后才能判断治疗效果，待病情稳定后减至维持量每天 50 mg；环孢素 A（ciclosporin A，Cos A）主要用于 MTX 或 AZA 治疗无效的难治性病例，常用剂量为 3～5 mg/（kg · d），用药期间应检测血药浓度、血压和肾功能；环磷酰胺（cyclophosphamide，CTX）治疗皮肌炎在临床上有一定疗效，单独用药时控制肌肉炎症无效，主要用于伴有肺间质病变者；他克莫司是一种钙调神经磷酸酶抑制剂，研究表明口服他克莫司 0.075 mg/（kg · d）联合糖皮质激素对于难治性 PM/DM 患者特别是合并有间质性肺病患者有良好疗效，外用他克莫司已被广泛用于 DM 患者难治性皮损；雷公藤多苷 20 mg，每日 3 次，可作为激素的联合用药。

4. 静脉注射免疫球蛋白（intravenous immunoglobulin，IVIg） IVIg 作为二线用药适用于复发性、难治性或对激素产生耐药的 DM 患者。用法为 0.4 g/（kg · d），每月连用 5 日，连续用 3～6 个月以维持疗效。禁用于免疫球蛋白缺陷的患者。

5. 生物制剂 生物制剂包括以细胞为靶点的生物制剂和以细胞因子为靶点的生物制剂，是治疗皮肌炎的三线用药，前者包括抗 CD20 单克隆抗体（利妥昔单抗）、抗 CD52 单克隆抗体（阿伦单抗）、抗 CD25 单克隆抗体（巴利昔单抗）、T 细胞共刺激分子拮抗剂（阿贝西普）等；后者包括 TNF-α 抑制剂（英夫利西单抗、阿达木单抗、依那西普）、IL 受体拮抗剂（阿地白介素）、IFN-α 抑制剂（阿斯利康）等。近年来有用抗肿瘤坏死因子单抗、抗 B 细胞抗体或抗补体 C5 治疗 PM、DM 或 JDM 取得良好疗效的报道，确切的疗效有待进一步探讨。

6. 血浆置换疗法及干细胞移植。

7. 钙质沉着的治疗 采用低钙饮食和氢氧化铝、丙磺舒、秋水仙碱、小剂量华法林等药物治疗，必要时手术切除。

8. 合并恶性肿瘤者须积极治疗肿瘤。

9. 皮损治疗　羟氯喹对 DM 的皮肤病变特别是光敏感者有效，但对肌肉病变无明显作用，常用剂量为每天 200～400 mg。须注意抗疟药可诱发肌病，引起进行性肌无力，与肌炎进展相混淆。也可用沙利度胺、抗组胺药及外用他克莫司、糖皮质激素、润肤剂等治疗。

10. 中医治疗。

六、预后

糖皮质激素和免疫抑制剂的及时、合理治疗使患者的生存率明显提高，PM/DM 患者的 5 年和 10 年生存率分别为 95% 和 84%，一般儿童预后好于成人。提示预后不良的主要因素有：

1. 年龄大。
2. 病情严重如出现明显的全身性进行性肌无力，合并有呼吸肌受累者。
3. 有吞咽困难者，易继发吸入性肺炎。
4. 合并晚期恶性肿瘤者。
5. 肌酸激酶不升高者。
6. 对糖皮质激素反应差者。

（肖　嵘　罗鸯鸯）

第三节　硬 皮 病

硬皮病（scleroderma）是一种原因不明的慢性自身免疫性疾病，以局限性或弥漫性皮肤及（或）内脏器官结缔组织的纤维化或硬化，最后发生萎缩甚至器官功能衰竭为特点。根据病变受累范围和程度，可将疾病分为局限性硬皮病（localized scleroderma）和系统性硬皮病（systemic scleroderma，systemic sclerosis，SSc）两类。前者主要指硬斑病（morphea），累及皮肤及皮下组织，可侵犯深部肌肉，无明显内脏损害和雷诺现象，预后较好；后者根据病变累及皮肤的范围可分为局限皮肤型 SSc（limited cutaneous systemic sclerosis，lcSSc）、弥漫皮肤型 SSc（diffuse cutaneous systemic sclerosis，dcSSc）、无硬皮病型 SSc（systemic sclerosis sine scleroderma，ssSSc）和 SSc 重叠综合征（systemic sclerosis overlap syndrome）。在我国，硬皮病的患病率仅次于类风湿关节炎和系统性红斑狼疮，位于结缔组织病的第三位。本病可发生于任何年龄，发病高峰为 30～50 岁，女性发病约是男性的 3 倍。

一、病因和发病机制

目前，硬皮病的发病机制并不十分明确，普遍认为其是环境因素通过表观遗传作用诱导一些重要基因发生表达异常或功能紊乱，从而在有遗传易感性人群中引起的一种慢性疾病。目前对于其发病机制主要存在 3 种学说（免疫学说、胶原合成异常学说、血管学说），主要通过 4 种细胞（成纤维细胞、血管内皮细胞、T 淋巴细胞、B 淋巴细胞）介导（图 10-3-1）。

1. 遗传和环境因素　与硬皮病遗传易感性有关的基因包括 HLA 基因和非 HLA 基因。前者包括 *HLA-A*、*-B*、*-C*、*-DR*、*-DP*、*-DQ*，其中与 *HLA-DR*、*-DQ* 最为相关；非 HLA 基因包括 *CTGF*、*STAT4*、*IRF5*、*BANK1*、*FAM167A*、*TBX21*、*TNFSF4*、*HGF*、*C8orf13-BLK*、*KCNA5*、*PTPN22*、*NLRP1*、*CD226*、*CD247* 等。环境因素如长期接触硅尘、有机溶剂、杀虫剂、减肥药以及物理因素（如震动）等均能诱发硬皮病的发生，通过在有遗传易感性个体中引起一些重要

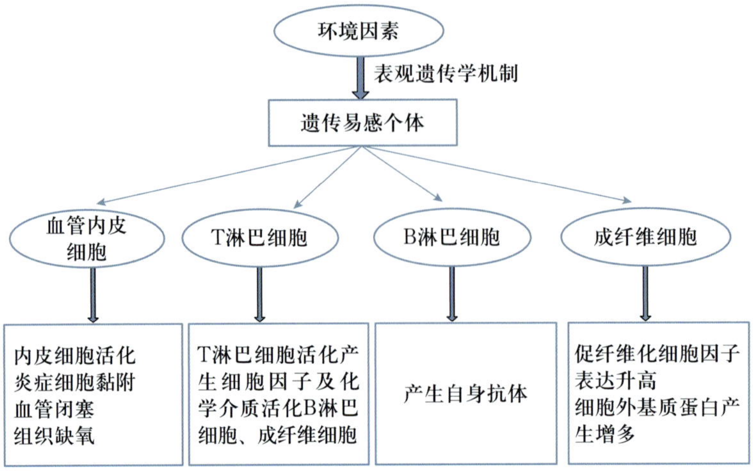

图 10-3-1　硬皮病发病机制示意图

调节基因（*CD70*、*CD40L*、*Fli-1* 等）的表观遗传学机制发生改变，从而参与疾病的发生。

2. 免疫学说　硬皮病患者存在体液免疫和细胞免疫异常。在体液免疫方面，硬皮病患者外周血中存在 B 淋巴细胞异常（总数减少，而幼稚 B 淋巴细胞增加、记忆 B 淋巴细胞活化），血清中存在 ATA、ACA、ARA 等多种自身抗体，提示与疾病的类型和预后有关。在细胞免疫方面，硬皮病患者皮损和脏器损害中有以 T 淋巴细胞为主的浸润，T 淋巴细胞活化，其分泌的一系列细胞因子可分别活化 B 淋巴细胞、成纤维细胞及血管内皮细胞，参与疾病的发生。

3. 胶原合成异常学说　组织纤维化的发生、发展与转归取决于细胞外基质（extracellular matrix，ECM）合成和降解过程的平衡。主要表现为促纤维化细胞因子的表达升高，包括转化生长因子 -β（transforming growth factor-β，TGF-β）、结缔组织生长因子（connective tissue growth factor，CTGF）、血小板源性生长因子（platelet-derived growth factor，PDGF）、单核细胞趋化蛋白 -1（monocyte chemoattractant protein，MCP-1）、抑瘤素 -M（oncostatin-M，OSM）、肺活化调节趋化因子（pulmonary activation-regulated chemokine，PARC）、白介素 -4（IL-4）等，能刺激成纤维细胞增殖，促进 ECM 的产生。

4. 血管学说　微血管病变是硬皮病发病的启动因素之一。微血管功能不良，血管过度收缩，使内皮细胞被破坏，内膜增厚，成纤维细胞活化和内皮素释放增多，诱导产生细胞外基质，造成血管腔狭窄与闭塞，最后纤维化。现在认为，血管内皮细胞生长因子水平可作为硬皮病微血管损伤的活动性指标。

二、临床表现

（一）局限性硬皮病

起初为边界清楚的淡红色水肿性斑片，皮损逐渐扩大且变硬，表面光滑，呈蜡样光泽，病变活动时周边有紫红色晕，局部皮纹消失，无毳毛及出汗，触之如皮革样。后皮损逐渐萎缩变薄，似“羊皮纸”感觉，单发或多发，头面、躯干、四肢均可发生。根据皮损形态及累及范围可分为点滴状、斑块状、线状、泛发性、深部硬斑病等，其中泛发性硬斑病常合并关节痛、腹痛、偏头痛、神经痛、精神障碍，偶可转化为系统性硬皮病。

1. 点滴状硬斑病　多发生于胸、颈、肩、臀或股部，损害为黄豆至五分硬币大小，白色或象牙色的集簇性或线状排列的斑点，有时有凹陷。病变活动时，周围有紫红色晕。病变发展缓慢，或向四周扩展相互融合，或持续不变。某些皮损可以消退，局部残留轻度萎缩的色素沉着。

2. 斑块状硬斑病　最常发生于面、颈、腹、背、四肢，初成圆形或不规则形淡红色或紫红色水肿性斑片，经数周或数月后扩大，直径可达 1 ~ 10 cm 或更大，呈淡黄色或象牙色，表面干燥平滑，具蜡样光泽，有时伴毛细血管扩张。病程缓慢，数年后硬度减轻，渐渐萎缩，中央色素脱失（图 10-3-2）。

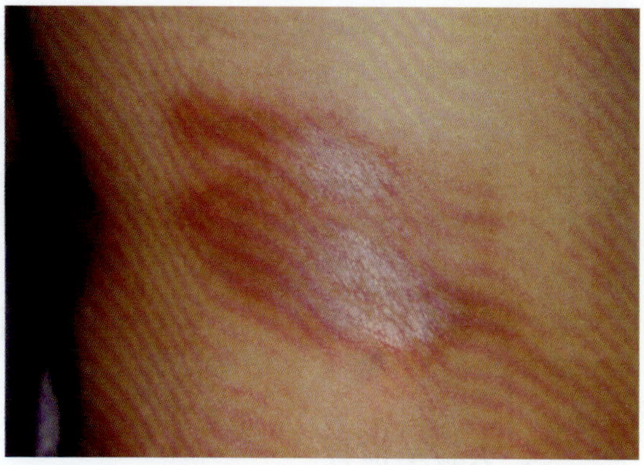

图 10-3-2　斑块状硬斑病

3. 线状硬斑病　皮肤硬化常沿肋间神经或一侧肢体呈带状分布，亦可发生于前额近中部向头皮延伸呈刀砍形，局部皮损显著凹陷，常开始即成萎缩性，皮肤菲薄、不发硬，程度不等地贴着于骨面上。发生在关节部位时，可使关节活动受限，并发生肢体张弓状挛缩和爪状手（图 10-3-3）。

（二）系统性硬皮病

多发于女性，以 lcSSc 患者多见，常出现雷诺现象及皮肤受累，内脏损害较轻，病情进展缓慢。dcSSc 患者内脏损害重，病情发展快，预后不佳（图 10-3-4）。

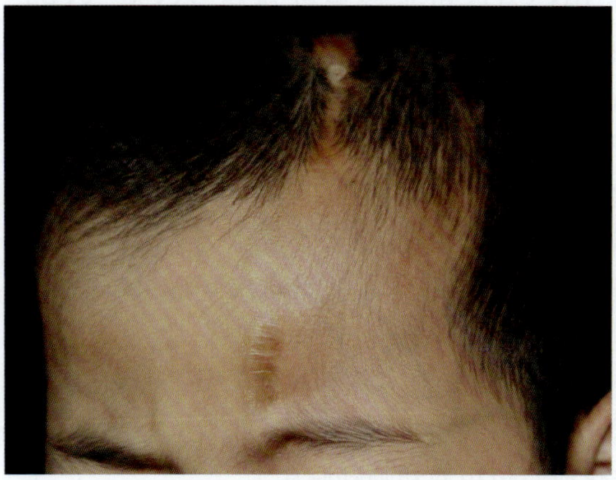

图 10-3-3　线状硬斑病

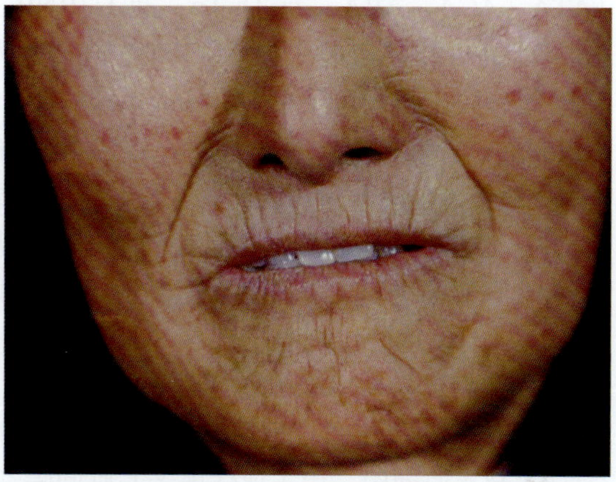

图 10-3-4　系统性硬皮病

1. 前驱症状　可出现雷诺现象、不规则发热、关节酸痛、神经痛、食欲减退等，其中以雷诺现象最为常见，见于 95% 的 SSc 患者。

2. 皮肤病变　病变常自手、足和面部开始，渐扩展至前臂、躯干上部等处，呈对称性，按其演变过程分为水肿、硬化、萎缩三期。初期多为手指非凹陷性肿胀发亮，继之皮肤变硬、变紧，边界不清，呈蜡样光泽，可有色素异常（色素沉着和色素脱失）和毛细血管扩张等皮肤异色症（poikiloderma）改变。面部表情逐渐丧失，呈假面具样，鼻尖似鹰嘴，口唇变薄且收缩成放射状沟纹，口裂狭小。指关节活动受限，可呈爪状手，肘、膝关节可屈曲挛缩，甚至皮肤直接贴于骨面，指尖可发生溃疡或坏疽。损害处毳毛可脱落，出汗减少，皮脂缺乏。

（1）局限皮肤型 SSc：约占 SSc 的 95%，女性多见，常先有雷诺现象，皮肤硬化自手部开始，继之累及前臂、面颈部，少累及躯干和下肢或皮肤硬化程度轻。手指部常有皮肤钙质沉着及远端指骨吸收，病程进展缓慢。

（2）弥漫皮肤型 SSc：约占 SSc 的 5%，男、女性发病率相近。皮肤硬化常自躯干开始，后累及四肢、面部，萎缩较局限皮肤型系统性硬皮病轻，且一般无雷诺现象，无指端硬化和皮肤钙质沉着，罕见远端指骨吸收。病程发展迅速，2 年左右全身皮肤大部分硬化，累及脏器程度较局限皮肤型严重，预后差。

（3）无硬皮病型 SSc：文献报道有不到 5% 的 SSc 患者有典型雷诺现象、指端溃疡、肺动脉高压和特异性 SSc 血清学抗体阳性，但无皮肤损害。

3. 脏器改变　SSc 可累及的内脏包括食管、肺、心脏、肾及肌肉骨骼系统等。食管远端运动障碍是内脏受累最常见的症状，可表现为不同程度的吞咽困难，进食固体食物尤为明显；肺部受累可表现为肺间质性病变、肺动脉高压、支气管扩张、肺气肿、胸膜炎等，其中以前两者最为常见，患者典型症状为进行性呼吸困难；心血管系统受累可出现心律失常、心包积液、充血性心力衰竭；肾病变可导致高血压、硬皮病性肾危象、尿毒症；肌肉骨骼系统受累表现为对称性关节肿胀、酸痛，有晨僵感、关节挛缩、功能受限，运动时可出现摩擦感，有肢端骨溶解和骨质疏松。

4. SSc 重叠综合征 是指具有 SSc 的四个亚型之一，同时伴有另一种自身免疫性风湿疾病的临床和实验室特征。

三、实验室检查

1. 常规检查 可有缺铁性贫血，外周血中嗜酸性粒细胞常增多；尿中可见蛋白和红细胞管型；血沉增快，血清白蛋白降低，纤维蛋白含量明显增加，血液凝固性增高。

2. 自身抗体 80%～98% 的硬皮病患者血清中存在抗核抗体，主要包括特异性抗体（ATA、ACA、ARA、抗 Th-To、抗 U3RNP、抗 PM-Scl）和非特异性抗体（SSA、SSB）。ATA 即抗拓扑异构酶 Ⅰ 型（Scl-70）抗体，为 dcSSc 的标志性抗体，具有较高特异性，与肺纤维化有关。抗着丝点抗体（anti-centromere antibody，ACA）是 CREST 综合征和 lcSSc 的标志性抗体，前者的阳性率为 50%～90%，后者的阳性率为 60%～69%，而在 dcSSc 中阳性率仅为 10%；此抗体阳性常提示患者不易发生肺、肾损害，可作为 SSc 再分类和预后良好的参考指标。

3. 其他免疫学检查 血浆免疫球蛋白可升高，30%～50% 的患者类风湿因子阳性。

4. 肺部高分辨 CT 及肺功能检查 肺部高分辨 CT 是目前诊断肺间质病变最为有效的方法，能早期发现硬皮病患者肺部纤维化改变。约 95% 的 SSc 患者肺功能检查异常：肺活量降低、气体弥散障碍、肺顺应性降低，提示肺泡弹性减退和肺动脉高压。

5. 食管 X 线检查 约 66.9% 的 SSc 患者有食管 X 线检查异常改变。

6. 超声心动图 用于评估患者心脏间隔纤维化或心包积液和肺动脉压力。

7. 右心导管检查 目前仍是肺动脉高压的确诊标准。

四、组织病理

病理变化主要发生在皮肤和内脏的胶原纤维和小血管。

皮损病理特征：早期胶原纤维肿胀、均质化，真皮及血管周围有淋巴细胞为主的炎性细胞浸润；晚期表皮萎缩，真皮胶原纤维增生，胶原纤维束肥厚、硬化，血管壁增厚，管腔狭窄或闭塞，毛囊、皮脂腺、汗腺明显减少，可有钙盐沉积。内脏损害为间质和血管壁胶原纤维增生和硬化。

五、诊断与鉴别诊断

1. 局限性硬皮病 诊断主要依据典型皮损和皮肤病理检查，特征性皮肤损害为境界清楚的局限性水肿硬化斑片，呈蜡样光泽，局部皮纹消失，无毳毛及皮肤出汗，触之如皮革样。

鉴别诊断：①特发性斑状萎缩：皮损为不规则形、边界清楚、直径 1～10 cm 的灰色斑，皮肤略凹陷，多发生在躯干，尤以背部常见。与硬皮病相反，本病先发生轻度萎缩，后继发硬化，也有人认为其是局限性硬皮病的一型。②硬化性萎缩性苔藓：皮损为由蜡黄色多角形扁平丘疹组成的轻度硬化斑块，最后发生萎缩。常聚集分布，但不互相融合，组织学上可与局限性硬皮病鉴别。

2. 系统性硬皮病 目前其诊断主要根据 2013 年美国风湿病学会 / 欧洲风湿病防治联合会发布的《2013 版 ACR/EULAR 系统性硬皮病分类标准》诊断，具体见表 10-3-1，患者总分值≥ 9 分的被认为是系统性硬皮病患者。此外，雷诺现象、多发性关节炎或关节痛、食管蠕动异常、皮肤活检示胶原纤维肿胀和纤维化、血清抗自身抗体阳性（ACA、抗 Scl-70、抗 U3 RNP）均有助于诊断。

表10-3-1　2013版ACR/EULAR系统性硬皮病分类标准

项目	子项	权重/得分
双手手指皮肤增厚延伸至掌指关节近端（充分条件）	–	9
手指皮肤增厚（只计算高分）	手指肿胀	2
	指端硬化（离掌指关节较远但离指间关节较近）	4
指尖病变（只计算高分）	指尖溃疡	2
	指尖点蚀的瘢痕	3
毛细血管扩张	–	2
甲襞微血管异常	–	2
肺动脉高压和（或）间质性肺疾病（最高分是 2）	间质性肺疾病	2
	肺动脉高压	2
雷诺现象	–	3
硬皮病相关自身抗体［抗着丝点抗体，抗拓扑异构酶Ⅰ（抗 Scl-70），抗 RNA 聚合酶Ⅲ］（最高分为 3）	抗着丝点抗体	3
	抗拓扑异构酶Ⅰ	3
	抗 RNA 酶Ⅲ	3

鉴别诊断：①成人硬肿病：多发生于感染及发热性疾病后，皮损从头颈部开始向背部发展直达真皮深层的肿胀与僵硬，手、足很少受累，不发生皮肤萎缩及雷诺现象。②混合结缔组织病（mixed connective tissue disease，MCTD）：同时具有 SSc、SLE、多发性肌炎等病的某些临床特点，而不足以诊断上述疾病，同时患者血清中有高滴度抗核糖核蛋白（ribonucleoprotein，RNP）抗体。③雷诺病：无皮肤硬化和骨改变，很少出现系统受累，必要时应随访检查。

六、治疗

目前硬皮病尚无特效疗法，局限性硬皮病侧重于局部治疗，而系统性硬皮病须以全身治疗为主。治疗通常分为两类：药物性治疗和非药物性治疗。早期治疗的目的在于阻止疾病的发展，晚期则主要为改善症状。

1. 一般治疗　嘱患者高蛋白、高维生素饮食，避免精神刺激和过度紧张，避免寒冷刺激和感冒，停止吸烟。

2. 药物性治疗

（1）血管活性药物：包括血管扩张剂（丹参注射液、参芎葡萄糖等）、钙通道阻滞剂（硝苯地平每天 30 ~ 60 mg，可改善雷诺现象）、内皮素（endothelin，ET）受体阻滞剂（波生坦、安贝生坦、马西替坦）、磷酸二酯酶 5 抑制剂（西地那非、他达那非）、注射型前列腺素类药物（依前列醇、伊洛前列素、曲前列环素）、可溶性鸟苷酸环化酶激活剂（利奥西呱）等。

（2）抗纤维化药物

1）积雪苷（asiaticoside）：为中药积雪草中提取的有效成分，能抑制成纤维细胞的活性，软化结缔组织。片剂，每次 3 ~ 4 片，每日 3 次；针剂，每次 2 ml，肌内注射，每周 2 ~ 3 次。

2）维 A 酸类药物：此类药物包括异维 A 酸和阿维 A 酯，均对成纤维细胞的分化、增殖和胶原纤维的合成有明显抑制作用。目前，第二代维 A 酸类药物——阿维 A 在临床上已取得良好治疗效果，推荐剂量为 0.5 ~ 0.6 mg/（kg · d）。

3）秋水仙碱（colchicine）：可抑制前胶原转化为胶原，或抑制胶原的堆积，对肢端动脉痉挛和皮肤硬化有一定疗效。剂量为每天 0.2 ~ 1.5 mg，一般疗程为 2 ~ 3 个月。

4）吡非尼酮（pirfenidone）：是一种新型的具有广谱抗纤维化作用的药物。能防止和逆转纤维化、瘢痕的形成。对肺纤维化、肝纤维化和肾间质纤维化有一定的疗效。初始剂量为每次 200 mg，每日 3 次；逐渐增量至每次 600 mg，每日 3 次。

5）抗酪氨酸激酶类药物：伊马替尼（研究表明每天 200 mg，连续使用 6 个月可有效改善 SSc 患者间质性肺病）、抗 IL-13 抗体、抗 IL-6 抗体、TNF-α 抑制剂、阿巴西普等。

（3）糖皮质激素：对于病情进展的 SSc 患者，以及伴关节、肌肉和肺部等器官系统受累者，可谨慎使用。一般泼尼松不超过每天 15 mg，连用数周，渐减为维持量每天 5 ~ 10 mg。

（4）免疫抑制剂：对早期肺纤维化、肺动脉高压以及关节和肾病变有一定疗效，若与糖皮质激素联用，可提高疗效并减少激素用量。常用药物有环磷酰胺每天 50 ~ 200 mg，特别在硬皮病相关间质性肺病中已取得良好疗效；环孢素 3 ~ 5 mg/（kg · d）。

（5）中药治疗：主要用活血化瘀药，可改善微循环及结缔组织代谢。

（6）其他：其他的治疗药物或方式还包括麦考酚酸吗乙酯、咪唑硫嘌呤、利妥昔单抗、造血干细胞移植和肺移植等。

七、预后

尽管硬皮病是一种少见疾病，但有内脏累及的硬皮病患者 9 年生存率仅为 39%，严重威胁人类的生命。其中提示 SSc 预后不良的因素包括二氧化硅暴露、男性、肺纤维化、肺动脉高压、肾损害、癌症、高年龄发病以及高滴度的抗拓扑异构酶 Ⅰ 型和抗 -U1 RNP，而 ACA 阳性的 lcSSc 患者预后相对较好。

（肖　嵘　罗鸯鸯）

第四节　干燥综合征

干燥综合征（Sjogren's syndrome，SS）是一种主要累及泪腺、唾液腺等外分泌腺体的慢性炎症性自身免疫性疾病，以干燥性角膜结膜炎、口腔干燥为主要临床特征，伴有自身抗体（抗 Ro/SSA 和 La/SSB 抗体）的产生和高丙种球蛋白血症，病理上则主要表现为外分泌腺的淋巴细胞局灶性浸润。本病临床上分为原发性和继发性两类。原发性 SS（primary Sjogren's syndrome，pSS）指不伴有其他诊断明确的结缔组织病的 SS，临床上以口干、眼干为主要特征，又称为口眼干燥综合征；继发性 SS（secondary Sjogren's syndrome，sSS）则指发生于另一诊断明确结缔组织病（如类风湿关节炎、红斑狼疮、硬皮病等）患者的 SS。国外报道 SS 在 50 岁及以上人群中的发病率达 3%，pSS 在总体人群中的发病率约为 0.4%，在欧洲人群中发病率为 0.1% ~ 4.8%，男女比为 1 : 9；而 pSS 在我国人群的发病率约为 0.77%，在老年人群中患病率为 3% ~ 4%，同样以女性多见，男女比为 1 :（9 ~ 20）；发病年龄多在 40 ~ 50 岁，50 岁以上女性发病率为 0.5% ~ 1%，也可见于儿童，本节内容主要叙述 pSS。

一、病因及发病机制

目前 pSS 确切病因尚不清楚，主要认为其为环境因素触发具有遗传易感性个体中的 T、B 淋巴细胞活化，针对某些自身抗体发生的一系列免疫反应。

1. 遗传因素 Lessard 等在欧洲人群中发现 pSS 发病与人类白细胞抗原（human leukocyte antigen，HLA）分子有关，其中 *HLA-DQA1*0501*、*HLA-DQB1*0201* 和 *HLA-DRB*0301* 是 pSS 的易感基因。而在日本女性人群中 pSS 的发病与 *HLA-DQA1*0103*、*HLA-DQB1*0601* 和 *HLA-DRB1*08032* 基因有关，Fang 等在中国汉族人群中筛选了 71 个候选易感基因，其中 *STAT4*、*GTF2I*、*HLA-DPB1*、*HLA-DRB1*、*PTTG1*、*HLA-DQB1*、*MBL2*、*TAP2*、*CFLAR*、*NFKBIE*、*HLA-DRA*、*APOM*、*HLA-DQA2* 和 *NOTCH4* 与 pSS、类风湿关节炎和系统性红斑狼疮的发病均有关。

2. 环境因素 环境因素包括外环境因素和内环境因素，前者以感染因素特别是病毒感染为主要激发因素，研究认为病毒感染通过分子模拟机制促进机体产生自身抗体从而导致组织损伤。被报道与此相关的病毒包括丙型肝炎病毒（hepatitis C virus，HCV）、EB 病毒（Epstein-Barr virus，EBV）、巨细胞病毒、HIV 以及人 T 细胞白血病病毒 1（human T cell leukemia virus type 1，HTLV-1），其中以 EB 感染致病的报道最多。EB 是一种嗜 B 淋巴细胞疱疹病毒，其 LMP1、LMP2A 蛋白可分别模拟 CD40 和 B 细胞受体，促进 B 细胞的活化、增殖，增强自身免疫性并诱导自身抗体产生和导致高球蛋白血症。内环境因素目前被认为主要与体内雌激素水平有关，雌激素可激活 B 细胞产生更多抗体、自身抗体，在动物实验中发现小鼠雌激素合成缺陷后可出现类似 SS 症状，Ishimaru 等在动物实验中发现雌激素缺陷增加视网膜母细胞瘤结合蛋白 48（RbAp48）的表达，RbAp48 主要分布在唾液腺和泪腺，能诱导外分泌腺的组织特异性凋亡，从而参与 pSS 的发病。

3. 免疫系统紊乱 SS 患者病灶中存在大量淋巴细胞浸润，主要是 HLADR 抗原阳性的 $CD4^+$T 淋巴细胞，B 淋巴细胞占 20%～25%。其中渗出的 T 淋巴细胞通过凋亡和分泌穿孔素颗粒酶两种机制破坏外分泌腺上皮细胞，同时产生大量细胞因子包括 IFN-γ、IL-2、IL-10、IL-6 和 TGF-β 等。SS 患者中外周血中 B 细胞活化因子（B cell-activating factor，BAFF）表达升高，研究发现 BAFF 能够促进 B 细胞成熟和分化、扩大 B 细胞信号产生大量免疫球蛋白和特异性抗体。

二、临床表现

pSS 临床表现多样化，在病程中呈现不同程度系统受累，且起病隐匿、病程较长，临床表现包括三个方面：局部症状、一般症状和系统症状。

（一）局部症状

1. 口干燥症 70%～80% 的患者诉有口干，有说话、进食固体食物时需频繁饮水及夜间喝水的习惯，主要因唾液腺组织炎性浸润，使涎液黏蛋白减少所致；约 50% 的患者可出现本病特征性损害－猖獗性龋齿，表现为牙齿逐渐变黑，最终小片状脱落至只剩残根。50% 的患者可表现有间歇性交替性腮腺肿痛，病变可累及单侧或双侧腮腺，甚至引起发热或下颌下腺肿大。大部分在 10 天左右可自行消退，但对腮腺持续性肿大患者须排除淋巴瘤可能。累及舌部者可出现舌面干裂、舌乳头萎缩而光滑、舌痛及味觉减退症状。部分患者出现口腔黏膜溃疡、鹅口疮等继发性感染。

2. 干燥性角结膜炎 表现为眼异物感、灼热感、泪少、干燥及易疲劳感，主要由泪腺分泌的黏蛋白减少导致，严重者甚至哭时无泪，亦可有疼痛、瘙痒、视力减退等症状。部分患者眼睑缘反复出现化脓性感染、结膜炎、角膜炎，严重者出现角膜溃疡。

3. 其他 病变除可累及泪腺、唾液腺外，还可导致鼻腔、硬腭、气管、消化道黏膜、阴道黏膜等外分泌腺受累，因其分泌减少而产生相应的症状。如鼻黏膜干燥、结痂，嗅觉减退；阴道黏膜干燥、瘙痒、苔藓样变，导致性交困难。

（二）一般症状

疲乏是最常见的一般症状，出现在 70%～80% 的 pSS 患者，研究根据多维度疲乏症状量表（multidimensional fatigue inventory，MFI）发现 pSS 患者疲乏程度是正常人的 2 倍。pSS 患者还常出现慢性疼痛，主要发生在伴随有纤维肌痛症或多关节肿痛患者。此外 pSS 患者还常常容易出现抑郁或焦虑等心理问题。

（三）系统症状

患者除有口眼干燥、疲乏、慢性疼痛等一般症状外，约 2/3 的 pSS 患者还出现系统损害（表 10-4-1）。

表10-4-1 pSS患者的系统症状

受累部位	发病率	临床表现	辅助检查项目
皮肤	23%～67%	过敏性紫癜样皮疹、荨麻疹性血管炎等	皮肤活检
关节	50%	关节痛、关节炎	X 线
肌肉	44%	肌痛、肌无力、肌炎	肌肉活检
肾	30%～50%	肾小管性酸中毒、肾衰竭等	肾功能、肾活检
肺	10%～20%	干性咳嗽、呼吸困难、间质性肺病	X 线、CT、肺功能
消化系统		萎缩性胃炎、胃酸分泌减少、消化不良等	
外周神经系统	10%	疼痛、肢体远端的灼烧感、感觉性共济失调、多发性神经炎、颅神经病变，脊神经根病、自主神经病等	EMG
中枢神经系统	20%～25%	运动或感觉缺陷、精神异常、癫痫、痴呆、亚急性无菌性脑膜炎、小舞蹈病、视神经炎等	EMG、MRI、脑脊液检查及精神评估
血液系统	20%	正细胞正色素性贫血、血小板减少、轻度白细胞减少或淋巴细胞减少等	常规血液检查、骨髓穿刺

CT，计算机断层扫描术；EMG，肌电图；MRI，磁共振成像

1. 皮肤 23%～67% 的 pSS 患者可出现皮肤损害，典型病理特征为血管炎性损害。主要表现为：①过敏性紫癜样皮疹：多见于下肢，表现为米粒大小红色丘疹、瘀点，压之不褪色，分批出现，可自行消退后留有色素沉着；②荨麻疹性血管炎；③少数为结节性红斑；④雷诺现象：多不严重，一般不引起肢端溃疡或局部组织萎缩。除此以外，患者还有皮肤干燥、瘙痒，汗腺分泌减少，毛发干燥、稀疏、易脆、脱发，以及扁平苔藓、白癜风、皮肤淀粉样变、肉芽肿性脂膜炎等皮肤损害。

2. 关节肌肉 50% 的患者可出现关节痛或关节炎，少数患者表现有一过性关节肿胀。关节受累具有对称性、间歇性、非糜烂性关节病的特征。约 44% 的患者可出现肌肉受累，表现为肌痛、肌无力、肌炎。

3. 肾 30%～50% 的患者出现肾损害，其中 24% 的 pSS 患者可出现肾衰竭，病变主要累及远端肾小管。Ⅰ型肾小管性酸中毒导致周期性低血钾性肌肉麻痹，严重者出现肾钙化、肾结石、肾性尿崩症及肾性软骨病。近端肾小管损害较为少见，小部分患者出现肾小球损害，临床变现为大量蛋白尿、低蛋白血症，甚至肾功能不全。

4. 肺 10%～20% 的 pSS 患者可出现间质性肺病（interstitial lung disease，ILD），其中 45% 的患者病理表现为非特异性间质性肺炎（nonspecific interstitial pneumonia，NSIP）。多数患者无呼吸道症状，严重者出现呼吸衰竭，即使是没有肺部症状的 pSS 患者也可通过高分辨肺 CT 发现异常，最常见高分辨 CT 异常包括间质性肺炎、小叶异常和淋巴增生。SS 患者一旦出现肺纤维化和肺动脉高压，则预后不佳。

5. 消化系统 患者可出现萎缩性胃炎、胃酸分泌减少、消化不良等非特异性症状，由胃肠道黏膜层的外分泌腺受累所致。有 20% 的患者合并自身免疫性肝炎、原发性胆汁性肝硬化。

6. 神经系统 神经系统受累包括周围神经系统和中枢神经系统，很多 pSS 患者的神经系

统症状往往早于其他系统，10% 的 pSS 患者可出现周围神经系统损害，可表现为：疼痛、肢体远端的灼烧感、感觉性共济失调、多发性神经炎、颅神经病变、脊神经根病、自主神经病等。20% ~ 25% 的 pSS 患者可出现中枢神经系统损害，可表现为：运动或感觉缺陷、精神异常、癫痫、痴呆、亚急性无菌性脑膜炎、小舞蹈病、视神经炎等。

7. 血液系统　约 20% pSS 患者可出现血液系统异常，包括正细胞正色素性贫血、血小板减少、轻度白细胞减少或淋巴细胞减少等，严重者可伴有出血现象如肉眼血尿、月经增多、颅内及内脏器官出血以及高球蛋白血症。本病患者淋巴瘤的发生率明显高于正常人群，表现为非霍奇金淋巴瘤、多发性骨髓瘤。

三、实验室检查

（一）一般检查

血常规检查不具有特异性，SS 患者可出现贫血、白细胞降低、血小板减少等，还可出现血沉增快、C 反应蛋白增高、γ- 球蛋白升高等，若多次测定尿 pH>6，需进一步行肾小管酸中毒的相关指标检测。

（二）血清免疫学检查

本病患者有多种自身抗体阳性，其中：① 70% 的患者出现抗 SSA 抗体。② 50% 的患者出现抗 SSB 抗体，此为 SS 的标志抗体。抗 SSA 抗体对诊断 SS 敏感性高，抗 SSB 抗体则特异性高，特别是有系统损害的 SS 患者抗 SSA 抗体和抗 SSB 抗体阳性率高。③ 45.7% 的患者抗核抗体滴度升高。④ 70% ~ 80% 的患者类风湿因子升高，且常伴有高球蛋白血症。⑤ 20% 的患者出现抗心磷脂抗体。⑥约 90% 的患者发生高球蛋白血症，均为多克隆性；若是单克隆性高球蛋白血症，要警惕淋巴瘤的可能。⑦抗毒蕈碱受体 3（M3）抗体是用于鉴别 pSS 和 sSS 的抗体。

（三）辅助检查

1. 眼部　用于测定泪腺功能的试验有：① Schirmer（滤纸）Ⅰ试验阳性，即≤ 5 mm/5 min（健康者 >5 mm/5 min）。②角膜染色阳性：双眼各自的染点 >10 个。③泪膜破裂时间阳性，即≤ 10s（健康者 >10s）。

2. 口腔　①唾液分泌量测定：如唾液流率阳性，即 15 min 内收集到自然流出唾液≤ 1.5 ml（健康者 >1.5 ml）。②腮腺 X 线造影阳性：即可见末端腺体造影剂外溢呈点状、球状的阴影。③唾液腺同位素检查阳性：即唾液吸收、浓聚、排除核素的功能差。④唇腺活检组织病理学检查阳性：即在 4 mm^2 活检组织内有 1 个以上病灶存在（每 50 个淋巴细胞聚集称为 1 个病灶），其典型病理变化为唾液腺周围有致密的淋巴细胞、浆细胞及少量组织细胞等慢性炎症细胞浸润。

3. 其他　如骨骼、肺部或脑部影像学检查、肝肾功能测定、脑脊液检查、EMG、肺功能检查等。

四、诊断及鉴别诊断

（一）诊断

1. SS 诊断标准　SS 诊断标准由欧洲研究组织（European Study Group）于 1989-1996 年逐步制定，为提供准确的诊断及分类标准，2002 年美国 – 欧洲共识组织（American-European Consensus Group，AECP）对 ss 的诊断和分类标准进行了修订（表 10-4-2 和表 10-4-3）。

表10-4-2 2002年AECP制定SS修订标准

Ⅰ、眼部症状（满足以下 3 条中任意一条即为阳性）
1. 每日感到不能忍受的眼干持续 3 个月以上
2. 有反复的沙子进眼或磨砂感觉
3. 每日需用人工泪液 3 次或 3 次以上
Ⅱ、口腔症状（满足以下 3 条中任意一条即为阳性）
1. 每日感觉口干持续 3 个月以上
2. 成年后腮腺反复或持续肿大
3. 吞咽干性食物有困难，经常需用水辅助
Ⅲ、眼部体征：以下两项检查中任意一项或两项阳性
1. Schimer Ⅰ试验阳性（≤ 5 mm/5 min）
2. 角膜染色阳性（≥ 4 van Bijsterveld 计分法）
Ⅳ、组织学检查：下唇腺病理示淋巴细胞灶≥ 1，指 4 mm^2 组织内至少有 50 个淋巴细胞集中于唇腺间质者为一灶
Ⅴ、唾液腺受损：下列检查任 1 项或 1 项以上阳性
1. 非刺激性唾液流率阳性（≤ 1.5 ml/15 min）
2. 腮腺造影阳性
3. 唾液腺同位素检查阳性
Ⅵ、自身抗体：血清抗 Ro（SSA）和（或）La（SSB）阳性

表10-4-3 2002年AECP制定SS分类标准

pSS：无任何潜在疾病情况下，符合下述任 1 条即可诊断： 1. 符合表 10-4-2 中 6 条标准中的 4 项或 4 项以上，但必须含表中的条目Ⅳ和（或）Ⅵ 2. 条目中 Ⅲ、Ⅳ、Ⅴ、Ⅵ 中任 3 条阳性
sSS：患有潜在疾病（如任一其他结缔组织病），且符合表 10-4-2 中条目Ⅰ或Ⅱ，同时符合条目Ⅲ、Ⅳ、Ⅴ中任 2 条
必须除外头颈部放疗史、丙型肝炎病毒感染、艾滋病、淋巴瘤、结节病、移植物抗宿主病、抗乙酰胆碱药（阿托品、颠茄等）的应用

（二）鉴别诊断

本病易误诊为 SLE、RA，需与其鉴别。SS 多发生在中老年妇女，无蝶形红斑，口干明显，高球蛋白血症明显，临床特点与 SLE 存在很大差异；SS 关节症状不如 RA 严重，极少有关节受限、畸形和功能受损，且 RA 很少出现抗 SSA、抗 SSB 抗体。除此以外，还需与非自身免疫性口干、糖尿病、胰腺炎、肝硬化、药物引起的口干以及结节病、淋巴瘤、淀粉样变和艾滋病等疾病进行鉴别。

五、治疗

本病目前尚无特异性根治的方法。治疗目的主要是缓解患者口、眼干燥症状，控制和延缓因免疫反应而引起的系统损害，保护患者的脏器功能，预防继发性感染。

（一）预防及局部治疗

SS 患者应注意戒烟、戒酒，且注意保持口腔卫生，局部治疗主要通过唾液和泪液的替代疗法改善临床症状。

1. 口干燥症　减轻口干较为困难，人工涎液未达到理想效果。预防和治疗措施是停止吸烟、饮酒以及服用引起口干的药物如阿托品等，注意保持口腔清洁，勤漱口，减少龋齿、口腔溃疡及继发感染的可能。经常咀嚼口香糖能刺激唾液分泌，使用含氟的漱口液漱口可以减少龋齿的发生。

2. 干燥性角结膜炎　采用人工泪液滴眼可以最大限度地缓解眼干的症状，预防角膜损伤，减少眼部并发症。对于含有糖皮质激素的眼药水因对眼干的疗效欠佳，且能引起角结膜上皮细胞变性与穿孔，故不宜应用。另外，对加重口干、眼干症状的药物应尽量避免使用，如利尿剂、抗高血压药、雷公藤制剂等。

（二）系统治疗

对于两种情况须系统治疗：①局部治疗或通过改变生活方式无法改善症状者；②出现脏器损害者。主要通过改善 pSS 的免疫病理过程，保护患者的外分泌腺体和脏器功能。

1. 改善肌肉、关节痛　用非甾体药物如布洛芬、吲哚美辛等，也可口服羟氯喹每天 200 ~ 400 mg 缓解发热、疲乏、关节肌肉痛，降低患者免疫球蛋白水平，同时羟氯喹也能改善唾液腺功能，其不良反应为可出现皮疹、视网膜病、神经肌肉疾病。

2. 改善外分泌腺体的功能　当涎液或泪液替代治疗效果不满意时，可使用毒蕈碱胆碱受体刺激剂，以刺激外分泌腺体的功能。常用的药物有毛果芸香碱（匹罗卡品）每天 20 ~ 30 mg/d，口服。其不良反应有头痛、出汗、频繁排尿等，禁用于消化道溃疡、哮喘、闭角型青光眼者。此外，茴三硫片、溴己新（必嗽平）、氨溴索（沐舒坦）等也具有增加外分泌腺体分泌的功能。

3. 免疫抑制剂　对系统损害者应根据受损器官组织的严重程度予以相应的治疗。可选用糖皮质激素（常用于合并皮肤、肺、肾、骨骼肌肉或神经系统受累时，推荐剂量为每天 20 ~ 40 mg，严重者可静脉冲击治疗每天 1 g，连续 3 天）或糖皮质激素加免疫抑制剂如环磷酰胺 1 ~ 2 mg/（kg · d）、甲氨蝶呤 0.2 ~ 0.3 mg/（kg · w）、硫唑嘌呤 1 ~ 2 mg/（kg · d）、环孢素 2.5 ~ 5 mg/（kg · d），以环磷酰胺较为常用。

4. 静脉注射免疫球蛋白（IVIg）　0.4 g/（kg · d），连用 3 ~ 5 天，有助于改善 SS 患者神经系统损害以及血小板减少等症状。

5. 生物制剂　2016 年由干燥综合征基金会（Sjogren syndrome foundation，SSF）专家制定了 SS 有关生物制剂的使用指南，被推荐的生物制剂有：TNF-α 抑制剂（依那西普、英夫利昔单抗等）和利妥昔单抗。其中以利妥昔单抗运用最为广泛，利妥昔单抗（rituximab）是一种靶向 CD20 分子的单克隆抗体，具有抗 B 细胞作用，可考虑作为干燥性角结膜炎及传统治疗无效的 pSS 患者，推荐剂量为静脉给药 1000 mg，隔 2 周再用一次，且在使用前 30 min 先使用甲强龙 100 mg。其他潜在抗 B 细胞生物制剂包括：抗 CD40、抗 BAFF 受体及抗 ICOSL 制剂。

（三）中药治疗

SS 患者在中医理论里可表现为阴虚内热证、气阴两虚证、脾阳虚损证等，根据不同表征给予相应调节药物，但目前缺乏有力的循证医学证据证明其有效性。

六、预后

本病预后相对较好，应密切监测合并有内脏器官损害患者相关脏器损害指标及药物副作用，国外报道 pSS 患者标准化死亡率（standardized mortality rate，SMR）为 2.86，首要死因是 pSS 患者后期出现淋巴瘤，其他致死因素还包括血管炎、肾衰竭、肺间质纤维化、肺动脉高压等。

思考题

（肖　嵘　罗鸯鸯）

第11章 大疱性皮肤病

大疱性皮肤病（bullous dermatoses）是指一组发生在皮肤和黏膜，以水疱、大疱为基本损害的重症皮肤病。根据发病机制，可分为自身免疫性及遗传性；根据组织病理学上水疱所在的位置，又可分为“表皮内水疱病”和“表皮下水疱病”。本章仅介绍几个具有代表性的自身免疫性大疱病：天疱疮、大疱性类天疱疮、线状 IgA 大疱性皮病和疱疹样皮炎。

第一节 天 疱 疮

天疱疮（pemphigus）是累及皮肤和黏膜、以表皮内水疱为特征的一组自身免疫性皮肤病。共同特征包括：①在正常皮肤、黏膜或红斑上出现难以愈合的薄壁、松弛、易破的水疱，棘细胞松解征［尼科利斯基征，简称尼氏征（Nikolsky sign）］阳性；②呈慢性经过；③组织病理为棘层松解所致的表皮内水疱；④免疫荧光显示棘细胞间 IgG（或 IgA）、C3 的网状沉积，血清中可检测出抗桥粒黏蛋白抗体，又称天疱疮抗体。

一、发病机制

天疱疮是一种自身免疫性疾病。各型天疱疮患者血液循环中均存在抗角质形成细胞间起桥联作用蛋白的自身抗体，且抗体水平与疾病的活动性和严重程度平行。寻常型天疱疮的抗原主要是桥粒黏蛋白 3［桥粒芯糖蛋白 3（desmoglein 3，Dsg3）］，落叶型天疱疮的抗原主要是桥粒黏蛋白 1［桥粒芯糖蛋白 1（desmoglein 1，Dsg1）］，伴有皮肤损害的寻常型天疱疮两者均为阳性。天疱疮抗体与这些膜表面蛋白结合后，除了机械地干扰黏附蛋白的相互作用外，还可通过细胞信号传导途径使细胞释放纤维蛋白酶原激活物，引起一系列纤维蛋白酶系统活化，从而导致细胞间黏合物质降解，继而桥粒破坏，导致表皮细胞松解、表皮内裂隙和水疱形成。很多天疱疮患者存在遗传易感性，尤其是人类白细胞抗原（human leukocyte antigen，HLA）- Ⅱ类相关基因。其他如环境因素、食物、肿瘤、药物和分娩在天疱疮的发病原因中也起到一定的作用。

二、临床表现

常见的临床类型包括：寻常型天疱疮、增生型天疱疮、落叶型天疱疮、红斑型天疱疮等（表 11-1-1），此外还有特殊类型天疱疮，包括疱疹样天疱疮、副肿瘤性天疱疮、药物性天疱疮、IgA 天疱疮等。本病好发于中年人，女性略多于男性。

（一）寻常型天疱疮

寻常型天疱疮（pemphigus vulgaris，PV）是最常见和最严重的一型，好发于中年人群，儿童罕见。皮损常累及口腔黏膜、头面、胸背、腋窝、腹股沟或臀部等部位，严重者可泛发全身。黏膜糜烂可早发于皮肤损害，也可同时发生，约 60% 的患者初发损害在口腔黏膜，表现为水疱或糜烂（图 11-1-1）；数月后发生皮肤损害，典型表现为在外观正常的皮肤或红斑上出现大小不一的水疱，疱壁薄，尼氏征阳性。水疱松弛易破，形成不易愈合的糜烂面，渗液较多，易结成黄褐色痂，若继发感染，可伴有腥臭味（图 11-1-2）。如不及时给予有效治疗，症状持续并扩展导致大量体液、蛋白质及电解质丢失，可因感染或治疗副作用等死亡。本型预后较差，在应用糖皮质激素治疗前，病死率高达 75%，随着糖皮质激素及免疫抑制剂的使用，病死率已下降到 5% 以下。

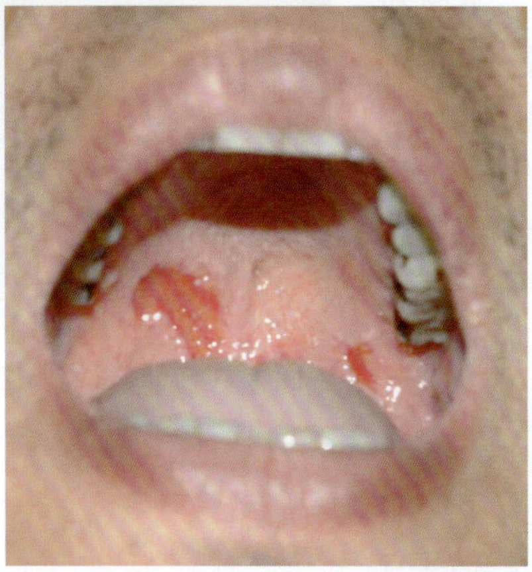

图 11-1-1　寻常型天疱疮口腔损害

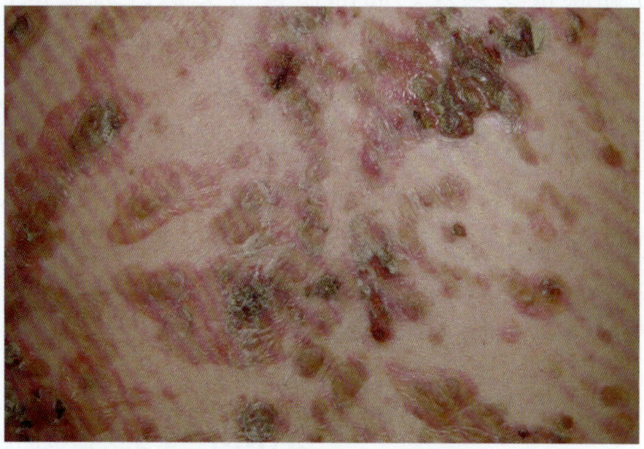

图 11-1-2　寻常型天疱疮

（二）增生型天疱疮

增生型天疱疮（pemphigus vegetans）又名增殖型天疱疮，是寻常型天疱疮一种少见的良性型，其抗原成分与寻常型一致。皮损好发于腋窝、乳房下、腹股沟、外阴、肛门周围、鼻唇沟等间擦部位。早期损害与寻常型相似，但口腔黏膜损害出现较迟。损害初为薄壁的水疱，尼氏征阳性，破溃后在糜烂面上渐渐出现乳头状增生，边缘常有新生水疱，使损害面积逐渐扩大（图 11-1-3）。皱褶部位温暖潮湿，易继发细菌及念珠菌感染，常有臭味，自觉症状不明显。陈旧的皮损表面略干燥，呈乳头瘤状。病程呈慢性，但预后较好。

（三）落叶型天疱疮

落叶型天疱疮（pemphigus foliaceus，PF）好发于中老年人，开始皮损局限于头面部和躯干上部，水疱常发生在红斑基础上，尼氏征阳性。黏膜损害少见而轻微，可伴有毛发、指甲的改变。与寻常型相比，病情较轻，水疱壁较寻常型更薄，更表浅，易破裂。在浅表糜烂面上附有黄褐色油腻性疏松的剥脱表皮、痂和鳞屑，如落叶状，2/3 的患者皮损最后可泛发全身，由于痂下分泌物被细菌分解而产生臭味（图 11-1-4）。病程较长，有时可自行缓解，预后较好。

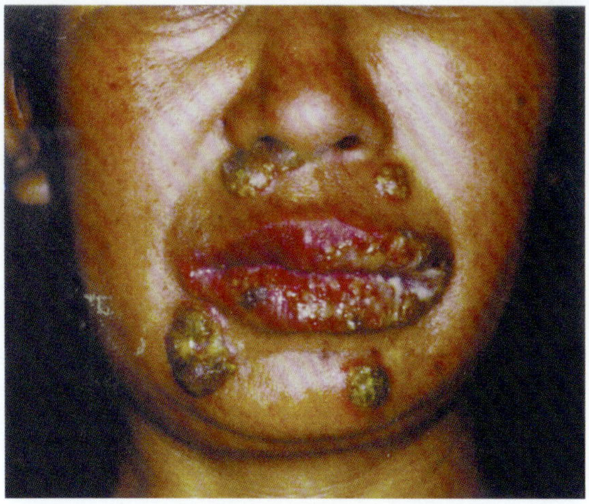

图 11-1-3　增生型天疱疹

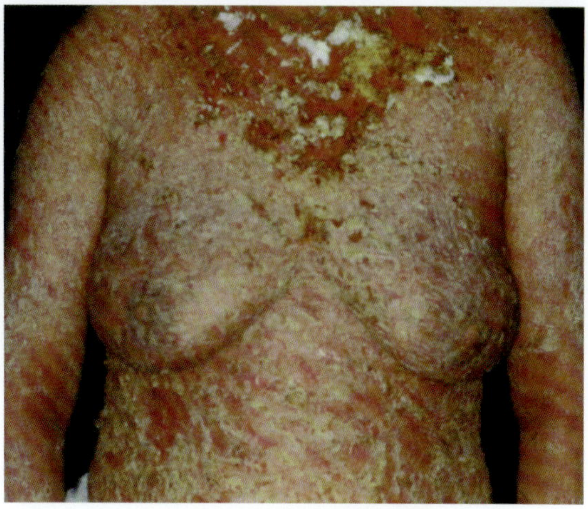

图 11-1-4　落叶型天疱疮

糖皮质激素可控制病情，但因痂屑下极易感染金黄色葡萄球菌，可继发感染而死亡。

（四）红斑型天疱疮

红斑型天疱疮（pemphigus erythematosus，PE）是落叶型天疱疮的局限型，其自身抗原成分与落叶型一致。较落叶型常见，皮损主要发生在头皮、面中部及胸背上部等皮脂溢出部位，下肢和口腔黏膜很少累及。面部损害可类似红斑狼疮，水疱常不明显，轻度渗出，上附鳞屑和结痂；胸背部在红斑基础上可出现散在、大小不等的表浅性水疱，壁薄易破，尼氏征阳性。病情发展缓慢，水疱时愈时发（图 11-1-5）。日光暴晒可加重病情。患者血清中有 Dsg1 抗体并可伴有抗核抗体阳性，因此有学者认为此型是天疱疮与红斑狼疮并存。偶可发展至全身，转变为落叶型天疱疮或寻常型天疱疮。

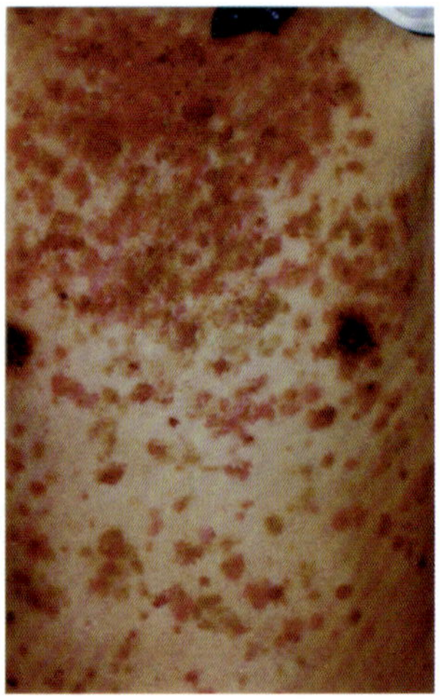

图 11-1-5　红斑型天疱疮

表11-1-1　常见天疱疮的临床类型及诊断要点

类型	皮疹形态	好发部位	黏膜损害	棘层松解的位置	严重程度
寻常型	松弛性水疱、糜烂	全身可出现	+	基底层上	较重
增生型	乳头状增生性斑块	间擦部位	±	基底层上	较轻
落叶型	落叶状剥脱性的鳞屑	全身	–	颗粒层	较重
红斑型	红斑上油腻的痂屑，可有壁薄的水疱	皮脂溢出部位	–	颗粒层	较轻

（五）特殊类型天疱疮

1. 疱疹样天疱疮（pemphigus herpetiformis） 好发于中年人，躯干及四肢近端发生环形或多环形红斑，边缘略隆起，表面有紧张性水疱或丘疱疹，尼氏征常阴性。瘙痒明显，病程呈慢性，预后好，少数可发展成寻常型或落叶型天疱疮。

2. 副肿瘤性天疱疮（paraneoplastic pemphigus，PNP） 患者可伴有天疱疮样、多形红斑样或扁平苔藓样损害，口腔黏膜及舌常伴有广泛的糜烂和溃疡，唇红血痂，躯干、四肢、掌跖呈现红斑、水疱、血疱或者糜烂（图 11-1-6）。皮肤损害的组织病理具有天疱疮、多形红斑及扁平苔藓的多种特点。合并的肿瘤多见淋巴细胞来源的良恶性肿瘤，我国病例主要伴发单中心透明血管型 Castleman 病，其次是胸腺瘤和滤泡树突状细胞肉瘤，非霍奇金淋巴瘤和白血病则少见，极少数为实体恶性肿瘤，肿瘤治疗后，皮损逐渐好转，但可并发闭塞性细支气管炎，严重影响患者预后及生活质量。

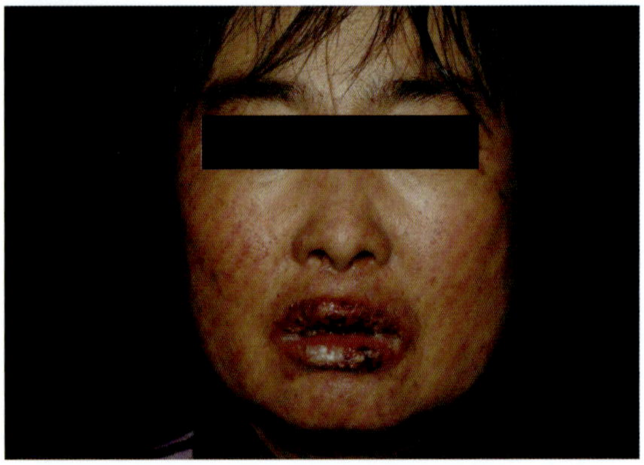

图 11-1-6　副肿瘤性天疱疮

3. 药物性天疱疮（drag-induced pemphigus，DIP） 在用药数周、数月或 1 年后发生，黏膜受累较少而轻微，多表现为红斑型天疱疮，停药后大多能自愈。常见诱发药物为 D-青霉胺、卡托普利、吡罗昔康和利福平等。

4. IgA 天疱疮（IgA pemphigus） 多见于中老年女性，好发于皮肤皱褶部位。皮损为在红斑基础上的无菌性脓疱、水疱，可伴发瘙痒，棘细胞间沉积的免疫球蛋白和外周血检测到的抗体类型均为 IgA 型抗桥粒胶蛋白或桥粒黏蛋白的抗体。

三、组织病理和免疫荧光

组织病理：天疱疮基本病理变化为棘层松解、表皮内裂隙和水疱，疱腔内有棘层松解细胞。这种细胞较正常棘细胞大，圆形，核大而深染，细胞质均匀嗜碱性，核周有浅蓝色晕。不同型天疱疮棘层松解的部位不同。寻常型天疱疮的裂隙或水疱位于基底层上方，疱底不规则的乳头向上生长，覆有一层呈“墓碑”状的基底层细胞，即所谓的“绒毛”。增生型天疱疮的棘层松解部位与寻常型相同，但晚期有明显棘层肥厚和乳头瘤样增生。落叶型和红斑型天疱疮的病变位于颗粒层及其上下，具有诊断价值。疱疹样天疱疮的裂隙或水疱位于棘层中部，疱内有嗜酸性粒细胞或中性粒细胞。

免疫荧光：取水疱周围外观正常的皮肤进行直接免疫荧光检查，在棘细胞间可见 IgG 和 C3 呈网状沉积（图 11-1-7），在 IgA 天疱疮可见 IgA 呈网状沉积。间接免疫荧光可呈现相同表现。

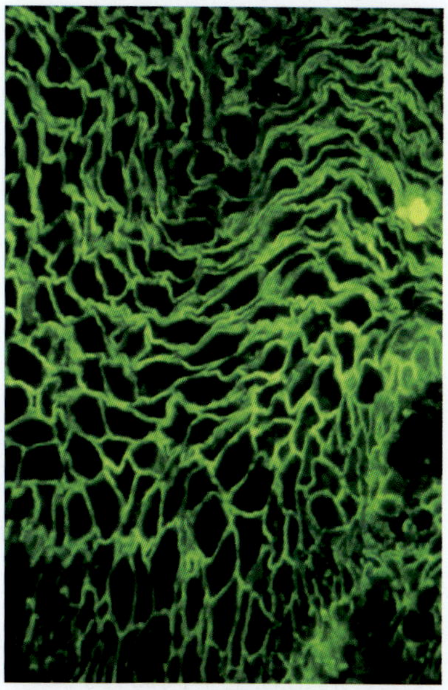

图 11-1-7　天疱疮——直接免疫荧光（棘细胞间网状沉积）

四、诊断及鉴别诊断

（一）诊断

诊断主要依据：①在正常皮肤、黏膜或红斑上出现难以愈合的薄壁、松解、易破的水疱，尼氏征阳性；②呈慢性经过；③组织病理为棘层松解所致的表皮内水疱；④免疫荧光显示棘细胞间 IgG（或 IgA）和 C3 网状沉积；⑤病情活动时，ELISA 可在血清中检测出 IgG 型（或 IgA 型）的抗 Dsg 抗体（天疱疮抗体）。

（二）鉴别诊断

本病主要与大疱性类天疱疮和疱疹样皮炎鉴别。

1. 大疱性类天疱疮 多发于老年人，四肢为著，基本损害为疱壁较厚的紧张性水疱或血疱，不易破裂，尼氏征阴性，黏膜损害少见；组织病理为表皮下大疱，免疫荧光见皮肤基底膜带处 IgG、C3 呈线状沉积（图 11-1-8）。

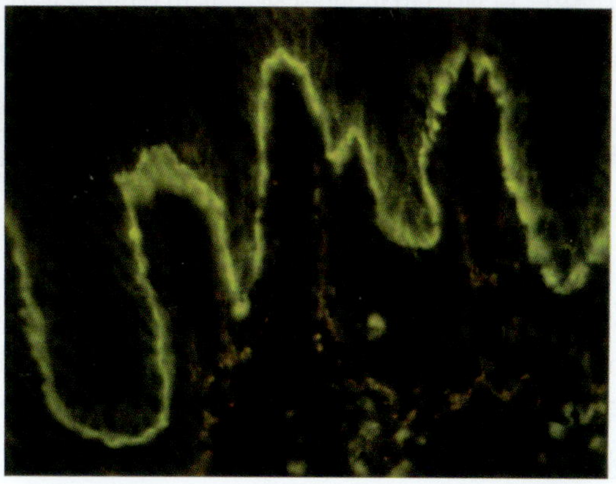

图 11-1-8　类天疱疮——直接免疫荧光（基底膜带线状沉积）

2. 疱疹样皮炎 损害为躯干四肢伸侧的多形性、成群的张力性厚壁水疱，较大疱性类天疱疮为小，尼氏征阴性，自觉瘙痒剧烈；组织病理学检查为水疱位于表皮下，直接免疫荧光检查示真皮乳头颗粒状 IgA 沉积。

此外，有时还应与重症多形红斑、中毒性表皮坏死松解症相鉴别。红斑型天疱疮还应与红斑狼疮、脂溢性皮炎相鉴别。

五、治疗

天疱疮的治疗原则是“早期诊断、足量控制、规律减药、监测保驾”。治疗难点在于控制病情，减少复发，同时防治严重并发症和药物不良反应。

（一）一般疗法

应给予高蛋白营养支持，注意水、电解质平衡，控制血糖。进食困难者，应静脉补充足够的液体量；全身衰竭者，给予适当的能量合剂，少量多次输血或血浆。加强护理，注意清洁卫生，积极控制感染。红斑型天疱疮患者须注意防晒。

（二）糖皮质激素

糖皮质激素是目前治疗本病的首选药物，诊断一旦确立，若基础评估允许，要及早使用。开始剂量要足够，以尽快控制病情。规范减药，长期维持，疗程需 3 ~ 5 年。常用的有泼尼松、泼尼松龙、甲泼尼龙等。首选口服制剂，控制期亦可静脉输注，用量与给药方法应根据天疱疮类型、病情轻重不同而异。

一般以泼尼松计算，对皮损面积小于体表面积 10% 的轻症患者给予 0.5 mg/(kg · d) 口服，对皮损面积 10% ~ 30% 的中症病情患者给予 0.75 mg/(kg · d) 口服，对皮损面积 30% ~ 50% 的重症患者给予 1 mg/(kg · d) 口服或静脉给药，对皮损面积 50% 以上的严重患者给予 1.5 mg/(kg · d) 口服或更大剂量冲击给药。用药后应密切观察病情变化，如用药 3 ~ 5 天后仍有新发水疱出现，则应增加用量，一般增加原用量的 50%，直至无新疱出现。冲击时可用甲泼尼龙每日 0.5 ~ 1 g 静脉滴注，连用 3 天后改为泼尼松 1.5 mg/(kg · d) 口服。待皮损结痂脱落后开始减量。减药速度初始可适当快些，逐渐放慢，原则上第一年后减至控制量的 40% ~ 50%，以后每年递减前一年剂量的 50%，逐渐过渡至隔日服药。长期维持量一般为每天 5 ~ 10 mg，部分患者需长期维持，部分患者最后可达到完全停药。减药过快或骤然停药是复发的常见原因。

在减药过程中，若有病情波动，应延缓减量或适当加大药量，若全面复发需重新评估控制剂量。应密切注意观察和预防激素的副作用。

（三）免疫抑制剂

免疫抑制剂常作为糖皮质激素的联合用药，能提高疗效，减少激素使用量，加快激素减药周期。通常先用激素控制病情后再加用免疫抑制剂，亦可因激素产生了严重不良反应或在激素减量有困难时加用。可选用甲氨蝶呤每周 10 ~ 15 mg 口服；硫唑嘌呤每日 50 ~ 150 mg，分两次口服；环磷酰胺 400 ~ 600 mg，每周 1 次静脉滴注；或口服环孢素 A 3 ~ 5 mg/(kg · d)、吗替麦考酚酯每天 1 ~ 2 g 等。免疫抑制剂一般在应用 2 ~ 4 周后才发挥作用，同时应密切注意其副作用。

（四）免疫球蛋白

对大剂量激素治疗或联合免疫抑制剂仍不能控制病情者，可采用大剂量静脉滴注免疫球蛋白（intravenous immunoglobulin，IVIg）。IVIg 剂量为 0.4 g/(kg · d)，连续 3 ~ 5 天为一个疗程，1 个月左右可重复使用。

（五）生物制剂及其他

近年来生物制剂如抗 CD20 单克隆抗体（利妥昔单抗，rituximab）逐渐普及，疗效肯定，每 2 周注射 1 g 共 2 次，12 个月及 18 个月后亦可分别补充注射 500 mg，可有效减少复发、激素累积量和疗程。应用本药需关注重症感染风险。严重和顽固的患者还可试用免疫吸附、血浆置换、体外光化学疗法及造血干细胞移植等。

（六）抗感染药物

天疱疮并发细菌、真菌感染常见，尤其是细菌感染。怀疑继发细菌感染时应做细菌培养及药敏试验，及时选用敏感、有效的抗生素。应特别注意肺部感染的风险，其中肺孢子菌肺炎易被忽视但预后较差。

（七）局部治疗

以保持清洁、防治皮损继发感染和促进皮损愈合为原则。可用 1：8000 高锰酸钾溶液清洗病灶或药浴，糜烂面可用 0.05% 小檗碱（黄连素）溶液或 0.1% 依沙吖啶湿敷。合并感染者可外用抗生素乳膏或抗菌敷料，无明显感染的顽固皮疹可用适量糖皮质激素乳膏，同时预防继发感染。对于口腔黏膜损害，可嘱泼尼松龙或甲泼尼龙含化，或予以含地塞米松、阿米卡星和利多卡因的生理盐水含漱，还应注意口腔念珠菌感染的防治。

病例分析：寻常型天疱疮

第二节　大疱性类天疱疮

类天疱疮是一组以表皮下水疱为特点的自身免疫性大疱病，包括大疱性类天疱疮（bullous pemphigoid，BP）、黏膜性类天疱疮（mucous membrane pemphigoid，MMP）、妊娠类天疱疮（gestational pemphigoid）、γ1 类天疱疮（γ1 pemphigoid）、药物性类天疱疮（drug-induced bullous pemphigoid，DIBP）等，其中大疱性类天疱疮最为常见。该病多发生于老年人，常伴有显著的瘙痒，疱壁较厚、紧张且不易破溃，组织病理为表皮下疱，免疫荧光显示基底膜带 IgG 和 C3 呈线状沉积，预后较好。

一、发病机制

本病属于获得性自身免疫性疾病。大多数患者血清中存在抗基底膜带成分的自身抗体，免疫电镜显示这种抗体结合在基底膜带的透明板。研究发现 BP 的靶抗原分两种。大疱性类天疱疮抗原 2（BPAg2，又称 BP180）是 BP 最主要的抗原，分子量 180 kDa，80%～90% 的大疱性类天疱疮患者血清能与其发生反应。大疱性类天疱疮抗原 1（BPAg1，又称 BP230）为次要抗原，分子量 230kDa。本病可能是由于基底膜带透明板部位的抗原与自身抗体结合后，激活补体，吸引粒细胞至基底膜带，释放各种蛋白水解酶，最后导致基底膜带损伤及表皮下水疱形成。

二、临床表现

本病好发于 50 岁以上的中老年人，典型损害为红斑或正常皮肤上出现半球形紧张性水疱、大疱，疱壁厚，不易破裂，直径 1～2 cm，尼氏征阴性，内含浆液，部分患者可出现血疱，糜烂面常覆以结痂或血痂（图 11-2-1）。有的患者初发为水肿性红斑或风团样损害，可出现环形水疱，亦可出现丘疹、结节等。好发于躯干、四肢屈侧、腋窝、腹股沟及肢端。约 20% 的大疱性类天疱疮患者在口腔黏膜出现水疱、血疱或溃疡，主要位

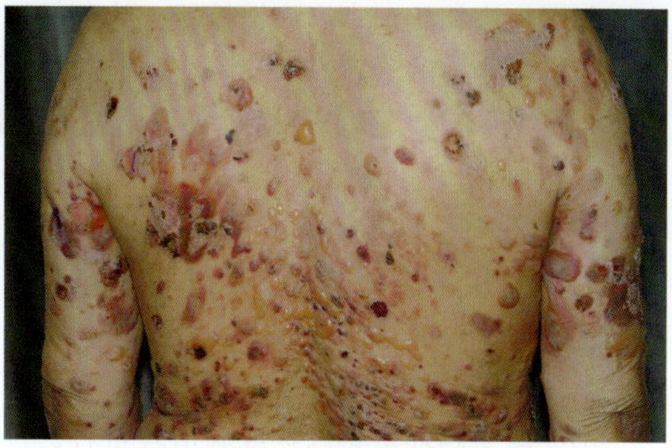

图 11-2-1　大疱性类天疱疮典型皮损

于腭部而黏膜性类天疱疮则主要以黏膜溃疡为主。病程大多进展缓慢，水疱不断愈合及新生，可有剧烈的瘙痒。本病预后好于天疱疮，但患者多为体弱多病的老年人，若治疗不及时，皮疹可增多，泛发全身，可导致死亡。死亡原因多与长期患病引起的机体消耗性衰竭和长期使用糖皮质激素引起的并发症有关。

三、组织病理及免疫荧光

表皮下水疱或裂隙是本病的特征，疱顶多为正常表皮，疱腔内有较多嗜酸性粒细胞。真皮乳头血管扩张，血管周围有嗜酸性粒细胞、淋巴细胞、中性粒细胞浸润。免疫荧光示基底膜带 IgG 和（或）C3 呈线状沉积（见图 11-1-8）。

四、诊断及鉴别诊断

（一）诊断

根据典型临床表现及组织病理、免疫荧光特征可以做出诊断，特征如下：

（1）老年人，剧烈瘙痒，在红斑或正常皮肤上出现壁厚、不易破溃的张力性水疱。

（2）黏膜损害少而且轻微。

（3）组织病理示表皮下大疱，疱内及疱下有嗜酸性粒细胞浸润。

（4）免疫荧光示基底膜带 IgG 和（或）C3 呈线状沉积。ELISA 显示 BP180 抗体阳性。

（二）鉴别诊断

1. 寻常型天疱疮 中年人多见，常伴有黏膜损害，红斑上的水疱壁薄、易破，表面有不易剥离的厚痂，尼氏征阳性。免疫荧光显示棘细胞间 IgG 和 C3 呈网状沉积。

2. 疱疹样天疱疮 中年人多见，可伴有黏膜损害。皮肤病理为棘层中部松解伴嗜酸性粒细胞，免疫荧光显示棘细胞间 IgG 和 C3 呈网状沉积。

3. 重症多形红斑 多见于青壮年，皮疹呈暗红靶形损害，紧张水疱位于红斑中心，黏膜损害严重，起病急，常伴发热等全身症状。免疫荧光多为阴性。

4. 获得性大疱性表皮松解症（epidermolysis bullosa acquisita，EBA） 本病是发生在基底膜带Ⅶ型胶原纤维的自身免疫性表皮下大疱病。多见于中老年人，水疱好发于四肢伸侧，手、足、肘、膝等易摩擦部位。病理改变为表皮下水疱，真皮内为中性粒细胞浸润，无嗜酸性粒细胞浸润。以“盐裂皮肤”底物行间接免疫荧光检查，IgG 抗体沉积在真皮侧呈线状沉积，BP 则沉积在表皮侧。

5. 其他 应与糖尿病性大疱、营养不良性大疱、线状 IgA 大疱性皮病以及疱疹样皮炎等相鉴别。

五、治疗

与天疱疮相比，本病病情较轻、疗程较短，由于患者多为老年人，治疗关键在于根据其基础疾病选择合适的治疗方案，防止和应对严重并发症和药物不良反应的发生。

（一）四环素类药物联合小剂量糖皮质激素

首选米诺环素或多西环素每天 100 ~ 200 mg 与中小剂量糖皮质激素（每天 20 ~ 30 mg）联用，短期与长期控制率良好，尽可能避免了大剂量激素的副作用。若患者不能耐受激素治疗，可单用米诺环素或多西环素，同时使用强效或超强效糖皮质激素乳膏外用，亦可控制病情。

（二）糖皮质激素

不能耐受四环素类药物或病情较重者，选用中等剂量糖皮质激素多可控制病情，一般用量为泼尼松 0.5 ~ 1 mg/（kg · d），特别顽固和严重者可增加剂量。病情控制后逐渐减量，疗程

2 年左右。对于不宜系统应用激素的个体，外用疗法可通过皮肤吸收，以此减少严重不良反应的发生。可使用超强效糖皮质激素乳膏如丙酸氯倍他索或卤米松等，控制病情初期需每日分两次外用共 40g 于躯干四肢，逐渐减少剂量和用药间隔，也应注意长期外用带来的感染、皮肤变薄、毛细血管扩张等局部甚至系统不良反应。

（三）免疫抑制剂

对于重症顽固患者，免疫抑制剂可与糖皮质激素合用，使用方法基本同天疱疮。

（四）其他药物

烟酰胺可作为四环素类药物的辅助，常用剂量为每天 500 ~ 1000 mg，口服。部分患者还可选用氨苯砜（dapsone，DDS）、利妥昔单抗、奥马珠单抗等。

（五）支持治疗

支持治疗对症状较重的病例尤为重要。补充营养，必要时输注血浆、白蛋白等，注意水、电解质的平衡，控制血糖，加强护理，预防和治疗感染。应用糖皮质激素的老年患者除常见不良反应外，须特别注意重度骨质疏松、肺部感染和深静脉血栓的预防和早期发现。

（王明悦　李福秋）

第三节　线状 IgA 大疱性皮病

线状 IgA 大疱性皮病（linear IgA bullous disease，LABD）是近年来认识的一种大疱性皮肤病，以在基底膜带有 IgA 的线状沉积为特点，病因未明，慢性经过，有自行缓解倾向，预后良好，氨苯砜治疗有效。

一、病因及发病机制

LABD 是由免疫介导的表皮下疱病。在基底膜带 IgA 的线状沉积是本病独特的免疫病理改变。也有报道其与多种药物、感染、肿瘤相关。

二、临床表现

（一）儿童型 LABD

常发生在学龄前儿童，在正常皮肤或红斑上发生紧张的水疱，可有血疱、大疱。好发于腹股沟、臀及外生殖器部位，面部以口周为主，可累及黏膜。大疱呈环状排列，不易破裂，破后糜烂面易愈合，在消退的皮损周围往往有新的皮损出现。可伴有不同程度的瘙痒。病情呈周期性发作或缓解，大多在 3 ~ 4 年内自愈，很少持续到青春期。

（二）成人型 LABD

本病少见，常于青春期后发病，在正常皮肤或红斑上出现弧形或环状排列的水疱或大疱，水疱直径 0.2 ~ 0.5 cm，张力大，壁厚，不易破溃，尼氏征阴性。好发于躯干及四肢屈侧，可伴程度不等的瘙痒，重者可泛发全身，一般无黏膜损害。慢性经过，部分病例可自行缓解。

三、组织病理和免疫荧光

表皮下水疱，疱内主要为中性粒细胞浸润，也可有少量嗜酸性粒细胞浸润，在真皮乳头层可见中性粒细胞形成的微脓肿，与疱疹样皮炎的病理改变相似。直接免疫荧光检查可见 IgA 在基底膜带呈现均匀一致的线状沉积。

四、诊断及鉴别诊断

根据皮损以大疱及水疱为主，组织病理检查示表皮下水疱，炎症细胞以中性粒细胞为主，皮损直接免疫荧光检查示基底膜带线状 IgA 沉积，诊断不难。根据发病年龄可区别是儿童型还是成人型。

本病主要应与大疱性类天疱疮、疱疹样皮炎、寻常型天疱疮等疾病相鉴别，详见表 11-3-1。图 11-3-1 和图 11-3-2 分别列出了几种常见大疱性皮肤病的组织病理学和免疫学特点。

表11-3-1 大疱性皮肤病的鉴别要点

病名	年龄	皮疹形态	症状	好发部位	黏膜损害	尼氏征	组织病理	免疫荧光
寻常型天疱疮	中年	松弛性水疱、糜烂	疼痛	全身可出现	+	+	表皮内水疱	棘细胞间 IgG、C3 沉积
大疱性类天疱疮	老年	厚壁张力性大疱	瘙痒	四肢近端、手足	±	–	表皮下水疱，嗜酸性粒细胞浸润	基底膜带 IgG、C3 线状沉积
线状 IgA 大疱性皮病	儿童、中青年	红斑、张力性水疱可呈环状或弧形排列	瘙痒	四肢近端、腔口周围	±	–	表皮下水疱，中性粒细胞浸润	基底膜带 IgA 线状沉积
疱疹样皮炎	中青年	丘疹、丘疱疹和张力性水疱	剧烈瘙痒	四肢伸侧、肩胛、臀部	–	–	表皮下水疱，中性粒细胞浸润	真皮乳头 IgA 颗粒状沉积

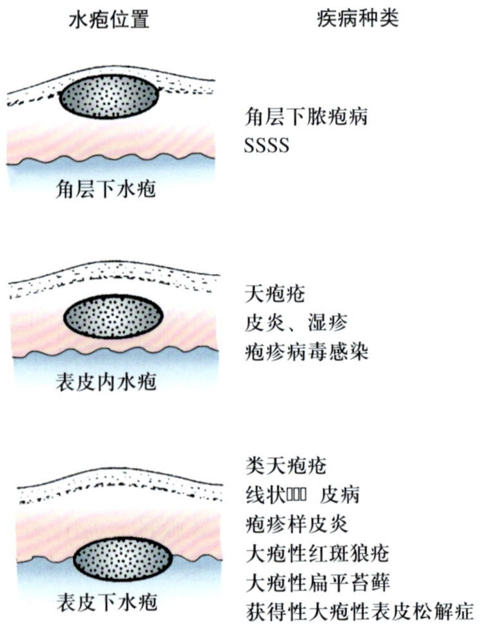

图 11-3-1 大疱性皮肤病组织病理学鉴别

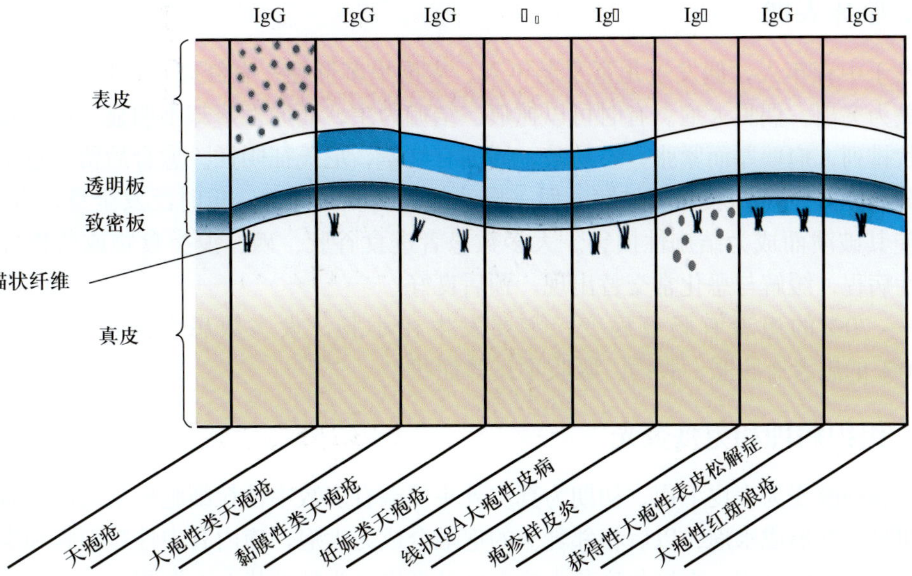

图 11-3-2　大疱性皮肤病的免疫荧光特点

五、治疗

首选氨苯砜每天 100 ~ 150 mg，一般在用药 1 周内即可控制皮损，以后减量维持。1 ~ 2 周若皮损无好转或加重，则需联合服用小剂量糖皮质激素，如泼尼松 20 ~ 30 mg，以后视病情决定增减，待皮疹控制后递减。与其他大疱性皮肤病一样，本病患者也需长期服药，骤然停药常导致复发。应密切注意长期用药带来的副作用，并采取相应的措施。柳氮磺吡啶也有一定疗效。少部分患者抗生素治疗有效，如四环素、青霉素、红霉素等。对于激素和氨苯砜联合治疗疗效差或重症患者，可考虑使用免疫调节剂如麦考酚酯、硫唑嘌呤、免疫球蛋白、环孢素等。由于本病大部分患者最终能自行缓解，因此应避免过度治疗。

第四节　疱疹样皮炎

疱疹样皮炎（dermatitis herpetiformis，DH）是一种慢性复发性瘙痒性皮肤病。基本损害为厚壁的丘疱疹及水疱以多形性皮疹、显著的瘙痒并常伴有谷胶敏感性肠病为特点。病程呈慢性、良性经过。免疫病理可见真皮乳头顶端有颗粒状 IgA 沉积。

一、病因及发病机制

本病是一种与遗传易感性有关的免疫性疾病。患者大多伴有谷胶敏感性肠病，长期无谷胶饮食可使皮损和肠病缓解或消失。谷胶可能是抗原，于部分患者血液循环中发现有抗谷胶抗体、抗网状纤维抗体等。直接免疫荧光检查示患者皮肤真皮乳头顶部有颗粒状 IgA 沉积，表明疱疹样皮炎的发病很可能与免疫因素有关。疱疹样皮炎与谷胶敏感性肠病患者 80% 以上都具有 *HLA-B8*、*HLA-DR3* 和 *HLA-DQw2*，汉族人则多为 *HLA-B*0801* 和 *HLA-DRB1*0301*，进一步表明两种病的发病有相同的遗传背景。可能通过某些附加因素，IgA 激活补体替代途径，产生白细胞趋化因子，使中性粒细胞聚集并释放各种蛋白酶，引起表皮基底膜损伤，产生皮损。

二、临床表现

多发于中青年人，偶发于儿童及老年人。皮损呈多形性，有红斑、丘疹、风团、水疱等。以水疱最为突出，偶见大疱。有时可以抓痕、结痂为主，而原发疹却不明显。水疱常集簇成群或呈环状排列，疱壁厚而紧张，不易破，周围有红晕，尼氏征阴性。愈合后留有色素沉着。皮损对称分布，好发于四肢伸侧如膝、肘、肩背部、腰骶及臀部，重时泛发全身，常瘙痒难忍，搔抓常使其破溃而成为结痂性损害。大多数患者进食谷胶、碘、溴类食物或药物可使皮损加重。慢性病程，缓解与恶化常交替出现，预后良好。

60%～70% 的患者有肠道病变，主要发生在小肠，大多数患者无消化道症状，只有 20%～30% 的患者有腹胀、腹泻、吸收不良等症状。

三、组织病理和免疫荧光

典型病理改变为表皮下疱。初期为真皮乳头顶端有多数中性粒细胞聚集而成的微脓肿，乳头水肿明显，并形成水疱；以后相邻乳头的疱融合成为大疱，疱内有中性粒细胞和少量嗜酸性粒细胞及纤维蛋白沉积。直接免疫荧光检查可见真皮乳头颗粒状 IgA 沉积。

四、诊断与鉴别诊断

患者多为中青年，皮疹呈多形性，以簇集性张力性水疱及排列成环状的水疱为主，伴有剧痒，患者一般状态良好。组织病理学检查示表皮下疱，疱内及真皮乳头部有中性粒细胞和少量嗜酸性粒细胞浸润。直接免疫荧光检查示真皮乳头顶端有颗粒状 IgA 沉积。

疱疹样皮炎应与线状 IgA 大疱性皮病、疱疹样天疱疮和大疱性类天疱疮等鉴别，详见表 11-3-1。组织病理学检查、实验室检查与直接免疫荧光检查有助于鉴别诊断。

五、治疗

1. 避免进食谷胶类食物及含碘、溴类的药物和食物（如紫菜、海带）。

2. 氨苯砜 为首选药物，一般用法为每天 100～150 mg，分 2 次口服。皮损常在数日内明显好转，瘙痒减轻。服用数周后，待病情控制，逐渐减至最小维持量，需长期服药。服药期间应注意药物副作用，注意定期查血象、血红蛋白及肝功能，因本药可引起溶血性贫血、粒细胞减少及肝功能障碍等不良反应。

3. 磺胺类药物 适用于对氨苯砜不能耐受的患者。常用柳氮磺吡啶，每天 2～3 g，分 3～4 次服用；亦可服用长效磺胺，每次 0.5 g，每天 2～3 次。

4. 糖皮质激素 适用于重症且氨苯砜不能控制者。一般可用泼尼松每天 30～40 mg，症状控制后逐渐减量。局部应用可以改善皮肤表面症状。

5. 四环素类药物 对于不能耐受氨苯砜和磺胺类药物的患者，可用糖皮质激素联合多西环素或米诺环素及烟酰胺治疗。

6. 抗组胺药 对止痒、控制症状有益。

7. 局部治疗 以止痒和预防继发感染为主。

（李福秋　王明悦）

第12章 皮肤附属器病

第一节　寻常痤疮

痤疮（acne）是一种累及毛囊皮脂腺的慢性炎症性疾病，常见于面部和胸背部，主要表现为粉刺、丘疹、脓疱、结节等，好发于青春期，男性略多于女性。其中寻常痤疮（acne vulgaris）最常见。

一、发病机制

痤疮的发病原因主要与雄激素水平、皮脂腺大量分泌、毛囊皮脂腺导管角化异常、微生物感染等因素有关。部分病例与遗传、免疫、内分泌障碍有关。

青春期雄激素增加，导致皮脂腺功能亢进，皮脂腺的分泌增多；同时痤疮丙酸杆菌分解甘油三酯产生游离脂肪酸，刺激毛囊皮脂腺导管上皮增生和角化过度，使皮脂排出通道受阻，形成粉刺（comedo）。毛囊内常驻菌痤疮丙酸杆菌（*Propionibacterium acnes*，PA）、表皮葡萄球菌（*Staphylococcus epidermidis*）、马拉色菌（*Malassezia* spp.）等过度增殖，产生趋化因子，引起中性粒细胞释放水解酶使毛囊壁损伤、破裂，毛囊内容物溢入真皮出现丘疹、脓疱（图 12-1-1）。

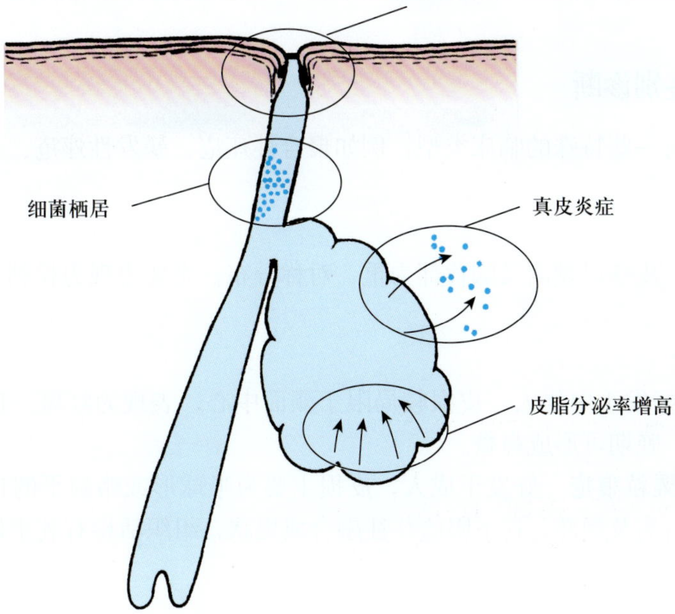

图 12-1-1　痤疮的发病机制

二、临床表现

皮损好发于面颊、额部及下颌部，其次是胸背部。初发损害为粉刺，包括黑头粉刺（开放性粉刺）和白头粉刺（闭合性粉刺）。炎症继续发展则可形成丘疱疹或脓疱、结节及囊肿等。

脓疱、囊肿排脓后可遗留瘢痕、色素沉着，常不断有新疹发生（图 12-1-2、图 12-1-3）。患者多无自觉症状，或仅有轻微痒痛。病程为慢性经过，时轻时重，女性常在每次月经前加重，中年期后病情多自然缓解。

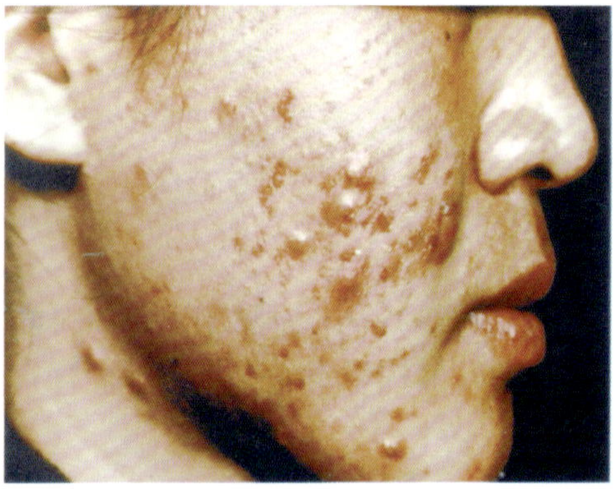

图 12-1-2 寻常痤疮

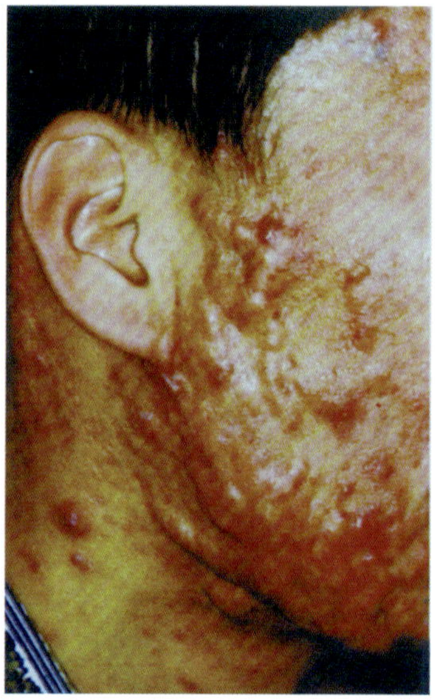

图 12-1-3 聚合性痤疮

根据皮损轻重，Pillsbury 将痤疮分为Ⅰ～Ⅳ级（表 12-1-1）。

表12-1-1 Pillsbury痤疮分级

严重程度	临床特点
Ⅰ级（轻度）	散发至多发粉刺，可伴散在分布的炎性丘疹
Ⅱ级（中度）	Ⅰ级＋炎症性皮损数目增加，出现浅在性脓疱，但局限于颜面
Ⅲ级（重度）	Ⅱ级＋深在性脓疱，分布于颜面、颈部和胸背部
Ⅳ级（重度－聚合性）	Ⅲ级＋结节、囊肿，伴瘢痕形成，发生于上半身

三、诊断与鉴别诊断

此外，痤疮还有一些特殊的临床类型，例如聚合性痤疮、暴发性痤疮、药物性痤疮、化妆品痤疮等。

（一）诊断

好发于青春期，皮疹以颜面及胸背部为重，对称分布，主要表现为粉刺、丘疹、脓疱、囊肿等，可以诊断。

（二）鉴别诊断

1. 玫瑰痤疮 好发于中年人，皮损较局限于颜面中心，表现为红斑、丘疹、丘疱疹，多伴有毛细血管扩张，晚期可形成鼻赘。

2. 颜面播散性粟粒狼疮 好发于成人，皮损主要为半球形或略扁平的丘疹或小结节，对称分布于眼睑、鼻唇沟及颊部，在下眼睑往往融合成堤状，组织活检有利于诊断。

四、治疗

针对痤疮的病因及发病机制，依据病情轻重采取不同的方案。Ⅰ～Ⅱ级只外用药即可，Ⅲ～Ⅳ级酌情加用系统用药。

1. 一般治疗 清洁面部，排出粉刺。尽可能避免辛辣食物，控制脂肪和糖类食品，多吃新鲜蔬菜、水果。此外还要劳逸适度，纠正便秘。

2. 外用药物治疗 选择含有去脂、溶解角质、有杀菌性能的外用药，如维 A 酸类、过氧化苯甲酰、抗生素类、壬二酸、硫化硒等。注意维 A 酸类外用药要少量点涂，以减少刺激症状。

3. 系统药物治疗 ①抗生素：如米诺环素 50 mg/ 次，每日 2 次，连服 2～4 周；克林霉素、红霉素等亦可。②激素类：对炎症很重者可考虑短期内口服小剂量糖皮质激素，或在痤疮的囊肿内局部注射糖皮质激素与 2% 利多卡因的等体积混合液；也可酌情用抗雄激素药物。③维 A 酸类：严重者可选用异维 A 酸 0.5 mg/(kg・d)，连用 4 个月，但要注意其口唇干燥脱屑、血脂升高等可能的副作用以及致畸作用，育龄期男女服药期间及停药 3 个月内应严格避孕；也可选择维胺酯作为替代，每次口服 25～50 mg，每日 2～3 次，副作用与异维 A 酸类似，但较轻，服药期间及停药 1 年内应严格避孕。

4. 物理疗法 对于不能耐受药物治疗或是不愿接受药物治疗的痤疮患者，物理治疗是最好的选择。目前，常用的有效疗法有红－蓝光、光动力疗法、激光治疗和果酸疗法等。其中，光动力疗法是通过光动力学效应破坏痤疮丙酸杆菌，减轻炎症反应，抑制皮脂腺的功能，使皮脂腺缩小。主要不良反应是疼痛、色素沉着。

第二节 玫瑰痤疮

玫瑰痤疮（acne rosacea）亦称酒渣鼻，是一种发生于颜面中部，以红斑、丘疹、毛细血管扩张为主要表现的慢性疾病，常见于中年人，女性多见，男性如发病常较重。

一、病因及发病机制

确切病因不明，主要因素有：

1. 有遗传易感性及酒渣鼻素质 部分患者有家族史。

2. 生物因素 有学者认为蠕形螨感染与本病有关。近年来，幽门螺杆菌与本病的关系受到关注，尽管尚不能证实其是否与本病的发生有关。

3. 诱发因素 包括辛辣饮食、高温和寒冷刺激、外用糖皮质激素，在女性，口服避孕药、妊娠或月经等也可诱发本病。

发病机制可能是在皮脂溢出的基础上，由于外界刺激等因素造成颜面血管运动神经失调、毛细血管长期持续扩张，并出现皮疹。也有人认为与免疫因素有关。

二、临床表现

临床依病情轻重分为三期，各期之间无明显界限。

1. 红斑期 以鼻尖为中心，可扩大至面颊、额部、下颌，出现一过性弥漫性界限不清的红斑，伴毛细血管扩张，继而呈持续性红斑。常伴毛囊口扩大及皮脂溢出。

2. 丘疹脓疱期 在红斑基础上出现与毛囊一致的红丘疹、脓疱，有明显的皮脂溢出，无粉刺。毛细血管扩张和毛囊口扩大明显，皮损有时表现为深在的炎性结节和囊肿。皮疹时轻时重，常持续数年或更久。

3. 鼻赘期 病程长者鼻部皮脂腺及结缔组织增生，丘疹密集融合，鼻尖、鼻翼肥大形成鼻赘，毛细血管显著扩张，可合并有酒渣鼻样角膜炎、结膜炎、眼睑炎等（图 12-2-1）。仅发生于少数患者。

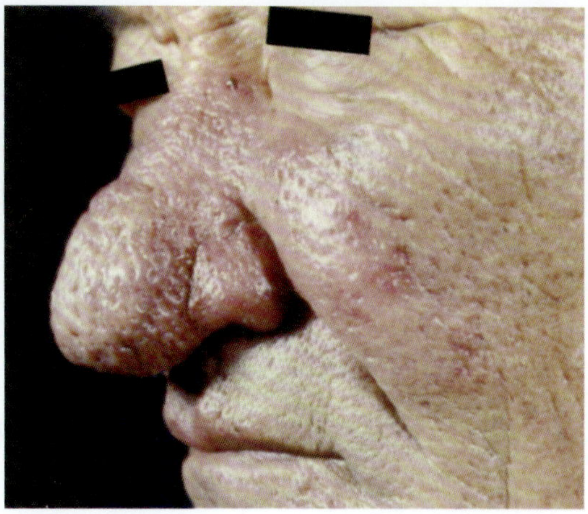

图 12-2-1 酒渣鼻

三、诊断及鉴别诊断

（一）诊断

根据特定的发病部位，典型的临床表现、病程呈慢性，较易诊断。组织病理改变因病期不同而异。

（二）鉴别诊断

1. 寻常痤疮 见于青春期，好发于面颊及胸背上部，常有粉刺，无面部红斑。

2. 糖皮质激素性酒渣鼻样皮炎 有面部外用糖皮质激素病史，表现为瘙痒、灼热感。皮损较稳定，无阵发性加重。

3. 脂溢性皮炎 分布广泛，有油腻鳞屑，常有不同程度瘙痒，无毛细血管扩张。

四、治疗

1. 一般治疗 避免引起颜面血管扩张的刺激因素，包括温热、寒冷、过度光照、辛辣食物等。此外，注意作息规律，劳逸结合。

2. 外用药物疗法 0.5%～2% 的四环素、克林霉素及红霉素制剂有效，其机制主要是抑制白细胞趋化及吞噬作用而达到抗炎效果。1% 甲硝唑霜可减轻炎症及红斑，0.2% 异维 A 酸霜对痤疮样皮损有效。

3. 系统药物疗法 抗生素如四环素每天 1.0～1.5 g 或米诺环素每次 50 mg，每日 2 次，可有效控制丘疹、脓疱。替硝唑、克拉霉素也有效果。如为幽门螺杆菌感染，可口服阿莫西林。口服异维 A 酸，依病情选择剂量，注意其毒副作用。甲硝唑对各型酒渣鼻均有效，每次 0.2 g，每日 2～3 次；或替硝唑每次 0.5 g，每日 2 次，连服 20～30 天。红斑明显时可口服羟氯喹。

4. 物理及手术治疗 可通过多功能电离子或激光去除扩张的毛细血管。鼻赘则需外科手术或磨削治疗。

5. 其他炎症轻微时可以用水杨酸治疗 炎症重者可以采用光动力疗法。

第三节 斑 秃

斑秃（alopecia areata）是一种突然发生的斑片状脱发，无自觉症状，任何有毛部位均可受累。头发部分脱落称为斑秃，头发全部脱落称为全秃（alopecia totalis），全身毛发均脱落则称为普秃（alopecia universalis）。

一、病因及发病机制

病因尚不明确，主要与遗传和环境因素有关。遗传易感性是斑秃发生重要因素之一，可能属于多基因疾病；自身免疫性疾病常合并斑秃，组织学上见毛囊周围及毛囊内存在 $CD4^+$、$CD8^+$T 淋巴细胞浸润，故本病可能与免疫机制相关。目前研究证实斑秃主要累及生长期毛囊，除毛囊周围淋巴细胞浸润外，尚有毛囊上皮细胞异常表达 MHC Ⅰ类或Ⅱ类分子，导致生长期毛囊受到破坏。也有学者认为与精神创伤有关。

二、临床表现

可发生于任何年龄，学龄儿童及青壮年好发，突然出现圆形或椭圆形脱发斑，数目不等。脱发毛根变细，呈“惊叹号样”，脱发区头皮正常，无炎性红斑、鳞屑及瘢痕（图 12-3-1）。

依病情可分为进展期、静止期、恢复期。进展期时毛发不断脱落，脱发斑逐渐扩大，边缘处毛发松动，易拔下（“拔发试验”常为阳性）。静止期时毛发不再松动，不易拔下（“拔发试验”多为阴性）。当脱发区有细软浅色绒毛生长时进入恢复期，毛发逐渐增粗，颜色变深，最后完全恢复正常。病程可数月至数年。有以下情况时预后不良：青春期发病、与抑郁相关、不寻常的大面积脱发等。斑秃者常发生甲改变，表现为甲凹陷、纵嵴、横沟等。

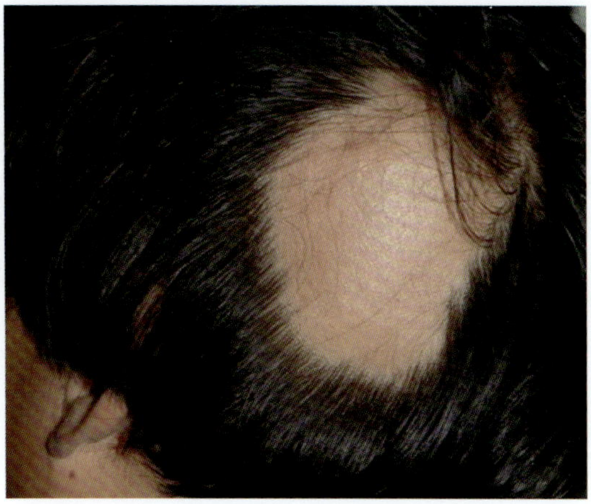

图 12-3-1　斑秃

三、诊断及鉴别诊断

（一）诊断

依据典型临床表现可以诊断。进展期病灶周边毛发松动、易拔出，发根部呈惊叹号样有诊断意义。

（二）鉴别诊断

1. 假性脱发　为继发于其他疾病的脱发，如瘢痕、红斑狼疮、扁平苔藓等，圆形、椭圆形脱发区可见萎缩、毛囊口消失、瘢痕或炎性红斑等。

2. 头癣　脱发区有鳞屑、断发或炎性表现，可查到真菌。

3. 梅毒　虫蚀样脱发，梅毒血清学试验为阳性。

四、治疗

1. 去除可能的诱发因素，规律作息，大部分斑秃在半年至 1 年左右可自然痊愈。

2. 局部药物治疗　糖皮质激素局部外用或局部多点皮内注射；也可外用 2% ~ 5% 米诺地尔酊剂、10% 辣椒碱酊，改善皮肤血液循环，促进毛发生长。

3. 系统药物治疗　口服胱氨酸、泛酸钙、维生素 B 族有助于生发。对紧张焦虑者给予镇静剂。对全秃、普秃患者可小剂量系统应用糖皮质激素以及养血补肾为原则的中药。

4. 物理治疗　紫外线照射或 PUVA 治疗。

5. 毛发移植　对毛发不能生长者可施行毛发移植术。

第四节　雄激素性秃发

雄激素性秃发（androgenic alopecia）也称早秃（premature alopecia）或男性型脱发（male pattern alopecia），是一种与遗传有关的进行性秃发，青少年至中老年均可发病。

一、病因及发病机制

本病可有家族史，表现为常染色体显性遗传，其遗传特征需在雄激素作用下才表现出来。头皮毛囊是雄激素的靶器官之一。毛囊的 5α- 还原酶可促进睾酮转化为双氢睾酮（dihydrotestosterone，DHT），后者与位于毛囊皮脂腺的雄激素受体结合形成复合物，进入细胞核，结合到基因位点特异的激素反应元件上，从而介导毛发生长的细胞内过程。本病患者的脱发区毛囊 5α- 还原酶活性明显高于非脱发区，因而对雄激素的敏感性增加，导致毛囊微型化，毛干变细，即表现出毛发生长期缩短，休止期毛发相对增加，反复作用结果致毛囊缩小，终毛减少，毳毛增加，毛发密度减少。此种现象随年龄增长呈渐进性发展。

二、临床表现

多见于男性，一般在 20 ~ 30 岁发生，自前额两侧部开始毛发变细、稀疏，即毳毛化。发际向后退缩为 M 型，头顶部开始毳毛化为 O 型，也有两型合并发生者。随程度加重，毳毛渐渐缩短，脱发进程一般很缓慢，其程度因人而异（图 12-4-1、图 12-4-2）。

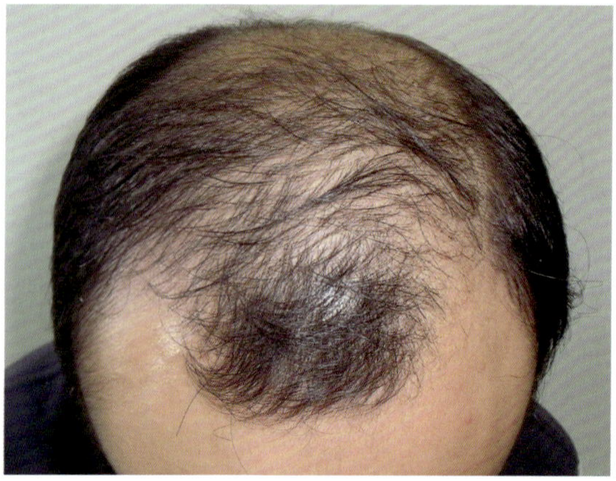

图 12-4-1 雄激素性脱发

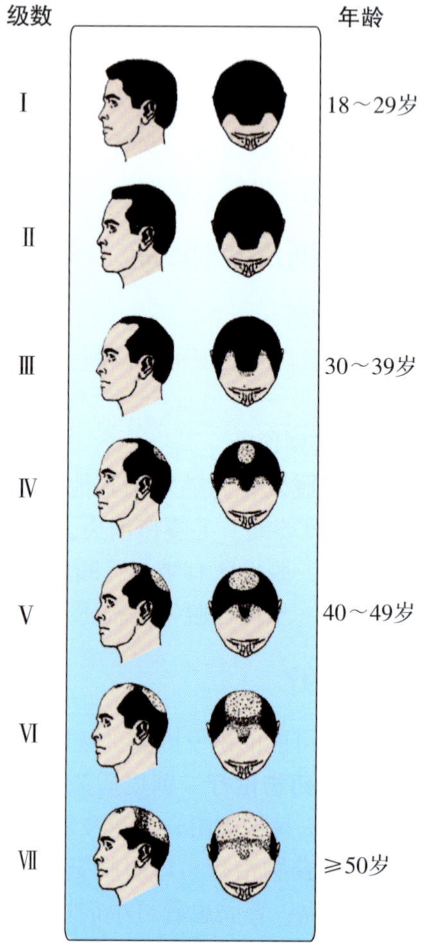

图 12-4-2 雄激素性脱发测量表

三、治疗

尽管目前缺乏根治性手段，但早期开始治疗能有效延缓和改善脱发症状。药物多通过雄激素代谢酶或作用于雄激素受体而发挥作用。男性患者可用 5α- 还原酶抑制剂非那雄胺（口服剂量为每天 1 mg）或异维 A 酸。女性患者可选用螺内酯或环丙孕酮。此外，锌制剂、丹参酮、西咪替丁也可供选择。外用药物常用 2% ~ 5% 米诺地尔。从美容角度考虑，可施行毛发移植术。

第五节 甲 病

甲除有美容作用外，还可以抵御外界伤害，并在手指持物时给予适度的反作用力。甲的生长速度平均约为每天 0.1 mm，指甲 > 趾甲，男 > 女，夏 > 冬。指甲 3 ~ 4 个月由甲半月移行到游离缘。

一、病因

甲病病因复杂，可分为：①局部因素，②先天因素，③皮肤疾病累及甲，④全身性疾病累及甲。同样的病因可以有不同的临床表现，同样的临床表现也可由不同原因所致。

二、临床表现

1. 形态改变的甲病　甲横沟，表现为横向沟纹或凹陷，常见于全身或局部因素影响甲母质活动数天后。Stevens-Johnson 综合征或用免疫抑制剂治疗时，通常所有甲受波及，而甲沟炎、肠病性肢端皮炎、外伤、过度修剪指甲和 X 线损伤所造成的甲横沟只限少数甲；甲剥离，表现为甲与甲床分离，常见于甲下角化过度的皮肤病、化脓性肉芽肿、卟啉病、天疱疮、大疱性表皮松解症；杵状甲，表现为甲呈壳状隆起；匙状甲，表现为甲呈匙状凹陷；甲萎缩，表现为甲板薄、小，常见于扁平苔藓、色素性先天性外胚层发育不良、毛囊角化病等；无甲，表现为甲缺失，常见于遗传、营养不良性大疱性表皮松解症；甲肥厚，表现为甲板变厚（图 12-5-1），常见于甲真菌病、湿疹、银屑病、毛发红糠疹、Darier 病、先天性厚甲症、外伤后及黄甲综合征等；短宽甲，表现为甲板短、宽（图 12-5-2 和图 12-5-3）。

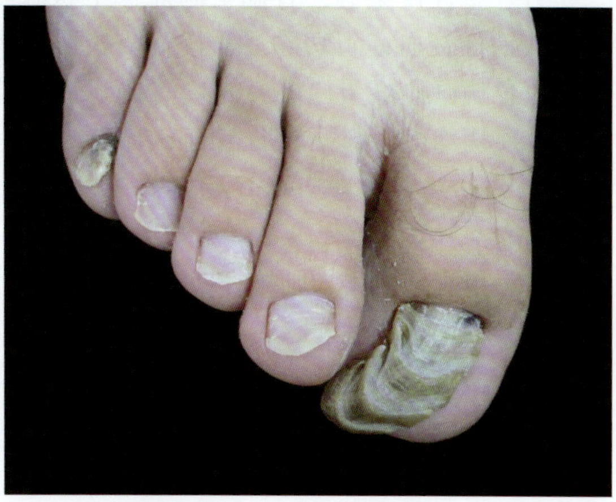

图 12-5-1　厚甲（获得性）

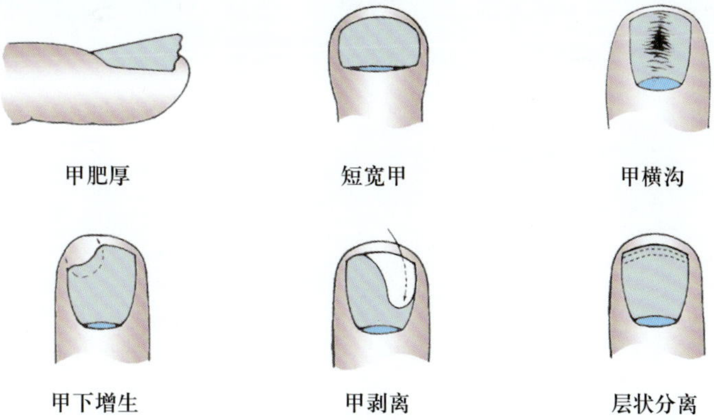

图 12-5-2　甲形态改变

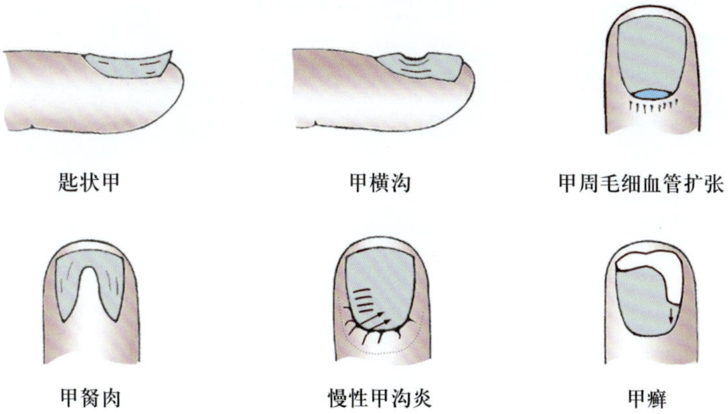

图 12-5-3　其他甲病变

2. 颜色改变的甲病　黑甲，表现为弥漫性黑褐色或条状纵线病变，常见于痣细胞痣、恶性黑素瘤、甲床或甲母质出血；黄甲，表现为甲生长发育缓慢、发黄，常见于黄甲综合征及真菌感染；白甲，表现为点状白甲、线状白甲及全白甲，常见于真菌感染、接触酸性物质、Darier 病等；甲下紫斑，表现为点状或线状甲下紫斑，常见于出血性疾病及外伤；绿甲常见于细菌或真菌感染、甲周围炎等。

另外急性传染病、脊髓空洞症、甲状腺功能亢进和低下、慢性心肺疾病、肥大性骨关节病、缺铁性贫血、胃切除后、慢性胃炎、肝硬化、老年性糖尿病、肾功能不全、低白蛋白血症、血色病（血红蛋白沉着症）、肾上腺皮质功能不全、卟啉病、慢性肾功能不全、黑尿病等系统性疾病均可引起不同形态的甲损害或者甲颜色的改变。

三、治疗

如为甲真菌感染，则抗真菌治疗，其他甲病一般针对原发病进行治疗。

（栗玉珍）

第13章 色素障碍性皮肤病

皮肤颜色是由多种因素决定，如黑素含量、黑素种类、血管密度、胡萝卜素的含量、角质层的厚度等。黑素是在黑素细胞的黑素小体中通过酪氨酸酶的作用由酪氨酸代谢合成的。不同人种和个体的肤色差别与黑素小体的黑素化程度、黑素小体的数目和分布有关。本章讨论的色素障碍性皮肤病主要是指由黑素代谢障碍所引起。根据临床表现的不同，色素障碍性皮肤病分为色素减退和色素增加两大类，它们可由黑素细胞的数目或功能改变所引起。

第一节　白 癜 风

白癜风（vitiligo）是一种常见的色素脱失性皮肤黏膜疾病，表现为局限性或泛发性色素脱失。一般肤色深的人群发病率比肤色浅的人群高，黄种人介于白种人和黑种人之间。我国人群发病率为 0.1% ~ 2%。

一、病因及发病机制

本病确切的发病机制尚不明确，有以下几种学说：

1. 自身免疫学说　本病可伴发许多自身免疫性疾病，自身抗体（抗甲状腺、抗核、抗胃壁细胞、抗平滑肌和抗线粒体抗体）阳性率高于一般人群。主要证据有：① 50% ~ 80% 的患者血清中存在抗黑素细胞自身抗体，特别是活动期及有家族史的患者抗体阳性率较高，其滴度与病变程度成正比；②白癜风患者或亲属常伴发其他自身免疫性疾病，如甲状腺疾病、糖尿病、恶性贫血、慢性肾上腺皮质功能减退等，部分患者血清中检测到抗甲状腺球蛋白、抗胃壁细胞、抗平滑肌及抗肾上腺组织的器官特异性抗体，同时自身免疫性疾病患者中白癜风发生率较一般人群高 10 ~ 15 倍；③患者皮损组织病理学改变显示，活动期白斑边缘有淋巴细胞为主的单一核细胞聚集，$CD3^+$、$CD4^+$、$CD8^+$ 细胞明显增加，该处黑素细胞及黑素缺如，提示 T 淋巴细胞在发病中可能起重要作用；④将正常人皮肤移植到裸鼠，注射白癜风患者血清 IgG 可使移植的皮肤出现白斑；⑤将活动性患者血液中提取的 IgG 加入培养基中，能引起补体介导的黑素细胞破坏。⑥部分患者内服和外用糖皮质激素有效。

2. 神经化学因子学说　神经因素可以通过免疫系统影响黑素细胞，精神创伤或生活压力等紧张因素可以诱发和加重白癜风。皮损在精神紧张时发生或扩大，白癜风损害常呈节段性分布。早期皮损中 Merkel 细胞消失，皮损及其邻近正常神经肽增多。

3. 遗传学说　白癜风具有家族聚集性，患者亲属患病率国外报道为 18.75% ~ 40%，国内报道为 3% ~ 12%，高于一般人群且有显著差异性，提示遗传因素在白癜风发病中发挥一定作用。分离分析显示它不符合常染色体遗传和性联遗传模式，而更接近多基因遗传模式。文献报道，在染色体 $4q^{13}$-q^{21}、IP^{31}、3-P^{32}、2 ~ 7.q^{22}、$8q^{12}$ 和 $17P^{13}$ 区域存在易感基因。针对 HLA 的研究也支持遗传因素在白癜风发病中的作用，不同种族和地区人群的发病与不同的 HLA 易感基因有相关性，存在遗传异质性。

4. 氧化应激学说 随着对白癜风发病机制研究的深入，发现患者自由基的防御系统中某些酶活动降低，表皮内过氧化物积聚，造成氧化应激，干扰生物嘌呤循环，直接或间接损伤黑素细胞而白变。

5. 黑素细胞自毁学说 有学者认为本病好发于暴露及色素加深的部位。表皮黑素细胞功能亢进，促使其耗损而早期衰退。并可能是由于黑素细胞合成黑素的中间产物（如多巴 -5.6 二羟吲哚等）过量或积聚所致。实验证实酚类或儿茶酚胺等对正常黑素细胞有损伤作用，接触或吸收上述化学物亦可诱发白癜风。

6. 微量元素相对缺乏学说 有文献报道提示，白癜风患者血液及皮肤中铜或铜蓝蛋白值低于正常对照组，其结果导致酪氨酸酶活性降低，从而影响黑素代谢。

综上所述，白癜风的发生可能是具有遗传素质的个体在各种内外因素的激发下，诱导了免疫功能异常，神经、精神及内分泌代谢异常等，从而导致酪氨酸酶系统受到抑制或黑素细胞受到破坏，最终出现皮肤色素脱失斑。

二、临床表现

白癜风多见于青壮年，可发生于任何年龄，60% 始发于 20 岁前。可发生于全身任何部位，尤其是曝光、骨骼突出及易受摩擦部位，如颜面部、颈部、手背、腕部、前臂及腰骶部等。口唇、阴唇、龟头、包皮内侧黏膜亦可累及。皮损初期多为指甲盖至钱币大小的色素减退斑，有时以点状色素减退斑起病，边界多明显。后发展为瓷白色斑片，大小不一（图 13-1-1）。患者无明显自觉症状。单发或多发，偶可见全身泛发。皮损处无萎缩及脱屑等变化。病程慢性迁延，可持续终身，亦有自行缓解的病例。其病程一般可分为进展期、静止期和退行期。

根据皮损范围和分布可将本病分为五型：

1. 局限型（localized or focal） 一个或数个白斑局限于一个部位，不对称。

2. 泛发型（generalized） 最常见，白斑对称分布于体表，最常累及面部、前胸、手背、腋下、腹部等。

3. 全身型（universal） 全身皮肤完全或几乎全部脱色，亦有毛发变白。

4. 面肢端型（acrofacial） 白斑分布于面部口腔周围，口唇黏膜和手指足趾末端（lips and tips）。

5. 节段型（segmental） 白斑按皮节分布，发病较早，见于 5% 成人和 20% 儿童患者，与自身免疫相关（图 13-1-2）。

至少有 10% 的白癜风患者合并免疫学甲状腺疾病及其他自身免疫学疾病，如胰岛素依赖的糖尿病、恶性贫血、Graves 病、Addison 病和斑秃等。

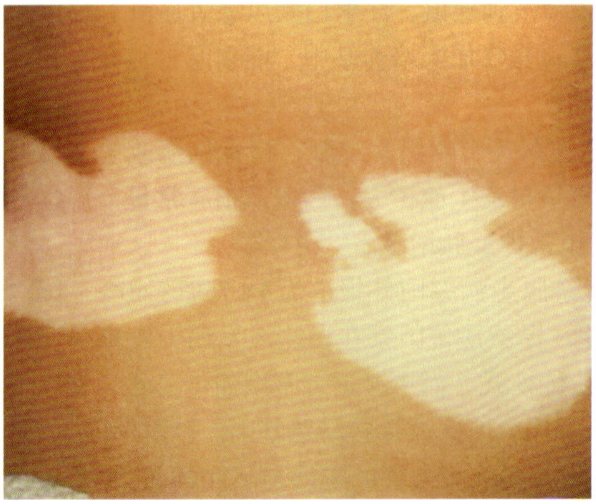

图 13-1-1 白癜风

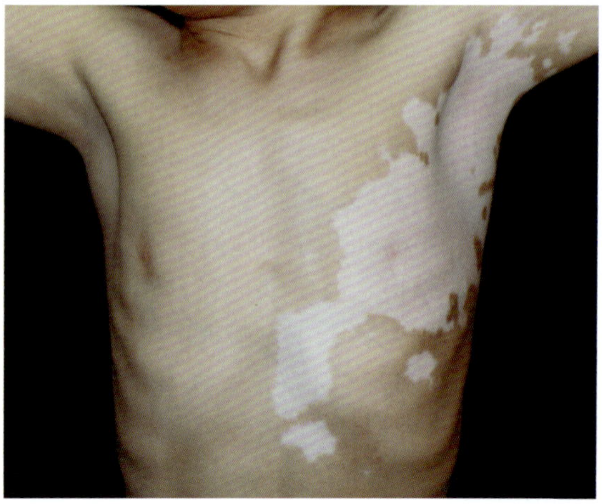

图 13-1-2 白癜风（节段型）

三、组织病理

活动期皮损内黑素细胞密度降低，周围黑素细胞异常增大，后期脱色皮损内无黑素细胞。多巴染色阴性，真皮浅层可有淋巴细胞浸润。

四、诊断及鉴别诊断

（一）诊断

本病诊断不难，根据皮损呈乳白色色素完全脱失斑，表面皮纹正常，周围有色素沉着带，多无自觉症状等特点可诊断。

（二）鉴别诊断

本病应与下列疾病鉴别。

1. 花斑糠疹 是一种皮肤浅表角质层的慢性真菌病。炎热夏季发病或病情加重，冬季好转。皮损好发于皮脂腺丰富的部位。皮损大小不一，多表现为圆形或不规则形的斑疹，多呈淡白斑，间有色素沉着，表面覆有薄层的糠状鳞屑，皮损中易找到真菌。

2. 黏膜白斑 多见于口腔和外阴部，常呈网状、条纹状或片状，为白色角化性损害，可有瘙痒。

3. 无色素痣 出生时或生后不久就有局部区域浅色斑，多数沿神经节分布，边界不清，周围无色素带沉着，常单发，往往持续终身。

4. 单纯糠疹 常见于儿童，多春季发病，为面部局限性色素减退斑，表面常有细碎鳞屑，皮损边缘边界不清，可自行消退。

5. 贫血痣 先天性色素减退斑，一般单侧分布。由于病变局部毛细血管稀少，摩擦或加热后白斑周围皮肤充血，而白斑本身不发红，可与白癜风相鉴别。

6. 老年性白斑 本病发生于中年以上，主要见于胸、背、四肢，为豆大圆形白斑，稍凹陷，散在分布，不融合。

7. 炎症后色素减退 有原发疾病史，如湿疹、皮炎、银屑病，色素减退局限在原发疾病皮损部位，一般为暂时性，可逐渐自行恢复。

8. 硬化性萎缩性苔藓 表现为多数界限清楚的白色萎缩性丘疹，晚期真皮上层胶原硬化，皮损因之发硬，可伴有女阴及肛门皮肤萎缩。

9. 无色素性色素失禁症 从躯干到四肢泼水样色素减退斑，单侧性分布，患处发汗功能减退，毛细血管张力减退，往往继发水疱性皮损。病变部位可凹陷性萎缩或隆起。

五、治疗

由于病因不明，目前的治疗均为对症治疗，通常采用综合疗法，且疗程至少 3 个月。

1. 光化学疗法（photochemotherapy） 白癜风的经典疗法之一。使用补骨脂素（psoralen）及其衍生物等光敏性药物如 8- 甲氧补骨脂素（8-methoxypsoralen，8-MOP；8- 甲氧沙林）或三甲基补骨脂素（trimethylpsoralen，TMP）等，之后经长波紫外线（UVA）（即 PUVA 疗法）或日光照射可以增加黑素细胞密度，黑素细胞内酪氨酸酶活性增加，从而使黑素合成及转运增加，恢复白斑部位色素。对于局限性白癜风，局部 PUVA+ 日晒仍是一种疗效好、实用性好的治疗选择，可以用于成人和儿童。有研究证实，PUVA 治疗白癜风并没有增加皮肤的致癌性。口服光化学疗法一般用于白斑累及面积 >20%、对窄谱中波紫外线（NB-UVB）及局部 PUVA 治疗抵抗的患者，年龄应大于 10 岁。UVA 照射前 1.5 h 口服 8-MOP 0.3 ~ 0.4 mg/kg，UVA 开始剂量 1 ~ 2 J/cm^2，以后每次增加 1 J/cm^2，直至淡红斑出现。口服 8-MOP 患者在室内室外均应戴防 UVA 眼镜 18 ~ 24 h，每周治疗 2 次。

2. 药物治疗

（1）内服药：糖皮质激素对泛发性进展期损害，尤其对应激状态下皮损迅速发展及伴有自身免疫性疾病者，有较好疗效。可口服泼尼松 5 mg，每天 3 次或者每天 4 次，见效后逐渐减量至停药。

（2）外用药

1）局部外用糖皮质激素：对局部早期皮损可局部外用强效糖皮质激素，如卤米松乳膏，其活性外用成分为 0.05% 卤米松。

2）外用免疫调节剂：对于不适宜使用糖皮质激素的部位，或为防止长期使用糖皮质激素产生的不良反应，可外用免疫调节剂。有文献报道，外用 0.1% 他克莫司软膏或 1% 吡美莫司软膏具有一定疗效。

3）氮芥乙醇：盐酸氮芥 50 mg、异丙嗪 50 mg、甘油 5 ml 溶于 95% 乙醇 100 ml 中，每日 2 次外用，需新鲜配制，冰箱内存放。本制剂有一定刺激性和致敏性，外用时仅限于白斑区，勿外涂正常皮肤。

3. 光疗法 新近发展的窄波中波紫外线（308 ~ 311 nm）治疗局限性或泛发性白癜风，能达到与 PUVA 相似的疗效，且不良反应更小。UVB 的作用机制是对机体有免疫调节作用，与抑制局部 T 淋巴细胞及刺激黑素生成有关，半年至 1 年的 UVB 治疗可使部分泛发性白癜风患者色素恢复 60% ~ 70%。起始剂量需小于最小红斑量（minimal erythema dose，MED），之后每次增加 10% ~ 15%，每周 3 次。一般需治疗 20 ~ 40 次以上才会出现较好疗效。治疗过程中可能会有轻度的红斑及瘙痒，治疗过程中须对眼及男性生殖器加以防护。准分子激光使用的 308 nm 波长和 NB-UVB 使用的波长大致相近，由于其激光对皮肤的作用与常规不连续光的作用方式不同，因此疗效更好。对局限型白癜风皮损须每周治疗 2 次，平均 25 ~ 50 次。有资料显示 NB-UVB、准分子 308 激光联合他克莫司、吡美莫司或卡泊三醇等治疗白癜风疗效更好。

4. 外科疗法 黑素细胞移植已被越来越多地用于该病的治疗。自体黑素细胞移植应用较为广泛，适用于病变范围小、病情稳定者。因为自体黑素细胞可能有先天缺陷，导致自体黑素细胞移植容易失败，部分病例再生色素分布不均匀，且费用较高。方法有钻孔移植、小片移植、吸收水疱法、薄片移植、自体表皮培养移植、自体黑素细胞移植等。最近，很多学者在努力尝试异体黑素细胞移植，有些已经获得成功，这样可以避免自体黑素细胞的先天缺陷，提高疗效，不失为一种很有前途的治疗方法。

5. 美容疗法 如遮盖疗法，是指用含染料的化妆品涂抹白斑处，使白斑颜色接近周围正常皮肤色泽的一种疗法。疗效短暂，多因社交需要而使用，可给患者带来自信。

6. 脱色素疗法 又称逆向疗法。使用脱色剂外涂久治不愈的白斑边缘着色过深的皮肤，使之颜色变淡，接近于正常皮肤色泽，即减轻色差，达到美化的目的。常用的脱色剂有 3% ~ 20% 氢醌单苯醚霜、3% ~ 10% 过氧化氢液等。

7. 其他 局部和系统应用免疫调节剂、中医中药也在白癜风的治疗中有较好的疗效。

（赵　华　邓列华）

第二节 黄褐斑

黄褐斑（chloasma）是一种常见的、获得性的、对称性褐色色素沉着斑。好发于面部。大多表现为对称性色素沉着，呈蝶翅状，故又名为“蝴蝶斑”。本病多见于中青年女性。夏季光照后加重，冬季减轻。

一、病因及发病机制

黄褐斑的发病机制非常复杂，病变局部黑素细胞的功能活跃，但是真正改变黑素细胞功能的原因尚不清楚。本病多见于夏季及南方，提示日光是重要发病因素之一，290～400 nm 紫外线照射可增加黑素细胞活性，引起色素沉着，应用遮光剂可使病情减轻。另一个常见原因是内分泌异常，与高雌激素状态有肯定的联系，临床约 20% 口服避孕药的妇女可发生黄褐斑；妊娠中，体内过多的雌激素及黄体酮可刺激黑素细胞黑素生成增加，面部出现黄褐色斑，亦称妊娠斑，分娩后该色素斑可逐渐消失。另外，慢性肝病、慢性消耗性疾病如结核、肿瘤等患者可出现黄褐斑，还有证据表明，激素替代治疗也可能促进黄褐斑的形成。黄褐斑的发病也有一定的遗传背景。

二、临床表现

典型的皮损多对称分布于颧骨的突出部、前额、眉弓、眼周、鼻翼和上唇等部位，可呈“蝶形”分布，色斑边缘清楚或呈弥漫性，无鳞屑附着，眼周及下颌很少受累，颜色多数比较均匀，有时也可见不均匀的斑点状。皮损仅表现为颜色的改变，一般无自觉症状。色斑深浅与日晒、季节及内分泌等因素有关，春夏季加重，秋冬季减轻。有时还与患者的精神状态有关，熬夜、疲劳等可以加重色素沉着。临床上根据颜色的深浅可分为呈淡褐色斑的表皮型和呈深褐色或蓝色斑的真皮型。病程不定，可持续数月或数年（图 13-2-1）。

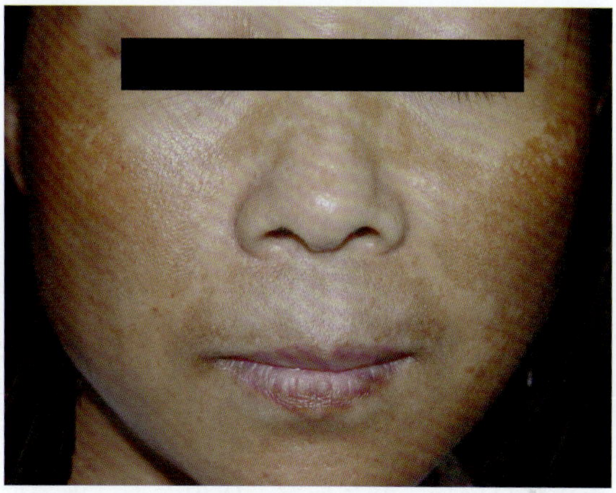

图 13-2-1　黄褐斑

三、组织病理

表皮各层黑素显著增加，表皮黑素细胞数量及活性轻度增加，表皮黑素颗粒增加，真皮上部可见嗜黑素细胞，无炎细胞浸润，真皮浅层小血管可增多。

四、诊断及鉴别诊断

根据皮损为褐色斑片、好发部位、无自觉症状及多见于中青年女性等特点，易于诊断。本病需与色素性化妆品炎、颧部褐青色痣、黑变病、炎症后色素沉着及光化性扁平苔藓等面部色素性皮肤病进行鉴别。色素性化妆品皮炎与用化妆品相关。黑变病的皮损为青灰色，可呈网状，耳前、颞部、额部好发，颈部、躯干部也可有类似改变，病理检查有基底层液化、色素失禁、真皮部较多嗜黑素细胞。炎症后色素沉着如皮肤型红斑狼疮、光敏感性反应、严重的特应性皮炎等，有明显的炎症过程，而黄褐斑无明显的炎症过程。

五、治疗

由于美容方面的原因，黄褐斑常给患者带来心理负担，多种疗法可有明显效果。治疗黄褐斑的原理主要包括抑制黑素细胞活性、抑制黑素生成、去除已经生成的黑素、破坏黑素颗粒以及运用具有防紫外光效应的遮光剂等。治疗的方法有系统用药（口服维生素 C、维生素 E 和氨甲环酸，严重者可用大剂量维生素 C 每天 1～3 g 静脉注射）外用药物及激光治疗（如调 Q 激光波长 1064 nm 或 694 nm，表皮型黄褐斑可采用铒激光治疗）等，可以根据患者的具体情况选取适当的治疗手段。

皮损处可外用脱色剂如 3% 氢醌霜、3% 过氧化氢溶液等。20% 壬二酸霜能可逆性抑制酪氨酸酶的活性，为了更好地提高疗效，可以考虑与脱色剂 2% 氢醌霜合用。另外，熊果苷能够抑制酪氨酸酶的活性，减少黑素颗粒的产生，与维 A 酸联合应用治疗黄褐斑效果很好。

要提醒光照影响较明显的患者注意减少日光照射，户外活动时宜外用遮光剂，如 5% 二氧化钛霜等。超氧化物歧化酶（superoxide dismutase，SOD）霜可通过清除氧自由基减少黑素合成有一定疗效。

也可使用化学剥脱法，25% 三氯醋酸或 95% 酚溶液可剥脱皮损，有短期疗效。

中医认为面部色素沉着的病机是肾虚、气血不调或有血瘀，故中药以滋补肝肾、调和气血、活血化瘀为主，常用六味地黄丸、逍遥丸、桃红四物汤加减等。

（邓列华　赵　华）

第三节　雀　斑

雀斑（freckle，ephelides）是一种常见于中青年日晒部位皮肤上的黄褐色色素斑点。家族聚集现象严重的雀斑可能与常染色体显性遗传有关。致病基因定位于 4q32-q34。

一、病因及发病机制

本病主要与遗传因素和紫外线照射有关，为常染色体显性遗传。多数专家认为，在阳光中紫外线的激发下黑素细胞发生了自限性突变，使得表皮中基底层素体较快变成氧化型，从而使皮疹数目增加，颜色加深，体积变大，进而形成雀斑。

二、临床表现

多见于女性，常在 3 ~ 5 岁发病，损害随年龄增长而增多，颜色加深，青春期最明显，然后逐渐减少，这种现象目前尚不清楚。典型皮损为淡褐色至淡黑色斑点，针头至米粒大小，直径 3 ~ 5 mm，圆形或卵圆形，孤立而不融合，疏密不定，对称分布，数目多少不一。损害好发于面部，特别是鼻梁及眶下。可累及颈部和手背，偶见于胸、背和四肢。雀斑与季节有较明显关系。春夏季加重，冬秋季减轻。主要原因是日晒后皮损部合成黑素旺盛导致局部颜色加深。紫外线照射后皮疹可变大，颜色加深，数目增多。一般无自觉症状（图 13-3-1）。

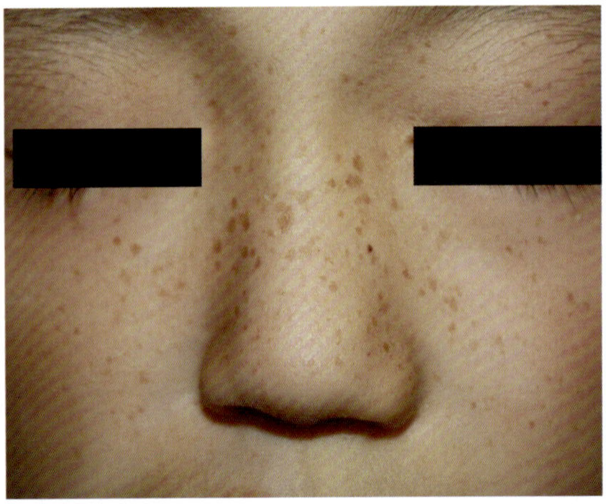

图 13-3-1　雀斑

三、组织病理

皮损部位表皮嵴细长，基底细胞内黑素颗粒数量增加，黑素细胞数目并不增多，但黑素细胞胞体相对较大，树突相对较明显，黑素细胞内黑素小体增多。

四、诊断及鉴别诊断

根据皮损在暴露部位、疏散分布的褐色斑点和有家族史容易诊断。主要须与以下疾病相鉴别：

1. 雀斑样痣（lentigo） 多发于儿童，皮损好发于面颈部，数目较少，颜色较深，颜色变化与季节无关。组织病理见表皮突延伸，常成棒槌状，并有黑素增加，表皮基底层黑素细胞增加，但不成巢。

2. 着色性干皮病（xeroderma pigmentosum） 属于常染色体隐性遗传，除了有雀斑样损害以外，常伴有光敏感、皮肤干燥、毛细血管扩张、小血管瘤及角化性损害。暴露部位容易发生癌变。

五、治疗

1. 避免日晒 外出时搽遮光剂，常用 5% 二氧化钛霜。

2. 外用药物 局部腐蚀、化学剥脱疗法，如外用 3% 过氧化氢溶液、氢醌霜可以获得短期疗效。

3. 内服药物 可口服维生素 C。

4. 物理治疗 强脉冲光（IPL）和调 Q 激光（波长 755 nm、532 nm 或 694 nm 等）对本病的疗效理想。液氮冷冻也可使用。

（赵　华　邓列华）

第四节　黑 变 病

黑变病（melanosis）是由多种原因引起的发生在皮肤局部（以面部常见）的灰褐色色素沉着病。

一、病因及发病机制

病因复杂，发病机制尚不十分清楚。多数患者有光敏性物质接触史（如某些工业流程中的煤焦油及其衍生物、某些化妆品中的矿物油及烃类化合物等），日光照射后可在暴露部位发生黑变病；某些患者可能与维生素缺乏、营养不良以及性腺、垂体、肾上腺皮质等内分泌功能紊乱有关。口服避孕药、氯丙嗪等药物亦可诱发本病。

二、临床表现

本病多累及成年人，中年女性多见。皮损主要累及面部，尤以前额、颞部和颧部明显，其次为颈部和前臂，对称分布。少数可累及腋窝、脐部和腹股沟等皱褶部位。皮损为淡灰褐色至深灰褐色或铜红色斑片，有些斑片呈细密的网眼状，边界不清，外周常见毛孔性点状色素沉着，有时伴有轻度毛细血管扩张、毛孔角化和糠状鳞屑。部分病例先有皮肤发红，红斑消退后渐变为灰褐色斑片。病程呈慢性，一般无明显自觉症状。有伴发干燥综合征和扁平苔藓的报道（图 13-4-1）。

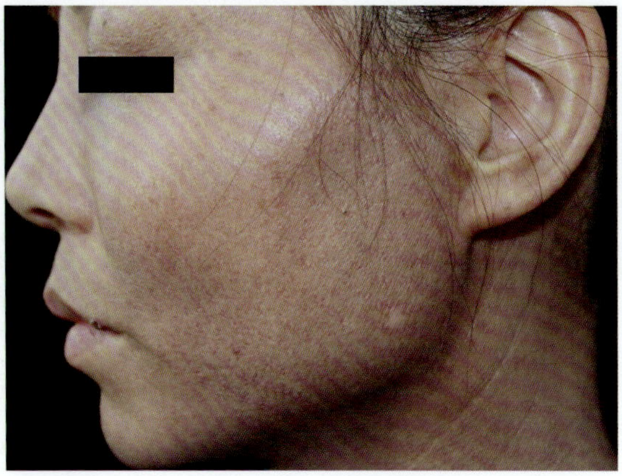

图 13-4-1　黑变病

典型病程可分三期：①炎症期：皮肤潮红，局部出现充血性红斑，微肿，瘙痒，灼热，其上有少量糠秕状鳞屑。②色素沉着期：红斑消退，色素沉着，初为网点状，后融合成斑，覆有粉状鳞屑，可伴毛细血管扩张、毛囊角化过度。③萎缩期：出现与色素沉着部位一致的皮肤轻度凹陷萎缩。

三、组织病理

轻度角化过度，表皮基底细胞液化变性，真皮浅层血管周围有淋巴细胞、组织细胞及嗜黑素细胞浸润，嗜黑素细胞增多。晚期表皮趋向正常，炎症浸润逐渐消失。

四、诊断与鉴别诊断

根据色素沉着斑呈灰紫到紫褐色、网状排列、粉尘样外观及其分布特征进行诊断，光敏感物质的长期接触史也很重要。应注意与以下疾病进行鉴别：

1. 黄褐斑 也为面部色素沉着斑，但表现为冬轻夏重，皮损呈淡褐色，蝶翼样外观，边界清楚，无炎症表现，与光照、内分泌紊乱及慢性消耗性疾病有关。

2. Civatte 皮肤异色病 色素沉着对称发生于面、颈部，为红褐至青铜色网状损害，夹杂萎缩的淡色斑点，伴有显著的毛细血管扩张现象。

3. Addison 病 为肾上腺皮质功能低下导致的皮肤黏膜的色素沉着，可同时累及牙龈等黏膜部位，无明显炎症，患者有肾上腺皮质功能低下的其他症状如保钠排钾的功能减退导致直立性低血压、高血钾、酸中毒，表现出精神萎靡、食欲缺乏、抵抗力降低、毛发脱落和性功能减退等。ATCH 兴奋试验有诊断价值。

五、治疗

光斑贴试验有助于确定致敏物，部分患者脱离接触后病情可明显好转，应仔细寻找病因，询问各种有可能的诱发因素并去除。尽量避免曝晒，避免接触煤焦油和外用某些化妆品类等光敏物质。对于怀疑与职业有关者，应加强劳动防护。药物治疗效果不太理想，而且需要坚持较长时间，可用以下方法：炎症期皮损处可外用糖皮质激素，必要时还可短期口服少量激素控制炎症期病变；色素沉着期可静脉注射大剂量维生素 C、硫代硫酸钠或口服氨甲环酸、复合维生素 B、六味地黄丸、归脾丸、人参健脾丸；皮损处可外用 3% 氢醌霜、壬二酸霜、复方熊果苷乳膏、SOD 霜等。

（邓列华　赵　华）

第14章 遗传性皮肤病

遗传性皮肤病（hereditary dermatosis）是遗传基因异常所致的皮肤疾病，主要包括单基因遗传病和多基因遗传病。多基因遗传病远较单基因遗传病多见，其发生与两个以上基因相关，无显性和隐性之分。这些基因对该病的发生都有一定作用，并且这些疾病不仅受遗传因素影响，也不同程度地受环境因素的影响。常见的多基因遗传病有银屑病、白癜风、特应性皮炎、红斑狼疮等，已在相关章节介绍。

单基因遗传病是某单一基因发生突变，依据突变基因在染色体位置及致病原因性质的不同，将其分为三类（表 14-0-1）：

表14-0-1　单基因遗传病分类

	名称	代表疾病
第一类	常染色体显性遗传性皮肤病	寻常性鱼鳞病、大疱性先天性鱼鳞病样红皮病、毛囊角化病、家族性慢性良性天疱疮、单纯性大疱性表皮松解症、先天性厚甲症等
第二类	常染色体隐性遗传性皮肤病	板层状鱼鳞病、白化病、着色性干皮病等
第三类	性连锁遗传性皮肤病	性联鱼鳞病、色素失禁症等

知识拓展：单基因遗传病

第一节　鱼 鳞 病

鱼鳞病（ichthyosis）是一组常见的角化异常性遗传性皮肤病，以皮肤干燥伴片状鱼鳞样的黏着性鳞屑为特点。临床类型主要包括寻常性鱼鳞病、性联鱼鳞病、大疱性先天性鱼鳞病样红皮病、板层状鱼鳞病、非大疱性先天性鱼鳞病样红皮病，其中寻常性鱼鳞病和性联鱼鳞病最常见。

一、病因及发病机制

各型鱼鳞病的共同点是表皮有角化过度的鳞屑，是由于表皮角质形成细胞增生或角质形成细胞间的黏合异常，使角质层的细胞不能及时脱落，堆积在皮肤表面所致。

寻常性鱼鳞病属于半显性遗传病，由丝聚合蛋白基因 *FLG* 及相关序列纯合或杂合型突变引起。丝聚合蛋白为表皮颗粒层细胞中角质透明颗粒蛋白的重要组成部分，并且在角质层中形成脂质包膜的重要构成成分，对皮肤屏障功能起重要作用。

性联鱼鳞病基因定位 Xp22.3。已证实 85%～90% 的患者 X 染色体短臂类固醇硫酸酯酶 STS 基因完全缺失，其余患者基因部分缺失和点突变。该酶的缺失导致角质层胆固醇硫酸酯增多，使角质形成细胞的黏合性增加，从而致病。

大疱性先天性鱼鳞病样红皮病为常染色体显性遗传病，定位于 12q 的角蛋白 K1 基因和 17q 的角蛋白 K10 基因，影响角蛋白中间丝即张力微丝的正常排列与功能。张力微丝是细胞重要的支持结构，它的异常导致角化异常及表皮松解。

板层状鱼鳞病和非大疱性先天性鱼鳞病样红皮病为常染色体隐性遗传病。板层状鱼鳞病突变基因为定位于 14q12 的谷氨酰胺转移酶 1（*TGM1*）基因。非大疱性先天性鱼鳞病样红皮病涉及多个致病基因，可以是错义突变、移码突变或者无义突变所致。

二、临床表现

1. 寻常性鱼鳞病（ichthyosis vulgaris） 一般开始于幼儿，男女均可罹患，为最常见的轻型鱼鳞病。皮损表现轻重不一，冬重夏轻。轻者仅冬季皮肤干燥粗糙，有细小的糠样鳞屑，又称干皮症（xeroderma）。典型改变是淡褐色至深褐色菱形或多角形鳞屑，鳞屑中央固着，边缘游离，状如鱼鳞。皮损对称分布于躯干及四肢伸侧，尤以小腿伸侧显著。而皮肤皱褶部位如肘窝、腋下不受累。患者青春期后皮脂腺活跃，皮损症状减轻（图 14-1-1）。常伴毛周角化和掌跖角化。

2. 性联鱼鳞病（sex-linked ichthyosis） 较少见，仅见于男性，女性为携带者。在出生后或婴儿期发病，皮损与寻常型鱼鳞病相似，但症状较重。皮肤干燥、粗糙，鳞屑大而显著，呈黄褐色或污黑色大片鱼鳞状。皮损往往遍及全身，以四肢伸侧及躯干下部显著，胫前最为明显，面、颈、腋窝、肘窝、腘窝等部位亦常受累（图 14-1-2）。掌跖则无角化过度，皮损不随年龄增长而减轻。患者可伴隐睾、角膜点状浑浊。

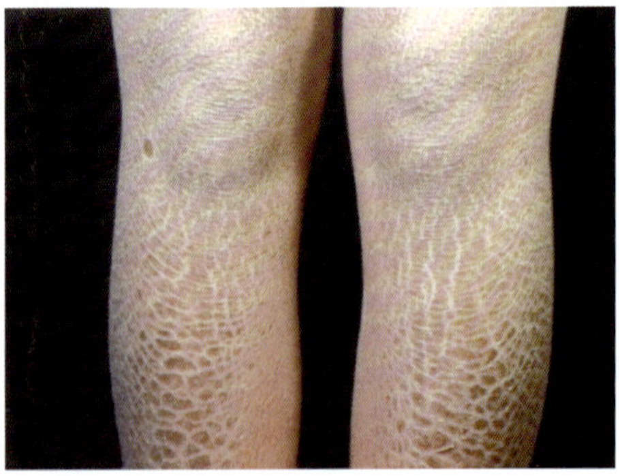

图 14-1-1 寻常型鱼鳞病

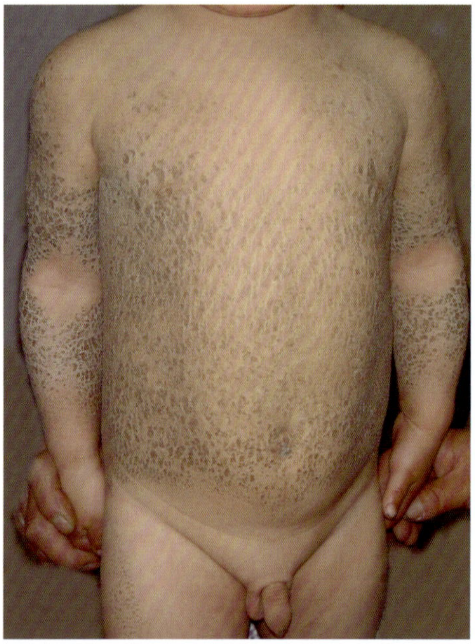

图 14-1-2 性联鱼鳞病

3. 大疱性先天性鱼鳞病样红皮病（bullous congenital ichthyosiform erythroderma） 由于其具有表皮松解性角化过度的特征性病理改变，故又称表皮松解性角化过度型鱼鳞病（epidermolytic hyperkeratotic ichthyosis）。极少见，患者在出生时即患病，全身皮肤覆盖铠甲状灰褐色鳞屑。出生后不久鳞屑脱去，出现潮红、湿润和表皮剥脱，在受到轻微创伤或摩擦后，则在红斑基础上出现大小不等的薄壁松弛性水疱，易破溃成糜烂面。随年龄增长，红斑及水疱逐渐减轻，代之以全身皮肤角化过度，水疱或大疱也有持续至成年者。如发于躯干、四肢屈侧或皱褶部位，有时因皮损擦烂可继发感染，有一股难闻的气味。掌跖伴轻至中度角化过度（图 14-1-3）。

4. 非大疱性先天性鱼鳞病样红皮病（nonbullous congenital ichthyosiform erythroderma） 出生即患病，全身皮肤弥漫发红、紧张，有细小鳞屑，面部亦可受累发生睑外翻，常伴掌跖角化、斑秃和甲营养不良。至青春期前后趋向好转。

5. 板层状鱼鳞病（lamellar ichthyosis） 出生后即发病，表现为全身弥漫潮红，上有大片棕灰色或灰白色多角形或菱形鳞屑，中央黏着，边缘游离，严重者鳞屑厚如板状或铠甲。好发于肢体屈侧及外阴部。常伴有掌跖角化、脱发和眼睑、口唇外翻。

6. 其他 其他少见类型有 Siemens 鱼鳞病与丑角样鱼鳞病（Harlequin type ichthyosis）等。

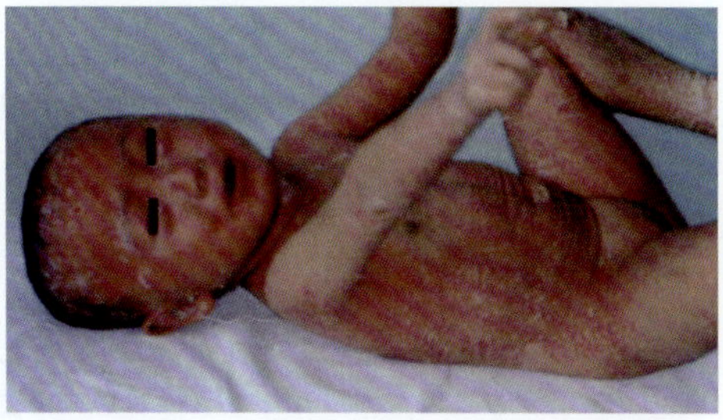

图 14-1-3　大疱性先天性鱼鳞病样红皮病

三、组织病理

寻常性鱼鳞病表现为表皮变薄，角化过度，角质层增厚，颗粒层变薄或缺失，毛囊孔和汗腺可有角栓，皮脂腺数量减少。性联鱼鳞病表现为角质层、颗粒层增厚，表皮突延长，血管周围有均匀的淋巴细胞浸润，汗腺数量略有减少。大疱性先天性鱼鳞病样红皮病表现为表皮角化过度，颗粒层内含有粗大颗粒，颗粒层及棘层肥厚，细胞溶解形成表皮内水疱或大疱，呈网状空泡化，真皮浅层有少许炎症细胞浸润。非大疱性先天性鱼鳞病样红皮病表现为角化过度伴轻度角化不全和棘层肥厚，真皮浅层淋巴细胞浸润。板层状鱼鳞病表现为表皮角化过度，灶性角化不全，颗粒层和棘层增厚，表皮突延长，毛囊口有角栓，真皮上部血管周围炎症细胞浸润。

四、诊断及鉴别诊断

根据鱼鳞状或蛇皮状皮损特点、发病年龄和组织病理改变即可诊断，但须注意与获得性（症状性）鱼鳞病鉴别。后者常为红斑狼疮、瘤型麻风、淋巴网状系统肿瘤或其他慢性消耗性疾病和严重营养不良等疾病的一种皮肤表现。

五、治疗

目前尚无特殊根治或高效疗法，主要是缓解症状，对症治疗。

1. 局部治疗

（1）忌用碱性强的肥皂洗澡，以免加重皮肤干裂。

（2）使用增加皮肤水合作用及保持皮肤柔润的制剂。患者首先盆浴，使角质层吸收足够的水分，外用 10% ~ 20% 尿素霜或 α- 羟酸乳剂。

（3）使用角质松解剂 3% ~ 5% 水杨酸软膏、40% 丙二醇溶液可改善角化程度，减少鳞屑。

（4）钙泊三醇软膏、0.05% ~ 0.1% 维 A 酸霜外用，每日 3 次，共 12 周，有一定疗效。

2. 全身治疗 重症患者可口服阿维 A 酸 0.5 mg/（kg · d），虽不能根治，但能缓解症状。

第二节　先天性大疱性表皮松解症

先天性大疱性表皮松解症（congenital epidermolysis bullosa）是一种受轻微机械性损伤后局部即出现水疱和大疱的皮肤病。临床上主要依据病变在皮肤组织的位置不同分为三类：①单纯型大疱性表皮松解症（epidermolysis bullosa simplex，EBS），水疱在表皮内；②交界型大疱性表皮松解症（junctional epidermolysis bullosa，JEB），水疱在透明板内；③营养不良型大疱性表皮松解症（dystrophic epidermolysis bullosa，DEB），水疱发生在致密板下方（图 14-2-1，表 14-2-1）。

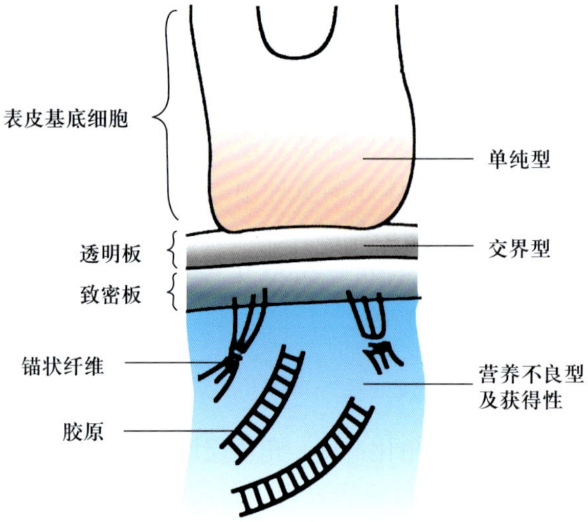

图 14-2-1 先天性大疱性表皮松解症发病部位示意图

表14-2-1 先天性大疱性表皮松解症分类

		EBS	JEB	DEB
命名	中文命名	单纯型	交界型	营养不良型
	英文命名	epidermolysis bullosa simplex	junctional epidermolysis bullosa	dystrophic epidermolysis bullosa
病理	水疱位置	表皮内	透明板内	致密板下方
病因及发病机制	遗传类型	常染色体显性遗传	常染色体隐性遗传	常染色体显性或隐性遗传
	突变基因	编码角蛋白 K5 和 K14	编码层粘连蛋白（laminin）5 等物质	*COL7A1* 基因，编码Ⅶ型胶原
临床表现	共同特征	皮肤在受到轻微摩擦等机械性刺激后出现水疱、大疱及血疱。在肢端及四肢关节的伸侧尤其容易发生。严重者水疱可发生在皮肤黏膜的任何部位，肢端反复发作的皮损可使指（趾）甲脱落。		
	发病年龄	多在出生后一年内	新生儿与婴儿	出生后即发病
		发生紧张性水疱或大疱，尼氏征阴性，轻度瘙痒。	罕见，皮损为大面积的水疱、大疱及糜烂，表皮大片剥脱。	皮损多较重，水疱可出现在位置较深，肢端反复发生的水疱及瘢痕可使指（趾）间的皮肤粘连，指骨萎缩，呈爪形手及甲营养不良，患儿多伴发育不良。
	部位	足、肘、膝等处摩擦后，通常不累及黏膜	广泛，大面积	体表的任何部位，包括黏膜，以肢端最为严重（图 14-2-2、图 14-2-3）。口咽部黏膜的反复破溃、结痂、形成瘢痕可致患者张口困难，吞咽困难等。
预后		皮损最轻，最为表浅，愈后不留瘢痕。	患儿伴有严重贫血及发育迟缓，大多数患儿在 2 岁内死亡。	愈合后遗留明显的瘢痕，预后不佳。本病可早发皮肤鳞状细胞癌。

一、病因及发病机制

由于编码表皮和基底膜带结构蛋白的基因发生突变，使这些结构蛋白合成受阻或结构异常，造成不同皮肤组织位置发生松解，出现水疱、大疱。已证实 EBS 是常染色体显性遗传病，由编码角蛋白 K5 和 K14 的基因突变所致；JEB 是常染色体隐性遗传病，由编码层粘连蛋白（laminin）5 等物质的基因突变所致；DEB 可呈常染色体显性或隐性遗传病，由编码Ⅶ型胶原的基因（*COL7A1*）突变所致。

二、临床表现

各型大疱性表皮松解症的共同特点是皮肤在受到轻微摩擦等机械性刺激后出现水疱、大疱及血疱。在肢端及四肢关节的伸侧尤其容易发生。严重者水疱可发生在皮肤黏膜的任何部位，肢端反复发作的皮损可使指（趾）甲脱落。

EBS 的皮损最轻，多在出生后 1 年内发病，于足、肘、膝等处摩擦后，发生紧张性水疱或大疱，尼氏征阴性，轻度瘙痒。由于水疱发生在表皮基底细胞层，最为表浅，愈后不留瘢痕，通常不累及黏膜。

JEB 罕见，发生于新生儿与婴儿。皮损为大面积的水疱、大疱及糜烂，表皮大片剥脱。患儿伴有严重贫血及发育迟缓，大多数患儿在 2 岁内死亡。

DEB 皮损多较重，出生后即发病，水疱可出现在体表的任何部位，包括黏膜，以肢端最为严重（图 14-2-2、图 14-2-3）。水疱发生在基底膜的致密板下方，为表皮下水疱，位置较深，愈合后遗留明显的瘢痕。肢端反复发生的水疱及瘢痕可使指（趾）间的皮肤粘连，指骨萎缩，呈爪形手及甲营养不良，口咽部黏膜的反复破溃、结痂、形成瘢痕可致患者张口困难，吞咽困难等，预后不佳。患儿多伴发育不良。本病可早发皮肤鳞状细胞癌。

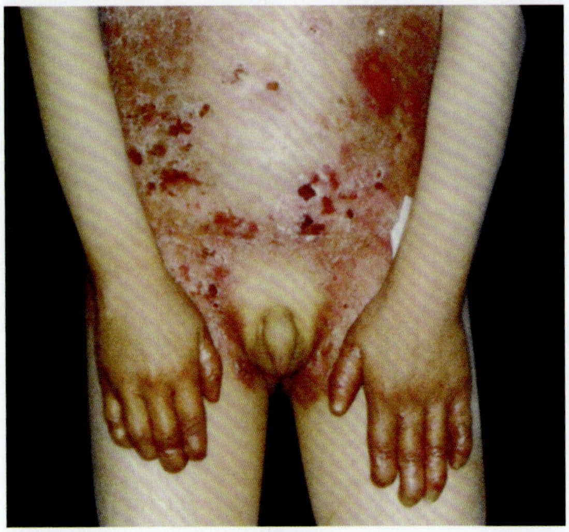

图 14-2-2　先天性大疱性表皮松解症

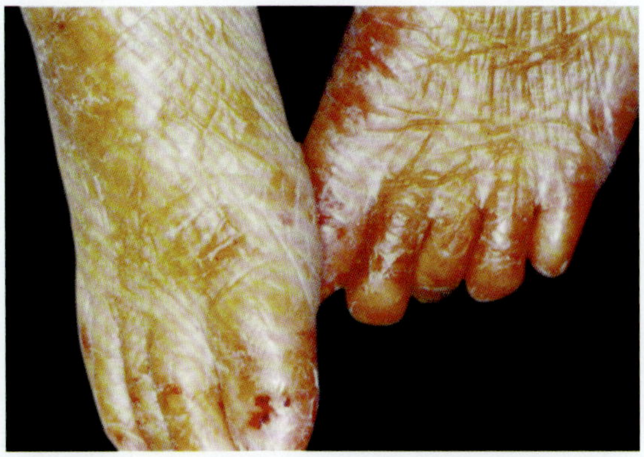

图 14-2-3　先天性大疱性表皮松解症

三、组织病理

电镜下观察　EBS 的水疱位于表皮内基底细胞下部，JEB 的水疱位于透明板内，DEB 的水疱在致密板下方。水疱内炎症细胞极少或缺如。

四、诊断及鉴别诊断

根据有 EB 阳性家族史及各型皮损的临床特征、免疫组织化学及透射电镜检查一般可以确诊。临床上应与获得性大疱性表皮松解症、类天疱疮、天疱疮相鉴别。

五、治疗

本病尚无特效治疗方法，以对症及支持治疗为主。一经确诊后应注意加强对患儿的护理，衣物要柔软，保护皮肤，避免摩擦与外伤。注意对水疱、大疱创面清洁，预防感染，以避免或减少瘢痕形成。

第三节 掌跖角化病

掌跖角化病（keratosis palmoplantaris）系一组以掌跖呈弥漫性或局限性角化过度为特征的遗传性皮肤病。

一、临床表现

本病有许多不同的临床表现，常见下述两型。

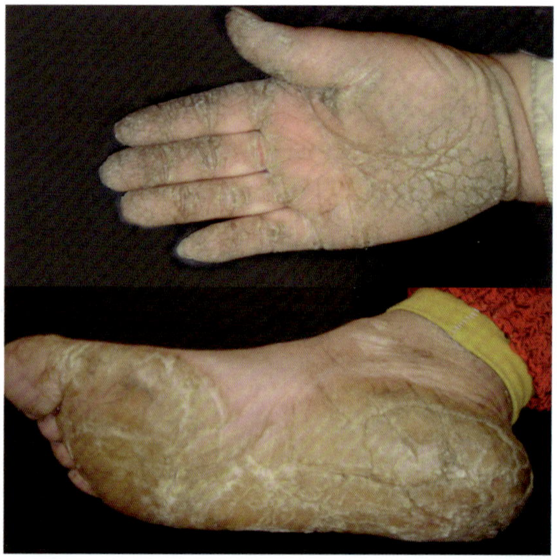

图 14-3-1 弥漫性掌跖角化病

1. 弥漫性掌跖角化病（diffuse palmoplantar keratoderma） 婴儿期即开始发病，持续终生。开始双侧掌跖皮肤粗糙，6 个月至 1 岁后即出现明显弥漫性角化过度，呈淡黄色蜡样外观，质硬，无自觉症状（图 14-3-1）。重者呈树皮状或疣状增生，冬季易发生皲裂而疼痛。皮损边界清楚，对称分布，部分患者可达掌跖侧缘，有潮红边缘，可伴有掌跖多汗，甲板增厚混浊。

知识拓展：掌跖角化病

知识拓展：弥漫性松解性掌跖角化病

2. 点状掌跖角化病（punctate keratosis of the palms and soles） 为常染色体显性遗传，可发生在任何年龄，但多在 15 ~ 30 岁发病，持续终生。表现为角化性丘疹，丘疹中心被剥离后呈火山口状外观，散在对称分布于掌跖及指（趾）部，也可群集成片状或线状排列，不伴有掌跖多汗，但指（趾）甲可有纵裂、脱甲等甲营养不良表现。

二、组织病理

弥漫性掌跖角化病表现为角化过度、角化不良，颗粒层及棘层增厚，真皮有轻度炎症细胞浸润。点状掌跖角化病表现为角化过度明显，角质栓向下延伸，颗粒层、棘层增厚，皮突延长，真皮乳头水肿，血管扩张。

三、诊断及鉴别诊断

根据家族史、发病年龄以及临床特点等，一般不难做出诊断。临床上应与掌跖部慢性湿疹、角化型手足癣、非遗传性进行性掌跖角化病等鉴别。

四、治疗

无特效根治疗法。局部避免损伤，对症治疗用 5% ~ 10% 水杨酸软膏、20% 尿素软膏、

0.1%～0.3% 维 A 酸霜等封包软化角质后，继续用糖皮质激素软膏，可提高疗效。经常用润肤剂防止皲裂。

第四节　汗孔角化病

汗孔角化病（porokeratosis）是一种与遗传有关的常染色体显性遗传伴外显不全慢性角化性皮肤病，包括①Mibelli 汗孔角化病（porokeratosis of mibelli，PM）；②播散性浅表性汗孔角化病（disseminated superficial porokeratosis，DSP）；③播散性浅表性光化性汗孔角化病（disseminated superficial actinic porokeratosis，DSAP）；④掌跖合并播散性汗孔角化病（porokeratosis palmaris et plantaris disseminata，PPPD）；⑤线性汗孔角化病（linear porokeratosis，LP）；⑥掌跖点状汗孔角化病（porokeratosis punctuate palmariset plantaris，PPPP）。PPPD 定位在 12q24.1～q24.2，*SART3* 基因和 *MVK* 基因突变。*DSAP* 有两个易感位点分别定位在 12q23.2～q24.1（*DSAPl*）和 15q25. 1～q26. 1（*DSAP2*）区域。

知识拓展：汗孔角化病

一、临床表现

1. Mibelli 汗孔角化病　原发皮损为漏斗状角化丘疹，单发或多发，以后逐渐扩展为环状、地图状或不规则形斑块，边界清晰，中央萎缩，边缘角化隆起，隆起的边缘上可见线状沟槽及突起的角质薄片，皮损有离心性向外扩展趋势。甲也可受累。多在 5～10 岁发病，男女之比约 3∶1。常发生于四肢，亦可见于面部、口腔黏膜、生殖器和其他部位。病程慢性，皮损可持续数年。

2. 播散性表浅性汗孔角化病　皮损广泛而扁平，伴有瘙痒。在肾、肝、心脏移植和 AIDS 患者亦可出现同样皮损，多见于 5～10 岁儿童，与日光暴晒无关。

3. 播散性浅表性光线性汗孔角化病　初起皮损为直径 1～3 mm 且较为一致的多发性棕红色或棕色角化性丘疹，中央萎缩，边缘锐利隆起，但无明显沟槽。平均发病年龄约 40 岁，16 岁前发病较罕见。皮损主要发生于手臂、颈及面部等曝光部位，小腿也可发生。病情冬轻夏重，日晒后引起瘙痒，皮损数量逐渐增多。

4. 掌跖合并播散性汗孔角化病　一般在 20 岁前发病，好发于男性，与日光照射无关。初起皮损为多数表浅性丘疹，常限于掌跖，中央有角栓，沟槽不明显，以后逐渐扩展至肢体和躯干，偶尔累及黏膜，常对称性分布。

5. 线性汗孔角化病　多在婴儿或儿童期发病，偶见于成人，极少数为先天性，男女发病无明显差异。皮损类似于线性疣状痣，表现为多个典型的环形角化丘疹和斑块，中心萎缩，周围可见沟槽，皮损呈条带状分布于一侧肢体。

6. 掌跖点状汗孔角化病　多在成年后发病，男性多于女性。皮损局限于掌跖，典型损害为边缘隆起的针状或刺状角化性丘疹，数量较多，可融合成较大不规则形的斑块，但不向掌跖以外的部位发展。

汗孔角化病可发展成鳞状细胞癌、Bowen 病或基底细胞癌，以线性汗孔角化病癌变率最高，而播散性表浅性光化性汗管角化症的癌变率最低。

临床常见类型为 PM，皮损可发生在皮肤的任何部位，以面、颈、四肢等外露部位多见，偶可见发生在龟头、口腔等黏膜部位。起初为米粒至扁豆大褐色或棕色角化性丘疹，逐渐向四周扩展形成圆形、环形，中央轻度凹陷萎缩，毳毛消失，周边呈明显的角化性堤状隆起，质硬，无炎症损害，无自觉症状（图 14-4-1、图 14-4-2）。皮损边界清楚，多数患者皮损单发或数量不等。DSP 少见，皮损泛发。DSAP 皮损发生于日光暴露部位，角化程度轻。PPPD 先见于掌跖，逐渐波及四肢和躯干，PPPP 皮损仅限于掌跖。LP 呈线状分布于肢体。

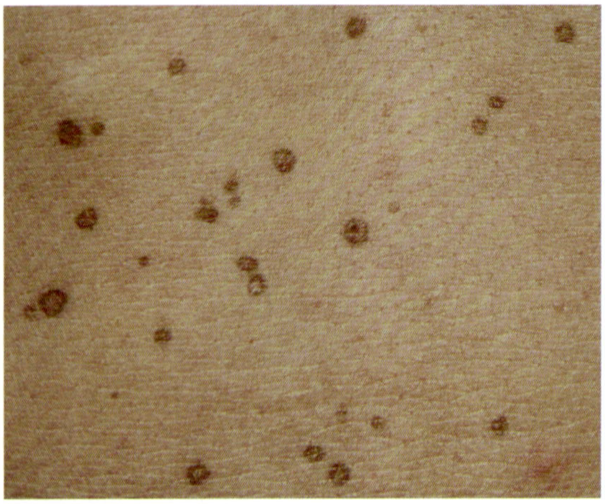

图 14-4-1 汗孔角化症

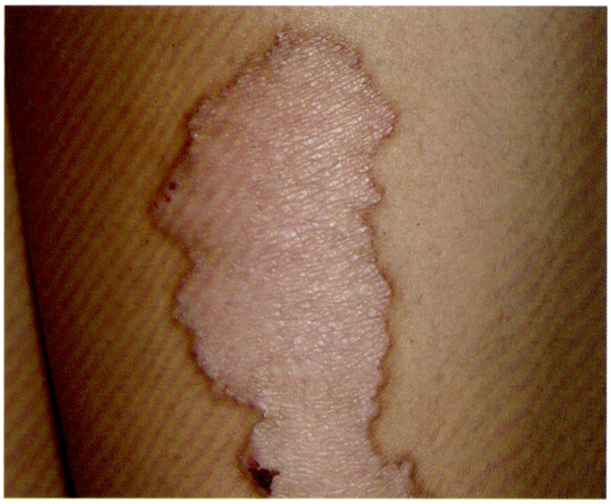

图 14-4-2 汗孔角化症

中老年患者皮损处偶发鳞状细胞癌或原位癌。

二、组织病理

边缘角化隆起部位可见特征性的改变，在角质层内有由角化不全细胞所组成的鸡眼样板，颗粒层消失，棘层增厚，其内可见胞浆嗜酸性、核深染的角化不良细胞。真皮浅层有炎症细胞浸润。

三、诊断

1. 诊断 临床根据典型皮损，结合组织病理等，一般诊断不难。

2. 鉴别诊断 须与以下疾病进行鉴别。

（1）线性表皮痣：线状汗管角化症有时与线性表皮痣不易区分，组织病理检查有助于区分。

（2）扁平苔藓：皮损为紫色的多角形扁平丘疹，组织病理示颗粒层楔形增生、基底层液化变性和真皮浅层呈带状淋巴细胞浸润。易与各型汗孔角化症区别。

（3）斑点状掌跖角化病：其特征是掌跖部圆形或卵圆形散在的角化性丘疹，主要集中于受压部位，自行脱落或用刀祛除后，呈现火山口样小的凹陷。与掌跖点状汗管角化病容易鉴别。

根据典型的临床表现及组织病理改变，可诊断。

四、治疗

思考题

目前无有效疗法。局部可使用 0.1% 维 A 酸软膏、5% ~ 10% 水杨酸软膏或氟尿嘧啶软膏等。可试用维生素 A。发病与日光有关者应避免日光曝晒。对于皮损泛发的病例，可口服 13-顺维 A 酸。损害小、数目少者可选择电灼、冷冻或激光等手段去除皮损，或曲安西龙于损害部位内注射。组织病理检查有癌变者，明确诊断后予以切除。

（段昕所）

第15章

营养与代谢性皮肤病

第一节 维生素缺乏症

维生素在机体内参与新陈代谢、生长发育、能量转化，维生素缺乏时可引起相应的皮肤黏膜的病变。

一、维生素A缺乏症

维生素A缺乏症（vitamin A deficiency，hypovitaminosis A）又称蟾皮病，被世界卫生组织（WHO）公认为世界上四大营养缺乏症之一，是由于维生素A缺乏导致的营养障碍性疾病，主要表现为皮肤和眼部症状。系由我国皮肤病与性病学前辈胡传揆教授首先在国际上报道。

（一）病因及发病机制

维生素A又称视黄醇，是一种脂溶性维生素，也是人体必需的微量营养素。动物性食品如肝、蛋黄、奶油、鱼肝油等天然维生素A的含量较高，维生素A吸收、利用、代谢障碍及消耗量过大均可以引起其缺乏。例如婴儿所需维生素A的主要来源是人乳和牛奶，如长期单用面糊、稀饭等谷类食物喂养可造成维生素A缺乏；反复呼吸道感染、慢性肠炎等，可增加肝中储存维生素A的消耗而成为其缺乏的激发因素。

（二）临床表现

本病好发于儿童和青年，男性多于女性。典型的临床表现包括眼部症状和皮肤症状。眼部症状：暗适应减退和夜盲症常见，眼结膜及角膜干燥，出现比奥斑（Bitot spots，即在角膜外侧球结膜暴露部位由上皮角化过度形成的碎屑和分泌物组成的浅表泡沫样斑，呈圆形、卵圆形或三角形，尖端指向眼角），以后发展为角膜软化，甚至溃疡、穿孔、失明。皮肤症状：初起皮肤干燥、脱屑，色素逐渐加深，角化增生，角化物充塞于毛囊并突出于皮面，状似“鸡皮”，摸之有粗糙感，形成毛囊性角化过度性丘疹，通常无明显自觉症状。皮损首先见于上、下肢活动关节部位，以后累及其他部位如毛发干枯，易脱落，指（趾）甲脆薄多纹，易折断。其他症状：发育滞后，呼吸道、生殖道等可出现上皮角化异常，易继发感染。

（三）实验室检查

血浆维生素A水平降低，一般低于0.35 μmol/L（正常为0.7 ~ 1.4 μmol/L），暗适应试验异常。

（四）组织病理

皮损处组织病理可见表皮角化过度，毛囊角栓，汗腺皮脂腺可表现为不同程度的萎缩。

（五）诊断及鉴别诊断

根据病史，典型皮损，眼部症状可诊断，必要时检测血浆维生素A水平或进行试验性治疗。本病需要与毛周角化症、小棘苔藓、毛囊角化病等相鉴别。

（六）预防及治疗

去除病因，予以富含维生素A和胡萝卜素的食物，也可预防性补充维生素A。

轻症患者每日给予 1 万 IU 维生素 A，重症者给予每日 5 万 ~ 8 万 IU 维生素 A，口服不吸收者可给予肌内注射。皮损处给予保湿类医学护肤品、1% ~ 5% 水杨酸软膏、维 A 酸乳膏、尿素乳膏外用。

二、维生素 B_2 缺乏症

维生素 B_2 缺乏症（vitamin B_2 deficiency）又称核黄素缺乏症，是由于机体核黄素缺乏而发生于阴囊、舌、唇和口角的综合病症。

（一）病因及发病机制

维生素 B_2 即核黄素是一种水溶性维生素，在体内形成黄素单核苷酸及黄素腺嘌呤二核苷酸，均为黄素酶的辅酶，参与机体组织呼吸及氧化还原过程，与糖、脂类及蛋白质的生物氧化有密切关系。核黄素不足，上述代谢紊乱，可出现多种临床症状。

（二）临床表现

典型的表现有阴囊炎、舌炎、口角炎、唇炎，还可出现皮肤和眼部病变。

1. 阴囊炎 最常见，根据皮损形态分为三型。红斑型阴囊炎，约占 2/3，表现为阴囊对称性边界清楚的红斑，大小不一，可有黏着性灰白色鳞屑、痂皮，无浸润，无皱纹加深，硬度与周围皮肤无差异；湿疹型阴囊炎，表面干燥、脱屑、结痂并有浸润、肥厚，皱纹深，可有糜烂、渗液；丘疹型阴囊炎，可见散布或密集成群的绿豆至黄豆大丘疹，上覆发亮鳞屑。

2. 舌炎 是常见症状，早期可见轻度舌背潮红，未见舌乳头肥厚及舌背剥脱，进食时有轻度疼痛感。日久舌萎缩变平，乳头消失，可出现裂隙。

3. 口角炎 表现为两侧或单侧口角轻度浸渍、发白，糜烂少见，张口时稍疼痛。

4. 唇炎 症状最轻微，表现为唇干燥、剥脱。

面部眉间、口周、腋窝等也可出现红斑和脂状黄色鳞屑，还可有眼部症状包括结膜炎、角膜充血、视物不清等。

（三）实验室检查

测定血浆核黄素含量对诊断无帮助，可测定红细胞核黄素含量和 24 小时尿核黄素排出量。近年认为红细胞中谷胱甘肽还原酶的活性系数为 1.2 ~ 1.3 或更高，表明存在一定程度核黄素缺乏。

（四）诊断及鉴别诊断

主要根据核黄素缺乏史，临床特点可做出诊断，必要时还可进行试验性治疗，有条件者可做实验室检查。本病应与慢性单纯性苔藓、阴囊湿疹、脂溢性皮炎等鉴别。

（五）预防及治疗

纠正病因，给予含核黄素高的食物，可口服核黄素每天 40 ~ 50 mg 直至症状消失，对口角炎、阴囊炎局部可予对症外用药物治疗。

三、烟酸缺乏症

烟酸缺乏症（pellagra）又称糙皮病、陪拉格、癞皮病，是因烟酸类维生素缺乏所致，临床特点以“3D”为特征，包括腹泻（diarrhea）、皮炎（dermatitis）、痴呆症（dementia）。

（一）病因及发病机制

烟酸是水溶性维生素，通常存在于动物和植物性食物中。烟酸在体内转化成具有生物活性的辅酶Ⅰ（NAD）和辅酶Ⅱ（NADP），参与细胞代谢过程中的氧化还原反应，参与人体糖类、脂肪、蛋白质代谢，烟酸缺乏导致机体代谢出现障碍，从而出现一系列临床表现。引起烟酸缺乏的原因有：饮食中缺乏烟酸；长期静脉给予营养者；长期酗酒者的肝对烟酸利用不充分；感染、癌症等疾病需要烟酸量增加；长期服用某些药物如异烟肼、吡嗪酰胺、6- 巯基嘌呤、5- 氟尿嘧啶、氯霉素、苯巴比妥、磺胺等可导致体内烟酸缺乏或代谢异常。

（二）临床表现

本病可发生于各年龄阶段，男性多于女性，好发于春夏季。早期症状无特异性，可表现为乏力、消瘦、食欲减退、情感淡漠等前驱症状，以后逐渐出现典型表现，为皮炎、腹泻、痴呆三联征，严重者可出现死亡。

1. 皮肤黏膜损害 皮损常位于面、手、前臂等暴露部位，多对称分布，也可累及肩、肘、膝和臀等易受摩擦部位，皱褶区如阴囊、肛周、乳房等部位也可受累。早期暴露部位出现类似于晒斑样红斑，略高于皮面，可有水肿，重者可有水疱，面部可呈蝶形红斑，光敏性皮疹在颈周形成一条宽带，称为"Casal 项链"（Casal's necklace），伴瘙痒、烧灼、灼痛感。久之皮肤增厚、粗糙和色素沉着，伴有干燥的鳞屑，可大片脱屑（图 15-1-1）。

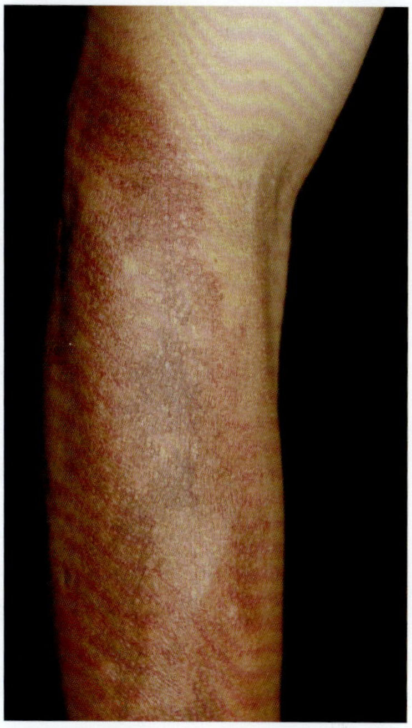
图 15-1-1 烟酸缺乏症

2. 消化系统症状 患者以腹泻为主要临床症状，常有舌炎、口角炎、食管炎、胃炎等消化系统疾病。舌炎表现为舌头充血、肿胀、地图舌或皲裂，口角炎表现为口角糜烂、皲裂、脱屑。

3. 神经精神症状 患者精神症状个体差异很大，以神经衰弱症状常见，可表现为头晕、对噪音不耐受、抑郁等，严重者发展至痴呆症。较常发生多发性周围神经炎。

（三）实验室检查

正常成人尿中 2- 吡啶酮 /N- 甲基烟酰胺的比值 >1，当尿中 2- 吡啶酮 /N- 甲基烟酰胺的比值 <1 时，提示烟酸缺乏症。目前尚无技术可直接检测血中烟酸的浓度。此外血浆色氨酸、辅酶Ⅰ、辅酶Ⅱ的浓度也下降。

（四）诊断及鉴别诊断

根据典型临床表现或尿烟酸排泄量可做出诊断，必要时结合试验性治疗，每天口服烟酸 50 ~ 300 mg 可使本病迅速好转。本病须与多形性日光疹、慢性光化性皮炎、迟发性皮肤卟啉病、接触性皮炎、药物光敏性皮炎、亚急性皮肤性红斑狼疮等相鉴别。

（五）预防及治疗

及时纠正病因。根据病情给予静脉或口服烟酸（烟酰胺）治疗，同时补充 B 族维生素。按皮炎皮损类型和性质选择不同剂型外用药，如外用糖皮质激素（糠酸莫米松乳膏等）、温和的保护剂，合并感染者加用抗感染药物，并可加用遮光剂。对舌炎、口炎、腹泻和并发感染者应做相应处理。一般用药 24 ~ 48 h 意识、认知、皮炎等临床症状会有明显改善。

第二节 原发性皮肤淀粉样变病

原发性皮肤淀粉样变病（primary cutaneous amyloidosis）是指淀粉样蛋白沉积在皮肤组织中而不累及其他器官的一种慢性皮肤病。其特征为皮肤损害和真皮内淀粉样蛋白沉积。

一、发病机制

病因尚不清楚，可能与长期摩擦、遗传、病毒（如 Epstein-Barr 病毒）及环境因素等有关。目前认为淀粉样物质是由于灶性表皮损伤，角质细胞纤维变性，继之凋亡，纤维团块（胶样小体）脱入到真皮转变而来。也有研究认为皮肤淀粉样蛋白沉积是角质形成细胞直接分泌的产物。

二、临床表现

本病以好发于小腿的苔藓样淀粉样变病和好发于背部的斑状淀粉样病变常见。另外还有结节或肿胀型皮肤淀粉样变病、皮肤异色病样淀粉样变病（简称 PCA 综合征）、异色性皮肤淀粉样变病、肛门、骶部皮肤淀粉样变病、摩擦性皮肤淀粉样变病、大疱性淀粉样变病等，临床相对少见。

1. 苔藓样淀粉样变病（lichen amyloidosis） 是最常见的一型。好发于中年男性，多发生于双侧胫前，也可见于腰背部，小腿部、足背、龟头等也可以累及。初为针头大的褐色斑点，逐渐增大至绿豆大小的半球形、圆锥形或多角形坚实丘疹。皮疹密集，但不融合，表面可有少许鳞屑。小腿皮疹沿皮纹呈念珠状排列，具特征性。自觉瘙痒或剧痒。病程呈慢性，无自愈趋向（图 15-2-1）。

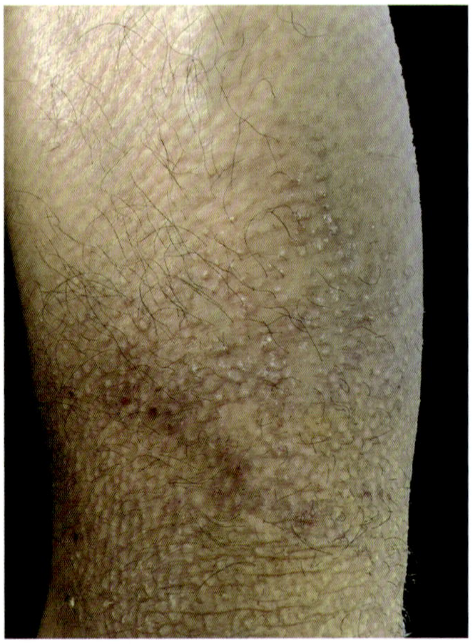

图 15-2-1 苔藓样淀粉样变病

2. 斑状淀粉样变病（macular amyloidosis） 好发于肩胛间区，也可广泛分布于背部、胸部。皮疹为密集的褐色或紫褐色斑疹，呈网状或波纹状外观（有诊断价值）。无自觉症状或有轻度瘙痒。

苔藓样型和斑状型两者皮疹可同时并存或相互转化，称为双相型淀粉样变病（biphasic amyloidosis）。

三、实验室检查

可有红细胞沉降率升高，球蛋白异常，γ 球蛋白或 β 球蛋白升高。Nomland 试验阳性，即把 1.5% 刚果红溶液注入可疑皮疹的皮内，24 ~ 48 h 后观察结果，有红色残留者为阳性（提示有淀粉样蛋白），用皮肤显微镜观察，阳性率可达 80%。刚果红染色与直接免疫荧光检查在斑状淀粉样变病的诊断中可以互为补充，在苔藓样及双相型淀粉样变病的诊断中诊断价值相当。

四、组织病理

真皮乳头层及真皮上部局灶性无定形淀粉样蛋白团块沉积，不累及血管、附属器，HE 染色淀粉样蛋白为嗜伊红性无结构玻璃样物质，刚果红、结晶紫或硫代黄素 T 染色可显示淀粉样蛋白（图 15-2-2）。

电子显微镜下，淀粉样蛋白呈不分支、不吻合、僵硬、线状的蛋白丝。

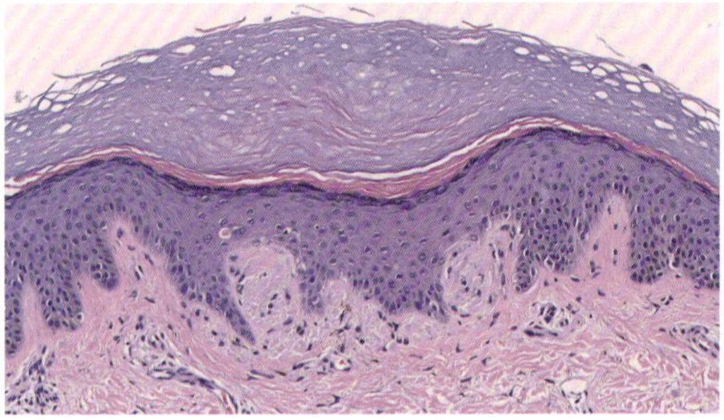

图 15-2-2 皮肤淀粉样变组织病理（HE 染色）

五、诊断及鉴别诊断

根据典型皮疹结合组织病理检查可确诊。本病应与慢性单纯性苔藓、结节性痒疹、肥厚性扁平苔藓、皮肤异色病等相鉴别。

六、预防及治疗

本病尚无特效疗法。瘙痒严重者可口服抗组胺药止痒。局部外涂强效糖皮质激素、钙泊三醇、维 A 酸、他克莫司乳膏，或皮损内注射糖皮质激素缓解症状。皮肤磨削术可用于治疗苔藓样和结节型淀粉样变。光疗 UVB 或 PUVA 可用于治疗苔藓样淀粉样变，以减轻瘙痒。

思考题

第三节　黄　瘤　病

黄瘤病（xanthomatosis）是指含脂质的组织细胞——泡沫细胞（又称黄瘤细胞）——聚集在真皮、皮下组织和肌腱中形成的一种棕黄色或橘黄色皮肤肿瘤样变，患者多伴有全身性脂质代谢紊乱，是临床上诊断高脂蛋白血症的皮肤线索。

一、病因及发病机制

本病确切的发病机制尚不清楚。血浆脂质的过度升高是其最主要的原因，有文献报道家族性高胆固醇血症患者家系中有多发案例，过高的血浆脂质会促使脂质在组织中沉积，组织细胞吞噬沉积在组织中的脂质后形成黄瘤细胞。

二、临床表现

1. 扁平黄瘤（xanthoma planum） 典型的皮损为扁平的淡黄色、棕黄色斑块，质地软，略高于皮面。发生于两侧上眼睑和内眦周围的扁平黄瘤称为睑黄瘤（xanthelasma），临床中最常见（图 15-3-1）。另外还有掌纹黄瘤、泛发性扁平黄瘤。大约 50% 睑黄瘤患者患有高脂血症，多见于中年女性。

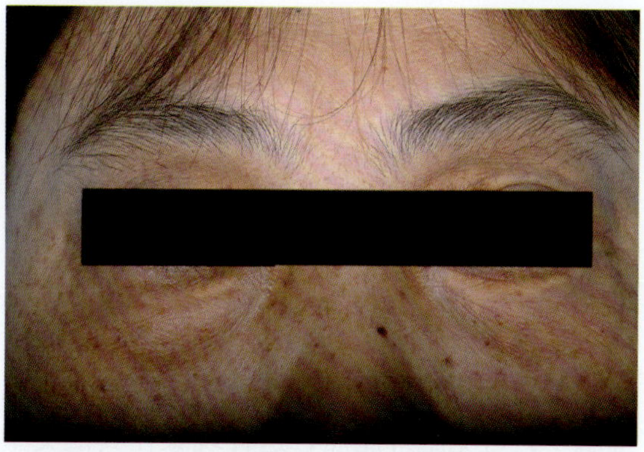

图 15-3-1　睑黄瘤

2. 结节性黄瘤（xanthoma tuberosum） 早期为黄色丘疹，逐渐增大为扁平或隆起的、坚实的、黄红色或深褐色丘疹和结节，皮疹多无自觉症状，好发于关节伸面，尤其是膝和肘关节，也可发生于臀部。发生于肌腱、韧带、筋膜和骨膜处者称为腱黄瘤（图 15-3-2A）。最常见于家族性高胆固醇血症、血浆低密度脂蛋白升高和家族性异常 β- 脂蛋白血症等。

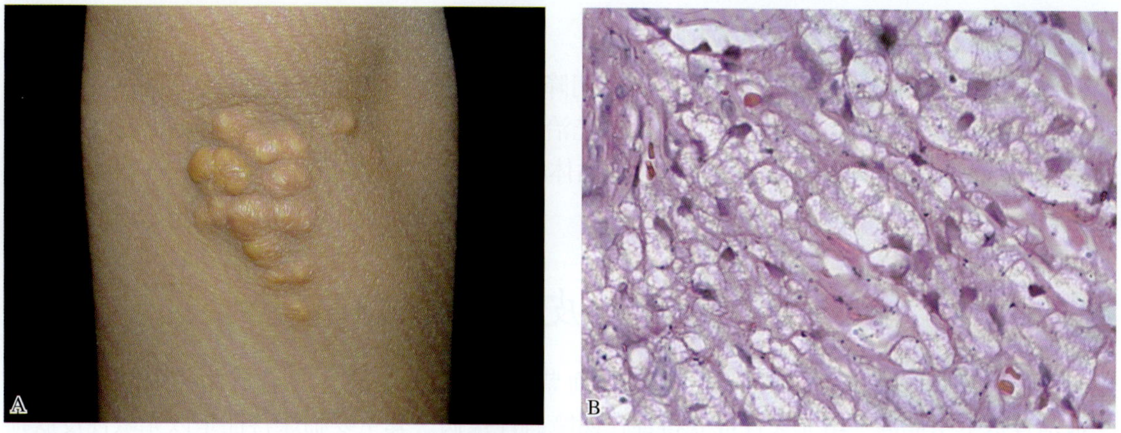

图 15-3-2　结节性黄瘤

A. 临床表现；B. 组织病理表现

3. 发疹性黄瘤（**eruptive xanthoma**） 好发于臀、肩和四肢伸侧，成批出现的黄色、褐色丘疹，周围有红晕，可有同形反应。可有轻度瘙痒，数周后皮疹自行消失，留有色素性瘢痕或肥厚性瘢痕。多见于高甘油三酯血症者（图 15-3-3 和图 15-3-4）。

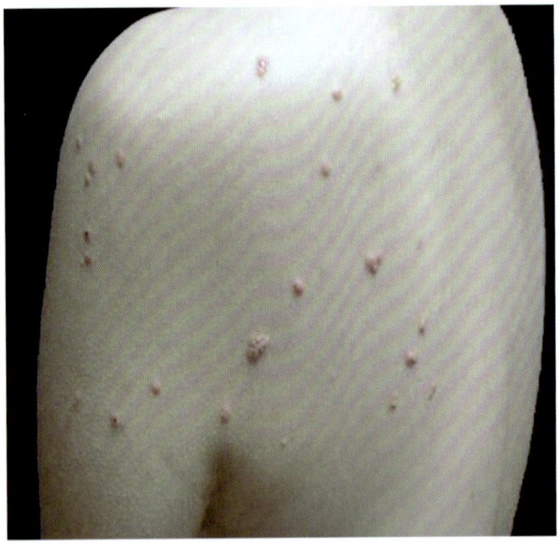

图 15-3-3 发疹性黄瘤病

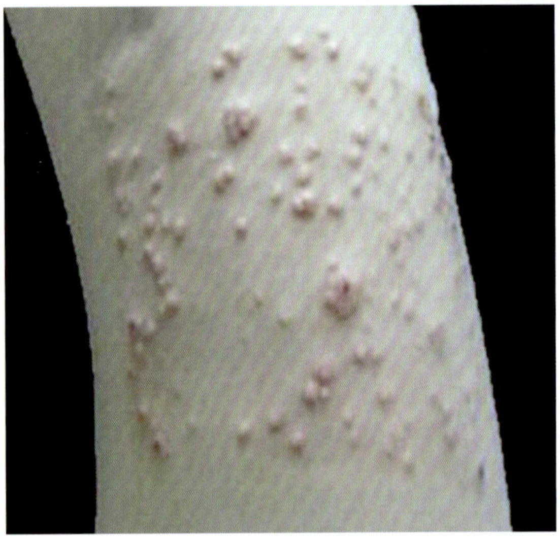

图 15-3-4 发疹性黄瘤病

三、实验室检查

患者常有高脂血症，脑腱黄瘤患者血脂可能正常，诊断时需进行尿液气相色谱分析。

四、组织病理

各型皮肤黄瘤的病理变化基本相同，镜下见大量的泡沫细胞，常见 Touton 巨细胞。发疹性黄瘤的炎症较明显，浸润细胞中有较多淋巴细胞、中性粒细胞和组织细胞，早期特征性黄瘤细胞少，可见胞外脂质，这种现象在其他类型黄瘤中罕见（图 25-3-2B）。

五、诊断及鉴别诊断

依据各型皮疹的特征如颜色、形状、大小和分布易诊断，组织病理检查有助于确诊。须与幼年黄色肉芽肿、进行性结节性组织细胞瘤等进行鉴别。

六、治疗

二氧化碳超脉冲激光治疗睑黄瘤

伴高脂血症者应食高蛋白低脂饮食，服用降脂药如洛伐他汀、辛伐他汀、贝特类、烟酸、普罗布考等。局部治疗可采用液氮冷冻、激光治疗（CO_2、脉冲染料或铒激光，也有文献报道使用 1064 nm Nd：YAG 激光、磷酸钛氢钾晶体激光）、电凝术。30% 三氯乙酸、瘤体内注射肝素钠、平阳霉素、肉毒素或手术切除。

第四节 皮肤卟啉病

皮肤卟啉病（cutaneous porphyria）又名血紫质病，是血红素生物合成途径中因某种酶缺乏或活性低下引起的一组先天性或获得性代谢障碍性疾病。其主要临床特征是以光敏性皮肤损害为主。本节主要介绍迟发性皮肤卟啉病（porphyria cutanea tarda，PCT）。

一、病因及发病机制

由于先天或后天因素使得参与血红素生物合成途径的酶功能障碍，导致体内卟啉或卟啉前体增多。由于过量的循环卟啉暴露于 400 nm 左右的光产生单态氧损伤皮肤，发生光毒性反应，导致光感性皮疹。PCT 是尿卟啉原脱羧酶缺陷所致，依据尿卟啉原脱羧酶表达部分分为两型，Ⅰ型为散发获得型，Ⅱ型为常染色体显性遗传型，80% 左右为Ⅰ型。

二、临床表现

PCT 是卟啉病最常见类型，约 10 万人中就有 5 ~ 10 人患有此病，多见于 20 ~ 60 岁者，好发于春夏季，自觉瘙痒。皮损主要分布于暴露部位，特别是手背、前臂、面、耳、颈、小腿、足背等处，特征性表现为初期皮肤出现水疱、糜烂面，后结痂或形成浅表溃疡，愈后留有色素沉着、色素脱失、瘢痕和粟丘疹等（图 15-4-1）；受累部位的皮肤脆性增加也是该病的特征，即轻微外伤引起无痛性糜烂，多发生于手和腕处。Dean 征阳性（用指甲可刮去受累部位的皮肤）；还可表现为多毛，如女性出现胡须。可因瘢痕和畸形而毁容，尿液呈暗红色。

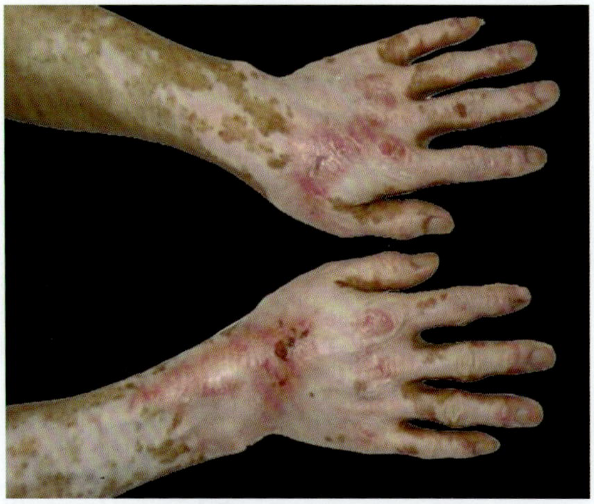

图 15-4-1　迟发性皮肤卟啉病

三、实验室检查

PCT 患者尿中卟啉明显增多，24 h 可排出量 >1000 μg，高于正常人的 15 ~ 20 倍。尿液在 wood 灯下显示特征性珊瑚色荧光，血浆荧光谱峰值在 615 ~ 620 nm。

四、组织病理

PCT 组织病理表现为真皮乳头血管周围、真皮深层及附属器周围有 PAS 染色阳性嗜酸性均质物沉积。直接免疫荧光检查，曝光皮肤处的血管壁和真表皮交界处的基底膜带上有免疫球蛋白沉积。

五、诊断及鉴别诊断

根据典型临床表现，结合实验室检查可做出诊断。须与多形性日光疹、慢性光化性皮炎、烟酸缺乏症、药物光感性皮炎、硬皮病、营养不良型大疱性表皮松解症等相鉴别。

六、治疗

消除各种诱因，如停用雌激素、补铁剂以及其他可加重病情的药物，以及忌酒。避免日晒和外伤，局部使用遮光剂，口服氯喹或羟氯喹，约半年后可使症状缓解，也可用静脉放血疗法。

（叶俊儒）

第16章 皮肤肿瘤

皮肤肿瘤是临床常见疾病，近年来，由于环境污染、户外活动增加、人口老龄化等原因，皮肤肿瘤的发病率逐年上升。皮肤肿瘤的种类繁多，大体分为皮肤良性肿瘤、皮肤癌前病变和皮肤恶性肿瘤。皮肤良性肿瘤一般局限于皮肤，不发生浸润和转移。皮肤癌前病变介于良、恶性肿瘤之间，容易进展为皮肤恶性肿瘤。皮肤恶性肿瘤具有肿瘤细胞恶性增生的特征，可以发生深部浸润和远处转移，甚至威胁生命，早期诊断和治疗是降低死亡率、延长生存期的主要手段。

皮肤肿瘤的来源决定了肿瘤的发生、发展、预后过程，以及皮肤肿瘤的临床、病理表现。皮肤肿瘤可能来源于表皮角质形成细胞、黑素细胞、皮肤附属器（如毛囊、皮脂腺、汗腺）、真皮组织细胞（如成纤维细胞、组织细胞）或血管和神经等。

第一节　皮肤良性肿瘤

一、脂溢性角化病

（一）病因

病因不明，可能与家族遗传、长期日晒、皮肤老化有关。

（二）临床表现

脂溢性角化病（seborrheic keratosis，SK）又名“老年疣”，是中老年人最常见的良性皮肤肿瘤，好发于50岁以上的老年人，30岁以上的中青年亦可见。皮损主要位于面部、头部、颈部、躯干和上肢，掌跖不累及，常最初皮损较平，多表现为斑疹、斑丘疹，而后逐渐增生发展成丘疹、斑块，表面可呈疣状、乳头瘤状增生，可附有颗粒状角化增生性鳞屑，鳞屑可干燥或有油腻感，皮损大小不等，圆形、椭圆形或不规则形，棕色或棕黑色，边界清楚，一般无痛感或痒感（图16-1-1A）。皮损可逐渐增多、增大，很少发生恶变，但有恶变为基底细胞癌的报道。如果成年患者在6个月内迅速出现全身多发性瘙痒性脂溢性角化病皮损，称为Leser-Trelat征，可能合并内脏恶性肿瘤。

（三）组织病理

脂溢性角化病的组织病理学共同特征是角化过度、表皮棘层肥厚，乳头瘤样增生，多形成假性角囊肿，增生细胞内可含有程度不等的色素，无细胞不典型增生，损害下界与两侧正常皮肤一般位于同一平面上（图16-1-1B）。

（四）诊断及鉴别诊断

脂溢性角化病是好发于中老年人头面、躯干的棕褐色疣状角化增生性丘疹或斑丘疹，边界清楚。临床上须注意与日光角化病、扁平疣、Bowen病、基底细胞癌、鳞状细胞癌、角化棘皮瘤等相鉴别。

（五）治疗

脂溢性角化病一般不需要治疗，对于考虑美容效果和怀疑恶变的患者，可进行适当处理。治疗的外用药物包括维A酸、氟尿嘧啶软膏等，每天使用1～2次，可以使皮损逐渐消退。亦可行冷冻、微波、电灼、CO_2激光等物理治疗，面积较大的皮损可行手术刮除，一般见效快、恢复良好。怀疑发生

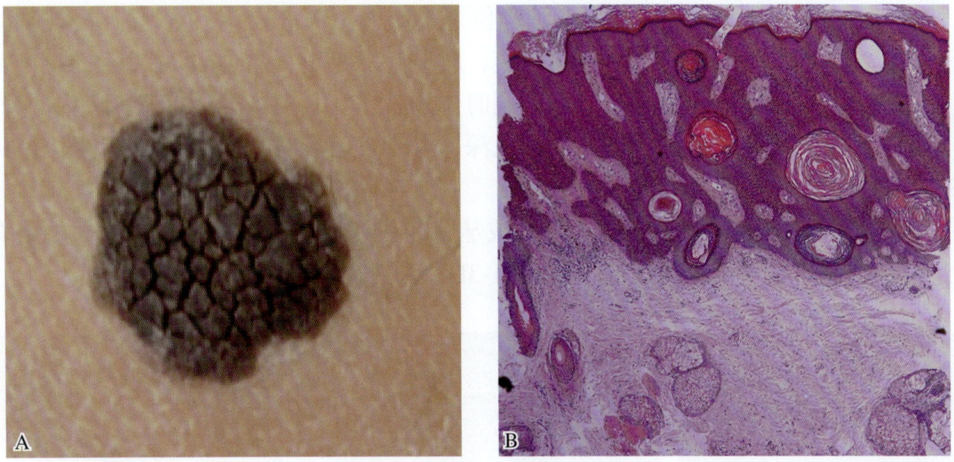

图 16-1-1　脂溢性角化病

A. 临床表现；B. 组织病理改变

恶变的脂溢性角化病，一旦病理活检确诊，应行手术全切治疗。脂溢性角化病的预防主要是提醒患者注意防晒，如果短期内突发大量瘙痒性皮损，应注意全身系统体检，早期排查、治疗内脏恶性肿瘤。

二、痣细胞痣

（一）病因

痣细胞痣（nevocellular nevus）是胚胎发育过程中，黑素细胞由神经嵴向表皮移动过程中出现异常聚集而形成的。

（二）临床表现

痣细胞痣又称为色素痣（pigmented nevus）或痣（mole），是黑素细胞痣（melanocytic nevus）的一种。可发生身体于任何部位，临床表现为表面平整或乳头瘤样增生的斑疹、斑片、丘疹，棕色、黑色或正常皮色，部分表面有毛。小的痣细胞痣直径数毫米到 1 cm；大的痣细胞痣直径超过 20 cm，称为巨大黑素细胞痣。一般痣细胞痣于 3～4 岁时出现，逐渐增多、增大，青春期达到高峰，其后颜色逐渐变浅。根据痣细胞痣出现的时间分为先天性色素痣和获得性色素痣，先天性色素痣即出生时就已存在，获得性色素痣多发生于儿童或青少年。根据痣细胞巢在皮肤中位置不同，可分为三种类型（图 16-1-2）。

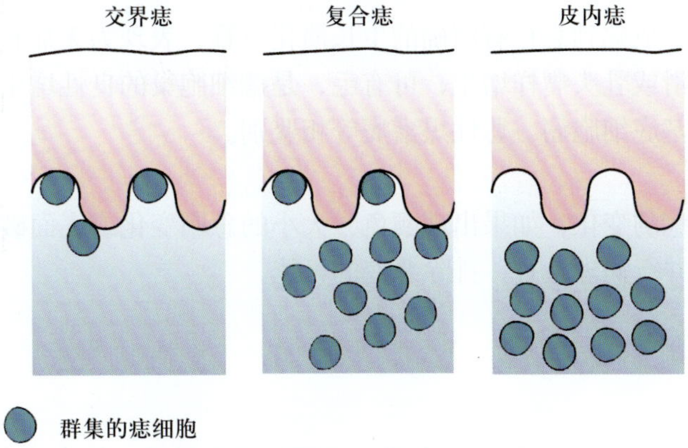

图 16-1-2　痣细胞痣的各种类型模式图

1. 交界痣（junctional nevus）　痣细胞位于表皮、真皮交界处，细胞形态为痣细胞，功能类似于黑素细胞，可产生大量黑素。皮疹较小，直径 1～6 mm，扁平无毛，光滑，色深。可发生于身体任何部位，在掌跖处发生的常为交界痣（图 16-1-3A 和图 16-1-3D）。可以转变为混合痣或皮内痣。

2. 皮内痣（intradermal nevus） 痣细胞位于真皮内。皮疹较大，常呈半球形隆起丘疹或结节，表面光滑或乳头瘤样增生，皮色或棕色，时有毛发穿出（图 16-1-3B 和图 16-1-3E）。

3. 混合痣（compound nevus） 痣细胞同时位于表皮和真皮交界处以及真皮内，介于交界痣和皮内痣之间。皮疹小，稍高起于皮面，色深，有时表面有毛（图 16-1-3C 和图 16-1-3F）。

（三）组织病理

痣细胞痣的病理表现为痣细胞增生聚集成丛状或巢状，位于表皮、真皮交界处或真皮内，表皮大致正常，真皮基本无炎症反应（图 16-1-3D、图 16-1-3E、图 16-1-3F）。

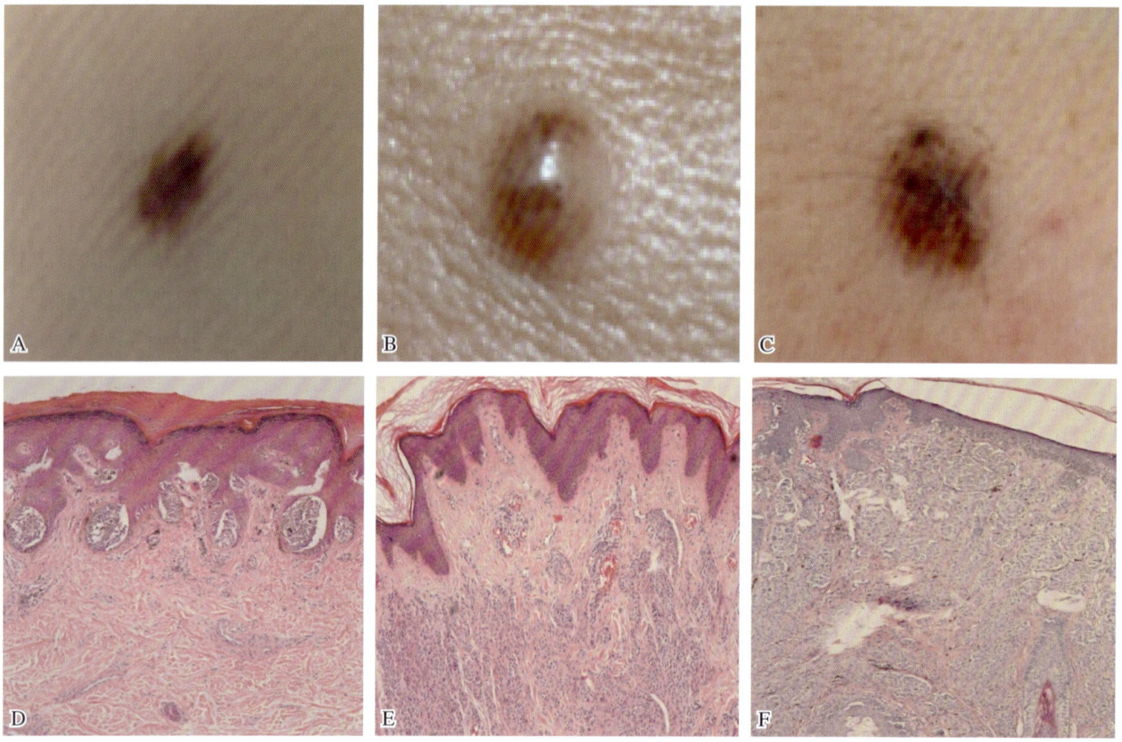

图 16-1-3 色素痣

A. 交界痣；B. 皮内痣；C. 混合痣；D. 交界痣组织病理改变；E. 皮内痣组织病理改变；F. 混合痣组织病理改变

（四）诊断及鉴别诊断

痣细胞痣从形成、成熟到衰亡有明确的生长演化过程，表现为无症状性棕色、黑色或皮色斑片、丘疹，表面光滑或乳头瘤样增生，可有毛，是痣细胞巢的良性增生。临床上有时需要和黑子、雀斑、色素性基底细胞癌、恶性黑素瘤等相鉴别。

（五）治疗

注意观察痣细胞痣的变化，如果出现颜色、大小的急剧变化或表面破溃、痛痒不适等情况时，可以手术切除，并行病理检查，排除恶变的可能。

三、表皮样囊肿

（一）病因

表皮样囊肿（epidermoid cyst）病因不清，可能与发育异常、外伤或人乳头瘤病毒（human papilloma virus，HPV）感染有关。

（二）临床表现

表皮样囊肿多见于儿童、中青年，老年人少见。可发生在身体任何部位，常见于头颈、躯干上部和腰部，表现为单发或多发圆形隆起的真皮内或皮下有弹性的囊性肿物，多数直径

1～2 cm，罕见超过 10 cm 者，质韧或偏硬，活动。肿物上部与皮表粘连，但基底和周围组织不发生粘连。一般无自觉症状。表面为正常肤色或淡蓝色，中心常有黑色针尖大小开口。切开后挤压有腐臭白色糜样物质流出（图 16-1-4A）。如果发生囊壁破裂或继发感染，可出现局部红肿、疼痛和皮损增大，反复炎症后囊肿和周围组织发生粘连。偶有癌变。

（三）组织病理

表皮和毛囊漏斗部来源的上皮细胞进入真皮形成囊肿，囊壁与表皮排列相同，周围有致密结缔组织环绕，囊腔内充满层状角质。如果囊壁破裂，则出现异物肉芽肿反应（图 16-1-4B）。

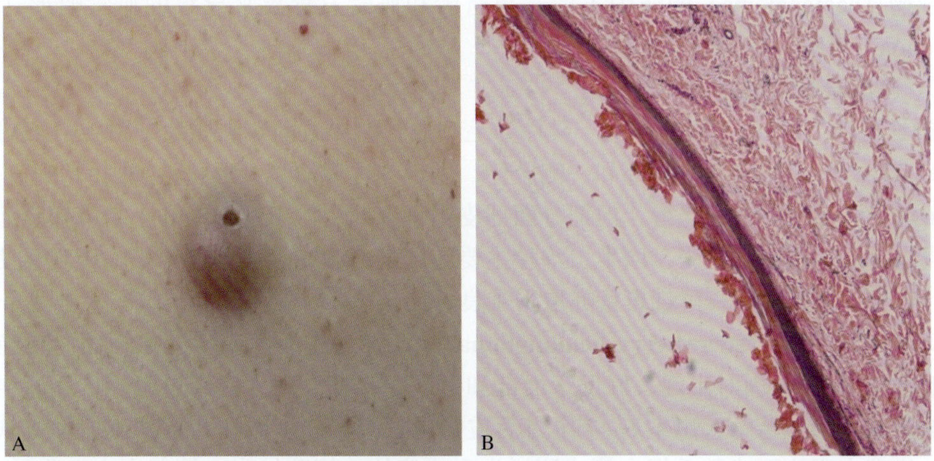

图 16-1-4　表皮样囊肿

A. 临床表现；B. 组织病理改变

（四）诊断及鉴别诊断

表皮样囊肿为质韧或偏硬的真皮内或皮下囊肿，破溃或切开后有腐臭白色糜样物流出。注意和多发性脂囊瘤、脂肪瘤、神经纤维瘤相鉴别。

（五）治疗

手术完整切除表皮样囊肿是主要治疗手段。

四、粟丘疹

（一）病因

粟丘疹（milium）分为原发型和继发型。原发型无明确病因，部分患者有家族史，可能与胚胎发育异常有关；继发型可继发于大疱性皮肤病（如大疱性表皮松解症、皮肤卟啉病）、烧伤性瘢痕、放射性皮炎或外伤、皮肤磨削术后。

（二）临床表现

粟丘疹多见于女性，好发于眼睑、面颊、额部以及阴茎、阴唇，表现为白色、黄白色直径 1～2 mm 的实性小丘疹，表面光滑，邻近表皮，针挑可见白色角化物排出（图 16-1-5）。

（三）组织病理

粟丘疹的病理表现与表皮囊肿基本相同，较小，囊壁有时可见皮脂腺和汗腺导管。

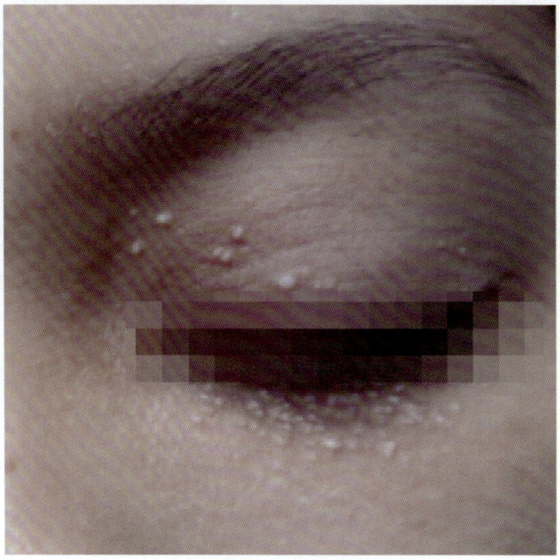

图 16-1-5　粟丘疹

（四）诊断及鉴别诊断

粟丘疹是好发于面部的白色粟粒大小光滑丘疹，比较容易诊断。

（五）治疗

粟丘疹较小，一般不需特殊治疗，必要时可用细针头挑破或用刮匙刮除治疗。

五、血管瘤及血管畸形

（一）病因

血管瘤（hemangioma）的病因不清，与遗传和血管发育异常导致的血管畸形（vascular malformation）有关。

（二）临床表现及治疗

1. 鲜红斑痣（nevus flammeus） 又称为毛细血管畸形或葡萄酒样痣（图 16-1-6A）。一般出生时即存在，好发于面部、颈部和一侧肢体，表现为边界清楚、形状不规则的红色斑片，颜色随年龄增长可变深，表面光滑，但部分面部皮损青春期后可出现增厚和小结节样隆起。病理表现为真皮浅层毛细血管扩张、增生。治疗主要应用染料激光疗法，近年来临床观察使用新药海姆泊芬行光动力疗法治疗鲜红斑痣亦取得了良好的效果。

2. 草莓状血管瘤（strawberry hemangioma） 又称为先天性或婴儿血管瘤、单纯性血管瘤。一般在出生 3～4 周时出现，好发于面部和上肢，初期表现为鲜红色斑片，逐渐增大、隆起，质地柔软，形似草莓，出生 6～7 个月后皮损生长减慢。多数在儿童期皮损形成软瘢，自行消退。病理表现为不成熟毛细血管成团增生形成瘤体，管腔扩张，管壁内皮细胞显著增生。治疗前可观察是否能自行消退，目前激光早期治疗可以取得满意效果。对于较大皮损或特殊部位皮损可外用及口服 β- 受体阻滞剂。

3. 海绵状血管瘤（cavernous hemangioma） 又称为静脉畸形。一般发生于初生婴儿或幼年儿童，好发于头面部、四肢和外阴，表现为较大的皮色、淡蓝色或紫红色质软皮下肿物。表面可有小红斑或鲜红斑，Kasabach-Merritt 综合征因血小板消耗而易发出血（图 16-1-6B）。一般不能自愈。病理表现为真皮深层畸形静脉增生。外科手术切除或皮损内注射硬化剂是主要治疗手段，激光治疗无效。也可口服 β- 受体阻滞剂治疗。

4. 血管球瘤（glomus tumor） 又称为球状血管瘤，是血管球细胞增生形成的错构瘤，多数单发，少数多发。单发性血管球瘤一般发生在 20 岁以上，好发于指（趾）末端甲板下方，表现为疼痛性实性结节，紫红或黑红色，直径 1～2 cm 或以下。甲板表面颜色发青，按压或放入冷水中，疼痛加重。多发性血管球瘤多有家族史，可以发生于任何年龄，全身多发、不对称散在分布、柔软、皮色或蓝色肿物，直径约 1 cm，个别病例皮损呈线状排列。病理表现为真皮或皮下组织内纤维组织包裹瘤体，其内较多狭窄血管腔，腔内一层扁平内皮细胞，周围多层血管球细胞。治疗主要是手术切除。

5. 樱桃样血管瘤（cherry angioma） 又称为老年性血管瘤。常见于老年人，好发于躯干和四肢近端，表现为多发、点状（直径 1～5 mm）、光滑、鲜红色丘疹，随年龄增加数目增多（图 16-1-6C）。病理表现为真皮乳头下层反应性毛细血管增生。不需要特殊治疗，必要时可行冷冻、电灼和 CO_2 激光治疗。

6. 蜘蛛痣（nevus araneus） 又称为蜘蛛样血管瘤。一般出现在妊娠或肝病，雌激素水平升高时，部分正常人也可发生。好发于面部、颈部、肩胸和上臂，表现为中心鲜红色针尖大小丘疹，周边向外放射状毛细血管扩张，如蜘蛛腿样细长。染料激光可治疗，儿童的蜘蛛痣可自行消退。

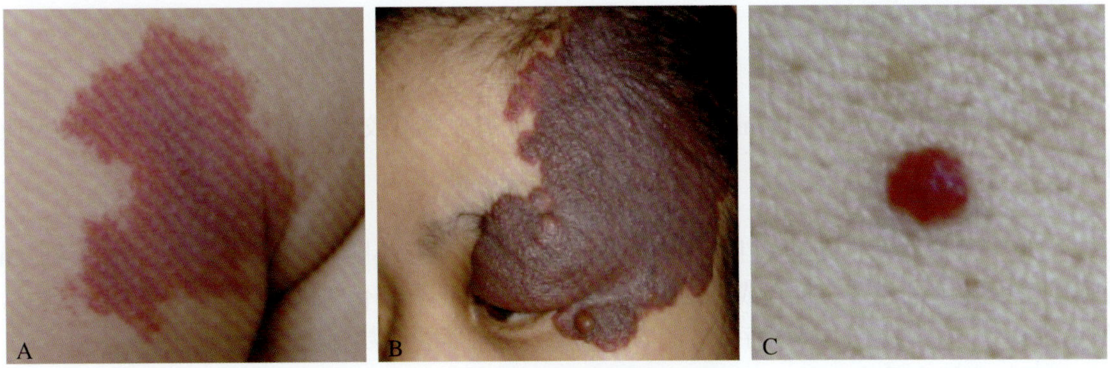

图 16-1-6　血管瘤及血管畸形

A. 鲜红斑痣；B. 海绵状血管瘤；C. 樱桃样血管瘤

六、软纤维瘤

（一）病因

病因不清，有人认为与皮肤老化有关。

（二）临床表现

软纤维瘤（soft fibroma）又称为皮赘、软垂疣或息肉样软纤维瘤，常见于中老年人和肥胖者，尤其是女性，好发于颈部、腋窝、腹股沟等处。肿物质软，呈球状或丝状、息肉样赘生物，表面有皱褶，皮色或淡棕色。临床表现不同决定了肿物的名称不同：多发于颈和腋窝、直径 2 ~ 3 mm 的丝状赘生物称为软垂疣；单发于躯干、直径 1 cm 以上的较大赘生物称为软纤维瘤；软纤维瘤体积增大，有蒂，垂吊在皮表的称为息肉样软纤维瘤（图 16-1-7A）。

（三）组织病理

软纤维瘤病理表现为真皮胶原纤维增生，少量成纤维细胞，有些病例还可见脂肪细胞（图 16-1-7B）。

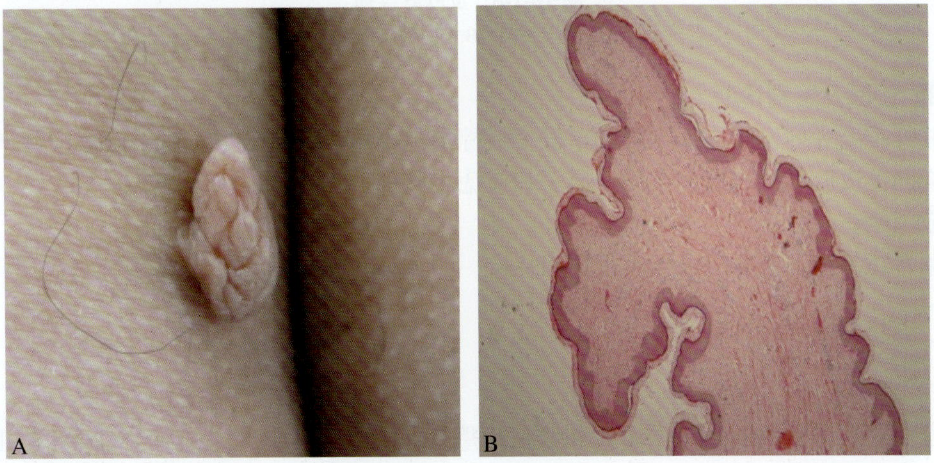

图 16-1-7　软纤维瘤

A. 临床表现；B. 组织病理改变

（四）诊断及鉴别诊断

软纤维瘤临床表现为质软、皮色或淡棕色赘生物，有时需要和丝状疣、神经纤维瘤等相鉴别。

（五）治疗

治疗可采用电灼、微波、CO_2 激光，较大软纤维瘤可行手术切除。

七、皮肤纤维瘤

（一）病因

皮肤纤维瘤（dermatofibroma）病因不明，外伤或蚊虫叮咬可以诱发真皮成纤维细胞反应性增生。

（二）临床表现

皮肤纤维瘤好发于成年女性，皮损多位于四肢，特别是小腿伸侧，表现为直径0.3～1 cm圆形或椭圆形坚实结节，棕褐或黑褐色，表面多光滑，部分角化粗糙（图16-1-8A）。多单发，偶见多发者，生长缓慢，持续存在。患者一般无自觉症状，少数有轻度瘙痒或压痛。

（三）组织病理

真皮浅、中层大量成纤维细胞排列紊乱，间杂增粗胶原纤维，组成瘤体，不同阶段的皮肤纤维瘤内还可见组织细胞或毛细血管增生。瘤体上方和两侧的表皮增生，表皮突下延，基底层色素增多（图16-1-8B）。

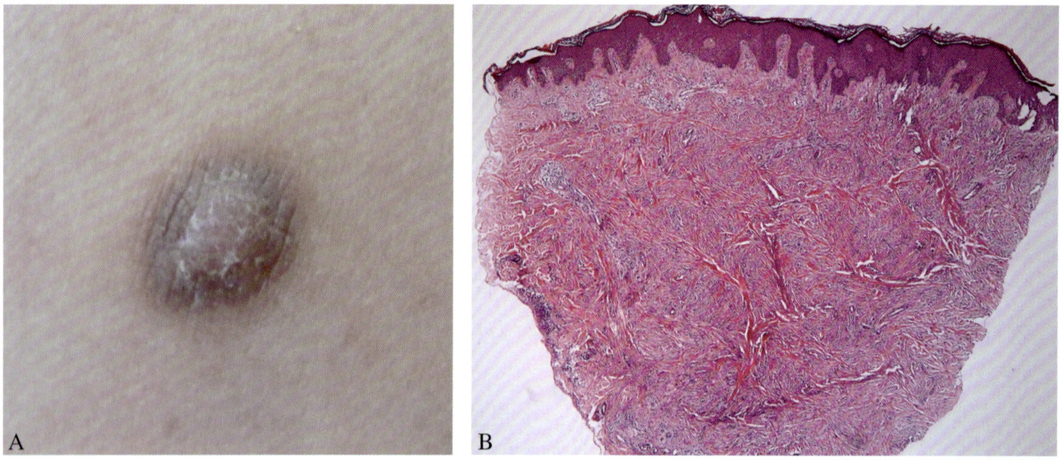

图16-1-8 皮肤纤维瘤

A. 临床表现；B. 组织病理改变

（四）诊断及鉴别诊断

皮肤纤维瘤为好发于成人下肢的单发实性棕褐色小结节，属于成纤维细胞反应性增生。应注意与隆凸性皮肤纤维肉瘤、黄瘤、黑子和蓝痣相鉴别。

（五）治疗

无须特殊治疗，必要时可行手术切除。

八、肥厚性瘢痕和瘢痕疙瘩

（一）病因

肥厚性瘢痕（hypertrophic scar）和瘢痕疙瘩（keloid）都是创伤后局部皮肤结缔组织过度增生的表现，病因不清，有人认为与个体的遗传素质相关。

（二）临床表现

肥厚性瘢痕和瘢痕疙瘩常发生在皮肤局部创伤后（如外伤、手术）或炎症反应后（如毛囊炎）形成的瘢痕上，好发于上胸部、胸骨前、肩部和上背部，表现为原有瘢痕逐渐隆起，形成边界清楚、鲜红或棕红色质韧斑块，表面常伴毛细血管扩张，形状不规则，有时呈蟹足样外观。肥厚性瘢痕一般仅限于创伤部位，在发病后几年内逐渐自然消退，而瘢痕疙瘩则超出原创伤部位，持续隆起，不能消退（图16-1-9A）。患者自觉痒痛不适，天气变化时加重。慢性严重的瘢痕疙瘩若治疗不当，易反复发作，其上可以出现鳞状细胞癌的改变。

（三）组织病理

肥厚性瘢痕和瘢痕疙瘩的病理表现为不同程度真皮胶原纤维增生，错综排列，伴大量成纤维细胞，与周围组织界线不清（图 16-1-9B）。

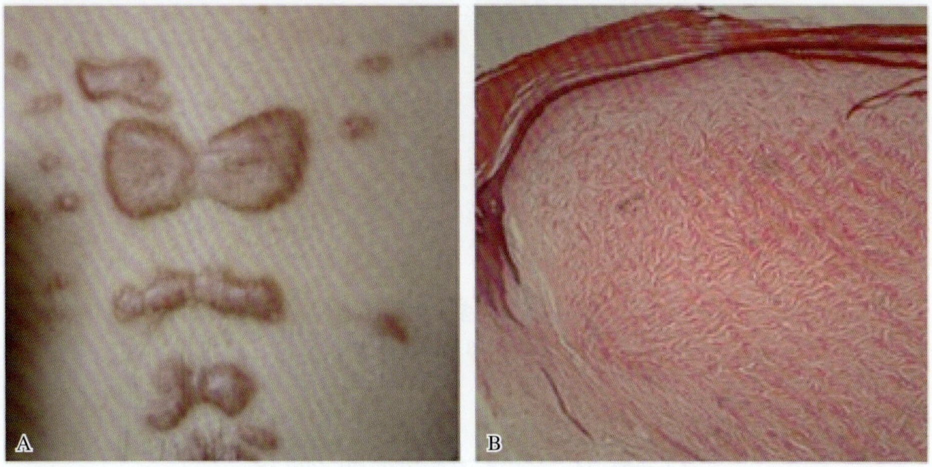

图 16-1-9　瘢痕疙瘩

A. 临床表现；B. 组织病理改变

（四）诊断及鉴别诊断

肥厚性瘢痕和瘢痕疙瘩是继发于皮肤局部创伤或炎症后不同程度的瘢痕过度增生，两者病程、预后不同。注意和瘢痕型结节病相鉴别。

（五）治疗

治疗主要是用激素（如曲安奈德、复方倍他米松）注射液进行皮损内局部封闭，可以使皮损不同程度缩小、变软、变平，痒痛症状缓解，但易复发。较大而严重的瘢痕疙瘩可行手术完整切除，并在术后 24 h 内行浅层 X 线放射治疗。

九、多发性脂囊瘤

（一）病因

多发性脂囊瘤（steatocystoma multiplex）多为常染色体显性遗传，可有家族史。

（二）临床表现

多发性脂囊瘤好发于青春期以后，也可出生即有。皮损多位于前胸、腋窝、上臂、腹部、肩背部和外阴，表现为多发性皮下球状囊性结节，大小不等，直径数毫米到 2 cm，皮色或淡黄色，质韧，边界清楚，表面光滑，和周围组织无粘连，可以推动。穿刺或切开囊壁可见乳白色液体（图 16-1-10A）。

（三）组织病理

真皮内囊肿，囊壁由数层上皮细胞组成，其内部或邻近出现扁平皮脂腺小叶，囊腔内是皮脂组成的无定型油状物（图 16-1-10B）。

（四）鉴别诊断

多发性脂囊瘤应注意与表皮囊肿和皮样囊肿相鉴别。

（五）治疗

一般不需要治疗，较大的脂囊瘤可通过手术进行剥离切除。

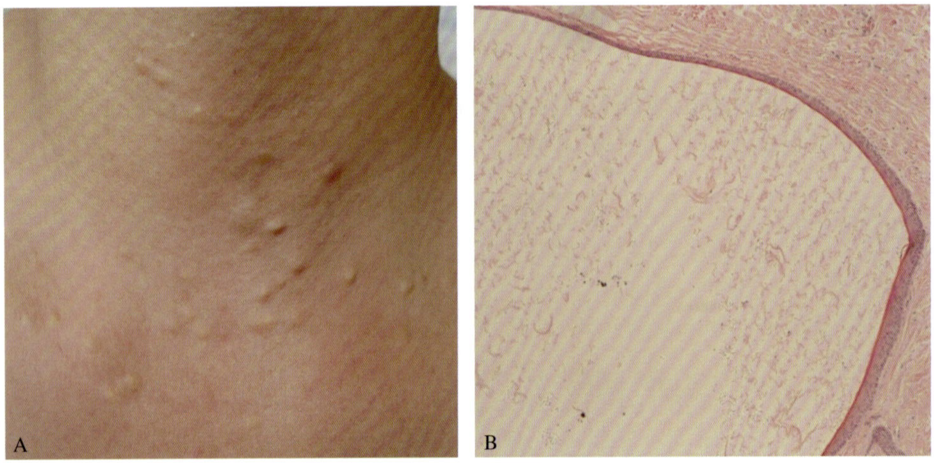

图 16-1-10 多发性脂囊瘤

A. 临床表现；B. 组织病理改变

第二节 皮肤癌前病变

一、日光角化病

（一）病因

日光角化病（solar keratosis）是长期反复日光照射后引起的皮肤慢性损伤，一般认为紫外线造成表皮角质形成细胞损伤，继而不典型增生，并进入真皮乳头层，是原位鳞状细胞癌的早期阶段。

（二）临床表现

日光角化病又称为光线性角化病（actinic keratosis）或老年性角化病，好发于 60 岁以上老年人，也可见于着色性干皮病的儿童。一般位于光暴露部位，尤其是面部和手背。临床表现为光暴露部位单发或多发的淡粉红色斑片或斑块，可含有程度不等的色素，直径数毫米到 1 cm 左右，边界欠清，表面角化，常覆盖棕黑色鳞屑和痂皮，有时角化显著，呈角样突起（皮角）。起病隐伏，多无自觉症状。部分病例出现皮损迅速增大、隆起，表面糜烂、溃疡、出血，可能发展为鳞状细胞癌（图 16-2-1A）。

（三）组织病理

日光角化病的病理基本损害为表皮下层出现不典型角质形成细胞，排列较紊乱，核大、深染，可见有丝分裂相，不典型细胞呈芽蕾样向下增生进入真皮乳头层；真皮浅层胶原纤维日光弹力变性，中度淋巴细胞浸润（图 16-2-1B）。

（四）诊断及鉴别诊断

日光角化病临床特点为 60 岁以上老年人于光暴露部位（尤其是面部、手背）发生角化性红斑，边界欠清，无自觉不适。应注意与脂溢性角化病、扁平苔藓样角化病和老年性黑子相鉴别，如怀疑发生鳞状细胞癌，则及时行活检和病理检查。

（五）治疗

日光角化病可以进行冷冻、电灼、CO_2 激光、光动力等物理治疗，或手术切除，也可外用抗癌药物，如咪喹莫德软膏、氟尿嘧啶软膏、干扰素软膏和维 A 酸软膏。

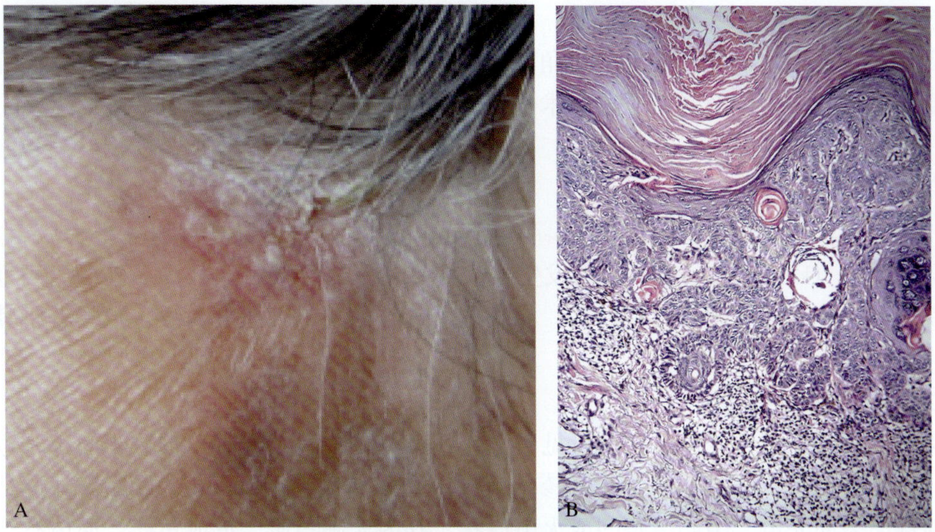

图 16-2-1 日光角化病

A. 临床表现；B. 组织病理改变

二、皮角

（一）病因

皮角（cutaneous horn）是发生于皮肤良性肿瘤（如脂溢性角化病、寻常疣）、癌前病变（如日光角化病）和恶性肿瘤（如鳞状细胞癌）原发皮损上的角蛋白积聚。

（二）临床表现

皮角好发于老年人，多位于头面、颈部、手背，或眼睑、龟头。临床表现为在原有皮肤损害的基础上出现圆锥形的角质增生物，灰白色、灰褐色或黑褐色，质硬，状如兽角，有时分叉呈多刺样、鹿角样（图 16-2-2A）。单发或多发，大小不一。

（三）组织病理

皮角主要根据原发皮肤病的病理表现而有所不同，可见锥状的角化过度（图 16-2-2B）。

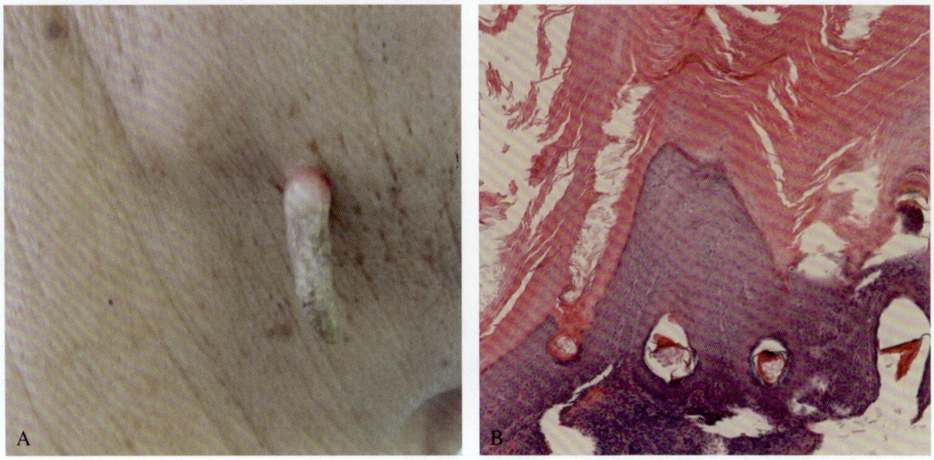

图 16-2-2 皮角

A. 临床表现；B. 组织病理改变

（四）诊断及鉴别诊断

皮角是在原发皮肤病的基础上出现的锥状质硬角化物，临床特征明显，主要须注意原发皮肤病性质的鉴别。

（五）治疗

在良性病变或癌前病变基础上的皮角可行冷冻、电灼、电刮、CO_2 激光或手术治疗；对在恶性病变基础上的皮角须及时行普通手术全切，或行 Mohs 显微描记手术。

三、角化棘皮瘤

（一）病因

角化棘皮瘤（keratoacanthoma）的发生与长期日光暴露、接触煤焦油、外伤、病毒感染等因素密切相关。临床上表现为良性肿瘤，但病理表现类似鳞状细胞癌，故多数学者将其归为癌前病变。

（二）临床表现

角化棘皮瘤好发于中老年人，也可见于青年患者。90% 以上患者皮损位于面部，也可发生在手背、躯干等部位。皮损初起为小丘疹，几周内快速增大到 1 ~ 2 cm，形成半球形结节，质韧、有弹性，表面光滑，中心呈脐凹或火山口状，其内充满角质，形成角栓，周边有红晕，无明显浸润，多为皮色或淡红色，部分呈深红色（图 16-2-3A）。多数患者为单发皮损，有些年轻患者为多发皮损，常合并 Muir-Torre 综合征。皮损数月后可结痂，自行消退，少数可发展为鳞状细胞癌。

（三）组织病理

角化棘皮瘤呈半球形隆起于皮表，中心表皮向真皮方向凹陷，呈火山口样，其中充满角质团块。肿瘤界限清晰，瘤体两侧的上皮细胞呈抱球状，在“火山口”两侧则如口唇状围绕瘤体。瘤体为不典型增生的角质形成细胞，细胞质红染，局部组织学和鳞状细胞癌具有相同特点。肿瘤一般不穿透基底膜带，其下方可见淋巴细胞、中性粒细胞和嗜酸性粒细胞等混合炎症细胞浸润（图 16-2-3B）。

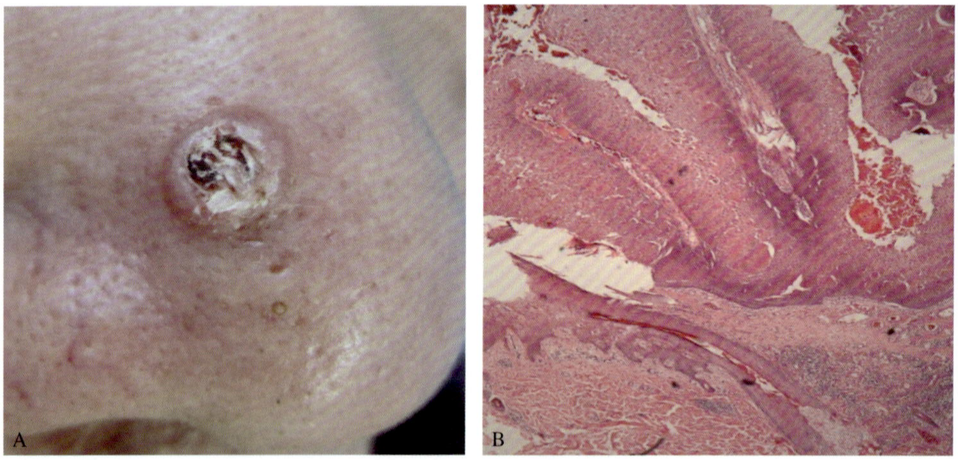

图 16-2-3 角化棘皮瘤

A. 临床表现；B. 组织病理改变

（四）诊断及鉴别诊断

角化棘皮瘤在临床上必须和鳞状细胞癌进行鉴别。

角化棘皮瘤临床特点为好发于中老年人，多位于面部，单发或多发，中心有火山口状的半球形质韧结节，形成角栓，几周内快速生长，数月可自发消退，不会出现远处转移。

鳞状细胞癌好发于老年人，面部及全身其他部位都可出现；肿瘤形态多样，单发，生长缓慢，浸润性生长，不能自然消退，可发生远处转移。

注意对肿瘤要采取全切方式，然后对整个瘤体做切片行病理检查，以便鉴别二者。角化棘皮瘤还须与传染性软疣和基底细胞癌相鉴别。

（五）治疗

角化棘皮瘤一般行诊断性手术切除，因与鳞状细胞癌鉴别困难，应注意术后随访。糖皮质激素局部封闭、冷冻等也有一定帮助。

第三节　皮肤恶性肿瘤

一、Bowen 病

（一）病因

Bowen 病（Bowen disease）的病因不清，单发 Bowen 病可能与日晒、HPV 感染有关，而多发 Bowen 病可能与摄入砷剂有关。患者病史中常有集体砷中毒史、慢性杀虫剂中毒史或砷剂治疗史（银屑病、血液病）。

（二）临床表现

Bowen 病好发于老年人，可以位于身体任何部位。临床表现为单发圆形或卵圆形扁平隆起的浸润性斑块，直径数厘米，暗红色、棕红色或褐色，边界清楚，边缘不规则，表面不平坦，覆盖鳞屑或痂皮，时有糜烂，可伴结节和肉芽肿性改变（图 16-3-1A）。起病隐匿，患者无自觉症状。如不及时治疗，可缓慢进展为鳞状细胞癌。

（三）组织病理

Bowen 病是一种原位鳞状细胞癌，表现为角化过度，角化不全，表皮增生，棘层肥厚，表皮全层角质形成细胞不典型增生，可见角化不良细胞，基底膜完整，真皮浅层有以淋巴细胞为主的炎症细胞浸润（图 16-3-1B）。

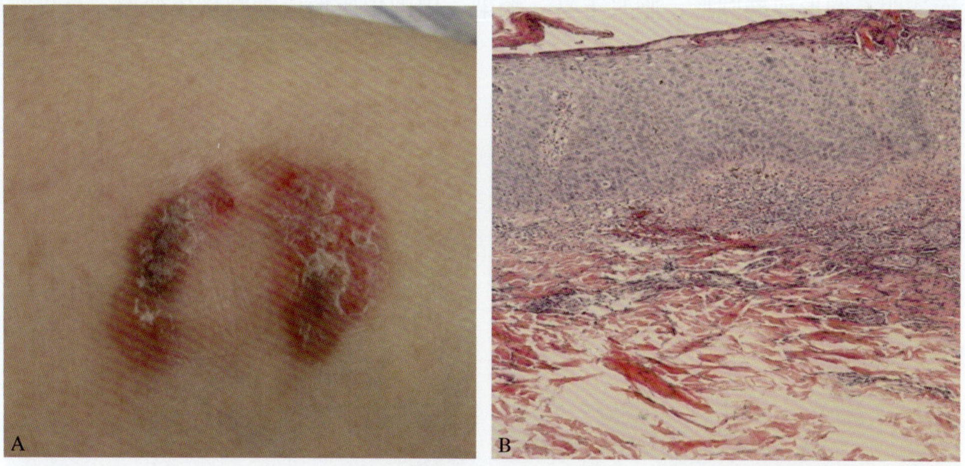

图 16-3-1　Bowen 病
A. 临床表现；B. 组织病理改变

（四）诊断及鉴别诊断

Bowen 病临床特点为扁平隆起的浸润性斑块，边界清晰、不规则，表面可有鳞屑、结痂。临床上须注意和银屑病、慢性湿疹、日光角化病、乳房外 Paget 病和浅表型基底细胞癌相鉴别。

（五）治疗

Bowen 病的一线治疗是外科手术或 Mohs 显微描记手术切除。还可以外用氟尿嘧啶或博来霉素软膏，或采用冷冻、电灼、激光、光动力疗法和浅层 X 线放射治疗，注意术后随访。

二、Paget 病

Paget 病（Paget disease）又称为湿疹样癌（eczematoid carcinoma），根据皮损分布的部位不同，临床分为两型：①乳房 Paget 病：发生于乳房和乳头处；②乳房外 Paget 病：发生于乳房以外的其他部位，常见于外阴、阴囊、肛周、腋窝。

（一）病因

1. 乳房 Paget 病 多数乳房 Paget 病为深部乳腺癌向外扩展浸润皮肤所致，极少数病例的损害局限于表皮，病因不明，为原发性乳房 Paget 病。

2. 乳房外 Paget 病 病因上分为原发性和继发性乳房外 Paget 病。原发性乳房外 Paget 病的病因不明，Paget 细胞可能起源于大汗腺，也可能起源于 Toker 细胞。继发性乳房外 Paget 病为深部恶性肿瘤向外扩展、转移侵袭皮肤所致，常见于直肠癌，泌尿生殖系统恶性肿瘤、前列腺癌、原发皮肤附属器恶性肿瘤也可致病。

（二）临床表现

1. 乳房 Paget 病 好发于中老年妇女，单侧乳头、乳晕部位不对称性红斑、斑块，边界较清，表面有鳞屑，缓慢进展，常伴水肿、溃疡、出血和乳头内陷。自觉疼痛或局部感觉异常。15% ~ 30% 的患者可触及乳房深部肿块，可以出现腋下淋巴结转移。少数皮损伴有显著色素沉着，需要和恶性黑素瘤相鉴别。

2. 乳房外 Paget 病 好发于外阴、阴囊、肛周、腋下，也见于四肢、头颈部。表现为慢性不对称鳞屑性红斑、斑块，常伴糜烂、溃疡、结痂（图 16-3-2A）。自觉瘙痒或疼痛，迁延不愈，激素治疗无效。

（三）组织病理

Paget 病的病理表现比较一致，在表皮、毛囊或汗腺导管可见单个或成巢的 Paget 细胞，细胞大而透明，圆形或椭圆形，胞浆丰富、淡染，周围角质形成细胞挤压变形，真皮浅层炎症细胞浸润（图 16-3-2B）。

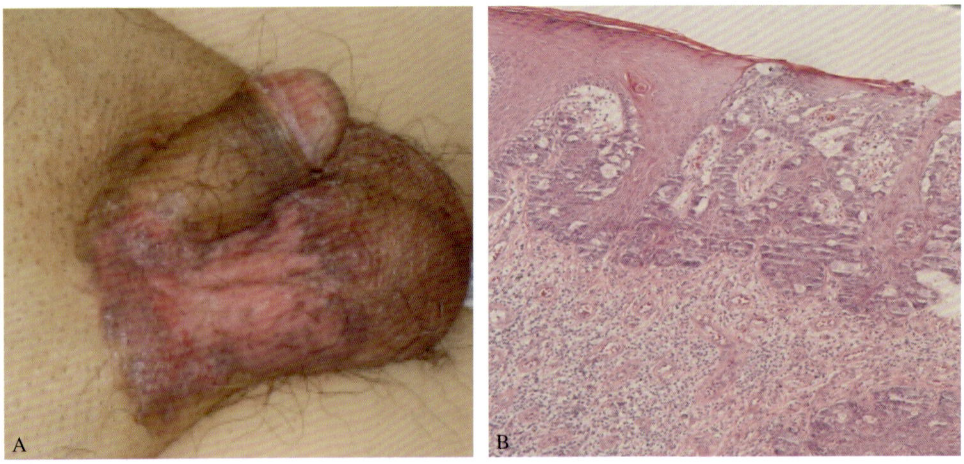

图 16-3-2 乳房外 Paget 病

A. 临床表现；B. 组织病理改变

（四）诊断及鉴别诊断

Paget 病的临床特点是好发于中老年人，乳头、乳晕或外阴、阴囊、肛周、腋下出现慢性不对称性湿疹样浸润性红斑、斑块，伴鳞屑、糜烂、溃疡或结痂，痒感不明显，激素治疗无效，迁延不愈。临床上须注意与慢性湿疹、基底细胞癌、Bowen 病、体癣相鉴别。

（五）治疗

Paget 病的外科手术或 Mohs 显微描记手术切除，以及深部组织恶性肿瘤的根治性手术是主要的治疗手段，注意术后随访。

三、基底细胞癌

基底细胞癌（basal cell carcinoma，BCC）又称基底细胞上皮瘤（basal cell epithelioma），是临床最常见的非黑素瘤性皮肤癌。肿瘤生长缓慢，主要是局部皮肤浸润性破坏，很少发生转移和周围神经浸润。

（一）病因

BCC 的病因或致病的危险因素多种多样：长期、过度的日晒，皮肤暴露于紫外线；P53 基因突变；暴露于人工紫外灯，如 PUVA 治疗、UVB 治疗、日光浴床等；放疗引起的电离辐射；暴露于砷剂。另外，一些系统性疾病可以出现多发 BCC，如接受免疫抑制剂治疗的器官移植患者、着色性干皮病、痣样基底细胞癌综合征、Bazex 综合征等。个人或家族有皮肤癌病史、皮肤类型为Ⅰ～Ⅱ型、北欧白种人也容易出现 BCC。

（二）临床表现

BCC 好发于老年人，但中青年患者发病率逐年增加。80% 的皮损发生在面部中线位置，基本损害为隆起结节或扁平斑块，颜色不均匀，皮色、红色、白色、褐色或黑色，边缘常光滑、卷起，呈珍珠样，肿物及其周围皮肤常见毛细血管扩张迂曲，肿瘤组织松脆，中央容易破溃、出血、渗出、结痂或糜烂、溃疡，迁延不愈（图 16-3-3A）。根据临床表现不同分型。

1. 结节型（结节溃疡型 BCC）　80% 的 BCC 属于该型。面部中线位置单发蜡样光泽小结节，黑色或颜色不均匀，质韧、坚实，伴毛细血管扩张，中心常见侵蚀性溃疡，出血结痂。

2. 浅表型 BCC　好发于躯干、四肢，也可见于头颈部，单发或多发扁平或轻度隆起的浸润性斑片或斑块，颜色不均匀，可以是皮色、红色、浅棕色或黑棕色，表面轻屑，形状不规则，一般边界清楚，部分边缘呈堤状隆起。

3. 硬斑病样型 BCC　较少见，表现为椭圆形淡红色或黄红色浸润性斑块，中心轻度凹陷，质稍硬，如硬皮病样改变，伴显著毛细血管扩张。此型治疗后最易复发。

4. 色素型 BCC　在结节型 BCC 的基础上，出现不均匀分布的棕黑色、黑色斑片，边缘珍珠样丘疹围绕，伴明显毛细血管扩张，有时不易与恶性黑素瘤区别。

5. Pinkus 型（Pinkus 纤维上皮瘤型 BCC）　很少见类型，好发于腰部和骶尾部中线位置，表现为小的、光滑、多发的淡红色质韧有蒂或无蒂结节，临床表现很像纤维瘤。

（三）组织病理

基底细胞癌的基本病理表现为瘤体由基底样细胞组成，细胞核大，胞浆少，细胞间无细胞间桥，瘤细胞聚集成巢，形态一致，核的非典型性和有丝分裂相无或少见，周边细胞呈栅栏状排列，周围结缔组织增生，胶原纤维包绕瘤体，黏蛋白在制片中收缩，使瘤体与周围组织间出现裂隙（图 16-3-3B）。

（四）诊断及鉴别诊断

基底细胞癌临床特征性表现为好发于老年人面部中线位置的结节或浸润性斑块，颜色不均匀，常有光滑隆起的珍珠样边缘或边缘常有珍珠样丘疹，中心易破溃、出血，形成溃疡，慢性发展，迁延不愈，但很少发生转移。须注意结节型 BCC 和鳞状细胞癌、Paget 病、角化棘皮瘤等相鉴别，浅表型 BCC 和银屑病、Bowen 病相鉴别，色素型 BCC 注意和黑素瘤相鉴别，Pinkus 型和纤维瘤相鉴别。

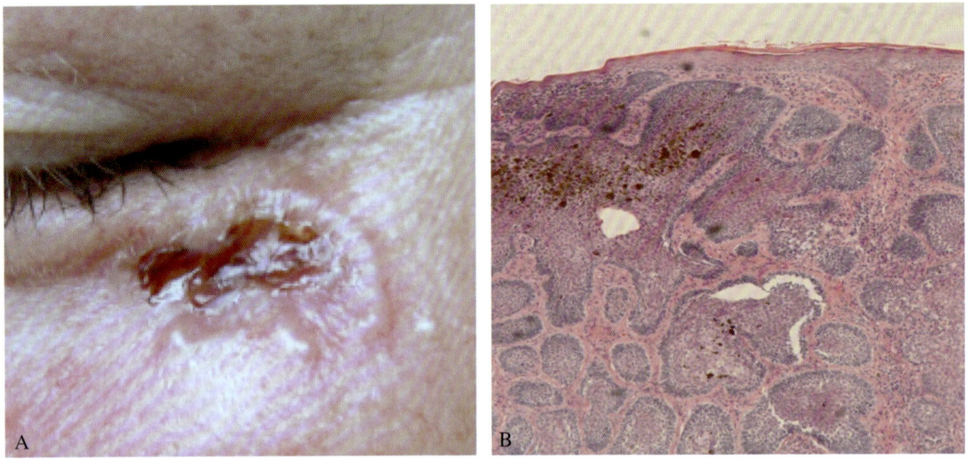

图 16-3-3 基底细胞癌

A. 临床表现；B. 组织病理改变

（五）治疗

基底细胞癌因为主要以局部皮肤破坏为主，很少发生转移，故国际治疗原则为：保留正常组织，保存局部功能，取得最佳美容效果。根据此原则，目前外科手术或 Mohs 显微描记手术是最常用的治疗方法，面积大、不适合手术者也可以采用局部放疗、冷冻、CO_2 激光、光动力等物理治疗，外用咪喹莫德、氟尿嘧啶、α-2b 干扰素等，系统化疗，或多种治疗联合应用。

四、鳞状细胞癌

（一）病因

鳞状细胞癌（squamous cell carcinoma，SCC）的病因多样，其中慢性日光损伤是最重要的致病因素。常发生于一些慢性皮肤病基础上，病因总体分为三大类：

1. 瘢痕、慢性炎症或感染 外伤、烧伤、手术后形成的瘢痕，慢性骨髓炎窦道形成，慢性静脉溃疡，慢性脓皮病，寻常狼疮，盘状红斑狼疮等慢性皮损，在原有皮损的基础上容易出现 SCC 病变。

2. 暴露于毒物、射线 接触砷化物和多环芳香化合物（多环芳烃，如沥青、燃煤、焦油等），接受免疫抑制剂治疗或 X 线放疗，慢性日光损伤和接受 PUVA 治疗均可诱发 SCC。其中慢性日光损伤最为重要。

3. 其他皮肤病 皮肤癌前病变（Bowen 病、日光角化病、着色性干皮病等）、HPV 感染、扁平苔藓、营养不良型大疱性表皮松解症等也可能出现 SCC 病变。

（二）临床表现

鳞状细胞癌好发于老年人或慢性炎症、感染、免疫缺陷患者，多位于日光暴露部位，如头面部、手背等。初期表现为在原有慢性皮肤病变（如瘢痕、慢性感染、溃疡、癌前病变等）的基础上，出现坚实小丘疹或结节，浸润性生长，逐渐发展为斑块，呈疣状或菜花样外观，表面角化，覆有鳞屑，大的 SCC 常伴局部组织坏死和溃疡，可继发感染而伴脓苔和恶臭（图 16-3-4A）。SCC 可以发生淋巴结转移和远处转移，表现为局部引流淋巴结肿大、质硬、无痛，与周围组织粘连。位于口唇、耳部、肛门和外生殖器黏膜的 SCC，快速生长，侵袭性更强，更易发生转移。患者多无自觉症状，深部浸润者可伴疼痛。

（三）组织病理

角质形成细胞不典型增生，浸润性生长，破坏表皮基底层进入真皮网状层或更深组织，肿瘤边界不清，表面常有溃疡。病理主要有两个特点：肿瘤角化和细胞不典型增生。肿瘤角化表现为瘤体中可见单个角化或角化不良细胞，细胞质均匀红染，细胞核固缩，有时排列成旋涡状，中心完全角化形成角珠。细胞不典型增生表现为细胞大小不一、排列紊乱，细胞核大小不一、形态多样，可见有丝分裂相或多核细胞。肿瘤分化程度越低，恶性度越高，病理越少出现角化特点（图 16-3-4B）。

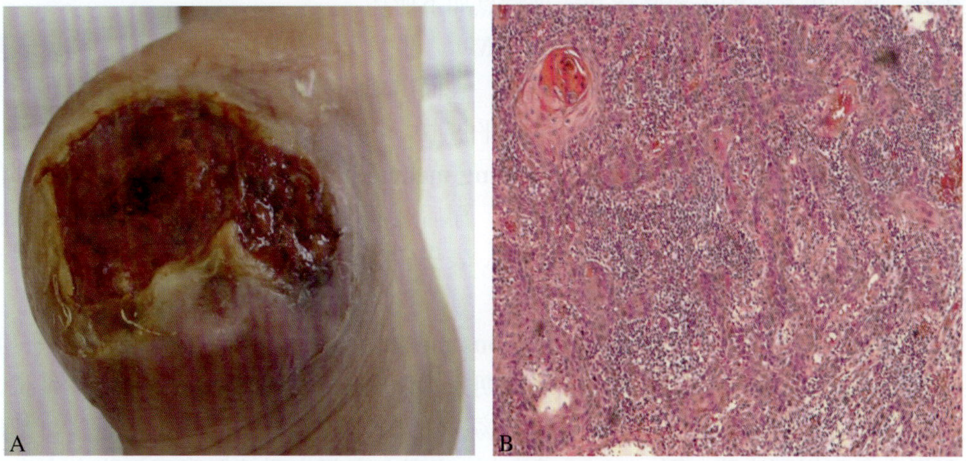

图 16-3-4 鳞状细胞癌

A. 临床表现；B. 组织病理改变

（四）诊断及鉴别诊断

SCC 临床特点为好发于老年人，常在慢性皮肤病变的基础上出现结节、斑块，疣状或菜花样增生，常伴溃疡，浸润性生长，可发生淋巴结和远处转移。病理可见角化不良细胞、角珠和角质形成细胞不典型增生及浸润。怀疑有淋巴结和远处转移的，应该行局部淋巴结 B 超、CT、MRI 或 PETs 等影像学检查。注意和角化棘皮瘤、日光角化病、BCC 等相鉴别。

（五）治疗

SCC 的治疗需要考虑以下因素：是否能够清除局部肿瘤？是否有淋巴结转移？是否有远处转移？是否有复发情况？对于未发生转移的 SCC，首选普通外科手术或 Mohs 显微描记手术切除，后者因在镜下控制手术切除的肿瘤边缘，对于治疗面部、巨大、复发性高危 SCC 具有明显优势。不宜手术者可试用光动力疗法，但其复发率可能较高，因此尚存争论。典型无转移、非复发性、低危、界清、小 SCC 也可采用冷冻、电刮除治疗，或外用氟尿嘧啶软膏、咪喹莫德软膏。发生淋巴结转移的 SCC，须进行淋巴结清扫。发生远处转移的 SCC，还可能需要联合放射治疗和化学治疗。

五、黑素瘤

（一）病因

黑素瘤（melanoma）是正常皮肤中恶性黑素细胞增生引起的，可能起源于痣细胞痣、蓝痣、着色性干皮病等，也可能由于外伤、日晒、慢性炎症刺激、瘢痕等诱发。其发病与体外环境和体内因素关系密切。体外环境中，日晒和紫外线暴露是最显著的相关因素。体内因素主要是人种和基因，白种人发病率较高，且多发于日光暴露部位，而黑种人发病率最低，黄种人介于二者之间，且多发于肢端。

（二）临床表现

黑素瘤又称恶性黑素瘤（malignant melanoma，MM），简称恶黑，好发于面部和四肢末端，也可见于眼球、口腔黏膜、外阴和肛门黏膜。根据临床和病理改变，黑素瘤主要分为四型：结节型、浅表播散型、肢端雀斑样痣型和恶性雀斑样痣型。除结节型外，其他三型黑素瘤初期为水平生长，肿瘤细胞在表皮内水平增生，临床可见棕色或黑色斑片；后期为垂直生长，肿瘤细胞垂直增生，向下浸润，突破表皮基底层，进入真皮，临床可见棕黑色斑片部分隆起，而后逐渐形成黑色结节，伴坏死、溃疡（图 16-3-5A 和图 16-3-5B），而结节型黑素瘤常一开始即垂直侵袭性生长。四型黑素瘤的主要临床和病理特点如下所述：

1. 结节型黑素瘤（nodular melanoma，NM） 可以发生于身体任何部位，临床表现为黑色隆起性结节或斑块，快速生长，形成菜花状，表面出现坏死和溃疡，早期转移，预后差。病理表现为肿瘤细胞垂直增生、浸润生长，无水平扩散，一般结节周围无肿瘤细胞。

2. 浅表播散型黑素瘤（superficial spreading melanoma，SSM） 好发于非暴露部位，临床初期为色素性斑点，经数月或数年持续增大，而后逐渐隆起，形成黑色或黑褐色浸润性结节或斑块，伴溃疡、出血。病理表现为垂直生长，表皮各层均可见黑素瘤细胞，个大、透明，类似 Paget 细胞。

3. 肢端雀斑样痣型黑素瘤（acral lentiginous melanoma，ALM） 又称肢端恶黑，我国常见类型，好发于掌跖、指（趾）甲下。临床初期为棕色斑片，经数年或数十年持续生长，在逐渐增大的斑片上出现黑色浸润性结节，可伴溃疡、坏死出血。发生于甲下的黑素瘤可越过甲皱襞，侵犯甲小皮和周围皮肤（图 16-3-5A 和 B）。病理上表现为恶性黑素瘤细胞在表皮基底层和下方棘层增生浸润。

4. 恶性雀斑样痣型黑素瘤（lentigo maligna melanoma，LMM） 好发于老年人暴露部位，如面部。临床初期为黑棕色斑点，经数十年持续增大，生长比较缓慢、温和，易误诊为雀斑样痣。LMM 早期棕色斑片称为恶性雀斑样痣。病理表现为表皮萎缩，表皮突消失，恶性黑素瘤细胞在表皮基底层不典型增生，散在分布，真皮乳头可见日光弹力变性。

（三）组织病理

恶性黑素瘤细胞不典型增生，细胞大小不一、形态多样，核异型，可见有丝分裂相、多核细胞和坏死细胞。有的黑素细胞聚集成巢，有的散在分布，有的细胞成梭形、树枝形，有的个大、透明，胞浆丰富，类似 Paget 细胞。瘤细胞形状与肿瘤发生的解剖部位有关。免疫组化是重要的辅助诊断方法，常用的黑素瘤标志物包括 S-100、HMB-45、MART-1 等（图 16-3-5C）。

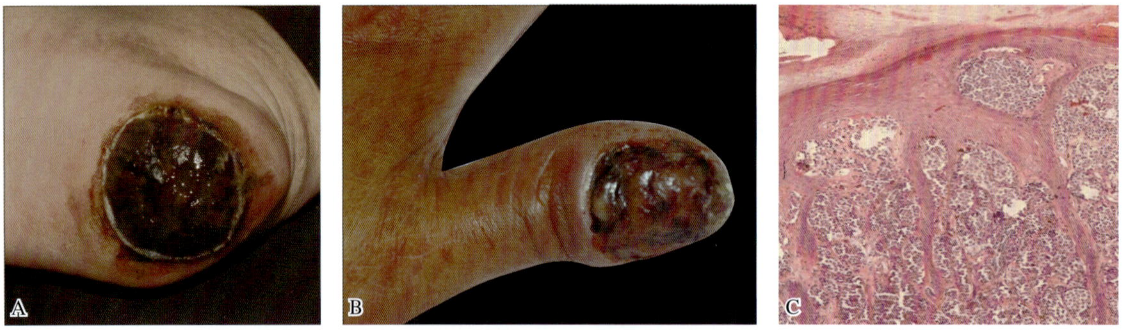

图 16-3-5 恶性黑素瘤

A. 足跟黑素瘤；B. 甲下黑素瘤；C. 组织病理改变

（四）诊断及鉴别诊断

黑素瘤的临床表现为在初起黑棕、黑色斑点或斑片上逐渐出现蓝黑色结节、斑块，边界不清，颜色不均匀，表面溃疡、出血，或周围出现卫星灶等。黑素瘤容易早期发生淋巴结和血行转移，根据国际 ABCDE 原则，早期筛查诊断黑素瘤非常重要。皮肤镜、普通病理和免疫组化可以帮助明确诊断。

为了帮助患者早期筛查黑素瘤，国际上制定了 ABCDE 标准，描述了早期黑素瘤的 5 个变化特征：A（asymmetry），不对称；B（borderline irregularity），边缘不规则；C（color variegation），颜色改变；D（diameter enlargement），直径增大 >6 mm；E（elevation of surface），表面隆起。通过该标准方便黑素瘤的早期筛查和自查，改善恶性黑素瘤的预后。

临床注意与痣细胞痣、Spitz 痣、基底细胞癌、化脓性肉芽肿、鳞状细胞癌、疣、血管肉瘤等相鉴别。

（五）治疗

手术治疗是恶性黑素瘤主要治疗手段，除了完整切除局部肿瘤，还应注意清扫局部淋巴结，必要时可能需要切除患指（趾）或患肢。发生远处转移的恶性黑素瘤，手术复发率较高，一般采用化疗、放疗和免疫治疗，比如大剂量干扰素治疗，但疗效都不十分理想。

六、皮肤 T 细胞淋巴瘤

皮肤淋巴瘤分为皮肤 T 细胞淋巴瘤（cutaneous T-cell lymphoma，CTCL）和皮肤 B 细胞淋巴瘤，其中皮肤 T 细胞淋巴瘤又分成不同的亚型，包括蕈样肉芽肿（mycosis fungoides，MF）、蕈样肉芽肿变异型和亚型、Sézary 综合征（Sézary syndrome，SS）、成人 T 细胞白血病 / 淋巴瘤、原发性皮肤 $CD30^+$ 淋巴细胞增生性疾病、皮下脂膜炎样 T 细胞淋巴瘤、结外 NK/T 细胞淋巴瘤（鼻型）、原发性皮肤外周 T 细胞淋巴瘤（未定类型）。MF 是最常见的皮肤 T 细胞淋巴瘤，本部分将重点介绍。

（一）病因

MF 的病因不清，研究提示遗传基因异常、环境污染、病毒感染（如 EB 病毒）、细菌感染（如金黄色葡萄球菌）、免疫异常等因素与蕈样肉芽肿的发病关系密切。

（二）临床表现

MF 是一种原发于皮肤的 T 细胞淋巴瘤，皮损多发生于非曝光部位且进展缓慢。根据皮损临床特征，整个病程分成三期，包括斑片期、斑块期和肿瘤期。

1. 斑片期（红斑期） 好发于躯干和四肢，多发红色斑片，形状、大小不一，伴轻中度鳞屑，显著瘙痒，容易误诊为皮炎、玫瑰糠疹、银屑病或副银屑病。进展缓慢，加重和缓解交替出现，持续数十年，可见皮肤萎缩和色素沉着。

2. 斑块期 斑片进展形成扁平隆起的浸润性斑块，红色或棕红色，环形或马蹄铁状（图 16-3-6A）。

3. 肿瘤期 可发生于原有斑块或正常皮肤上，瘤体呈半球形隆起，质韧、黑红色。初期表面光滑，后期可能出现坏死和溃疡，并快速进展，浸润淋巴结和内脏器官。因出现免疫缺陷、继发感染、败血症和多器官衰竭等，多数患者 1～2 年后死亡。

（三）组织病理

1. 斑片期 真皮浅层淋巴细胞浸润，可见单个或聚集的淋巴细胞浸润表皮［淋巴细胞亲表皮（epidermotropism）］，细胞异型性不明显。

2. 斑块期 真皮浅层和深层血管周围中等密度淋巴细胞浸润，真皮乳头有致密的淋巴细胞带状浸润。不典型淋巴细胞进入表皮内，并聚集形成 Pautrier 微脓肿，是 MF 特征性表现（图 16-3-6B）。有的不典型淋巴细胞具有个大、深染的固缩核，或呈脑回状核，称为蕈样细胞（mycosis cells）。

3. 肿瘤期 蕈样细胞浸润真皮全层和皮下组织，亲表皮现象可有可无。

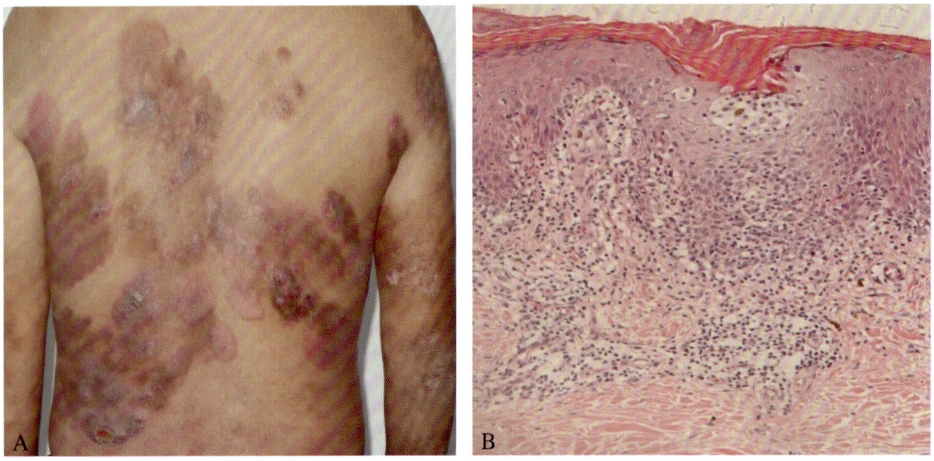

图 16-3-6 蕈样肉芽肿

A. 临床表现；B. 组织病理改变

知识拓展：皮肤镜检查

病例分析：基底细胞癌

（四）诊断及鉴别诊断

早期 MF 缺乏特征性的临床和组织病理学表现，不易明确诊断。对可疑病理需要反复多次、多部位活检，并配合 T 辅助细胞标志物免疫组化检查和单克隆 T 细胞受体基因重排，可以帮助鉴别湿疹皮炎、银屑病、副银屑病、成人 T 细胞淋巴瘤和其他类型的恶性淋巴瘤。

（五）治疗

皮肤 T 细胞淋巴瘤的治疗大致相同，目前各种治疗方案不甚令人满意。早期一般采用局部治疗，如外用激素、干扰素软膏，光疗（PUVA 和窄谱 UVB），电子束照射，浅层 X 线照射等；晚期一般采用干扰素或单克隆抗体等免疫治疗，或新的维 A 酸受体选择性的合成维甲酸类似物贝沙罗汀、组蛋白去乙酰胺酶抑制剂伏立诺他和缩酚酸肽，也可采用化疗。

（张春雷　马　川　李薇薇）

第17章 皮肤美容相关知识

医疗美容是指运用手术、药物、医疗器械以及其他具有有创性或者侵入性的医学技术方法对人的容貌和人体各部位形态进行修复和再塑。皮肤美容是以皮肤科学为基础，研究改善人体容貌和体形的方法和措施，以维持人体容貌美。皮肤美容源于临床医学，是当今皮肤病学中不可缺少的重要部分，其内容十分丰富。

第一节　皮肤结构与皮肤美容

皮肤是人体最大的器官，由表皮、真皮、皮下组织三部分构成，并含有皮肤附属器、神经、血管、淋巴管及肌肉。

表皮由角质层、透明层、颗粒层、棘层及基底层构成，其中角质层与皮肤美容的关系最为密切，对皮肤具有保护、防晒、吸收和保湿等功能。皮脂膜为覆盖于皮肤表面的一层透明薄膜，又称为水脂膜，主要由汗腺分泌的汗液作为水相和皮脂腺分泌的皮脂作为油相乳化而成，其主要成分为具有保湿作用的神经酰胺、防晒作用的角鲨烯及抗炎作用的亚油酸、亚麻酸及脂质成分。

真皮层由胶原纤维、弹力纤维、皮肤附属器、基质及血管、神经组成。胶原纤维对维持皮肤的正常张力有重要作用，在皮肤美容技术中常用胶原蛋白来注射或口服，从而达到抗皱和保湿的效果。弹力纤维使皮肤光滑且富有弹性，对维持皮肤的顺应性起重要作用。

皮下组织又称皮下脂肪层，位于真皮下层，由疏松结缔组织及脂肪小叶组成。皮下组织的厚度与年龄、部位、性别等相关。

了解皮肤结构是皮肤美容治疗的基础，皮肤科医师对皮肤结构及正常生理功能知识的掌握为皮肤美容提供有力保障，从而达到治疗疾病与美容的完美统一。

第二节　皮肤类型

根据皮肤所含水分的多少、pH、皮脂腺分泌的状况，将皮肤分为五种类型。

1. 干性皮肤　角质层含水量低于10%，pH>6.5。油脂分泌少、干燥、脱屑、无光泽，对外界刺激较敏感，易老化出现皱纹。干性皮肤宜选用舒缓类、清洁类、保湿或屏障修复类护肤品。

2. 油性皮肤　角质层含水量达20%，其pH<4.5。皮脂腺分泌旺盛，外观油腻光亮，毛孔粗大，弹性好，对日光、风有较强抵抗力。可选用控油类、清洁类、控油和抗粉刺类、舒缓类或皮肤屏障修复类护肤品。

3. 中性皮肤　为美容保健的理想皮肤，角质层含水量达20%以上，其pH为4.5～6.5。皮脂腺分泌适宜，耐晒，对外界刺激不敏感。化妆品选择范围大，应依不同季节选择适合自己的化妆品，坚持日常保养护理，保持完美肤质。

4. 敏感性皮肤　多见于①敏感性或不耐受亚健康皮肤；②劣质化妆品或化妆品使用不当

致皮肤屏障破坏；③医源性：如激光等微创手术后，各种药物治疗造成的皮肤不耐受，如激素依赖性皮炎等。皮肤通常干燥、薄嫩，在外界各种刺激如日光、冷、热及使用化妆品后，局部皮肤出现发红、瘙痒、红斑、丘疹、渗出及毛细血管扩张。最好在医生指导下选用舒缓类、清洁类、保湿或皮肤屏障修复类护肤品。

5. 混合性皮肤 一个人存在两种类型的肤质，面中央表现为油性皮肤，双面颊等处皮肤表现为干性或中性皮肤。混合性皮肤选择化妆品时，不同的部位根据其特性分别对待，中央部位的选择同油性皮肤，边缘部位的选择同干性皮肤。

第三节 皮肤美容技术

一、药物倒模

药物倒模是应用中医经络理论，把不同功效的药物、穴位按摩及理疗有机地结合起来，达到治疗某些损容性皮肤病和皮肤保健的一种美容技术。可分为热倒模和冷倒模面膜。

1. 热倒模面模 是利用面膜的热效应配合相应功效性药物来改善皮肤的微循环，达到治疗目的，适用于痤疮、脂溢性皮炎、黄褐斑、细皱纹等。面部急性皮炎、毛细血管扩张、真菌性或化脓性皮肤病等禁用。

2. 冷倒模面膜 是利用面膜的冷却效应使血管收缩，减轻皮肤的敏感性，配合相应功效性药物，达到消炎、消肿、祛脂、杀菌的作用。适用于急性皮炎、敏感性皮肤的护理、激素依赖性皮炎、毛细血管扩张症等。对寒冷过敏者及局部血液循环障碍者禁用。

二、微创美容技术

1. 肉毒毒素注射 肉毒杆菌是一种革兰氏染色阳性、厌氧性杆菌。不同种的肉毒杆菌产生 7 种不同血清型的肉毒毒素（A、B、C、D、E、F 和 G 型）。其中 A 型的毒力最强，是最早应用于临床的肉毒毒素，在皮肤美容中主要用于面部皱纹的治疗和修饰面部轮廓，尤以面部动态纹为主，如治疗眉间纹、额纹（抬头纹）、鼻部皱纹、鱼尾纹等。A 型肉毒毒素还用于多汗症的治疗。

肉毒毒素治疗禁忌证：重症肌无力或肌无力综合征等神经肌肉疾病患者、注射部位感染者、已知对 A 型肉毒毒素及配方中任一成分过敏者。不建议孕妇或哺乳期妇女使用。

2. 胶原蛋白填充 胶原蛋白是动物结缔组织中的一种高分子蛋白质，也是哺乳动物体内含量最多、分布最广的功能性蛋白。医用美容注射胶原蛋白主要来源于人和牛。胶原蛋白注射美容主要用于面部软组织缺陷、皮肤静态皱纹及面部轮廓的修饰。

禁忌证：对胶原蛋白及其成分过敏者；自身免疫性疾病患者；妊娠、哺乳及经期妇女；婴幼儿患者。

3. 透明质酸填充 透明质酸是人体真皮组织的成分之一。通过针孔注射入人体后，直接增加皮下组织容积，起到隆起的效果；还能刺激骨胶原增生及锁紧肌肤中的水分，注入需要改善的部位，达到塑形的功效；还能增加皮肤的黏弹性，达到快速去皱的效果。

三、化学剥脱术

化学剥脱术是通过化学药物剥脱一定深度的皮肤组织，继而利用创伤修复过程促进胶原重组，改善皮肤，达到治疗皮肤病和美容皮肤的目的。

果酸是浅层换肤最常用的一种剥脱剂，是自然界存在的一组无毒的、结构相似的化合物。主要来源于水果，可去除过度的表皮角质形成细胞，促进皮肤新陈代谢，使皮肤年轻化。浓度在 8% 以下的果酸可以调理肤质，使皮肤光亮、柔嫩，可作为化妆品使用。20% ~ 70% 的高浓度的果酸可用于化学剥脱，使表皮层完全剥脱下来，用来改善肤质、除皱、除光老化及治疗老年斑、色斑。果酸还是一种良好的保湿剂，可治疗鱼鳞病、痤疮及各种角化症。

果酸换肤是由低浓度到高浓度循序渐进的，效果可控，毒副作用小，比传统的化学剥脱更具有优越性。但有如下情况禁用：对果酸过敏者；近期接受过手术的患者；有免疫缺陷性疾病患者；孕妇及瘢痕体质患者。

四、冷冻美容术

最常用的冷冻剂为液氮，液氮冷冻通过快速热传导、组织损伤、血管闭塞瘀滞三个阶段达到治疗目的，常用方法为蘸取法。适用于血管性皮损、痤疮、疣及脂溢性角化。禁用于雷诺病、寒冷性荨麻疹、冷球蛋白血症、丙种球蛋白缺乏症。

五、文饰美容技术

此技术是以人体美学理论为指导，以人体解剖结构为基础的一种美容技术，目前应用最多的是文眉、文眼线、文唇，简称“三文术”。

六、医学护肤品

医学护肤品是介于传统化妆品与药物之间的功效性化妆品，可以增加皮肤角质层含水量及脂质成分，具有重建皮肤屏障、抗炎、美容等功效，与传统化妆品相比，具有药理活性、安全性、针对性、专业性的特点。对不同类型的肤质可选用针对性的医学护肤品，适用于敏感性皮肤、干性皮肤（湿疹、皮肤老化）、油性皮肤（痤疮、脂溢性皮炎）的辅助治疗。医学护肤品在皮肤科中的应用已成为皮肤疾病辅助治疗的一个手段。

七、激光美容

激光（laser）等一系列光疗技术在皮肤科的应用是皮肤科治疗领域的重大突破，将皮肤科治疗学带入了微创和无创时代，极大地拓展了皮肤科医生的皮肤医疗美容范围。随着激光技术的飞速发展，新型激光治疗设备不断出现，临床应用范围不断扩大，治疗效果不断提高。目前在色素性皮肤病、血管性皮肤病、多毛症和嫩肤等方面逐步成为一线的治疗手段。

（一）激光的应用原理

激光具有的单色性、相干性、平行性和高能量等特性，这是它在医学领域得到广泛应用的物理基础。激光作用到生物组织可引起一系列物理、化学或生物学变化，称为激光的生物效应，包括光热效应、压强效应、光化效应、电磁效应等。在皮肤科应用中，光热效应起着主要的作用，合理地利用激光诱导的热损伤，可达到治疗和美容目的。激光发射可有连续和脉冲模式，在皮肤科应用的激光设备多采用脉冲模式。脉冲激光是指根据需要可调节的间断发射的激光，每发射一次称为一个脉冲，脉冲持续的时间则叫做脉冲宽度（简称脉宽）。脉冲激光又分为长脉冲激光（脉宽为毫秒级）和短脉冲激光（脉宽为纳秒级、皮秒级）。脉冲激光常用的 Q 开关技术就是一种控制脉冲的技术，可在极高峰值功率水平下释放非常短的脉冲。连续模式激光更多的是应用在激光外科和激光理疗，激光外科利用的光热效应主要是汽化、凝固，激光理疗利用的是低能量激光的生物调节作用。

（二）选择性光热作用

选择性光热作用（selective photothermolysis）是指根据不同组织的生物学特性，选择合适的激光参数（波长、脉宽、能量），在保证最有效地治疗病变组织的同时，又保证了对周围正常组织损伤最小化。该理论实现了激光治疗的有效性和安全性的完美统一，是现代激光等光疗技术治疗皮肤疾病及皮肤美容的基本原理。

激光实现选择性光热作用必须满足三个条件，即波长、脉宽和能量。①不同靶组织对激光波长的吸收具有选择性，如色素性皮肤病的靶色基主要是黑素，血管性皮肤病的靶色基主要是氧合和还原血红蛋白，脱毛治疗的靶色基主要是毛囊中黑素，嫩肤和外科激光的主要色基是水，它们各自吸收的激光波长范围不同（图 17-3-1）。激光波长与穿透组织深度成正比，病变部位越深，所需波长越长。因此，针对不同的特定靶色基，选择能作用到靶组织并被靶组织优先吸收的激光波长，并使其在合适脉宽和能量密度下释放，可选择性破坏特定靶组织。②所谓合适脉宽就是指每次激光的照射时间短于或等于靶色基的热弛豫时间。热量通过传导从靶色基向周围组织弥散的过程称为热弛豫，靶色基被加热后温度降低一半所需的时间称为热弛豫时间（thermal relaxation time，TRT），特定靶目标结构的 TRT 与其大小和形状有关。因此，现代激光设备多选择脉冲模式，它能够根据靶色基的特性，输出大约相当于靶色基 TRT 的合适脉宽激光，从而限制激光对周围正常组织的热损伤，这也是激光治疗安全性的根本保证（表 17-3-1）。③激光能量常以单位面积上的能量大小即能量密度表示。在临床应用过程中要根据靶组织的性质、颜色、大小、厚薄和治疗时的反应来设置能量密度，能量过低，达不到治疗效果，能量过高则有形成瘢痕的危险。

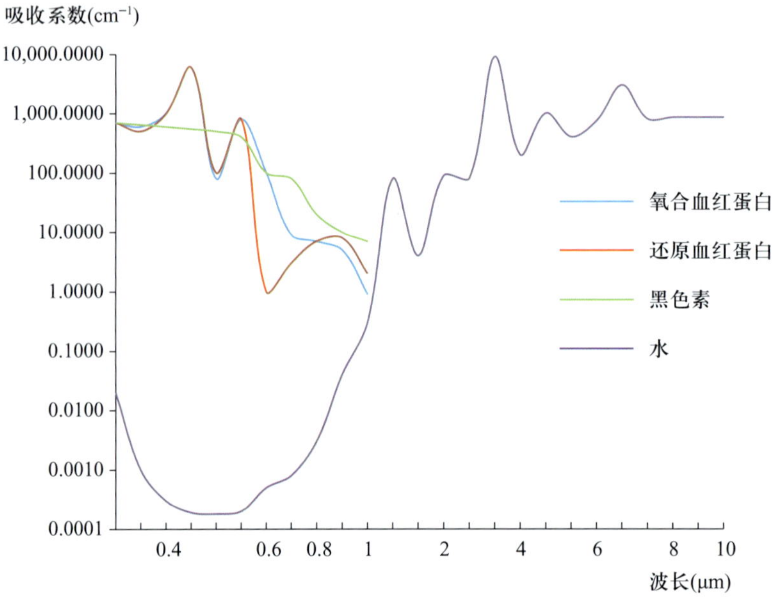

图 17-3-1 不同靶色基吸收光谱

表17-3-1 选择性光热作用的靶目标和激光脉宽

色素基团	直径	TRT	脉宽
文身墨水颗粒	0.1 μm	10 ns	10 ns
黑素小体	0.5 μm	250 ns	10 ~ 100 ms
鲜红斑痣血管	30 ~ 100 μm	1 ~ 10 ms	0.4 ~ 20 ms
终毛毛囊	300 μm	100 ms	3 ~ 100 ms
腿部静脉	1 mm	1 s	0.1 s

（三）局灶性光热作用

局灶性光热作用是一种较新的皮肤换肤技术，也称点阵激光技术。采用聚焦的中红外微小激光束，在皮肤表皮和真皮层中产生许多治疗密度和深度可调的独特的柱状热损伤区（也称微小热损伤灶），每个微小热损伤灶周围的正常组织可启动快速修复和促进重塑，达到局灶性换肤效果。

（四）激光的临床应用

激光技术的临床适应证非常广泛，限于篇幅仅做简单介绍（表 17-3-2）。

表17-3-2 激光在皮肤科中的应用

激光	波长（nm）	模式	平均功率（W）	每脉冲平均能量（J）	脉冲宽度（S）	脉冲频率（HZ）	常见适应证
准分子（XeCl）	308	脉冲	10	0.1	10^{-7}	100	银屑病，白癜风
氩	488,514	连续	1～10				血管病变
铜蒸汽	511,578	准连续	1～10	10^{-3}	10^{-8}	2×10^{3}	皮损
KTP	532	准连续	1～10	10^{-4}	10^{-8}	10^{4}	皮损
Q 开关倍频 Nd：YAG	532	脉冲（ns）	1～3	0.2^{-1}	10^{-8}	5～10	表皮色素，文身（红）
脉冲染料	585～600	脉冲	10	5	（1.5～40）$\times10^{-3}$	2	血管病变
氩染料	630	连续	0.5～2				光动力疗法
红宝石	694	脉冲	30	30	10^{-3}	1	脱毛，文身，色素病变
Q 开关红宝石	694	脉冲（ns）	2	2	3×10^{-8}	1	脱毛，文身，色素病变
翠绿宝石	755	脉冲	30	30	10^{-3}	1	脱毛，文身，色素病变
Q 开关翠绿宝石	755	脉冲	5	0.5～5	10^{-7}	1～10	脱毛，文身，色素病变
半导体（AlGaAs）	800	连续/脉冲	5～3000	5～100	（5～400）$\times10^{-3}$	1～2	脱毛，腿部静脉
Nd：YAG	1064	连续	10～100				内镜手术
Q 开关 Nd：YAG	1064	脉冲（ns）	5～10	1	10^{-8}	5～10	文身（黑）
长脉冲 Nd：YAG	1064	脉冲	1～50	1～50	（1～200）$\times10^{-3}$	0～10	脱毛，腿部静脉
长脉冲 Nd：YAG	1320	脉冲	1～50	1～50	（1～200）$\times10^{-3}$	0～10	嫩肤
半导体	1450	脉冲	10～15	10～15	0.15～0.25	1	嫩肤
铒：玻璃	1540	脉冲	10	5	1×10^{-3}	2	嫩肤
钬：YAG	2000	脉冲	5～100	0.2～5	10^{-3}	10～20	整形术，碎石术
铒：YAG	2940	脉冲	10～20	0.1～3	（3～100）$\times10^{-4}$	5～100	皮肤重建术
二氧化碳	10600	连续/脉冲	1～500	0.05～0.5	10^{-5}～10^{-3}	10^{2}～10^{4}	气化/凝固，皮肤重建术

1. 血管性皮肤病的治疗　目前常用于血管性疾病治疗的光疗种类有 595 nm 脉冲染料激光、532 nm 倍频 Nd：YAG 激光、1064 nm Nd：YAG 激光等。对毛细血管扩张、血管痣、草莓状血管瘤的治疗效果较为理想，对较深、较大的血管病效果欠佳。对于鲜红斑痣，因皮损深浅、形状不同而有很大差异。对于毛细血管扩张，1 ~ 2 次治疗可取得良好疗效，而对于血管瘤，常需要多次治疗，治疗间隔时间 3 ~ 4 周。

2. 色素性皮肤病的治疗　雀斑属于表皮病变，可选用 Q 开关 510 nm、532 nm、694 nm、755 nm 激光。太田痣与伊藤痣属于真皮病变，常选用 694 nm Q 开关红宝石激光、755 nm Q 开关翠绿宝石激光、1064 nm Q 开关 Nd：YAG 激光。颧部褐青色痣属于真皮病变，位置比太田痣浅，可选用 694 nm Q 开关红宝石激光、755 nm Q 开关翠绿宝石激光。选择 510 nm、532 nm 波长的绿色激光可以治疗红色文身，绿色文身则选用 Q 开关红宝石和翠绿宝石激光治疗，黑色文身选用红色激光或 1064 nm 波长的激光。脂溢性角化、单纯性雀斑样痣、日光性角化、斑痣等病变多采用皮肤外科激光治疗，利用的是单纯热损伤原理，与选择性光热作用无关，常用连续 CO_2 激光、超脉冲 CO_2 激光、铒激光等。近 2 年研发的皮秒激光设备，较纳秒级激光设备治疗效果更好，副反应更轻微。

3. 脱毛治疗　一般生长期的毛发对光疗才敏感（含丰富的黑素），因此脱毛治疗必须进行多次，待休止期和退行期毛发逐渐转变为生长期毛发后再次治疗。根据毛发生长周期，光疗脱毛一般间隔 2 个月左右。毛发越粗黑，效果越好。脱毛可以选择激光和强光，常用激光有半导体 800 nm 激光、翠绿宝石 755 nm 激光、Q 开关或长脉冲 Nd：YAG 1064 nm 激光等。

4. 剥脱性皮肤重建　即所谓剥脱性嫩肤、换肤治疗，对光老化、瘢痕、皮肤表浅良性增生性病变效果显著。常用 10600 nm CO_2 激光和 2940 nm Er：YAG 激光。它们发射脉冲式和（或）扫描式聚焦光束精确地磨削浅表组织，靶色基是水。

5. 非剥脱性皮肤重建　即所谓非侵蚀性治疗细小皱纹的嫩肤技术，主要采用红外光谱区激光，如 1064 nm Nd：YAG 激光、1320 nm Nd：YAG 激光、1450 半导体激光和 1540 nm Er：Glass 激光等。通过对真皮的轻微加热而起作用，不损伤表皮，起效较缓慢但几乎没有不良反应。强脉冲光和射频技术也用于该治疗中。

八、其他光电技术

1. 脉冲强光　也称强脉冲光（intense pulsed light，IPL）。它不是激光，而是经滤光片滤过的多光谱光，可发射的谱段范围为 480 ~ 1200 nm，治疗机制仍然遵循选择性光热作用原理。由于它的光谱基本涵盖了大部分美容激光的波长，可针对不同靶色基选择不同滤光片滤出不同波段的光，治疗适应证也基本同激光。与激光不同的是它的能量没有激光大，对部分适应证效果不如激光。

2. 射频　射频（radiofrequency，RF）是一种电磁波，对组织的生物学作用是利用真皮和皮下组织的阻抗将电能转化为热能，为无选择性的加热作用。主要的 RF 技术分为单极和双极，通过对真皮的均匀加热产生即刻的胶原收缩和长期的胶原新生，达到紧致皮肤、减轻皱纹的“年轻化”效果。治疗无创、舒适，常与激光、强脉冲光联合治疗。

3. 光动力疗法　光动力疗法（photodynamic therapy，PDT）的治疗机制是生物组织中的内源性或外源性光敏性物质在相应波长光照射下，吸收光子能量，产生大量单线态氧，单线态氧与多种生物大分子相互作用，产生细胞毒性，导致细胞损伤和凋亡而产生治疗作用。这种作用的产生需依赖光敏剂、光源和氧三个条件。皮肤科主要使用外用光敏剂，光源选择取决于使用的光敏剂的吸收波长，根据其吸收峰选择最佳的激发光源。在皮肤美容治疗中已应用于痤疮、皮肤浅表肿瘤等疾病中。

第四节　皮肤美容与保健

皮肤美容基本知识小结

1. 全身健康　皮肤是机体健康状况的一面镜子，良好的肝、肾和肺功能，含有充足养分的血液及正常的内分泌系统都对皮肤的健康至关重要，为皮肤美容打下基础，并且推迟皮肤衰老及疾病的发生。

2. 清洁　皮肤清洁可使皮肤保持干净、健康的状态。皮肤污垢是指附着在皮肤表面的垢着物，包括生理性、病源性、外源性污垢。利用清洁剂的湿润、渗透、乳化、分散等多种作用使污垢脱离皮肤进入水中，经充分的乳化增容后，稳定分散于水中，再经清水反复漂洗而去除，使皮肤清洁亮丽。

3. 保湿　皮肤缺水表现为皮肤粗糙、脱屑、松弛和皱纹，皮肤的含水量决定了皮肤的健康程度及老化程度。通常使用：①吸湿剂原料（包括甘油、丁二醇、乳酸钠、尿素等小分子物质）从环境中吸收水分，使皮肤角质层由内而外的形成水的梯度，以补充角质层散发而丢失的水分。②封闭剂原料（如脂肪酸、凡士林、芦荟、牛油果油等）在皮肤表面形成疏水性的薄油膜，有加固皮肤屏障的作用。③添加于表皮真皮成分相似的“仿生原料”以补充皮肤天然成分的不足，增强自身保湿，具有修复皮肤屏障的作用（如天然保湿因子；脂质屏障剂，如青刺果油、神经酰胺；生物大分子，如透明质酸、胶原蛋白等）。

4. 防晒　在皮肤老化的外源性影响因素中，光老化占 90% 以上，避免日晒是延缓皮肤衰老的一个重要措施。

在夏季尽量避免每天上午 10 时到下午 2 时外出，外出时应打伞、戴帽、穿浅色棉布衣服。应使用防晒系数（SPF）大于 15 及 PA++ 的防晒霜。常用的防晒剂活性成分包括：①物理阻隔剂：紫外线物理散射屏障如二氧化钛、氧化锌等。②化学吸收剂：中波紫外线吸收剂如对氨基苯甲酸等。③长波紫外线吸收剂如二苯甲酮等。

5. 抗衰老　某些物质有抗衰老作用，如维生素 C 是高效抗氧化剂，并能提高胶原合成水平；维生素 E 能预防细胞膜磷脂的过氧化作用而发挥抗衰老功能；超氧化抑歧化酶（SOD）能特异性地清除体内过多的强氧化物和超氧自由基，被称为“抗衰老酶”。

6. 毛发护理与美容　毛发是皮肤重要的附属器之一，健康的头发也是皮肤健康的标志，应具有光泽、弹性，柔软、蓬松、无头屑。可分为中性头发、油性头发和干性头发。护理头发时应避免受物理、化学、热、日光等因素的损伤，根据头发类型选择合适的洗发、护发产品。

（王媚媚　黄　熙）

第18章 皮肤外科

第一节　皮肤外科的发展历史与范畴

一、皮肤外科的起源与发展

19 世纪末皮肤科学作为独立学科正式确立时，皮肤外科就被认为是皮肤科不可或缺的亚专业领域。历史上最早一批皮肤科医生绝大多数出身于外科，因此从一开始皮肤科医生就常规利用外科手段诊治各种皮肤疾患。回顾历史，皮肤外科发展历程上有很多里程碑式的进展，诸如：1947 年，Mohs 显微描记手术得到广泛认可，该术式的推广将皮肤外科发展推到了一个新的高峰；1952 年，化学剥脱术被皮肤科医生应用于临床；1959 年毛发移植技术率先由皮肤科医生建立并推广；1967 年，激光技术被引入皮肤科，80 年代皮肤激光外科成熟发展；20 世纪 60 年代至 70 年代，皮肤磨削术风靡一时；1970 年，美国皮肤外科协会成立；1975 年，美国《皮肤外科杂志》创刊；1977 年，国际皮肤外科协会成立；1985 年，皮肤科医生创立的膨胀麻醉技术开始了吸脂术的新纪元；1992 年，皮肤科率先开展并推广肉毒毒素注射除皱。时至今日，皮肤外科已经成为皮肤科学里发展非常迅速和成熟的亚专业。

二、皮肤外科的定义与范畴

皮肤外科学是指采用有创和微创手段进行诊治皮肤疾病或矫正体被组织系统缺陷，融合了皮肤病学理论和外科及成形美容技术。皮肤外科操作范围包括表皮、真皮和皮下组织等体被组织。皮肤外科技术从创伤角度进行分类，包括微创治疗、有创及手术治疗。狭义皮肤外科专指手术皮肤外科学。

（一）常用微创治疗项目

1. 物理治疗　冷冻，电外科治疗（电灼、电烙、电解、电切等），微波治疗，粉刺挑治，微针（microneedle）治疗，以及其他针对体被组织病损或缺陷损伤轻微的物理治疗。

2. 注射及填充　局封（相关药物），硬化剂注射，肉毒毒素注射，填充物注射，脂肪移植，以及其他针对体被组织病损或缺陷的注射治疗。

3. 化学剥脱。

4. 激光和其他光（电磁波）治疗

（1）激光治疗：包括皮肤增生物或肿瘤治疗，血管性疾病治疗，皮肤瘢痕治疗，除皱治疗，紧肤治疗，脱毛治疗，磨削治疗，去文身、文眉，色素性皮损治疗等。

（2）强脉冲光（IPL）治疗：包括色素性皮损和血管性疾病治疗，皮肤瘢痕治疗，除皱、紧肤、脱毛等。

（3）其他光（电磁波）治疗：射频治疗，超声治疗等。

（4）光动力疗法：皮肤肿瘤诊治，各种病毒疣、痤疮治疗等。

（二）常用有创及手术项目

活检术，皮肤肿物刮除术，皮肤良性肿物切除或剥离，皮肤恶性肿物切除，Mohs 显微描记手术，淋巴结活检术，淋巴结清除术，皮肤缺损的修复（如单纯闭合，皮瓣、游离皮片移植等成形手术），皮肤磨削术，麻风畸形矫治，腋臭及多汗治疗手术，甲外科手术，足病治疗手术，皮肤血管瘤手术，酒渣鼻切割矫治术，瘢痕成形术，毛发移植，睑成形术（畸形成形，重睑成形，下睑袋成形等），皮肤年轻化成形术，脂肪抽吸术，内外眦成形术，酒窝成形术，包皮环切术，溃疡治疗，静脉曲张治疗，皮肤扩张器应用，白癜风治疗术（吸疱移植、相关细胞移植）。

三、皮肤外科与美容外科及其他学科的关系

美容外科是很多学科发展到一定程度为满足患者需求而产生的，它不为任何一个学科所独有，它是一个交集。目前美容外科在两条高速路上发展：一方面整形外科医师从头治疗到脚，从外治疗到内；另一方面以器官系统来划分，眼科、颌面外科、耳鼻喉科等学科的医师都在自己学科领域里开展美容手术以满足患者对美的追求。皮肤是人体最大的器官，皮肤科医师有责任和义务在皮肤范围内开展美容手术。

对美容外科还有另外一种狭义的理解。国家卫生领导部门曾出台文件提出按照医师资格种类进行美容从业管理。美容外科是整形科医师从事的领域，皮肤美容是皮肤科医师从事的领域，口腔美容与中医美容是口腔医师及中医师从事的领域。各个领域项目互有交叉，分属不同专科管理，即很多美容项目同时属于皮肤美容项目与美容外科项目，但是要服从不同专科管理。

皮肤外科发展的基石是体表肿物切除，当其发展到高端，尤其是涉及美容时，与其他兄弟学科之间互有交叉。这种交叉是医学发展的必然，也是医学发展的需要，它会在临床实践中转化为市场竞争，进而又反过来成为学科发展的动力。总之，皮肤外科与兄弟学科互为借鉴、互相促进，同时又彼此独立，不可相互替代。

第二节　皮肤外科手术基本原则与技术

一、皮肤肿瘤的处置原则

皮肤肿瘤诊治是皮肤外科最主要的临床工作之一。对于皮肤肿瘤，首先要明确诊断肿物为良性还是恶性肿瘤。鉴别良恶性，除依靠肉眼观察和病史外，还可以应用皮肤镜、组织病理学等手段。病理诊断是诊断的金标准。对于一些恶性肿瘤，有时需要进行多次、多点活检病理诊断。在明确肿瘤性质后，建议对部分肿瘤实施超声、磁共振成像等影像学检查，目的是明确肿物的范围、血供情况及判断肿物与周围组织的解剖关系。

对于良性肿物，治疗方法取决于其性状和累及的层次。脂溢性角化仅是表皮增生，故而刮除即可，冷冻效果也很理想，无须深切；表皮囊肿有完整的包膜，故无需做梭形切口，线状切开完整剥离囊肿是最理想的手术方式；多数色素痣属于真皮病变，因此强调完整切除，冷冻、浅层烧灼复发率很高。

多数皮肤恶性肿瘤具有单一灶性连续侵袭性生长的特性，即可以侵袭得越来越深、越来越大，但是很少发生转移。对于这类肿瘤，例如基底细胞癌、皮肤鳞状细胞癌等，最佳的治疗选择是 Mohs 显微描记手术。而对于恶性黑素瘤等易通过淋巴、血行转移的恶性皮肤肿瘤，可遵循治疗指南，强调的是治疗规范性。

二、皮肤外科手术的基本技术

（一）切口设计原则

1. 梭形切除　这是最经典的切口设计，为了缝合出一条平滑的直线，理论上要求切口的

长宽比为 1∶3（图 18-2-1）。

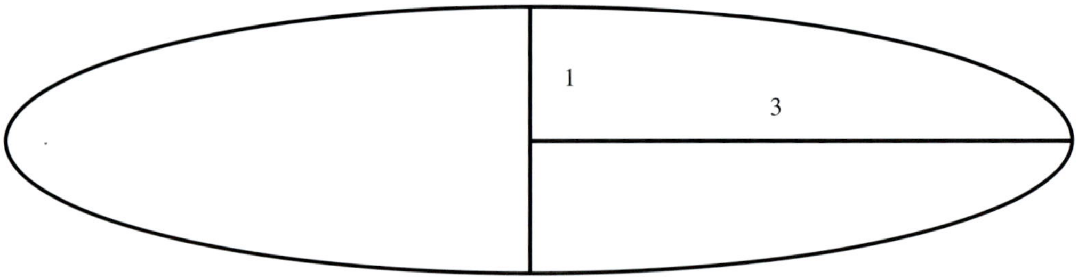

图 18-2-1　梭形切除标准设计

2. 将切口隐藏于人体自然宽大的沟纹中　鼻颊沟、唇红缘、发际线等部位都是隐藏切口的较佳部位。

3. 切口与松弛状态皮肤张力线相一致　当没有人体自然宽大沟纹可以利用时，建议刀口与松弛状态皮肤张力线平行，否则对外观影响显著（图 18-2-2）。

4. 根据皮肤美容单位修复缺损　当切口横跨两个以上的美容单位时，建议针对每个美容单位分别形成修复（图 18-2-3）。

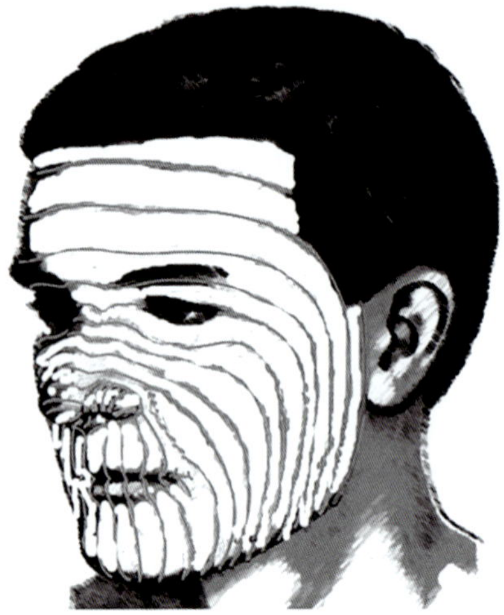

图 18-2-2　面部松弛状态皮肤张力线

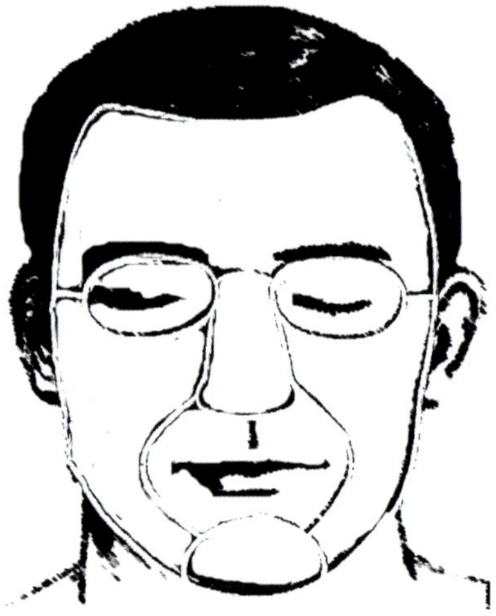

图 18-2-3　皮肤美容单位

（二）缝合原则

缝合时尽可能做两层缝合。皮下缝合采用可吸收缝合线，目的是减小张力，即完成皮下缝合时切口应基本闭合。皮肤外缝合多采用尼龙缝合线或丝线，缝合目的是矫正皮肤对合。如果外缝合承受太多张力，一方面拆线后伤口裂开的风险较大，另一方面瘢痕发生的风险也会增加。

（三）常用缺损成形修复技术

1. 皮瓣成形　在皮肤外科临床实践中常采用邻位随意皮瓣修复手术缺损。“邻位”是指利用缺损相邻区域的皮肤通过易位或旋转等方式覆盖手术缺损。“随意皮瓣”是指在皮瓣与原始部位相连的“蒂”中通过毛细血管网供应皮瓣营养。与“随意皮瓣”对应的是“轴型皮瓣”，特点是皮瓣蒂部有知名动静脉供血，由于血供丰富，所以皮瓣的蒂可以更加窄些，扭转的自由度也更大些。前额正中皮瓣及 Abbe 皮瓣作为轴型皮瓣在皮肤科应用较多。根据皮瓣运动的方式，还可以将皮瓣进行另外一种分类，诸如推进皮瓣、旋转皮瓣、易位皮瓣。值得重视的是，手术缺损成形修复方法越简单越好，切忌为显示技术而过度实施皮瓣。

2. 游离皮片移植　具体步骤是在远离缺损的供区，根据缺损大小形状切取皮片，然后植于原发缺损处。游离皮片根据厚薄可以分为刃厚皮片（从真皮乳头层断开）、全厚皮片（包括表皮、真皮全层)、复合皮片（含皮肤全层及皮下组织、肌肉、血管等）。从理论上讲皮片越薄越容易成活，但外观效果较差且耐磨性不理想；全厚皮片与之相反。皮片移植后，受区一般实施打包堆加压包扎，要保证皮片与基底区域牢固紧贴，否则会显著影响成活率。

第三节 Mohs 显微描记手术

一、Mohs 显微描记手术的意义

Mohs 显微描记手术是由美国医生 Frederic E. Mohs（1910—2002）在 20 世纪中叶创立并推广的一种术式。该术式能够显著提高常见皮肤恶性肿瘤的治愈率，而且尽可能使术后缺损最小化。循证医学的研究显示，接受传统术式治疗原发性基底细胞癌 5 年治愈率只有 90%～93%，而采用 Mohs 显微描记手术治疗能够达到 98%～99%。对于复发性基底细胞癌，传统手术方法 5 年治愈率只有 80.1%，而 Mohs 显微描记手术治愈率能够达到 94.4%。众所周知，皮肤恶性肿瘤多发生在光暴露部位，这些区域与外观容貌密切相关，在切净肿瘤的前提下，手术缺损尽可能小，对于缺损的成形修复就多一些帮助，故而 Mohs 显微描记手术临床意义重大。Mohs 显微描记手术的推广，激发了皮肤科医生手术治疗皮肤肿瘤的热情，并对手术缺损成形修复产生浓厚兴趣，极大促进了手术皮肤外科学的发展。此外 Mohs 显微描记手术作为皮肤外科独树一帜的术种，是皮肤外科学作为皮肤病学亚专业存在的重要标志。

二、Mohs 显微描记手术的基本原理和步骤

Mohs 显微描记手术之所以能够显著提高皮肤恶性肿瘤治愈率，关键在于将切下组织标本的周边和底面进行了全面检测，避免了由于抽样检查而遗漏肿瘤伪足样生长的区域。又由于 Mohs 显微描记手术过程中对肿瘤的解剖学位置进行了定向描记，当病理发现有残余肿瘤时，可以相对精确判断残余肿瘤在人体的位置，故而再次定向扩大切除，不会因盲目扩大切除而损失过多正常皮肤。

Mohs 显微描记手术步骤要点如下。先将肿瘤位置标记在模式图上，切除肿瘤后，根据组织大小将标本分割成若干块，每份标本都要通过刻痕、染色等方法与人体相应位置对应，这样当任意一块标本内发现残余肿瘤时，都可以追溯回人体的确切位置，避免了盲目扩切。在做冰冻切片时，要将标本的侧壁向下压，使其与组织底面处于一个平面，冷冻固定后就可以同时检测标本的侧壁和底面了。第一次切除后等待冰冻切片结果期间，予患者简单包扎，并让其休息等候。如果冰冻切片结果回报有残余肿瘤，患者再次进入手术室，在相应区域局麻并扩切，然后再次简单包扎等待，周而复始直至确认肿瘤切净，再予患者手术缺损成形修复。

第四节 恶性黑素瘤的处置原则

恶性黑素瘤容易转移，是预后最凶险的皮肤恶性肿瘤之一。恶性黑素瘤随临床分期不同而预后显著不同。原位恶性黑素瘤有治愈可能，但是当黑素瘤进入第 IV 期，即有远位脏器转移时，5 年生存率不足 10%。提高恶性黑素瘤患者生存率的关键是早期诊断、规范治疗。

年龄对于诊断恶性黑素瘤是一个非常重要的参考指标。一般儿童很少发生黑素瘤，越大年龄新出现黑斑罹患黑素瘤的风险越高。这里必须指出，不是所有黑色皮损都是黑素细胞来源，故而在鉴别诊断黑素瘤时首先要区分黑色皮损的来源。迄今常用的黑素瘤鉴别诊断辅助方法包括皮肤镜观察、共聚焦显微成像等。

恶性黑素瘤的诊断金标准是病理。做活检时建议完整切除黑色皮损并连续切片，如果无法

完整切除，也要多点取材，尤其是颜色深有结节、溃疡或浸润感的地方都要活检病理检查。病理诊断仅报告黑素瘤是远远不够的，肿瘤深度必须在病理报告中有所体现，因为后续扩大切除的范围、是否行淋巴结和其他脏器探查，都需要依据肿瘤深度。

中国恶性黑素瘤患者中，肢端型的发生率较高，目前不主张截肢治疗，因为患者预后并不随着切除范围的扩大而改善。黑素瘤一般扩大切除范围掌控在 2 cm 以内，如果条件允许，建议行慢 Mohs 显微描记手术确保原发灶完全切干净。当肿瘤深度大于 0.75 mm 时，有淋巴结转移风险；当肿瘤深度大于 2 mm 时，有远位脏器转移的风险，当肿瘤深度超过相应值时就需要完善相关检查，进而采取治疗措施。

对于晚期恶性黑素瘤患者，可以考虑干扰素治疗，近年靶向治疗和免疫治疗进展很快，很多药物逐渐被引进国内。

第五节 毛发移植

一、毛发移植技术发展简史及适应证

虽然 20 世纪初期在日本、德国曾有毛发移植案例报道，但是美国皮肤科医生 Norman Orentreich 被公认为是现代毛发移植之父，原因在于他第一个提出应用毛发移植治疗雄性激素型脱发的基础理论（1959 年），并将较为成熟的毛发移植技术推广普及。Orentreich 医生是美国皮肤外科协会创始人之一，可见毛发移植技术对于皮肤外科发展有着举足轻重的影响。美国皮肤科医生 Sam Ayres Ⅲ在 20 世纪 50、60 年代开创了微小毛囊移植技术。皮肤科医生 Robert Limmer 从 1988 年起开始研究单毛囊移植，并于 1991 年发表了他的成果，使他成为毛囊单位毛发移植技术的创始人。

毛囊单位移植是目前毛发移植领域的主流技术，它尤其适用于亚洲人群。相比于欧美高加索白种人，亚洲黄种人头发密度较低且单根毛发毛囊单位的比例较高，所以更需要毛囊单位毛发移植技术。毛囊单位移植的效果更接近于人体的自然状态。

毛发移植适应证包括雄性激素脱发、瘢痕脱发、先天缺陷成形修复后的毛发恢复等。这里必须提示毛发移植不是治疗手段，而是一种塑形技术。毛发移植不会让毛发增加一根，但是通过毛发的位移和均匀分布，可以恢复毛发正常容貌，满足患者的美观需求。

对于雄性激素脱发患者，建议首先选择非那雄胺口服或米诺地尔外用控制脱发，然后再实施毛发移植恢复容貌，否则原有额顶部头发继续脱落，会显著影响毛发移植的长期效果。从理论上讲，患者可以实施若干次毛发移植。

二、毛囊单位毛发移植的基本原理与手术流程

毛发移植的理论基础是：脱发多发生在额部和顶部，枕部头发常常不受累或受累较轻，这说明枕部毛发不受性激素调节或受影响较小，所以将枕部毛发移植于额顶部，可以长期生存，从而恢复脱发部位的毛发外观。毛发移植的第二个原理是头发密度远远大于人肉眼可分辨的目的，故而毛发移植后即使密度低于正常毛发，由于均匀分布依然可以遮盖头皮恢复外观。第三个原理则为发际线对于毛发外观非常重要，故而毛发移植的重点是发际线调整，从美学角度解决脱发问题。

毛发移植时，首先通过计算确定要获取多少毛囊单位，然后再根据枕部毛发密度确定枕部供区范围。供区通常选在枕骨隆突对应的头皮区域，一般 1 cm 宽，若干厘米长（计算而得）。将此区域头皮完整切除后交由技术员和护士分割毛囊单位，供区缺损常规缝合。毛发受区通常用毛发移植专用打孔器打孔，然后将分割好的毛囊单位插入。毛发移植从供区毛发离体算起，

应在 4 小时内完成，同时分割毛囊单位和储备毛囊单位时要注意低温保湿，否则会影响移植成活率。

三、毛发移植技术进展

毛发移植是一项很费时费力的工作，为了提高工作效率，近年毛发移植技术有了很多新发展。

传统毛发移植受区打孔和毛囊单位植入分两步进行，目前有专用植毛器可将两步合二为一。手术时，将毛囊单位先插入植毛器，再将植毛器插入患者受区，拔出植毛器时毛发可留在头皮内。由于该技术对毛囊单位分离和手术助手要求很高，故而没有成为主流技术。

近年“FUE”技术逐渐被接受。FUE 是指单毛囊单位获取，即不再切割整条枕部头皮，而是直接散在均匀获取毛囊单位，然后再插入受区头皮。FUE 减少了供区的损伤，但是较为费时，在毛发供应量上也受到限制。作为对 FUE 的改良，Robert（机器人）被引入毛发移植，它的优势在于操作精确、速度有所提高，但高昂的费用限制了它的广泛应用。

第六节 腋臭治疗

一、腋臭的病因

腋臭是一种以主观症状为主诉的疾病，不会对健康造成伤害，主要影响患者的社会生活。腋臭的异味主要根源在于细菌分解顶泌汗腺分泌物，也就是说顶泌汗腺分泌物本身没有味道，其分泌旺盛是内因，微生物代谢分解是外因。腋臭有一定的遗传倾向，通常在青春期会有显著加重。需要提及的是，很多情况下患者易把小汗腺过剩分泌造成的多汗症与腋臭混淆，因为多汗时也会出现异味，两者的治疗方法并不完全一样。

二、常用腋臭治疗方法

腋臭的治疗分为药物治疗、微创治疗和手术治疗。药物治疗腋臭通常选择收敛剂、味道遮盖剂（香水）等。微创治疗包括微波治疗、电针电解治疗、脱毛治疗、肉毒杆菌毒素注射、射频治疗等。经验显示各种微创治疗方法都有一定疗效，但各有利弊，且根治效果均不理想。手术目前被认为是腋臭治疗最为有效的方法，腋臭手术治疗成为皮肤外科很普遍的一个治疗项目。

腋臭传统术式是在腋窝做较大面积的梭形切除，该方法瘢痕重，有时甚至因为瘢痕挛缩造成患者上肢功能障碍，故而目前已经很少开展。

腋臭微小切口术式从原理来讲有以下几种分类。

1. 盲刮术式 盲刮是指在腋毛区打一小孔，然后用专用刮匙搔刮皮肤下表面，将大汗腺连同部分脂肪和真皮组织刮除。该方法的优点是创伤小，但由于盲刮没有针对性，有时效果不尽如人意。

2. 吸脂刮除 原理同盲刮，只是用吸脂设备替代刮匙。由于该方法对设备要求较高，且吸脂设备的吸力不足以将所有大汗腺组织吸除，所以该方法并没有普及。

3. 可视条件下剪除 机制是在腋毛区做微小切口，然后从脂肪浅层游离贯通整个腋毛区皮肤，再通过切口翻转皮肤暴露皮下组织，最后仔细修剪相应大汗腺组织。

4. 内镜剪除术 近年有人尝试利用内镜在可视条件下修剪大汗腺组织，然而该技术不仅设备复杂，而且需要全麻，故而难以普及。此外，微小切口的设计也多种多样，各有利弊。

三、微小切口术式案例介绍

这里相对详细介绍一种术式 – 膨胀麻醉下双 W 微小切口可视剪除法治疗腋臭。该方法由中国皮肤科医生发表在美国《皮肤外科》杂志上。

手术方法：患者平躺，待治疗侧上肢外展屈曲枕于头下，充分暴露腋窝区域。常规消毒、铺巾。在腋毛区上缘和下缘分别标记两个小 W，长约 2 cm，高约 1 cm。将 60 ml 膨胀液（0.25% 利多卡因溶液：1 ml 1∶1000 肾上腺素，10 ml 2% 利多卡因，70 ml 生理盐水）注射于整个腋毛区皮下。沿 W 标记切开全层皮肤，从两个 W 切口相向游离皮下层，注意皮肤底侧保留薄层脂肪，最终使腋毛区皮下完全贯通。从两个切口分别翻转皮瓣修剪皮肤底层的脂肪及位于真皮深层的顶泌汗腺。待修剪完毕后，用纱布及膨胀液冲洗擦拭修剪的区域，确保无明显出血后缝合 W 切口。在切口区域或整个手术区域敷一张油纱或其他防粘连敷料，然后利用植皮后的打包堆加压包扎方法在手术区域堆积纱布条，最后用弹力绷带固定。该术式的优点包括：①小 W 切口，而且位于腋毛区上下缘，瘢痕不明显；②膨胀液应用不仅起到麻醉作用，而且有助于止血和避免损伤局部血管、神经等组织结构；③可视条件下剪除顶泌汗腺，腋臭治疗效果明确可靠；④两个 W 位于腋毛区上下缘，当上臂自然下垂时，两个切口位于手术区域的最低端，有利于排出积液瘀血，避免了血肿形成，手术后无需放置引流条，方便了患者；⑤打包堆加压包扎和弹力绷带联合应用，压迫止血、固定伤口效果好，比常用的 8 字绷带包扎方法更简便、更牢固；⑥这种手术设计有利于腋毛区皮瓣的翻转，主要体现在：有两个切口，可以从两端到中间翻转皮瓣；腋窝皮肤弹性较好，且膨胀液的使用也有助于腋毛区皮瓣翻转。

（李　航）

中英文专业名词索引

Casal 项链（Casal's necklace） 239
^{31}P 磁共振波谱分析（^{31}P magnetic resonance spectroscopy，^{31}PMPS） 189
8- 甲氧补骨脂素（8-methoxypsoralen，8-MOP，8- 甲氧沙林） 45
Birbeck 颗粒（Birbeck granule） 7
Bowen 病（Bowen disease） 255
B 细胞活化因子（B cell-activating factor，BAFF） 197
CD20 单克隆抗体（利妥昔单抗，rituximab） 206
EB 病毒（Epstein-Barr virus，EBV） 197
Hallopeau 连续性肢端皮炎（acrodermatitis continua of Hallopeau） 146
Kogoj 微脓肿（Kogoj's microabscess） 20
Munro 微脓肿（Munro's microabscess） 20
Paget 病（Paget disease） 256
Pautrier 微脓肿（Pautrier's microabscess） 20
P 物质（substance P，SP） 12
Sézary 综合征（Sézary syndrome，SS） 158，261
SSc 重叠综合征（systemic sclerosis overlap syndrome） 191
Wickham 纹（Wickham striae） 154
γ1 类天疱疮（γ1 pemphigoid） 207

A

氨苯砜（dapsone，DDS） 209

B

巴利昔单抗（basiliximab） 156
白癜风（vitiligo） 221
白塞综合征（Behcet syndrome，BS） 172
白三烯（leukotriene） 13
白细胞介素（interleukin，IL） 143
白细胞碎裂性血管炎（leukocytoclastic vasculitis） 170
白癣（tinea alba，microsporosis capitis） 73
斑块（plaque） 14
斑块状银屑病（plaque psoriasis） 144
斑贴试验（patch test） 30
斑秃（alopecia areata） 216
斑疹（macule） 14
斑状淀粉样变病（macular amyloidosis） 240
瘢痕（scar） 17
瘢痕疙瘩（keloid） 250
半桥粒（hemidesmosome） 6
伴发嗜酸性粒细胞增多及系统症状的药疹（drug reaction with eosinophilia and systemic symptoms，DRESS） 128
孢子丝菌病（sporotrichosis） 78
比奥斑（Bitot spots 237
吡非尼酮（pirfenidone） 196
扁平黄瘤（xanthoma planum） 241
扁平湿疣（condyloma latum） 89
扁平苔藓（lichen planus） 154
扁平疣（verruca plana） 53
变性（degeneration） 21
变应性皮肤血管炎（allergic cutaneous vasculitis） 171
标准化死亡率（standardized mortality rate，SMR） 201
表皮（epidermis） 3
表皮更替时间（epidermal turnover time） 5
表皮脚（epidermal ridges or pegs） 6
表皮葡萄球菌（*Staphylococcus epidermidis*） 213
表皮水肿（edema of epidermis） 18
表皮通过时间（epidermal transit time） 5
表皮萎缩（epidermal atrophy） 18
表皮样囊肿（epidermoid cyst） 246
冰块试验（ice cube test） 132
丙氨酸转氨酶（alanine aminotransferase，ALT） 189
丙型肝炎病毒（hepatitis C virus，HCV） 197
病毒（virus） 48
病毒性皮肤病（viral dermatosis） 48
病原真菌（pathogenic fungi） 67
玻片压诊法（diascopic examination） 24
剥脱性皮炎（exfoliative dermatitis） 158
剥脱性皮炎型药疹（exfoliative dermatitis drug eruption） 127
播散性带状疱疹（disseminated herpes zoster） 51
补骨脂素和长波紫外线光化学疗法（photochemotherapy with psoralens and ultraviolet A，PUVA） 45

C

草莓状血管瘤（strawberry hemangioma） 248
常用内服抗真菌药物（antifungal agents） 34
成人痒疹（prurigo of adult） 141
迟发型超敏反应（delayed type hypersensitivity） 13
迟发性皮肤卟啉病（porphyria cutanea tarda，PCT） 242
迟发性压力性荨麻疹（delayed pressure urticaria） 132
持久性多形红斑（persistent EM） 157
触觉小体（Meissner's corpuscles） 11
传染性软疣（molluscum contagiosum） 55
传染性软疣病毒（molluscum contagiosum virus，MCV） 55
磁共振成像（magnetic resonance imaging，MRI） 189
毳毛（vellus） 8
痤疮（acne） 213
痤疮丙酸杆菌（*Propionibacterium acnes*，PA） 213
痤疮样药疹（acneiform drug eruption） 128

D

大疱（bulla） 15
大疱型脓疱病（bullous impetigo） 57
大疱性类天疱疮（bullous pemphigoid，BP） 207
大疱性类天疱疮抗原 1（BPAg1，又称 BP230） 207
大疱性类天疱疮抗原 2（BPAg2，又称 BP180） 207
大疱性皮肤病（bullous dermatoses） 202
带状疱疹（herpes zoster） 50
带状疱疹后遗神经痛（postherpetic neuralgia，PHN） 51
丹毒（erysipelas） 60
单纯疱疹（herpes simplex） 48
单纯疱疹病毒（herpes simplex virus，HSV） 48，106
单核细胞趋化蛋白 -1（monocyte chemoattractant protein，MCP-1） 192
胆碱能性荨麻疹（cholinergic urticaria） 133
地图状银屑病（psoriasis geographica） 144
点刺试验（prick test） 31
点滴状银屑病（psoriasis guttate） 144
淀粉样变性（amyloid degeneration） 21
顶泌汗腺（apocrine sweat gland） 9
冻疮（chilblain） 164
顿挫型带状疱疹（abortive zoster） 51
多发性肌炎（polymyositis，PM） 186
多发性脂囊瘤（steatocystoma multiplex） 251
多价致敏（polysensitization） 124
多维度疲乏症状量表（multidimensional fatigue inventory，MFI） 197
多形红斑（erythema multiforme，EM） 156
多形红斑型药疹（erythema multiforme drug eruption） 126
多形性日光疹（polymorphic light eruption，PLE） 161

E

恶性黑素瘤（malignant melanoma，MM） 259
恶性雀斑样痣型黑素瘤（lentigo maligna melanoma，LMM） 260
儿童（幼年）皮肌炎（juvenile dermatomyositis，JDM） 186
二期梅毒（secondary syphilis） 89

F

发疹型药疹（exanthematic drug eruption） 125
发疹性黄瘤（eruptive xanthoma） 242
泛发性脓疱型银屑病（generalized pustular psoriasis，GPP） 145
泛发性银屑病（psoriasis universalis） 144
放射治疗（radiation therapy） 46
放线菌性足菌肿（actinomycetoma） 80
非结核性分枝杆菌感染（nontuberculous mycobacterium infection） 64
非特异性间质性肺炎（nonspecific interstitial pneumonia，NSIP） 198
肥厚性瘢痕（hypertrophic scar） 250
肺活化调节趋化因子（pulmonary activation-regulated chemokine，PARC） 192
粉刺（comedo） 213
风团（wheal） 14
蜂螫（bee sting） 85
蜂窝织炎（cellulitis） 60
附着斑（attachment plaque） 5
复发性单纯疱疹（recurrent herpes simplex） 48
腹股沟肉芽肿（granuloma inguinale） 87

G

肝素（heparin） 13
干酪样坏死（caseation necrosis） 23
干扰素（interferon，IFN） 143
干燥综合征（Sjogren's syndrome，SS） 196
股癣（tinea cruris） 68
固定型药疹（fixed drug eruption） 126
关节病型银屑病（psoriasis arthropathica） 146
光变态反应（photoallergic reaction） 160
光动力疗法（photodynamic therapy，PDT） 46
光毒性（phototoxic） 128
光毒性反应（phototoxic reaction） 160
光化学疗法（photochemotherapy） 45
光疗法（phototherapy） 45
光敏性药疹（photosensitivity drug eruption） 128
光线性角化病（actinic keratosis） 252
过碘酸希夫（periodic acid-Schiff, PAS） 6

H

哈钦森牙（Hutchinson teeth） 93
海绵水肿（spongiosis） 19
海绵状血管瘤（cavernous hemangioma） 248
寒冷性多形红斑（cold EM） 157
核糖核蛋白（ribonucleoprotein，RNP） 195
黑点癣（black dot ringworm，trichophytosis capitis） 73
黑素（melanin） 6
黑素瘤（melanoma） 259
黑素细胞（melanocyte） 5，6
黑素细胞痣（melanocytic nevus） 245
黑素小体（melanosome） 6
红斑狼疮（lupus erythematosus，LE） 178
红斑型天疱疮（pemphigus erythematosus，PE） 204
红皮病（erythroderma） 158
红皮病型银屑病（erythroderma psoriaticum） 147
红色粟粒疹（miliaria rubra） 163
红外线（infrared ray） 45
花斑糠疹（pityriasis versicolor） 75
划痕试验（scratch test） 30
坏死（necrosis） 23
环孢素 A（ciclosporin A，Cos A） 190
环层小体（Vater-Pacinian corpuscles） 11
环磷酰胺（cyclophosphamide，CTX） 190
环状或回状银屑病（psoriasis annulata or gyrata） 144
环状脓疱病（impetigo circinata） 57
黄瘤病（xanthomatosis） 241
黄癣（tinea favosa） 73
混合结缔组织病（mixed connective tissue disease，MCTD） 195
混合痣（compound nevus） 246
获得性大疱性表皮松解症（epidermolysis bullosa acquisita，EBA） 208
获得性冷接触性荨麻疹（acquired cold contact urticaria） 132
获得性梅毒（acquired syphilis） 88
获得性免疫缺陷综合征（acquired immunodeficiency syndrome，AIDS） 109
获得性血管性水肿（acquired angioedema，AAE） 135

J

肌肉（muscle） 10
肌酸激酶（creatine kinase，CK） 188
肌炎特异性自身抗体（myositis specific autoantibodies，MSAs） 189
肌炎相关性自身抗体（myositis associated autoantibodies，MAAs） 189
积雪苷（asiaticoside） 195
基底膜带（basement membrane zone, BMZ） 5
基底细胞癌（basal cell carcinoma，BCC） 257
基底细胞层（basal cell layer） 5
基底细胞上皮瘤（basal cell epithelioma） 257
基底细胞液化变性（liquefaction degeneration of basal cell） 19
基质（ground substance） 7
激肽原酶（kininogenase） 13
吉海反应（Jarisch-Herxheimer reaction） 96
急性单纯性痒疹（acute prurigo simplex） 136
急性泛发性发疹性脓疱病（acute genera-lized exanthematous pustulosis，AGEP） 128
急性结节性红斑（acute erythema nodosum） 175
急性自发性荨麻疹（acute spontaneous urticaria） 131
棘层肥厚（acanthosis） 18
棘层松解（acantholysis） 19
棘细胞层（prickle cell layer） 5
继发性 SS（secondary Sjogren’s syndrome，sSS） 196
痂（crust） 17
家族性冷接触性荨麻疹（familial cold contact urticaria） 132
甲（nail） 9
甲氨蝶呤（methotrexate，MTX） 190
甲半月（nail lunula） 10
甲床（nail bed） 10
甲母质（nail matrix） 10
甲内型甲真菌病（endonyx onychomycosis） 72
甲下疣（subungual wart） 53
甲癣（tinea unguium） 71
甲翼状胬肉（pterygium unguis） 155
甲真菌病（onychomycosis） 71
甲周疣（periungual wart） 53
尖锐湿疣（condyloma acuminatum，CA） 54，103
间质性肺病（interstitial lung disease，ILD） 198
睑黄瘤（xanthelasma） 241
渐进性坏死（necrobiosis） 23
降钙素基因相关肽（calcitonin gene-related peptide，CGRP） 12
交叉致敏（cross-sensitization） 124
交界痣（junctional nevus） 245
胶样小体（Civatte 小体，Civatte body） 155
胶原纤维（collagen fiber） 6
角蛋白（keratin） 4
角化不良（dyskeratosis） 18
角化不全（parakeratosis） 18
角化过程（keratinization） 6
角化过度（hyperkeratosis） 18
角化棘皮瘤（keratoacanthoma） 254
角质形成细胞（keratinocyte） 4
疖（furuncle） 59
疖病（furunculosis） 59

接触性皮炎（contact dermatitis） 114
接触性荨麻疹（contact urticaria） 133
接种性单纯疱疹（inoculation herpes simplex） 49
结缔组织鞘（connective tissue sheath） 8
结缔组织生长因子（connective tissue growth factor，CTGF） 192
结核样型麻风（tuberculoid leprosy） 65
结节（nodule） 14
结节型黑素瘤（nodular melanoma，NM） 260
结节性红斑（erythema nodosum） 174
结节性黄瘤（xanthoma tuberosum） 241
结节性梅毒疹（nodular syphilid） 91
结节性血管炎（nodular vasculitis） 175
疥疮（scabies） 81
金黄色葡萄球菌烫伤样皮肤综合征（staphylococcal scalded skin syndrome，SSSS） 58
近端甲下型甲真菌病（proximal subungual onychomycosis，PSO） 71
近关节结节（juxta-articular nodule of late syphilis） 91
浸渍（maceration） 16
晶形粟粒疹（miliaria crystallina） 163
静脉滴注免疫球蛋白（intravenous immunoglobulin，IVIg） 186，206
局限皮肤型 SSc（limited cutaneous systemic sclerosis，lcSSc） 191
局限性硬皮病（localized scleroderma） 191
巨大荨麻疹（giant urticaria） 135
聚合酶链反应（polymerase chain reaction，PCR） 32
皲裂（fissure） 16

K

卡波西肉瘤（Kaposi sarcoma，KS） 111
卡波西水痘样疹（Kaposi’s varicelliform eruption） 49
抗氨基酰 tRNA 合成酶（anti-aminoacyl-tRNA synthetase，ARS） 189
抗病毒药物（anti-virus agents） 36
抗核抗体（antinuclear antibody，ANA） 183
抗原提呈细胞（antigen presenting cell，APC） 11
抗着丝点抗体（anti-centromere antibody，ACA） 194
抗组胺药（antihistaminics） 32
颗粒层（stratum granulosum） 5
可提取性核抗原（extractable nuclear antigen，ENA） 183
克劳泽小体（Krause corpuscles） 11
溃疡（ulcer） 16

L

朗格汉斯细胞（Langerhans cell） 5
类丹毒（erysipeloid） 61
类风湿因子（rheumatoid factor，RF） 189
类胰蛋白酶（tryptase） 13
冷接触性荨麻疹（cold contact urticaria） 132
立毛肌（arrector pili muscle） 8
蛎壳状银屑病（psoriasis rupioides） 144
淋巴管（lymphatic vessel） 10
淋巴细胞亲表皮（epidermotropism） 261
淋病（gonorrhea） 87
鳞屑（scale） 16
鳞状细胞癌（squamous cell carcinoma，SCC） 258
硫唑嘌呤（azathioprine，AZA） 190
瘤型麻风（lepromatous leprosy） 65
漏斗部（infundibulum） 8
鲁菲尼小体（Ruffini corpuscles） 11
落叶型天疱疮（pemphigus foliaceus，PF） 203
滤过紫外光检查（Wood’s light examination） 24

M

麻风病（leprosy） 64
麻疹 / 猩红热样药疹（morbilliform or scarlatiniform drug eruption） 125
马拉色菌（*Malassezia* spp.） 213
马拉色菌感染（*Malassezia* infection） 67
马拉色菌毛囊炎（*Malassezia* folliculitis） 76
吗替麦考酚酯（mycophenolate mofetil） 156
慢性单纯性苔藓（lichen simplex chronicus） 138，140
慢性皮肤黏膜念珠菌病（chronic mucocutaneous candidiasis，CMC） 72
慢性自发性荨麻疹（chronic spontaneous urticaria） 131
毛发（hair） 8
毛发红糠疹（pityriasis rubra pilaris） 151
毛干（hair shaft） 8
毛根（hair root） 8
毛母质（matrix） 8
毛囊炎（folliculitis） 59
毛球（hair bulb） 8
毛乳头（papilla） 8
毛小皮（cuticle） 8
锚状纤维（anchoring fibril） 6
玫瑰痤疮（acne rosacea） 215
玫瑰糠疹（pityriasis rosea） 153
梅毒（syphilis） 87
梅毒螺旋体血凝试验（treponema pallidum hemagglutination assay，TPHA） 94
梅毒性鼻炎（syphilitic rhinitis） 92
梅毒性脱发（syphilitic alopecia） 90
酶联免疫吸附试验（enzyme-linked immunosorbent assay，ELISA） 27
门冬氨酸氨基转移酶（aspartic aminotransferase，AST） 188

弥漫皮肤型 SSc（diffuse cutaneous systemic sclerosis，dcSSc） 191
糜烂（erosion） 16
免疫复合物型超敏反应（immune complex type hypersensitivity） 13
免疫抑制剂（immunosuppressive agent） 35
免疫印迹试验（immunoblotting） 27
面部播散粟粒状狼疮（lupus miliaris disseminatus faciei） 63
默克尔细胞（Merkel cell） 5
母斑或先驱斑（herald patch） 153

N

男性型脱发（male pattern alopecia） 217
难辨认癣（tinea incognito） 69
囊肿（cyst） 15
内毛根鞘（internal root sheath） 8
内皮素（endothelin，ET） 195
尼氏征（Nikolsky sign） 202
黏膜性类天疱疮（mucous membrane pemphigoid，MMP） 207
黏液变性（mucinous degeneration） 22
念珠菌病（candidiasis） 76
念珠菌感染（*Candida* infection） 67
脓疱（pustule） 15
脓疱病（impetigo） 57
脓疱性粟粒疹（miliaria pustulosa） 163
脓疱性药疹（pustular drug eruption） 128
脓癣（kerion） 73

P

盘状红斑狼疮（discoid lupus erythematosus，DLE） 179
疱疹性湿疹（eczema herpeticum） 49
疱疹性龈口炎（herpetic gingivostomatitis） 49
疱疹样皮炎（dermatitis herpetiformis，DH） 211
疱疹样天疱疮（pemphigus herpetiformis） 204
皮肤 T 细胞淋巴瘤（cutaneous T-cell lymphoma，CTCL） 261
皮肤病学（dermatology） 1
皮肤卟啉病（cutaneous porphyria） 242
皮肤点刺试验（skin prick test） 134
皮肤非典型分枝杆菌感染（atypical mycobacterium infection） 64
皮肤黑热病（leishmaniasis cutis） 86
皮肤划痕试验（dermographic test） 24
皮肤划痕症（dermatographism） 132
皮肤结核病（tuberculosis cutis） 62
皮肤美容学（cosmetic dermatology） 1
皮肤免疫系统（skin immune system，SIS） 11
皮肤纤维瘤（dermatofibroma） 250
皮肤性病学（dermatovenereology） 1
皮肤癣菌（dermatophytes） 68
皮肤癣菌病（dermatophytosis） 68
皮肤癣菌感染（dermatophyte infection） 67
皮肤癣菌瘤（dermatophytoma） 72
皮肤异色症（poikiloderma） 193
皮沟（groove of skin） 4
皮肌炎（dermatomyositis，DM） 186
皮嵴（dermal ridge） 4
皮角（cutaneous horn） 253
皮内试验（intrademal test） 31
皮内痣（intradermal nevus） 246
皮下组织（subcutaneous tissue） 3
皮下组织真菌病（subcutaneous mycosis） 78
皮脂（sebum） 9
皮脂腺（sebaceous gland） 9
皮质（cortex） 8
蜱叮咬（tick bite） 84
普秃（alopecia universalis） 216

Q

气球样变性（ballooning degeneration） 19
前列腺素 D_2（prostaglandin D_2） 13
钱币状银屑病（psoriasis nummularis） 144
潜伏梅毒（latent syphilis） 92
浅表白甲型甲真菌病（superficial white onychomycosis，SWO） 71
浅表播散型黑素瘤（superficial spreading melanoma，SSM） 260
浅表黑色甲真菌病（black subungual onychomycosis，BSO） 72
浅部真菌病（superficial mycosis） 67
桥粒（desmosome） 5
桥粒斑（desmosomal plaque） 5
桥粒黏蛋白 1［桥粒芯糖蛋白 1（desmoglein 1，Dsg1）］ 202
桥粒黏蛋白 3［桥粒芯糖蛋白 3（desmoglein 3，Dsg3）］ 202
桥粒芯（desmosomal core） 5
亲角质（keratinophylic） 68
丘疹（papule） 14
丘疹性荨麻疹（urticaria papulosa） 136
秋水仙碱（colchicine） 196
全甲破坏型甲真菌病（total dystrophic onychomycosis，TDO） 72
全秃（alopecia totalis） 216
醛缩酶（aldolase，ALD） 188

R

热接触性荨麻疹（heat contact urticaria） 132
人 T 细胞白血病病毒 1（human T cell leukemia virus type 1，HTLV-1） 197
人工荨麻疹（urticaria factitia） 132
人类白细胞抗原（human leukocyte antigen，HLA） 143，197，202
人类免疫缺陷病毒（human immunodeficiency virus，HIV） 1，109
人乳头瘤病毒（human papilloma virus，HPV） 52，103，246
日光角化病（solar keratosis） 252
日光性皮炎（solar dermatitis） 161
日光性荨麻疹（solar urticaria） 132
肉芽肿（granuloma） 21
乳酸脱氢酶（lactate dehydrogenase，LDH） 188
乳头层（papillary layer） 7
软下疳（chancroid） 87
软纤维瘤（soft fibroma） 249

S

三期梅毒（tertiary syphilis） 91
瘙痒性皮肤病（pruritic dermatoses） 138
瘙痒症（pruritus） 138
色素减少（hypopigmentation） 20
色素失禁（incontinence of pigment） 20
色素增多（hyperpigmentation） 20
色素痣（pigmented nevus） 245
沙眼衣原体（*Chlamydia trachomatis*，CT） 101
深部真菌病（deep-seated mycosis） 67
深部真菌感染（deep-seated fungal infection） 67
深痱（miliaria profunda） 163
神经纤维（nerve） 10
神经性皮炎（neurodermatitis） 140
生物制剂（biological agent） 36
生长期（anagen） 8
生殖道沙眼衣原体感染（*Chlamydia trachomatis genital* infection） 101
生殖器疱疹（genital herpes） 49，106
生殖器疣（genital wart） 54
虱病（pediculosis） 83
湿疹（eczema） 116
湿疹样癌（eczematoid carcinoma） 256
嗜碱性变性（basophilic degeneration） 22
噬黑素细胞（melanophage） 21
手癣（tinea manus） 70
手足皲裂（rhagadia manus and pedalis） 164
手足口病（hand-foot-mouth disease） 56
树胶肿（gumma） 91
树突状细胞（dendritic cell，DC） 110
双氢睾酮（dihydrotestosterone，DHT） 217
双相型淀粉样变病（biphasic amyloidosis） 240
水痘－带状疱疹病毒（varicella-zoster virus，VZV） 50
水疱（vesicle） 14
水源性瘙痒症（aquagenic pruritus） 133
水源性荨麻疹（aquagenic urticaria） 133
丝状疣（verruca filiform） 53
速发型超敏反应（immediate hypersensitivity） 12
粟丘疹（milium） 247
髓质（medulla） 8

T

胎传梅毒（congenital syphilis） 92
苔藓样变（lichenification） 17
苔藓样淀粉样变病（lichen amyloidosis） 240
弹力纤维（elastic fiber） 7
弹力纤维变性（degeneration of elastic fibers） 23
糖皮质激素（glucocorticoids） 33
特应性皮炎（atopic dermatitis，AD） 119
体癣（tinea corporis） 68
天疱疮（pemphigus） 202
条件致病菌（opportunistic pathogen） 67
同形反应（isomorphic phenomenon，也称 Köebner phenomenon） 24
头虱（pediculosis capitis） 83
头癣（tinea capitis） 73
透明板（lamina lucida） 6
透明层（stratum lucidum） 5
透明角质颗粒（keratohyaline granules） 5
退行期（catagen） 8

W

外毛根鞘（external root sheath） 8
外泌汗腺（eccrine sweat gland） 9
晚期梅毒（late syphilis） 91
网状变性（reticular degeneration） 19
网状层（reticular layer） 7
网状纤维（reticulum fiber） 7
微脓肿（microabscess） 20
维 A 酸（retinoic acid） 35
维生素 A 缺乏症（vitamin A deficiency，hypovitaminosis A） 237
维生素 B_2 缺乏症（vitamin B_2 deficiency） 238
萎缩（atrophy） 17
无肌病性皮肌炎（amyopathic dermatomyositis，ADM） 186
无硬皮病型 SSc（systemic sclerosis sine scleroderma，ssSSc） 191

X

系统性红斑狼疮（systemic lupus erythematosus，SLE） 181
系统性硬皮病（systemic scleroderma，systemic sclerosis，SSc） 191
细胞毒型超敏反应（cytotoxic type hypersensitivity） 13
细胞毒性 T 淋巴细胞（cytotoxic T lymphocyte，CTL） 110
细胞间水肿（intercellular edema） 19
细胞浸润（cell infiltration） 21
细胞内水肿（intracellular edema） 19
细胞外基质（extracellular matrix，ECM） 192
细菌性皮肤病（bacterial dermatoses） 57
峡部（isthmus） 8
先天性梅毒（early congenital syphilis） 92
纤维素样变性（fibrinoid degeneration） 22
纤维素样坏死（fibrinoid necrosis） 23
纤维细胞（fibroblasts） 7
鲜红斑痣（nevus flammeus） 248
线状 IgA 大疱性皮病（linear IgA bullous disease，LABD） 209
镶嵌疣（mosaic wart） 53
项部瘢痕疙瘩性毛囊炎（folliculitis keloidalis nuchae） 59
小儿痒疹（prurigo infantilis） 141
新生儿单纯疱疹（neonatal herpes simplex） 49
形成表皮黑素单元（epidermal melanin unit） 6
性病淋巴肉芽肿（lymphogranuloma venereum） 87
性病学（venereology） 1
性传播疾病（sexually transmitted diseas，STD） 87
雄激素性秃发（androgenic alopecia） 217
休止期（telogen） 8
血管（blood vessel） 10
血管瘤（hemangioma） 248
血管球瘤（glomus tumor） 248
血管性水肿（angioedema） 135
血管炎（vasculitis） 166
血小板激活因子（platelet-activating factor，PAF） 13
血小板源性生长因子（platelet-derived growth factor，PDGF） 192
寻常痤疮（acne vulgaris） 213
寻常狼疮（lupus vulgaris） 62
寻常型脓疱病（impetigo vulgaris） 57
寻常型天疱疮（pemphigus vulgaris，PV） 202
寻常型银屑病（psoriasis vulgaris） 144
寻常性痒疹（prurigo vulgaris） 141
寻常疣（verruca vulgaris） 53
荨麻疹（urticaria） 124，130
荨麻疹和（或）血管性水肿型药疹（urticaria and/or angioedema drug eruption） 125
循证皮肤病学（evidence-based dermatology，EBD） 46
蕈样肉芽肿（mycosis fungoides，MF） 261

Y

亚急性皮肤型红斑狼疮（subacute cutaneous lupus erythematosus，SCLE） 180
烟酸缺乏症（pellagra） 238
痒疹（prurigo） 141
药物超敏反应综合征（drug-induced hypersensitivity syndrome，DHS） 128
药物性类天疱疮（drug-induced bullous pemphigoid，DIBP） 207
药物性皮炎（dermatitis medicamentosa） 124
药浴（medicated bath） 46
药疹（drug eruption） 124
一期梅毒（primary syphilis） 88
遗传性血管性水肿（hereditary angioedema，HAE） 136
抑瘤素 -M（oncostatin-M，OSM） 192
银屑病（psoriasis） 143
樱桃样血管瘤（cherry angioma） 248
硬斑病（morphea） 191
硬皮病（scleroderma） 191
痈（carbuncle） 59
疣（verruca，wart） 52
疣状皮肤结核（tuberculosis of verrucosa cutis） 62
疣状增生（verrucous hyperplasia） 18
游泳池肉芽肿（swimming pool granuloma） 64
淤积性皮炎（stasis dermatitis） 123
原发性 SS（primary Sjogren's syndrome，pSS） 196
原发性单纯疱疹（primary herpes simplex） 48
原发性皮肤淀粉样变病（primary cutaneous amyloidosis） 239
远端（侧缘）甲下型甲真菌病（distal lateral subungual onychomycosis，DLSO） 71
运动诱导的过敏性反应（exercise-induced anaphylaxis） 133
运动诱导性荨麻疹（exercise-induced urticaria） 133

Z

早秃（premature alopecia） 217
增生型天疱疮（pemphigus vegetans） 203
张力微丝（tonofilament） 5
掌跖脓疱病（pustulosis of the palms and soles） 145
着色芽生菌病（chromoblastomycosis） 79
针刺试验（pathergy test） 173
真菌性皮肤病（fungal dermatosis） 67
真菌性足菌肿（eumy-cetoma） 80
真皮（dermis） 3
真皮乳头（dermal papilla） 6

肢端雀斑样痣型黑素瘤（acral lentiginous melanoma，ALM） 260
脂溢性角化病（seborrheic keratosis，SK） 244
蜘蛛痣（nevus araneus） 248
跖疣（verruca plantaris） 53
指状疣（verruca digitalis） 53
致密板（lamina densa） 6
痣（mole） 245
痣细胞痣（nevocellular nevus） 245
中毒性表皮坏死松解型药疹（toxic epidermal necrolysis，TEN） 127
中央层（central stratum） 5
肿瘤坏死因子（tumor necrosis factor，TNF） 143
肿物（tumor） 16
重症多形红斑（Stevens-Johnson syndrome，SJS） 156
抓痕（excoriation） 16
转化生长因子 -β（transforming growth factor-β，TGF-β） 192
紫外线（ultraviolet ray） 45
自身敏感性皮炎（autosensitization dermatitis） 122
足菌肿（mycetoma） 80
足癣（tinea pedis） 70
组胺（histamine） 13
组胺受体拮抗剂（histamine receptor antagonists） 32
最小红斑量（minimal erythema dose，MED） 32